CHRONIC WORK-RELATED MYALGIA
Håkan Johansson, Uwe Windhorst, Mats Djupsjöbacka, Magda Passatore (Eds)

ストレスと筋疼痛障害
慢性作業関連性筋痛症

ホーカン・ヨアンソン=他編

間野忠明=監訳　岩瀬 敏・中田 実=訳

名古屋大学出版会

CHRONIC WORK-RELATED MYALGIA
Neuromuscular Mechanisms behind Work-Related Chronic Muscle Pain Syndromes
edited by Håkan Johansson, Uwe Windhorst, Mats Djupsjöbacka, Magda Passatore

Copyright © 2003 by Håkan Johansson, Uwe Windhorst, Mats Djupsjöbacka, Magda Passatore
Japanese translation rights arranged with Uwe Windhorst
through Japan UNI Agency, Inc., Tokyo.

訳者序文

　本書は筋骨格系障害による各種の不定愁訴や肩こり，頭痛が，どのような機序で発症し，どのように治療したらよいかを詳細に記載した書である．本邦では，筋骨格系障害に罹患し，その症状としての肩こり，頭痛を訴えて外来を受診する患者も多く，緊張性頭痛，頸肩腕症候群などの診断名のもとに治療されている．

　従来，いわゆる「肩こり」や「頭痛持ち」は，日本にしかいない，などと言われており，それを治療する，鍼・灸・按摩・マッサージが発達し，昭和22年には国家資格として「あん摩マッサージ指圧師，はり師，きゅう師等に関する法律」が成立，医業行為として認められた．しかし，このような筋骨格系障害に対しては，経験的な治療が多く，科学的な根拠を有する治療法に乏しかった．

　これに対して欧州，特に北欧では，職業性疾患の60％が筋骨格系疾患に起因するとされ，社会医学，労働医学の面から着目されている．その端緒は1950年代の日本におけるコンピューター作業に起因する健康障害が発生したことに始まり，製造業のオートメーション化，事務職場のIT化の進展など，職場環境が大きく変化した現在でも，筋骨格系障害による社会的損失は無視しえなくなっている．しかし，筋骨格系障害の発生機序，治療方針，予防方法などに関して世界各国で明確な合意がない．

　そうした状況を打開するための専門的研究機関として，1998年にHåkan Johansson（ホーカン・ヨアンソン）教授が主宰する筋骨格系障害研究センターがスウェーデンに設置された．このセンターの研究ネットワークの中で，筋骨格系障害の疫学，生理学，治療など，各分野の専門家33名が世界10か国から集まり，最新研究の到達点をまとめたのが本書であり，筋骨格系障害に関わる多くの人にとって，今後の研究，応用に役立つ有用な知見にあふれている．Johansson教授は，筋骨格系障害研究のパイオニアである日本に特別の敬意を払い，日本語訳として本書を紹介したいと考えた．そこで，当時筋骨格系障害研究センターの上席研究員であった中田　実に相談があり，翻訳事業を開始することになった．ところが，2004年1月，積年の過労と心労によりJohansson教授が急逝した．教授の遺志を遂げるため，中田は本書の第20章を担当した間野忠明に相談し，その共同研究者の岩瀬　敏を加え翻訳作業を推進した．その過程では，愛知医科大学衛生学講座教授　小林章雄先生，金沢医科大学の基礎系，臨床系の諸教室の多くの研究者にもご協力いただいた．

　邦題は，原著の直訳である「作業関連性筋痛症」では，読者対象が労働衛生関係者に限られてしまう可能性があるため，原著の内容に鑑み，「ストレスと筋疼痛障害―慢性作業関連性筋痛症」とした．こうすることで，ストレスによって生じた肩こり，頭痛などの筋骨格系障害に悩む患者に日々接している方々の眼に止まりやすくなることを希望する．また，日本語版のために，新たに中田が序章を書き下ろした．

　本書には，筋骨格系障害の疫学，発症のメカニズム，痛覚との関わり，交感神経系との関わり，臨床，治療と多岐にわたり詳細な記載がなされている．それは故Johansson教授が筋骨格系障害を，疫学者，生理学者，病理学者，臨床家といった専門家を束ねて多方向から分析し，多くのエビデンスに基づいたモデル化と治療法の模索を図った成果と考える．本書が，産業医のみならず，整形外科医，神経内科医，脳神経外科医，理学療法士・作業療法士といったリハビリテーション医療関係者，心療内科医，精神内科医，臨床心理士などストレス治療に関わる方々に読まれ，治療法としての神経ブロック，鍼灸・按摩・マッサージ，筋弛緩薬の開発・処方などに役立つことを願う．

　ご協力いただいた関係諸先生方に感謝いたします．また，福島県立医科大学理事長兼学長　菊地臣一先生，奈良県立医科大学教授　車谷典男先生，中日病院　手の外科センター長　中村蓼吾先生，および藤田保健衛生大学医学部長兼教授　小野雄一郎先生には，ご推薦のお言葉を賜り，深謝いたします．

2010年1月

間野　忠明　　岩瀬　敏　　中田　実

はじめに

　本書は，慢性作業関連性筋痛症（chronic work-related myalgia：CWRM）に関する増大する論議を集約した時宜を得た解説書であり，2000年2月7日～9日にブリュッセルのスウェーデン労働組合の事務局で開催された国際シンポジウムをもとに企画されたものである．このシンポジウムは，ウメオのHåkan Johansson（ホーカン・ヨアンソン）により創始され，企画されたもので，スウェーデンが会長職を執っている欧州連合（EU）の後援のもと，スウェーデン国立労働生活研究所，スウェーデン国立労働安全衛生局，スウェーデン国立労働市場局，スウェーデン合同産業安全協議会の支援を受け，マルメで2001年1月22日～25日に開催された「Work Life 2000会議」の準備として計画されたものである．

　このシンポジウムの主要目的は，異なる専門の研究者が，異なる背景，経験，展望をもって，集結し，知見を統合し，コミュニケーションを促進しようというものであった．本書の目的もそこにある．本書はしかし，単なる会議報告の概要ではない．すべてのシンポジストが各章を担当し，招待執筆者も加え，必要な内容を追加して完全な著書となった．もともとの意図は，慢性作業関連性筋痛症の背後に潜む病態生理学的メカニズムに関する本を著わすことであった．その意図を前提に，応用研究者，臨床研究者，一般大衆に，病態生理学的メカニズムに関する現在の仮説は，矛盾しているというより補完的であるというをメッセージを送ろうとするものである．もし，このような共通理解が学際的コミュニケーションを促進させるなら，応用研究に多大な貢献を果たすであろう．

　本書は多くの人々と研究機関の援助がなければ成立しなかった．最初に各章を担当された執筆者の方々に対して，その専門家としての技量，ご尽力，根気，そして本書を最新の内容にしようとの意志に感謝の意を表する．

　さらに本書の出版に際して，イェーヴレ大学学長Leif Svensson博士，イェーヴレ大学研究開発部門主任Håkan Attius博士の助力にも感謝する．

　本書の構成，配置に献身的に協力をいただいたイェーヴレ大学筋骨格系研究センターのスタッフの皆様にも心よりの感謝を捧げる．特にChristina Ingmanson, Stina Langendoen, そしてMargaretha Marklundには感謝の念に堪えない．

　最後に重要なことであるが，イェーヴレ大学，アストラゼネカ社，スウェーデン国立労働生活研究所からの財政支援にも感謝を捧げる．

2003年12月
ウメオにて

Håkan Johansson, Uwe Windhorst, Mats Djupsjöbacka, Magda Passatore

ホーカン・ヨアンソン先生への追悼文

　Håkan Johansson（ホーカン・ヨアンソン）は，2004年1月15日，Holmsund（スウェーデン）の自宅で就寝中に逝去されました．奥様のEva Johansson Lönnと5歳になる娘のEnglaが残されました．

　Håkanは1947年3月14日，Östersund（スウェーデン）に生まれ，幼児期を過ごしました．高校時代には，多くのこと，たとえば哲学，宗教，数学，運動生理に興味をもち，自身も運動選手でした．大学に入ってからは，ウプサラ大学で数学を学び，ウメオ大学で医学を履修し，1971年に予備医学試験に合格しました．彼の科学への興味は，彼を神経生理学へと導き，1972年に最初の科学論文を発表しました．1981年には「ガンマ運動ニューロンの反射制御」により学位を得，3年後，ウメオ大学の生理学の助教授に昇進し，1989年には正教授代理に任命されました．1991年に「ガンマ筋―筋紡錘系に関する深淵で系統的な研究」をもって，若い将来性のある特に有能な医学者に与えられるFernström賞を授与されました．1993年1月には，ウメオ大学医学部労働生理学の正教授，および国立労働衛生研究所労働生理部門（ウメオ）の部長に任命されました．その後，米国デュルース，ノルウェーのオスロから学術研究職への招聘を打診されましたが，これらを断り，逝去するまでスウェーデンのイェーヴレ大学筋骨格系研究センターの所長を勤めました．Håkanは200にも及ぶ科学論文を発表し，多くの国際会議に招かれて講演を行いました．Uwe Windhorstと一緒に"Modern Techniques in Neuroscience Research（神経科学研究の現代的手法）"（Springer-Verlag：Berlin, Heidelberg, 1999）を編集し，これは現在，中国語でも翻訳中です．多くの博士課程の学生を指導し，その中には今，重要な学問的地位を占める学者もいます．

　Håkanは壮大な展望の持ち主で，最大限の精神力と持続力をもってその理想を追求しました．最も重要な最終到達点として，国際的かつ学際的な筋骨格系疾患のメカニズム解明に焦点を絞った研究センターの樹立に力を注ぎました．限られた財政の中で，彼とその研究協力者たちは，筋骨格系研究センターを病態生理学的メカニズムから予防，治療，リハビリテーションまで広げて，筋骨格系疾患の分野における基礎研究と応用研究を統合した組織として立ち上げました．年月を経て，本センターは国際的ネットワークに成長し，スウェーデン国内では110名の所員と10の協力施設を擁し，スウェーデン国内をはじめ，国外にはフランス，ドイツ，イスラエル，イタリア，日本，ロシア，セルビア，ウクライナ，米国に研究協力グループを有するようになりました．Håkanは，本書を目標の第一歩と考えており，将来的に改訂を意図し，現在のわれわれの慢性作業関連性筋痛症に関する知識を加えて，未来の研究方向への理論的かつ実際的な基礎を固めるように意図していたようです．

　Håkanの学問・研究業績を一覧することによって，その背後に，彼の堂々たる人格の，より豊かな姿が絵画のように立ち現れます．Håkanは，哲学から科学に至るまで，文化史全般を網羅する広範な関心と知識の持ち主でありました．他人をまきこむ情熱と冒険心および好奇心の持ち主であり，常に「もう一歩先」を目指す人でありました．開かれた心と批判的かつ創造的精神の持ち主であるとともに，ウィットに富み，素晴らしいユーモアのセンスの持ち主でもありました．かけがえのない人物である所以は，何よりも彼の性格にあるのであり，彼の寛大さは多くの方々の心に残っていると思います．われわれは，Håkanを深い愛情と大きな喪失感とともに思い起こすことでしょう．Håkanの死は早すぎましたが，彼の足跡と着想は，彼の理想を受け継ごうとする多くの人々にとって永遠に生き続けることでしょう．

Mats Djupsjöbacka, Magda Passatore, Uwe Windhorst

目　次

訳者序文　　　　　　　　　　　　　　　　　　　　i
はじめに　　　　　　　　　　　　　　　　　　　　ii
ホーカン・ヨアンソン先生への追悼文　　　　　　　iii

序　章
日本と世界各国における作業関連性筋骨格系障害の現状

1　はじめに　　　　　　　　　　　　　　　　　001
2　世界的に増加する作業関連性筋骨格系障害の発生
　　　　　　　　　　　　　　　　　　　　　　001
3　労災報告数の経年的変化とその背景要因：
　　スウェーデンの例　　　　　　　　　　　　　001
4　日本の労働災害統計システムの現状と問題点　002
5　日本における「頸肩腕障害」提唱の先見性　　003
6　作業関連性筋骨格系障害の今日的課題　　　　004
7　本書の日本語翻訳出版の意義　　　　　　　　004
　　　　　　　　　　　　文　献　　　　　　　　006

第1章
序　論

1　はじめに　　　　　　　　　　　　　　　　　007
2　原　因　　　　　　　　　　　　　　　　　　007
3　予防の欠如　　　　　　　　　　　　　　　　008
4　統合的概念の必要性　　　　　　　　　　　　008
　　　　　　　　　　　　文　献　　　　　　　　009

第2章
慢性作業関連性筋痛症の神経筋メカニズム：概観

1　はじめに　　　　　　　　　　　　　　　　　011
2　歴史的展望　　　　　　　　　　　　　　　　012
3　職場における痛みとストレスの原因　　　　　015
4　慢性作業関連性筋痛症の感覚運動性メカニズム
　　　　　　　　　　　　　　　　　　　　　　020
5　慢性痛の神経可塑性　　　　　　　　　　　　031
6　慢性作業関連性筋痛症における固有感覚　　　032
7　自律神経系，および感覚運動系との相互作用　033

8　ストレスの長期的影響　　　　　　　　　　　037
9　結　論　　　　　　　　　　　　　　　　　　041
　　　　　　　　　　　　文　献　　　　　　　　041

第3章
作業関連性上肢障害：疫学的所見と未解決問題

1　筋骨格系障害の疫学の概観　　　　　　　　　049
2　上肢筋骨格系障害の型と障害部位　　　　　　051
3　診断上のジレンマ　　　　　　　　　　　　　053
4　結　論　　　　　　　　　　　　　　　　　　055
　　　　　　　　　　　　文　献　　　　　　　　055

第4章
ストレス：入門的概観

1　はじめに　　　　　　　　　　　　　　　　　059
2　ストレスの定義　　　　　　　　　　　　　　059
3　ストレス経路　　　　　　　　　　　　　　　060
4　ストレッサー　　　　　　　　　　　　　　　061
5　ストレス研究の方法論　　　　　　　　　　　062
6　実験的ストレッサー　　　　　　　　　　　　063
7　ストレスと疾病　　　　　　　　　　　　　　065
8　ストレス関連性疾患の説明的概念　　　　　　067
9　ストレス・プロフィール　　　　　　　　　　068
10　結　論　　　　　　　　　　　　　　　　　069
　　　　　　　　　　　　文　献　　　　　　　　069

第5章
ストレス，環境適応不全症と筋骨格系症状

1　はじめに　　　　　　　　　　　　　　　　　073
2　多発性化学物質過敏症　　　　　　　　　　　074
3　電磁波過敏症　　　　　　　　　　　　　　　075
4　シック・ビル症候群　　　　　　　　　　　　076
5　湾岸戦争症候群　　　　　　　　　　　　　　076
6　環境適応不全症と作業関連性筋痛症に共通の
　　臨床疫学的特徴　　　　　　　　　　　　　　077

7	環境適応不全症とさまざまなストレス要因の共同作用	077
8	環境適応不全症メカニズムの可能性としてのストレス反応変容	078
	文　献	079

第6章
作業関連性筋痛症の発症における課題関連性生体力学的制約の寄与

1	はじめに	081
2	生体力学的な制約と筋活動	082
3	筋痛症の病因とその予防との関連	086
	文　献	087

第7章
筋痛と筋過負荷に関連する形態学的特徴

1	はじめに	091
2	筋と筋分布の肉眼的・顕微鏡学的解剖	091
3	筋肉痛に陥った骨格筋の形態学的特徴	097
4	結　論	100
	文　献	101

第8章
頸肩部痛：血液微小循環，筋電図，心理社会的ストレスとの関係

1	はじめに	105
2	方　法	105
3	結　果	106
4	考　察	108
5	結　論	108
	文　献	108

第9章
低強度作業中の代謝的・機械的変化と作業関連性疼痛との関係

1	はじめに	111
2	代謝メカニズム	112
3	機械的メカニズム	115
4	慢性痛を有する労働者の作業に対する反応	116
5	結　論	118
	文　献	118

第10章
シンデレラ仮説

1	背　景	121
2	シンデレラ仮説	122
3	2つの基盤	122
4	筋電図ギャップ（とぎれ）	124
5	シンデレラモデルの実際上の利点	124
6	結　論	125
	文　献	125

第11章
運動単位動員と筋肉痛発症との関係（シンデレラ仮説）

1	はじめに：労働衛生学的展望	127
2	シンデレラ仮説	127
3	シンデレラ仮説の問題点	128
4	モデル	130
5	交感神経系	131
6	結　論	132
	文　献	132

第12章
筋肉痛と運動制御との間の相互作用

1	はじめに	135
2	筋肉痛を誘発する実験手法	136
3	筋肉痛と関連した感覚：運動相互作用	138
4	神経生理学的メカニズム	140
5	結　論	142
	文　献	142

目　次

第13章
作業関連性筋痛症の神経生理学的メカニズム：固有受容感覚と平衡機能

1　はじめに　149
2　筋紡錘　149
3　γ系は末梢受容器に影響される　150
4　神経生理学的メカニズム　150
5　結論　152
　　　　　文献　153

第14章
実験的筋肉痛がH反射と伸張反射に及ぼす影響

1　はじめに　155
2　実験的筋肉痛がH反射および伸張反射に及ぼす影響　157
3　神経生理学的メカニズム　160
4　結論　162
　　　　　文献　163

第15章
固有感覚に対する身体作業負荷の影響

1　はじめに　167
2　目的　168
3　筋化学受容器の賦活化　168
4　筋求心性線維の化学的賦活化の影響　168
5　γ-筋紡錘系　168
6　固有感覚情報の測定　170
7　筋活動が固有感覚に及ぼす影響　170
8　リスクファクターとしての運動制御の攪乱　172
9　結論　172
　　　　　文献　173

第16章
めまいの発症メカニズムとヒトの頸部が頭位方向性を決めるのに果たす役割：「頸性めまい」の原因と頸部セグメントにおける方向性感受と筋緊張との相互作用に関する仮説　175
　　　　　文献　178

第17章
筋求心性グループⅢ・Ⅳ神経線維が脊髄ニューロンのバイアスとゲインに及ぼす短期的影響

1　はじめに　179
2　用語解説　181
3　脊髄ニューロンに対する化学感受性グループⅢ・Ⅳ筋求心性線維の作用　183
4　化学感受性グループⅢ・Ⅳ筋求心性線維のα運動ニューロン平均発射頻度と膜電位に対する作用　184
5　γ運動ニューロンに対する化学感受性グループⅢ・Ⅳ筋求心性線維の作用　185
6　Ib抑制性介在ニューロンへの作用　186
7　シナプス前抑制を中継する介在ニューロンへの作用　187
8　反回抑制への作用　187
9　骨格筋運動ニューロン後過分極への作用　189
10　悪循環モデル　190
11　結論　190
　　　　　文献　191

第18章
神経可塑性と慢性疼痛の調節

1　はじめに　193
2　痛みの型　193
3　侵害受容感受性の調節　194
4　中枢神経系過敏性　196
5　痛みの調節　200
6　ストレス，痛み，および対抗戦略　203
7　結論　206
　　　　　文献　206

第19章
痛み関連性の大脳皮質活動変化と可塑性

1　はじめに　211
2　身体的活動により生ずる大脳皮質の変化　212
3　運動皮質活動の疼痛関連性変化　214
4　慢性疼痛状態における大脳皮質変化　215
5　結論　216
　　　　　文献　217

第20章
作業関連性筋痛症発症における筋交感神経活動の役割

1	はじめに	219
2	マイクロニューログラフィーによる筋交感神経活動の記録	219
3	筋交感神経活動の自発性発射活動の性質	220
4	精神的ストレスおよび意識の変化に対する筋交感神経活動の反応	221
5	身体的ストレスに対する筋交感神経活動の反応	221
6	作業関連性筋痛症における筋交感神経活動の役割	223
7	結論	224
	文献	224

第21章
交感神経系と筋機能との相互作用,および交感神経系の運動制御への関与

1	はじめに	227
2	運動機能に対する交感神経系の作用	228
3	運動機能の交感神経出力への影響:体性交感神経反射	236
4	感覚運動機能に対する交感神経作用の可能性	237
5	結論	240
	文献	241

第22章
交感神経系による感覚制御と慢性痛への関与

1	はじめに	247
2	交感神経系の特性に関する所見	248
3	正常状態における感覚受容器の交感神経による調節	249
4	慢性痛への交感神経活動の関与を裏づける有力なメカニズム	251
5	臨床データ所見と治療的アプローチ:交感神経節における麻酔ブロックの影響	253
6	心理学的観点	254
7	結論	255
	文献	255

第23章
交感神経による骨格筋への長期間栄養的影響 259

	文献	263

第24章
反射性交感神経性ジストロフィー(複合性局所疼痛症候群)

1	はじめに	265
2	症状	265
3	病態生理	266
4	治療	268
5	疼痛機能異常症候群(複合性局所疼痛症候群タイプⅢとでもよぶべきもの)	268
6	予後と結果	269
	文献	269

終章
慢性作業関連性筋痛症の統合モデル:ブリュッセルモデル

1	モデルの基本的特徴	273
2	発症機序の可能性を示唆する危険要因	275
3	病態生理学的メカニズムのネットワーク	277
4	結論	281
	文献	281

執筆者一覧 283
索引 287

序章
日本と世界各国における作業関連性筋骨格系障害の現状*

中田 実（Minori Nakata）

金沢医科大学　社会環境保健医学（衛生学），リハビリテーション医学，石川県，日本

1　はじめに

近年のグローバル化する世界経済を背景として北米，ヨーロッパ，アジアを問わず広範な地域で工業化が進展している．その結果，世界各国においてストレスと筋骨格系障害を原因とした労働災害（労災）の増加が労働衛生上の深刻な課題になっている．たとえば，WHO（世界保健機関）では長らく結核や天然痘などの感染症対策に力が注がれて来たが，近年では筋骨格系障害の予防対策がその重要課題の1つに加えられるようになった事実にも問題の深さと広がりが現われている．

2　世界的に増加する作業関連性筋骨格系障害の発生

2000年に欧州連合（EU）加盟15カ国の労働者を対象として労働環境と健康状態に関する大規模な調査が行なわれた（Paoliら2001年）．その調査結果では，従事中の仕事により自分の健康に影響があると考える労働者が60％あり，その具体的な障害では腰痛33％，首や肩の痛み23％，上肢の痛み13％，下肢の痛み12％など筋骨格系の症状の訴えが最も多く，ついでストレス症状28％，全身疲労23％，頭痛15％，イライラ11％，睡眠障害・視力障害各8％，聴力障害・外傷各7％，皮膚障害6％，呼吸器障害・胃部障害・アレルギー症状各4％などが続く．北欧諸国やオランダでは頸・上肢の筋骨格系障害だけでも経済的損失額は国民総生産の0.5％から2％に及び，全身の筋骨格系障害による損失額は全労災費用の15％に上ると試算される．米国では労災によって年間600万件の傷害が発生し，労災費用として600億ドルが費やされているが，労災件数の30％は腰痛が占めるという（Gauthy 2006年）．これらの結果から明らかなように，労働に関連して発生する筋骨格系障害は現代社会に共通する深刻な問題となっている．

3　労災報告数の経年的変化とその背景要因：スウェーデンの例

世界各国の労働安全保護制度や労災統計手法は多様であるため，労働に関連して発生する筋骨格系障害がいつ頃から多発しはじめたか正確に知ることは容易ではない．その中にあって，たとえば，スウェーデンでは公式の労災統計システムが1906年に開始され，特に1955年以降は労災統計データが毎年公表されており労災届出件数の経年的変化の跡を詳しくたどることができる（図1）．この国では労働者，雇用者，自営業者，その他，雇用上の身分を問わず，すべての働く人の業務遂行中のあらゆる労災が集計され，労災統計には国内の全業種が網羅されている．

図1が示すように1970年代末までは労災の報告件数は比較的一定していた．1970年代末に制度の変更があり，従来は単に事故として処理されていた事例が原因別

---

*序章は，日本語訳書のために新たに執筆したものである．

序　章　日本と世界各国における作業関連性筋骨格系障害の現状

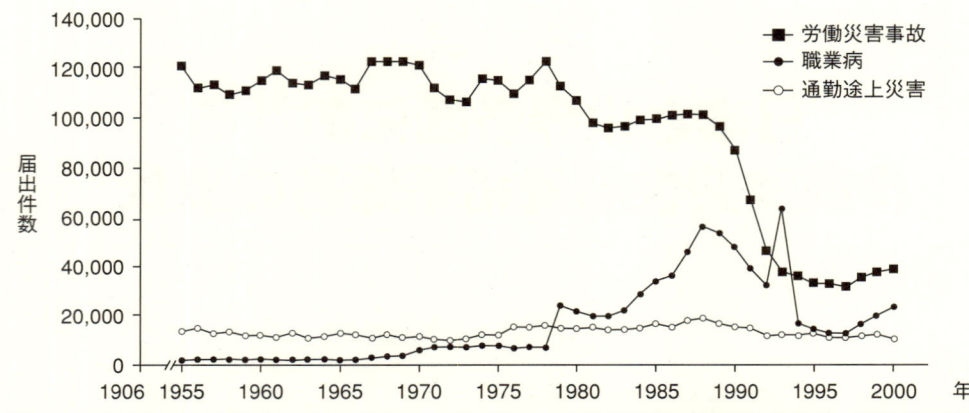

図1　1955年から2000年までのスウェーデンにおける労働災害（労働災害事故，職業病，通勤途上災害）の報告件数の推移（中田 2005年；Swedish Work... 2002年；Börje Bengtsson 2001年）．

に分類されるようになったため職業病の報告数が急増したが，その後，1980年代末からは著しい減少に転じた．しかし1979年以降，今日まで筋骨格系障害が職業病の中に占める割合は一貫して60％以上を占めている．

この労災報告件数の変動の背景には，筋骨格系障害の増加をもたらす革新的な技術化・工業化の波が1960年代からスウェーデンにも押し寄せたが，1980年代末期には第2次大戦後，長期間好調を続けていたスウェーデン経済が深刻な不況に陥り，企業の倒産，人員整理などが頻発するようになったという経済事情がある．かつてない不況の中で，労働者の中に軽微な労災なら報告せずに自らの雇用を守ろうとする自然発生的な動きが芽生え，1980年代末の労災届出件数の減少傾向を生んだ．雇用者には労災報告義務が課せられているが，1990年代初頭から労災疾患に対する休業補償の負担が国の責任から雇用者に転嫁されことを契機に，雇用者からも軽微な災害の報告意欲が削がれた．

1993年には労災認定基準が従来の緩やかな基準から厳しい条件のものに変更され，労災の業務上認定がきわめて受けがたくなったが，1993年までに届け出た労災事例は旧基準に基づいて判定するという例外規定が付されたため，それまで届けずに放置していた事例を掘り起こして届ける駆け込み労災認定運動が労働組合などによって強力に進められた結果，1993年度には職業病の届出件数が前年の2倍に達するという，きわめていびつな現象が生じた．

1993年以降は労災休業補償に関して雇用者に大きな負担が課されたため，とりわけ中小企業の労災報告届出意欲が挫かれ事例報告数が著しく減少した．

1993年の労災認定基準改正の結果，1988年には労災届出事例の88％が業務上災害と認定されていたのに比べ，1994年から3年間の業務上災害認定率は32％，1997年からの3年間には27％と著しく低下した．労働災害が起きたことを届け出てもそれが業務上の災害であると認定されることが困難になったのが背景となって，労災届出件数も1988年に比べ1996年には23％にまで減少した．2000年には41％にまで回復したが，この頃から業務上認定基準が厳格すぎることが社会問題となり，政府，マスコミ，労働組合等を巻き込んだ激しい議論や，法廷で業務上認定を争う事例も出現するようになった．その結果，2002年に労災認定基準が再改正され，労災の定義は旧来の定義に戻され，業務上認定基準も若干緩和された．

以上の事実は，労災統計データは社会環境や景気動向などの諸事象の影響をいかに受けやすいものかを示す好事例である〔スウェーデンの労働衛生事情に関する詳細な情報はスウェーデン労働省（Swedish Work Environment Authority）のホームページ（www. av. se）で閲覧できる〕．

4　日本の労働災害統計システムの現状と問題点

ここで日本の労災補償制度に目を転じると，全国民に統一の労災制度が適用されるスウェーデンの制度とは違って，日本では民間企業労働者および自営業者，国家公務員，地方公務員，船員など，雇用関係によって適用される労災補償の法令と認定基準が異なり，これらの異なる制度を網羅する統計システムがないために，日本全国では毎年どれだけの労災が発生しているのか全貌を知

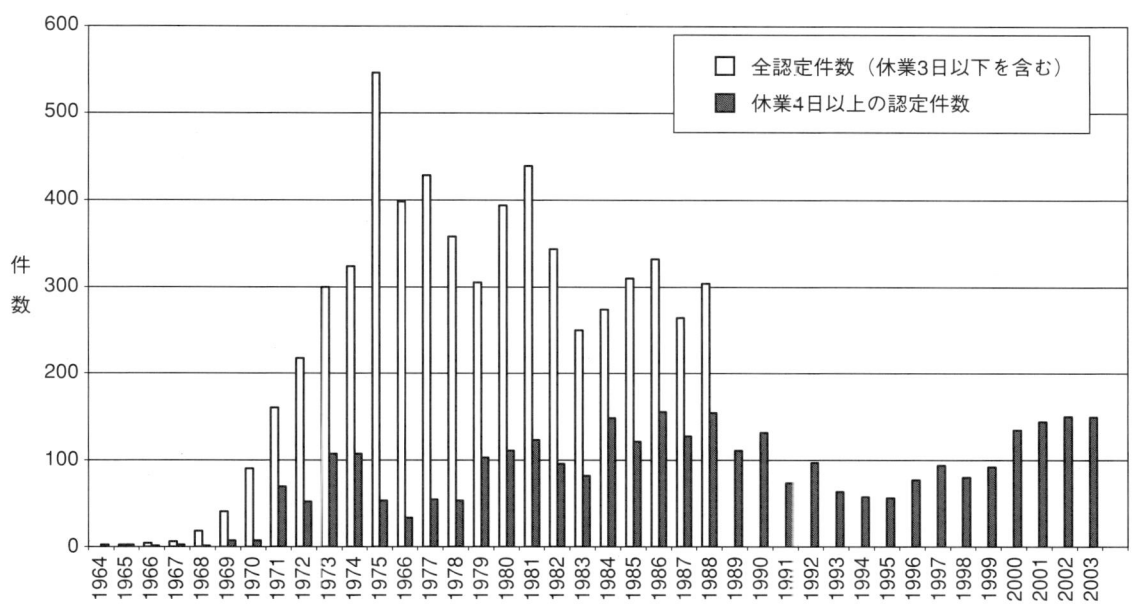

図2 1964年から2003年までの日本における頸肩腕障害の認定件数の推移（中田 2005年；（厚生）労働省…a, b；畑中ら 1983年）.

ることができない（中田 2005年）. 2004年における日本の就業者6,329万人のうち，77%が厚生労働省所管の労働者災害補償保険に加入しており，この保険制度が最も規模が大きいので，この制度の統計が日本の労災統計として紹介されることが多い（（厚生）労働省…b）. そこでは毎年の「休業4日以上」の労災数だけが報告される.

日本の代表的な作業関連性筋骨格系障害である頸肩腕障害（図2）についてみると，1975年から1988年までの期間には「休業3日以下を含む疾病者数」と「休業4日以上の疾病者数」の両者が公表されたが，その後は公表されていない. 図2から明らかなように，各年度の「休業4日以上」の症例数を公表するだけではこの職業病の実態は正確に把握できない. かつて1990年代に日本の労働衛生の実態を視察するために来日したスウェーデンの自動車製造社の産業医団は，人口規模が自国の14倍である日本の頸肩腕障害の業務上認定数を見て，労働者数が10万人の自社でもそれ以上の上肢障害者がいると言って驚いた（Volvo koncernläkare 1991年）.

腰痛についても同様の問題がある. 日本では毎年1万人弱の腰痛の業務上認定者があるが，人口が2.3倍の米国では毎年180万件の労災による腰痛がある. 国際学会で日本の業務上認定数が報告されると，米国に比べて認定数が極端に少ないのはなぜかというような疑問が外国人参加者から出るのはそのためである.

5　日本における「頸肩腕障害」提唱の先見性

生産現場への新技術や新生産方式などの導入は，製品の性能向上，生産能力の向上をはじめとする経済的進歩をもたらすが，時として新しい職業病の発生という負の影響をもたらす場合がある. これは予測しがたい影響であるため新技術導入後，時間が経過し重症の患者が発生してからようやく認知されることが稀ではない.

日本では，1950年代に金融業を中心にコンピューター導入による事務機械化が始まって間もなく，その労働者に「キーパンチャー病」，「タイピスト病」，「オペレーター病」などと称される筋骨格系障害が多発した. 1960年代には自殺患者さえ発生し，職場における労働運動や裁判など労災認定闘争が頻発した（坂寄ら 1967年）. その結果，労働省は1964年にこれら上肢作業従事者の手指のはれ，発赤，痛みを労働災害と認定する初めての基準を出した. しかし，その後も「交換手病」，「保母・寮母病」，「コンベア病」，「流れ作業病」など多様な職種名を冠した新しい障害が各地で次々に発生したため，1964年の労災認定基準は疾病病像の変遷と理解到達度の変遷に伴って改定が重ねられた. この新しい筋骨格系障害には著しい筋疲労所見に加え，今日でいう各種のストレス症状など，従来の医学的尺度では判断しがたい病態が多く含まれ，当初は「このような疾患は今までに世界のどの国からも

報告がない」，「これは職業病などではなく原因は『栄養不足』，『心因性の職場病』，『組合病』，本人の『素因』や『老化』に基づく『基礎疾病』にある」という根強い反論も生まれた（坂寄ら 1967 年）．

1960 年代には各地で労働衛生研究者や整形外科医などによる調査研究も始まり，1970 年には日本産業衛生学会が労働省と共同で頸肩腕症候群委員会を発足させ，多発するこの職業病の解明を開始した．その検討結果は 1973 年に報告され（頸肩腕症候群委員会 1973 年），この筋骨格系障害は，従来の医学教科書にある「頸肩腕症候群」や「腱鞘炎」などとは異なって業務により発症する機能的・器質的障害であり「職業性頸肩腕障害」(occupational cervicobrachial disorder：OCD) と命名すべきものであると定義した．

この新しい筋骨格系障害の多発は，たとえば図1 に示したスウェーデンにおける労災の経年的変化からも観察できるように，日本で最初の労災認定基準が作られた 1964 年当時の欧米諸国では全く気づかれていなかった．1970 年代に至って欧米諸国でもようやく問題が顕在化しはじめ，ノルウェー，フィンランド，ドイツ，スイス，米国，オーストラリアなどで調査研究が始まり，その当時，日本の「職業性頸肩腕障害」の概念が先駆的業績として欧米の研究者に紹介されて研究の発展に大きな影響を与えた（前田勝義… 1989 年）．特に 1981 年のフィンランドでの人間工学研究会，1982 年の東京における頸肩腕障害に関する国際ワークショップなどはその後，欧米各国で本格的な研究が始まる大きな契機となった（前田勝義… 1989 年；Kuorinka ら 1995 年；Sluiter ら 2001 年）．

6　作業関連性筋骨格系障害の今日的課題

1950 年代以降の日本が経験した筋骨格系障害が，50 年を経た今日世界中の労働現場で再現されようとしている．筋骨格系障害は職種や労働現場ごとに異なる労働負担に依存して発生するため，主症状の現われ方は一律でなく，日本では当初はキーパンチャー病，タイピスト病など職業名を冠した様々な命名がなされた．1980 年代以降，世界的に多発すると，オーストラリアやカナダでは RSI (repetitive strain injury)，OCS (occupational overuse syndrome)，米国では CTD (cumulative trauma disorder)，その他の国々では neck and upper limb disorder など異なる名称が用いられたが，近年では WMSD (work-related musculoskeletal disorder) という名称が世界共通の用語となり（Kuorinka ら 1995 年），日本では作業関連性筋骨格系障害と称されることが多い．また職業病としての障害と臨床医学とを結びつけて理解しようとする試みもある（Sluiter ら 2001 年）が，作業関連性筋骨格系障害は複雑な多要因が関与して発現するためにその発症メカニズムと症状の理解がいまだ十分ではない．そのため重症に陥った事例ほど関係者の理解が得られず，労働災害としての認定と救済が遅れる場合がある．

図3 に日本とスウェーデンの法廷で筋骨格系障害の作業関連性が争われた事例における全身の筋圧痛部位の広がりを示す．いずれも筆者自身が関与した事例（中田 2005 年；Nakata ら 2005 年）で，日本の症例は女性の学校給食調理員，スウェーデンの症例は男性の林業労働者であり，両例とも過大な筋負荷が加わる業務のため全身の筋肉に著しい痛みが生じて就労不能に至り，苦難の末に裁判で労働災害認定を求めたものである．両例とも長期間にわたる大きな身体苦痛のため社会的・心理的な苦痛も加味された複雑なストレス症状を伴っており，単一の診療科による診察だけでは全体像の把握が困難な事例であった．日本の裁判（京都地裁 2000 年）ではスウェーデンの人間工学専門家による現場評価と分析という技術的援助を得，またスウェーデンの裁判（ストックホルム地裁 2003 年，ストックホルム高裁 2005 年）では日本産業衛生学会が積み上げてきた作業関連性筋骨格系障害に関する知見を援用し，就労歴，作業負荷の大きさと特徴，症状の発生状況と経過などを詳細に検討して報告した結果，判決ではいずれも作業起因性の障害であると認定された．作業関連性筋骨格系障害は複雑な諸要因から派生するために，特に重症な事例では旧来の医学的知識だけでは正しい理解が得られないことがあり，問題の解決には狭義の医学だけに限定されない医学・心理・工学・社会学，その他，広範な領域の専門家の協力・共同が求められる．

頸肩腕障害については，2007 年にその定義・診断基準・病像等の現状についての考え方が，日本産業衛生学会により 30 年ぶりに見直され，新たに提言された（小野ら 2007 年）ので参照されたい．

7　本書の日本語翻訳出版の意義

作業関連性筋骨格系障害は複雑な多要因が関与して発現するものであり，世界の学際領域の専門家の力を多角的に結集しなければ解決はできないという考えに基づいて，世界 15 カ国の共同の下，Håkan Johansson（ホーカ

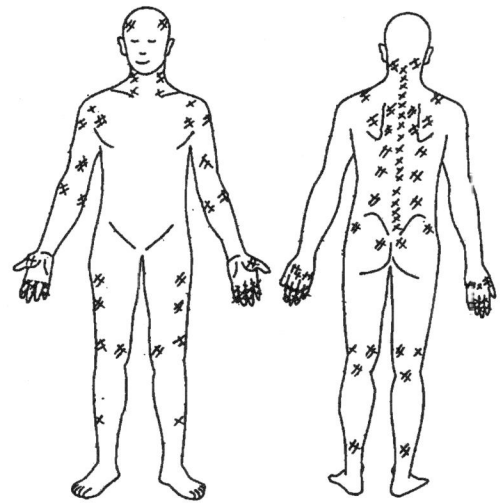

症例1．スウェーデン人，男性，検査時45歳．
職歴および病歴：16歳から15年間，チェンソーを用いた森林伐採業に従事．出来高給で1日に300〜400本（150〜250 kg/本）を用手伐採．26歳当時，伐木中の事故により急性腰痛発症．以後，首，肩，上肢にも痛み発現．32歳から，林業よりは身体的負担が少ない建設業に転職．36歳から腰，上肢，首，肩，膝などの痛みが悪化し病休．37歳，症状改善せず，完全休業．48歳，ストックホルム地裁で業務上認定判決．50歳，ストックホルム高裁の控訴審で業務上認定確定．

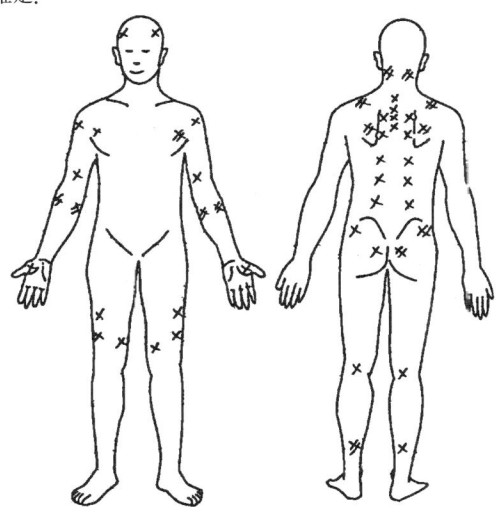

症例2．日本人，女性，検査時54歳．
職歴および病歴：15歳から7年間，電器製造工場で製品検査係．結婚後，退職．33歳から常勤で学校給食調理員．45歳，上肢の痛みが発症し病欠．同年復職後，上肢，肩の痛みが悪化し休業加療．48歳から事務職に配置転換．以後，治療を受けながら8時間の就労中．55歳，京都地裁の判決で業務上認定確定．

図3　筋骨格系疾患の労働関連性が裁判で争われた症例．
（✘：筋圧痛あり，✖：著しい筋圧痛あり）

ン・ヨーハンソン）教授を中心に 1998 年にスウェーデン国立労働生活研究所内に筋骨格系障害研究センターが設立された（2004 年にイェーブレ大学に移管）．

本書は，世界の第一線の研究者を結集したこの筋骨格系障害研究センターが，筋骨格系障害の発生メカニズムから治療・予防・リハビリテーションについて，基礎研究から応用研究までの現時点における到達点を集大成したものである．

本書では，労働に起因して身体局所に発生した筋肉痛が次第に増悪して広範な身体部位に広がり，やがて中枢交感神経系を介して身体のストレス制御メカニズムにまで深刻な影響を及ぼしていく複雑な生理学的過程を見事に解説している．

医療機関でも職場でもこの複雑な病態メカニズムが理解されないために，世界中で多くの罹患者が問題の狭間で苦しんできた．先に紹介した日本とスウェーデンの法廷で争われた 2 例は，本書が到達した病態メカニズムを法廷で示すことによって解決できたものであり，本書の内容の充実度の高さを示すものである．

かつて日本が筋骨格系障害研究の先鞭をつけたことを知ってか，Johansson 教授は自らの研究成果をいつか日本で講演したいという強い希望を持っており，まずは完成した本書の翻訳出版を筆者に託した．その準備の第一歩が始まった 2004 年 1 月のある寒い朝，Johansson 教授は突如帰らぬ人となってしまった．筋骨格系障害研究の重要性を認識した EU 議会から巨額の研究資金の提供が約束され，問題の根本的解決に向けた研究の大きな一歩が踏み出されようとした矢先の出来事であった．過去，日本の筋骨格系障害の研究では激務といばらに満ちた研究・治療活動の途上で多くの惜しまれる先達が失われた（畑中ら 1983 年；前田勝義… 1989 年）が，世界は今また一つの悲劇を経験した．

Johansson 教授自らが日本で講演し日本の研究者や医療関係者と議論するという機会は永久に失われたが，本書が筋骨格系障害に関心を持つ日本の人達に伝えられて，日本での研究とその応用が一層発展し，筋骨格系障害とそのストレス症状に苦しむ人たちの救いに結びつくなら，Johansson 教授の遺志も大いに報われるであろう．

文　献

Börje Bengtsson (2001) ISA-The Swedish information system for occupational accidents and work-related diseases-scope, content and quality, Swedish Work Environment Authority

Gauthy R (2006) "Ergonomic" standards in biomechanics, An examination of the draft standard on repetitive movements (prEN 1005-5), HESA Newsletter No29, March 2006：14-18

Kuorinka I, Forcier L (Eds) (1995) Work Related Musculoskeletal Disorders (WMSDs)：A Reference Book for Prevention, Taylor & Francis

Nakata M, Ahlgren C, From C, Lindberg P (2005), Solving tangled cases of work-related musculoskeletal disorders by international scientific cooperation. New Solutions 15 (4)：343-356

Paoli P, Merllié D (2001) Third European Survey of Working Conditions 2000, Dublin, European Foundation for the Improvement of Living Working Conditions

Sluiter JM, Rest K, Frings HW, Dresen M (2001) Criteria document for evaluating the work-relatedness of upper-extremity musculoskeletal disorders. Scand J Work Environ Health 27, suppl 1：1-102〔邦訳 日本整形外科学会労働産業委員会 監訳（2004）上肢筋骨格系障害の診断ガイドライン，南江堂〕

Swedish Work Environment Authority, and Statistics Sweden (2002), Occupational diseases and occupational accidents 2000, Official Statistics of Sweden

Volvo koncernläkare (1991) Vad har väl vi att lära av japanerna? Reflexioner från några svenska läkare bland samurajer och bilbyggare；Japan April 1991, AB Volvo（ボルボ産業医団（1991），日本から何を学ぶか．1991 年 4 月に日本のサムライと自動車工場労働者を訪問したスウェーデン人医師による考察，ボルボ株式会社健康管理部）

小野雄一郎，垰田和史，中石仁，車谷典男，宇土博，福地保馬，中田実，三橋徹，舟橋敦，北原照代（2007）頸肩腕障害の定義・診断基準・病像等に関する提案について，産衛誌 49：A13-A32

頸肩腕症候群委員会（1973）昭和 47 年度日本産業衛生学会頸肩腕症候群委員会報告書，産業医学 15：84-91

（厚生）労働省労働基準局編 a，国民衛生の動向（1965-2005），厚生統計協会

（厚生）労働省労働基準局編 b，労働衛生のしおり（1965-2005），中央労働災害防止協会

坂寄俊雄，細川汀，窪田隼人（1967）現代の労働災害と職業病，東京，労働旬報社

中田実（2005）スウェーデンと日本における労働衛生の現況の比較—とりわけ労働災害統計システムと労働関連性筋骨格系障害をめぐって—．社会医学研究 23：53-62

畑中生稔，細川汀（編著）（1983）頸肩腕障害の医療と回復，東京，労働経済社

前田勝義追悼・業績集編集委員会（1989）頸肩腕障害の探求：前田勝義追悼・業績集

第 1 章
序　論

Mats Djupsjöbacka[1], Håkan Johansson[1], Magda Passatore[2], Uwe Windhorst[3]

[1] イェーヴレ大学　筋骨格系研究センター，ウメオ市，スウェーデン
[2] トリノ大学　医学部，神経科学・生理学部門，トリノ市，イタリア
[3] ゲッチンゲン大学　生理学・病態生理学センター，ゲッチンゲン市，ドイツ

1　はじめに

骨格筋，腱，関節の慢性的な痛みや不快感は，工業先進国における大きな健康問題である．このような**慢性作業関連性筋痛症**（chronic work-related myalgia：CWRM）に罹患すると，時には10年以上にわたる長期間，痛みに苦しむことになる．さらに精神的，社会的な苦痛にも耐えなければならない．本症の患者は非常に多いため，個人的には労働力と収入の減少，社会的には医療費の増加，病欠者や早期退職者の増加によるコスト増など，本症による社会的影響は大きい．

1世紀以上も前からこのような作業関連性筋痛症の状態はある程度は知られており，文献上にも多く報告されている．例えば，18世紀のイタリアの内科学教授であったBernardino Ramazziniは，事務労働者の健康障害についてこう書いている．「前述の事務労働者を悩ます疾病には3つの原因がある．1つは常に座位を保持していること，2つめは，絶えず同じ方向に動かす手の動き，3つめには，帳簿の見た目の美しさを損なわないようにする，あるいは帳簿の計算で加減，総計などを行う上で雇用主に損をさせないように努力する精神上のストレスである（Arksey 1998年）」．慢性筋肉痛と職業との関連についてのさらに詳細な総説は，次の第2章の「概観」に記載する．

20世紀後半においては，作業関連性の筋・骨格系（または神経・筋系）の問題が飛躍的に増加し，同様の症状が多くの異なる名称のもとに議論されてきた．そのような関連性疾患の名称として，作業関連性筋骨格系障害（work-related musculoskeletal disorders：WRMD），作業関連性筋肉痛（work-related myalgia：WRM），むち打ち損傷関連障害（whiplash-associated disorders：WAD），顎関節症（temporomandibular pain and dysfunction syndrome：TMD），頚腕症候群（cervicobrachial syndrome：CBS），線維筋痛症候群（fibromyalgia syndrome：FMS），頚肩筋肉痛（neck-shoulder myalgia：NSM），腰痛症（low back pain：LBP）があげられる．しかしながら重要なことは本疾患の名称は異なるが，その根本にある主症状は300年間を通じて変わっていないということである．骨格筋の痛みは1か所から始まり，時間とともに広がり，その強さは作業により増悪する．他の症状としては，筋の膨隆，皮膚の過敏性，筋の圧痛があげられる．

2　原　因

慢性筋骨格痛症候群の主要であり唯一の原因は，心理的な要因であろうという理解が今もなお広がっている．しかし，生理学的な要因，たとえば静的な作業，単調で反復的な作業，不慣れな作業姿勢などが重要な危険因子であることが証明されてきている．したがって，身体的な要因と社会心理的な要因の両方が関連して本症のような障害を誘発しているという多くの疫学的研究が蓄積されている．詳細な総説は，PunnettとGoldによる本書第3章を参照されたい．

職業上，危険因子への曝露が増加しているので，このような筋肉痛に対し，何も対応をしなければ，問題はさらに深刻となる．ヨーロッパ生活労働条件改善財団

European Foundation for the Improvement of Living and Working Conditions は，1990年，1995年，2000年に労働条件調査を行った．その結果，苦痛で疲れやすい姿勢での作業，重量物の取扱い，速い作業速度，あるいは締切りに追われる作業，労働時間の25％以上を占める超過労働を報告する労働者の割合が，1990年代に増加の一途を辿っているとの報告をしている（Dhondt と Houtman 1997年；Paoli と Merllié 2001年）．

3　予防の欠如

今日までに，かなりの資金が作業関連性筋骨格障害の研究に注ぎ込まれているにもかかわらず，その予防，治療，リハビリテーションの方法に関する進展は，ほとんどみられない．その最大の理由は，慢性筋肉痛に関する病態生理学的メカニズムの総合的な理解に基づいた研究が行われていないというところにあると思われる．さらに職場に介入して行う予防に関する応用研究や，治療やリハビリテーションに関する研究が，本障害の病態生理学的メカニズムと関連していなかったということにも原因があろう．医学の歴史を見れば，そのような結びつきがきわめて重要であることがわかる．微生物の発見により感染症の予防と治療は著しく発展したし，膵臓の生物学的理解により糖尿病の治療が可能となった．細胞生物学の発展により癌治療の可能性の基礎が築かれた，など，列挙すれば後を絶たない．病態生理学的メカニズムの理解が，予防・治療・リハビリテーションに不可欠である，ということは明らかである．

4　統合的概念の必要性

慢性作業関連性筋痛症の理解と治療を進展させるために必要なことは，総合的なわかりやすい概念である．これが必要な理由を，次に掲げる．

4.1　総　論

複雑な生物学的プロセスを説明するモデルを確立することにより，諸発見，観察，仮説を要約し統合して理解することができる．こうしたモデルの確立は，体系的価値を有し，また複雑なプロセスを概観し理解することを容易にし，かつ異なる研究領域を結びつけるのに役立つ．あるモデルがその対象としている事象の細部のほとんどについて説得力のあるものであれば，つまりその源となっている仮説を提唱する観察や実験のよい理解を可能とするものであれば，そのモデルはどの仮説が矛盾しているか，どの仮説が相互に補完しあっているか，ということを見抜くのを容易にするといえる．あるモデルを作れば，それを研究や問題解決のガイドとして使うこともできる．モデルを構築することによって，我々の思考の弱点や欠陥を発見することができ，より多くの研究が必要な領域が明らかになるかも知れない．

4.2　各　論

慢性作業関連性筋痛症の発症の背後にある生理学的メカニズムには，多くの仮説がある．この領域の研究者はもちろん，門外漢にとっても，その状況は混乱している．まるで異なる仮説のそれぞれが対抗して，どれもが正しくなく，どれもが正しい，というような状況に陥っているようである．この状況が基礎研究から得られた成果を応用研究に広く利用することを妨げてきたかもしれない．

しかし，多くの対立する仮説が存在しているというような印象は，次に述べる2つの理由から正しくないであろう．まず，これらの仮説はそれぞれが必ずしも矛盾するものではなく，補完的なものであるという点である．次に，時間的流れが重要であるという点である．それはつまり，一見，相反的なメカニズムでも各々異なる時間経過で発生し，異なる時点でその影響が発現するということである．たとえば，新生血管や新生神経線維あるいは新しい神経結合などの新しい解剖学的構造が成長するには通常は長い時間がかかる．一方，既存の構造における生理学的変化，たとえば，血管収縮，血管拡張やシナプス増強作用などは非常に早い時間経過をたどる．因果関係という立場からみると，異なる多くのメカニズムも，1つの時間的順序に集約されるかもしれず，そのようにみると，異なるメカニズムが作業関連性筋痛症の異なる進行段階でそれぞれ重要な役割を果たしている．たとえば，あるメカニズムは，出来事のカスケードが全部完結してからのみ，そのカスケードの原因となるかもしれない．慢性作業関連性筋痛症の進行において，特に重要なことは，急性発症から慢性状態への移行における異なるメカニズムのタイミングおよび両者の関係である．したがって，個々の仮説を統合できる完全な統一理論に到達できるのは，異なるメカニズムの時間的関係，因果関係が解明されてからのみである．そうすれば，この理論は診断と治療の基礎となり，そして正しい時期に治療方法

をもって介入できる基本となるのである．

4.3 本書の目的

まとめると，異なる仮説を統一することは，慢性作業関連性筋痛症の基本的なメカニズムに関する研究を継続する上においては効果的な方法と思われる．さらに疫学や応用研究といった研究領域に，より堅固な基盤を固める素地を供給するという意味もある．こうした前提に立って，本書の主要目的を，時宜を得た見解をもとにした統一モデルを提案することにしたい．そのモデルの基盤となる事実を紹介した後に，最後の章でモデルを簡潔に説明する．そのモデルは，試験に使える可能性のある作業仮説であることも意図されている．このモデルは，仮説の全体あるいは一部について，正しいか誤まりであるかを検証する複数の試験に耐えるものであるべきだということである．

もう1つの重要な問題は，仕事場と慢性作業関連性筋痛症との因果関係を確立するということである．一般的に，因果関係を証明する科学的な証拠をあげるには，各方面からの検討が必要となる．第一に時間の要因である．可能性のある因果的要因は結果の前に起きている必要がある．第二に結果の内的妥当性である．これは原因といわれている要因がその結果の唯一の原因である必要がある（National Research Council 1998年）．第三の要因は，外的妥当性である．これは観察された因果関係が実際の生活状況にどのように認められるか，という問題である．

実験的研究は通常，第一，第二の要因において優れている．外的妥当性が多少は犠牲になるが，時間要因や交絡要因がかなりの正確性をもってコントロール出来るからである．その一方で疫学的研究は，外的妥当性において優れているが，内的妥当性は劣っている．たしかに慢性作業関連性筋痛症における疫学的研究はこの通りであり，曝露因子や交絡変数をコントロールするのは困難であるし，入手可能な結果測定は，妥当性も低く，信頼性も低い．したがって，実験的研究の結果は疫学的研究と同程度にリスクファクターの推定には有効であり，リスクファクターの評価には実験的研究と疫学の両方を使用すべきである（National Research Council 1998年；Keyserling 2000年）．同時に重要なことは，リスクファクターと疾患の相関関係をみつけることは，必ずしも両者の因果関係を証明するという意味ではない，という理解を，一般人の間で高めることである．すなわち，相関関係は因果関係と同義ではない．

本書の意図は，作業関連性筋痛症の発症と固定化に関する生理学的メカニズムを明らかにすることにある．慢性筋肉痛への進行に役割を果たすと考えられている行動的・心理社会的要因には触れていない．しかしながら，疼痛を極端にいやがる志向（疼痛カタストロフィー化）や動作による再障害を恐れること（動作恐怖症）のような行動的要因が，慢性作業関連性筋痛症の増悪要因であり，リハビリテーションの過程でこれらの要因にも配慮する必要があることについて，本書の著者らは十分に認識している．本書の長所の1つとして，心理社会的要因と病態生理のあいだにおける「失われた鎖，ミッシングリンク」を部分的に明らかにしたことがある．最近明らかになった交感神経系（身体のストレス制御メカニズム）の知見はこのミッシングリンクとなりうると考えられる．少なくともある程度は，心理社会的研究と病態生理学的メカニズム研究との間の架け橋となろう．

文　献

Arksey H (1998) RSI and Experts. The Construction of Medical Knowledge, ULC Press Ltd, London

Dhondt S, Houtman ILD (1997) Indicators of working conditions in the European Union, Co. Dublin, European Foundation for the Improvement of Living and Working Conditions

Keyserling WM (2000) Workplace risk factors and occupational musculoskeletal disorders, Part 2: A review of biomechanical and psychophsical research on risk factors associated with upper extremity disorders. American Industrial Hygiene Association J 61 (2): 231-243

National Research Council (1998) Work-Related Musculoskeletal Disorders: A Review of the Evidence, National Academy Press, Washington DC

Paoli P, Merllié D (2001) Third European Servey on Working Conditions 2000, European Foundation for the Improvement of Living and Working Conditions

Ramazzini B (1713) De Morbis Artificum Diatribe. In: Disease of Workers, New York Academy of Medicine, History of Medicine Series (1964), Hafner, New York

第2章
慢性作業関連性筋痛症の神経筋メカニズム：概観

Sidney Blair[1], Mats Djupsjöbacka[2], Håkan Johansson[2], Milos Ljubisavljevic[2],
Magda Passatore[3], Laura Punnett[4], Uwe Windhorst[2,5]

[1] ロヨラ大学シカゴ校　整形外科，イリノイ州，シカゴ市，米国
[2] イェーヴレ大学　筋骨格系研究センター，ウメオ市，スウェーデン
[3] トリノ大学　医学部神経科学部門生理学，トリノ市，イタリア
[4] マサチューセッツ大学ロウェル校　職業環境学部門，マサチューセッツ州，ロウェル市，米国
[5] ゲッチンゲン大学　生理学・病態生理学センター，ゲッチンゲン市，ドイツ

1 はじめに

　作業関連性筋骨格系障害は，西洋近代社会における最大の労働環境問題の1つである．この障害に罹患すると，身体的にも，精神的にも，そして社会的にも，激しい痛みに長期間にわたって，時には一生，苦しむことになる．本疾病に苦しむ患者の数は，相当な数に及ぶため，社会の中でも明らかに経済的な問題を引き起こしている．たとえば，労働力の低下や収益の減少，医療費の増加，そして疾病のための離職，さらには早期退職など社会に及ぼす経済的負担は明白である．本症の評価基準が標準化されていないため，作業関連性頸腕筋骨格系障害単独の経済的損失の推定は困難である．しかし，たとえばスウェーデン，ノルウェー，デンマーク，フィンランド，オランダのように信頼できるデータが得られる諸国においてその損失は総国民生産（GNP）の0.5～2%の間と推計されている．ヨーロッパ連合諸国の有病率には大きな差があるが，その理由にはさらに詳細な研究が必要とされる（Buckle と Deverux 1999年）．本疾患は，特に製造産業，保健・医療，貿易・通商，通信産業での労働者に有病率が高い．作業関連性の頸腕部筋骨格系障害の危険因子として一貫して報告されているのは，特に肩と手根部がかかわる特異的姿勢保持，手部への過剰な負荷，手部・前腕・上腕への振動曝露，身体組織への直接機械的圧迫，寒冷職業環境，職場組織 work organization 上の問題（職場の人間関係などの心理社会的労働要因）である（Buckle と Devereux 1999年）．作業関連性筋骨格系障害では，骨格筋の障害に加えて，神経，腱，靱帯，滑膜関節，血管も障害を受ける．

　本書では，上肢，頸部，腰部の非特異的障害も扱う．つまり，肩こり tension neck，筋肉痛 myalgia，筋・筋膜痛症候群 myalgia pain syndrome もその範疇に入れる．しかし，線維筋痛症 fibromyalgia のように広汎な身体部位に生じうる障害や症候群，あるいは上顆炎や手根管症候群などの特異的疾患は，扱わないことにする．しかし本書で考察するメカニズムの中には，これらの疾患により生ずる二次的症状や関連症状に関連しているものもあると思われる．

　これらの障害は古くから知られているのに，多額の研究費が投じられたにもかかわらず，その予防と治療は成功を収めていない．国際的研究によれば，その失敗の理由は，「これらの障害の根底にある病態生理学的メカニズムが十分理解されていない」からであるとされている．これらのメカニズムが十分に理解されない限り，筋骨格系の職業性疾患の予防，診断，治療，リハビリテーションの発展はないと考えてよい．言い換えれば，本疾患の

第2章　慢性作業関連性筋痛症の神経筋メカニズム：概観

予防と臨床対策を目指した科学研究計画は，疾患の起源と進展の病態生理学的メカニズムの知識に基づいてなければならないということである．応用研究を正しい方向へ発展させるためには，それゆえ，広い視野の基礎研究を基準としたり，関連づけたりすることが，不可欠となる．逆に考えると基礎研究は，予防・診断・治療・リハビリテーションに関する応用研究と強固に統合されていなければならないことになる．そのような研究は，さまざまな方面に進展し，神経・筋系のすべてのレベルにおいて遂行されなければならない．

このような趣旨のもとに，本書においては慢性筋骨格系障害の根底にある神経筋メカニズムに取り組んでいる．しかし，そのようなメカニズムを明らかにすることにより，本症の発症や持続に多くのメカニズムが関与していることや身体の種々の系が絡んでいること，さらには，症状の時間的経過を通じて異なる段階では異なって表出され得るということを認識することは，非常に重要である．

第1にこれらのメカニズムは非常に多様で，社会心理学，神経学，心臓血管学，そして内分泌学の範疇に分類できると思われるが，これらの原因は複雑なネットワークを通じて相互作用を起こしている．

第2に，多くの間接的影響と交絡因子を排除し，これによって特異メカニズムを検知・特定・研究するために，多くの基礎的メカニズムは，基本的に少ない数での動物実験により研究され，説明されてきた．多くの病態生理学的知見は，筋機能から代謝まで，また，外部刺激に対する神経内分泌制御反応から反射・適応反応まで，ヒトからネコ，ウサギ，ラットなどの実験動物の間では，そのメカニズムは共通であるため，この方法は非常に有効であることがわかっている．しかし，ヒトでの非侵襲的な実験では，多くの補完的・同時進行的な作業メカニズムおよび交絡因子が複雑に関与するため，問題の核心を明らかにするには，動物実験が是非とも必要となり，その結果を適切な注意を払ってヒトに適用すべきである．

第3に慢性筋骨格系障害の時間的経過の中でなにがどのように関連して起こっているということは重要である．その中には次々と起こる現象の引き金となりうる最初のメカニズムがあるかもしれない．そのカスケード的に起こる現象の中に新しい疼痛の原因となりうるものがあるかもしれない．このときには，元来の疼痛の原因はすでに消滅していることもある．時間という要素も非常に重要な変数である．なぜなら，ヒトや動物の身体は可塑的で修正可能であるからである．したがって，もともと無害の出来事も，有害で苦痛なものになることがある．もちろん，これらのメカニズムの各々とそれらの生起のタイミングを検知することは治療にも結びつくが，最初のメカニズムがもたらした結果が原因となって，新たな影響が生じる場合があるので，最初の原因を抑えるのに効果があった治療法でも，後になれば無効になることがある．

慢性筋骨格系障害の根底にあると想定されるメカニズムのなかには，多くの実験や臨床データによって支えられているものもあるし，一方，間接的な証拠を基礎として推定されているものもある．本書の各章で述べられているメカニズムには，十分に確立されたメカニズムもあるし，なかには仮説的なメカニズムもある．しかし，これらの蓋然性のモザイクは複雑で，各々の章ではすべてを述べ尽くせない．

本章は導入章であるが，ここでは各章で展開される背景と，各々の章がどのように配置されるかという枠組みを紹介することにする．

2　歴史的展望

この問題点の広がりと重大性は歴史を振り返ることにより明確にすることができる．実際，作業関連性筋骨格系障害は，数世紀にわたって知られてきた．過去に医師がこれらの障害をどう説明し，治療してきたかに関する議論や，障害の根底にあるメカニズムに関する過去の医師の考えを知ることは，「本障害における神経筋メカニズムの共通合意を発展させる」という本書の目的を達成する上で非常に役立つ．

2.1　作業関連性筋痛症

本症を最初に記載した一人は，Bernardo Ramazziniである．彼の著書"De Morbis artificum diatriba（労働者の疾患）"（1713年）〔訳者注：本書は『働く人々の病気―労働医学の夜明け』北海道大学図書刊行会，1980年，また『働く人の病』産業医学振興財団，2004年として刊行されている〕には，「書記・書字生の疾患」として記載されている．「さらに紙の上に対するペンを走らせようとする絶え間ない力が非常につよい**疲労**を手や上腕，前腕に生じさせ，この**「筋肉と腱の継続性・持続性緊張」**をきたし，時間の経過とともに右手の筋力が低下する（ゴチックは本書の著者による）」と述べている．Ramazzini

はまた他の筋骨格系の問題点について記載しているが，この記載は本議論の核心に迫るものである．

　Sir Charles Bell は，1830年に英国公務員である男性事務職員の「書痙 writer's cramp」に関して最初の流行を記載している．Bell は本症の原因を鋼鉄製のペン先と考えた．

　ロンドンのセントトーマス病院の外科医であった Samuel Solley は，書痙の古典的な記載において，本症を書記麻痺 scriveners' palsy とよんでいる．Solley は患者像を次のように説明している．「**患者は拇指と示指に疼痛を生じ，疲労，筋力低下，震え，痙攣，上肢全体にわたる不快感の放散を訴えている**」．彼は，患者の中枢神経系に損傷があり，それは脊髄か小脳に生じているのではないかと考えた（Solley 1864年）．

　George M. Beard は，1879年に書痙と類縁疾患 125 症例について検討している．本症の臨床所見としては，「**クランプ（ぐっと凝り固まってしまうような痙攣），スパスム（ぴくぴくと不随意に筋収縮が起こる痙攣），焼けるような痛み，拍動性の痛み，腫脹感覚，冷覚・触覚の異常知覚，手関節と手部の腫脹**」があげられている．症状は手部に限定されず，前腕，肩，頸部，時には全身にも及んでいたとのことである．Beard はこのような障害が，「**一次的には末梢神経や限局した筋・神経の疾患であり，二次的に中枢性，全身性に及ぶことがある**」と結論づけている．

　Morris Lewis は，1886年に書痙の原因について当時の 2 つの仮説をあげている．すなわち，①クランプは病理学的には純粋に中枢性起源である．②その病変は末梢性から，中枢性に移行する，とした．

　George Vivian Poore は，1890年に「**仕立屋の痙攣（tailor's cramp）**」という症例を記載し，手の機能障害を引き起こしている他の問題を指摘している．彼は本症を①痙攣型：局所性ジストニアに似た型，②神経炎型：神経筋に原因があるびまん性の型，の 2 型に分類し報告した．

　William Gowers は，ロンドンの神経内科医で，最初に「**職業性神経症 occupational neurosis**」という用語を使用した．Gowers もまた本症が痙攣型と神経痛型に分類されることを認識しており，これらの疾患が**神経症気質**の人に特に多いと述べている．彼の仮説によれば，**本症は末梢性の神経筋障害であり，一次性中枢神経混乱に伴う二次性障害であるというものである**（Gowers 1892年）．彼の「腰痛」という 1904 年に発表された論文では，「結合組織炎 fibrositis」という用語を新たに作り，書痙は上腕結合組織炎で筋紡錘が傷害されたため生ずる，と考えた．

　W. E. Paul は，1911年に 200 例の「職業性神経症」の患者を精査し，**短期間に繰り返し起こる衝撃と緊張が明らかに本症の原因であることを突きとめた**．

　1911年，英国電信委員会の報告は，**電信技師クランプ telegraphist's cramp** なる疾患を報告した．その原因として，**神経不安定性**と**反復疲労**によるものとしている．

　1912年，ニューヨークの Charles Dana は，職業性上肢痛は，日常的でありふれた疾患であることに気づき，特に熟練手作業職に就いている者に発症すると考えた．

　1920年代〜1940年代には，このような報告は減少するが，1950年代以後は再び増加する．その場合，**職業性頸肩腕障害 occupational cervicabrachial disorder** と報告されるようになった．

　日本では，職業性頸肩腕障害は 1958〜1982 年にかけて報告されている（Maeda ら 1982年）．1958〜1965 年にかけては，腱滑膜炎 tenosynovitis として扱われた時期があり，ほとんどの診断は整形外科的に行われ，全身痛などの症状は，考慮されなかった．次に 1965〜1973 年にかけては，頸肩腕症候群 cervico-brachial syndrome とよばれた．そして，1973〜1982 年にかけて職業性頸肩腕障害とよばれた時期に，本症は**職業にその原因を有する，機能的または器質的な障害で，神経・筋疲労により生じ，固定された姿位あるいは上肢の反復動作を伴う作業を遂行することによってもたらされる障害**と定義された．しかし，本症の成立に関与する環境要因の影響も，無視できなかった．日本における研究（Maeda ら 1982年）は，障害のいろいろな期を強調している．第一期：多くの**自覚症状**を伴う時期で，頸や肩に限局しないが，他覚症状は示さない．第二期：圧痛を伴う筋硬結を頸・肩・腕に認める．第三期：脊椎領域に知覚障害などの**陽性の神経学的症状**を示す．第四，第五期では，**レイノー症候**などの**自律神経障害**が発現し始める，という具合にである〔訳者注：このほど頸肩腕障害の定義の改訂が行われた．日本産業衛生学会頸肩腕障害研究会（2007）．頸肩腕障害の定義・診断基準・病像等に関する提案について．産衛誌 49：A13-A32〕．

　オーストラリアでの**反復運動過多損傷**（repetitive strain injury：RSI）の多発は，1980年代の初期に起こった．1980年代の中頃にはそのピークを迎え，そして減少した（Ferguson 1984年，1987年）．**データ処理作業者，経理担当者，機械工，タイピスト**の間でいわゆる「反復運動過多損傷」の流行があったのである．本症の概念と仮説は非常に広範にわたり，**ヒステリー**から始まり，**心理的・心理社会的現象の一類型**，さらにはもっと**器質的**

原因のある，たとえば，**限局性疼痛症候群** regional pain syndrome，あるいは**局在性結合組織炎症候群** localized fibrositis syndrome までに及ぶ（Littlejohn 1989 年）．続いて，Cohen らが 1992 年に記載した症例群は，**痛覚過敏** hyperalgesia，**異痛症** allodynia（以下参照），そしてびまん性に発展する局在性疼痛を訴え，さらに，**血管運動性変化や発汗性変化**も伴い，症状は左右両側性にわたる傾向も有していた．Cohen らは，1992 年に難治性症例について検討しているが，解剖学的に頸部と上肢に相応する部位にある**侵害受容器からの持続性求心性連続刺激**に誘発された**侵害知覚の中枢性障害**と考えた．さらにこれらの局所性筋骨格系疼痛症候群は，侵害受容の変容状態であって，**感作の神経生理学的概念**と，最新の**知覚と認知の心理学的概念**とが統合されたものと考えるべきであると述べている．1991 年の Dobyns，1988 年の Amadio の報告では，**疼痛機能異常症候群** pain dysfunction syndrome を論じ，**圧迫性神経障害** compression neuropathy，**腱滑膜炎** tenosynovitis，**反射性交感神経性ジストロフィー** reflex sympathetic dystrophy，**筋膜疼痛症候群** myofascical pain syndrome など，種々の疾病を列挙している．

これとほぼ同時期にあたる 1970 年代の後半から 1980 年代の前半にかけて，米国では同様の疾患が増加し始めている．米国ではこのような疾患を「**蓄積外傷性障害** cumulative trauma disorders」あるいは「**作業関連性筋骨格系障害** work-related musculoskeletal disorders」とよんでいた（Blair 1995 年）．筋障害は圧迫性神経障害，腱炎，腱滑膜炎ほどには強調されなかった．全身性筋肉痛という概念も紹介されているが，文献的にそれほど強調されなかった理由は，Simons と Mense の 1998 年の論文に述べられている．

MacKinnon と Novak は，1994 年にこの蓄積外傷性障害の病因について論じている．その病態は，神経圧迫，腱炎などの局所性の障害により特徴づけられ，前腕，手部における異常知覚，知覚低下，筋のクランプ，疼痛を伴った上肢の非特異的な疼痛性障害であり．頸部，肩の痛みによる運動制限や頭痛も加わるという．

1980 年代初期にスカンジナビア諸国（スウェーデン，ノルウェー，デンマーク，フィンランド，アイスランド），特にスウェーデンにおいて，頸肩腕障害の報告が相次いだ（Kvarstrom 1983 年）．Hagberg の 1987 年，Larsson らの 1988 年の研究によれば，原因は**局所性筋障害**と**局所性虚血**によるもので，それが筋肉痛を引き起こすと考えられた．

英国においては，このような症状は「**作業関連性上肢障害** work-related upper-limb disorders」とよばれている．Hutson は 1997 年に本症を 2 型に分類した．第一型は明確な病像で診断できる群，第二型はびまん性の神経痛性上腕疼痛を伴う群で，**中枢性感作による二次性痛覚過敏**が原因と考えられた（本章第 5 節）．

2.2 筋骨格系疼痛における交感神経系の関与

筋肉痛の記載の歴史をみても，**自律神経症状や徴候**が筋肉痛と関連して報告されていることがわかる．その一方で，臨床家の中にはこのようなタイプの痛みを**交感神経依存性疼痛**とよぶ者もいる．

反射性交感神経性ジストロフィー（reflex sympathetic dystrophy：RSD）は，**痛み，圧痛，腫脹，異栄養性皮膚病変，血管運動神経・発汗神経の変化**の症状群により特徴づけられる．

1872 年，Weir Mitchell は，本症を南北戦争の退役軍人において報告し，「**カウザルギー** causalgia，**灼熱痛**」とよんだ．1900 年，Sudek は本症において**骨萎縮**と**炎症**に注目した．1939 年に Leriche は，本症における痛みを交感神経によるものと考えた．1943 年，Livingston は，本症の障害は，**悪循環**（4.4.2 節参照）によるものと論じた．1947 年，Steinbrocker は，**肩手症候群** shoulder and hand syndrome について記述した．Shwartzman と Kerrigan は 1990 年，本症における**運動異常症**について述べた．

国際疼痛学会（International Association for the Study of Pain：IAS）の委員会は，1994 年に Mersky と Bogduk の名前で勧告書を出している．それによると，すべての例に交感神経系関与の明瞭な証拠がないので，「反射性交感神経性ジストロフィー」という用語は不適切であるとし，その代わり，「**複合性局所疼痛症候群**（complex regional pain syndrome：CRPS）」という用語を用いるようにと勧告している．CRPS を 2 型に分け，第 I 型を従来まで反射性交感神経ジストロフィーとよばれていた群に，第 II 型をこれまでカウザルギーとよばれていた末梢神経損傷を伴う群にあてた．1998 年，Staton-Hicks は，自分の患者に筋・筋膜疼痛症候群，反射性交感神経性ジストロフィーの診断基準の完全基準に当てはまらない患者が多いことを感じ，これらは**複合性局所疼痛症候群 III 型**とすべきではないかと考察した．

Littlejohn は，1996 年に次の症状が複合性局所疼痛候群にあたると考察した．すなわち，多くは筋-腱単位

の限局性損傷が先行し，局在性にその痛みが広がり，やがてその引き金側となった損傷は治癒方向に進んでも，痛みはさらに近位に進展するのである〔訳者注：近位とは，体の中枢に近い位置をさす．また，遠位とは，体の中枢から遠い位置をさす〕．痛みは**行動，姿位，天候変化，ストレス**により影響を受ける（以下参照）．患者の症状としては，関連する筋の脊髄分節支配域の，**痛覚過敏，持続性異痛，脊椎の痛覚過敏，可動域低下**があげられ，局所疼痛症候群の患者の中には，**手足の腫脹や変色**がみられることも記載している．

ニュージーランドでは，1990年，Wigleyが頸部や肩部に発生し，その後に全身へ広がる痛みを記載している．**線維筋痛症** fibromyalgiaのトリガーポイント，灼熱痛などが身体行動により増悪し，多くの患者には手関節と手指の腫脹がみられたと報告している．

Blairは，1995年と1996年に，これらの疼痛症候群と他の疾患の関連を考察し，局所疼痛症候群は，**局所性炎症の進展**によるものだと考えた．

1992年，Veldmanらは，これらの局所疼痛症候群の基盤にあるメカニズムとして，これまで提唱されたものに次のものがあると説明した．すなわち，①悪循環，②シナプス形成異常，③末梢組織メカニズム，④中枢神経性メカニズム，⑤損傷神経における自発発射，⑥感覚神経の直接感作，⑦酸化的ストレスとそれに伴う炎症である．

3　職場における痛みとストレスの原因

ある症候群の根底にある潜在的メカニズムを解明するには，症状が進展する状況を明らかにし，記載することが有用である．これは疫学が目指している目的の1つでもあり，疫学によって健康に対する影響に関する事項や，実験的研究によるメカニズムの研究方法が示唆されることもある（PunnettとGold 本書第3章）．

3.1　職業的曝露

職場には，筋骨格系障害の発症と重症度に影響する種々の要因が存在する（PunnettとGold 本書第3章；van Dieënら 本書第6章；Bernard 1997年；Gordonら 1995年；Hagbergら 1995年；National Research Council 2001年）．これらの要因は大まかに生物物理学的（人間工学的）な原因と，心理社会的な要因に分類されるが，ほとんどの報告者は，現在までの証拠によりその原因として生物物理学的（人間工学的）な問題の影響が強いことを認めている．

3.1.1　生物物理学的（人間工学的）要因

職業に潜在する広範な生物物理学的要因が，筋骨格系障害の発症の増悪リスクに影響している．人間工学的ストレッサーに関する用語分類体系や測定手段は，研究者によって異なる（Hagbergら1992年；WinkelとMathiassen 1994年；Hagbergら1995年）し，このような要因は必ずしも相互排除的ではない．発症リスク要因として以下のものがあげられる．

- 高度の筋収縮：筋力の平均値または最大値で評価する．
- 時間制約，高い作業速度，高頻度の機械的負荷
- 反復性で単調な動作
- 長時間の静的負荷：筋収縮間の筋弛緩（ギャップ，とぎれ）がなくなる．たとえ弱収縮であっても，持続的筋収縮は筋肉痛につながることが観察されている．
- 生体力学的拘束：これは運動の自由度を奪い，課題関連性運動単位の動員パターンを減少させる（4.2節参照）．
- 高度の正確性を要求する弱筋収縮：これは安定化のために近位筋の共同収縮を必要とする．
- 非中立的姿位：静的，動的のどちらの姿位もありうる．
- 振動：手先から腕へ伝達されるものから（分節性），足から体幹へ伝達されるもの（全身性）まである．

たとえば，1999年のBuckleとDevereuxの報告によると欧州連合加盟15か国において，40％以上の労働者が以下に提示する3つ以上のリスクファクターに少なくとも25％の勤務時間曝露されている状況としている．

- 苦痛を伴う作業
- 重量物取扱作業
- 短い反復性の作業
- 反復性動作の作業

このような状況で仕事に従事している産業としては，農林水産業，鉱業，製造業・建設業，卸売業・小売業・修繕業，ホテル・レストラン業があげられる．

他の産業でもこのような作業に従事している．最も多く曝露される労働者は，農業，漁業，手工芸業，小売業，工場の機械操作業，単純操作業などでみられる．これらの要因は，**人間工学的ストレッサー**として多くの病態生理学的メカニズムを通じて，筋骨格系障害の原因となりうる．肉体的労働には筋活動が必要だが，筋活動が強すぎると，機械的筋損傷を引き起こし，痛みの原因となる．筋作業が比較的弱い力で行われた場合でも反復性に長時

間持続すると，筋疲労につながる．回復に十分な時間を費やせば，身体能力はトレーニング効果により向上するが，次回の労働までの回復時間が十分でない場合，筋疲労が，痙攣，筋変性変化などの機能的欠陥につながり，次に痛みが尾を引くようになる．詳細は以下の説明を参照されたい．

このように研究者が重労働と極度に偏った作業姿勢の危険性を理解し始めると，コンピューター・データ入力従事者や組み立て作業従事者などの座位作業者において作業関連性筋障害が頻発することが，新たな問題となってきた（Sjøgaardら2000年）．この場合，そのような業務遂行中に発生する筋力が，実際に筋組織を傷害しうるほど高いのか，ということが議論の中心となった．この論点はつまり，筋能力の過負荷というユニークなメカニズムの存在を仮定できるかということにある．実際，もし筋力の過負荷というメカニズムが重労働の職業，たとえば鉱業，農業，建設業，倉庫業などの重労働作業にあてはまるとしても，軽度の筋活動が持続性に，あるいは反復性に長時間にわたって行われる軽作業の場合には別のメカニズムが作用するのではないか（SjøgaardとSøgaard 1998年），という疑問も生ずる．つまり身体的負荷が低ければ，心理的ストレスや認知負荷がより重要性を増すのではないか，という仮説も想定できる（下記参照）．

3.1.2 精神的・心理社会的要因

Gaillardは，1993年にこう説明している．精神的作業負荷とは，仕事上の認知的要求を意味する．心理社会的要因は職場の組織上の要因についての主観的経験（生産活動を構造化した概念）と考えられる．これら2つの領域は概念的に別々のものであるとされる．ところが2000年にPunnettは，精神的作業負荷と心理社会的要因には重複する部分があり，実際に現地調査を行ってもつねに明確に区別しがたいと説明した．さらに，1999年にTheorellは，職場の組織上の特徴が，精神的負荷と心理社会的ストレッサーの両方に影響を及ぼしており．仕事の分担，作業の内容（過大または過小な負荷，不十分な時間，仕事内容の曖昧さ），技能の低活用なども影響を及ぼしていると述べた．したがって，過大な精神的作業負荷も，過小な精神的作業負荷もその影響は，心理社会的ストレッサーと類似のものと考えられる．

心理社会的要因は，情緒的な意味を有し，それゆえに労働者の主観的健康に影響を及ぼす，と1995年にHagbergらは述べている．たとえば，BuckleとDevereuxの1999年の論文では，そのような影響を有する可能性のある，広範な種々の職業的状況が議論されている．伝統的な製造業に従事する労働者にもこのような要因はみられるが，他にも合理化，ダウンサイジング，競争，時間的切迫，リラックスの欠如，などが特徴となっている現代的な職場環境で頻度が一層高いようである．

- 不快あるいは危険な物理的作業条件で，少しの不注意でも深刻な結果を招く状況を伴うもの．
- 主観的に知覚される過大な作業負荷．
- 技能の低活用：個人の活動あるいは資質を有効に活用する機会の欠如．
- 決定裁量権や自立性の欠如：単調な作業
- 社会的支援の欠如や同僚・上司との良好な関係の欠如
- 正当な評価の欠如：よい業績を上げたことに対して，尊敬，給料，昇進等の面で正当に評価されなかったり，報いられたりしないこと．
- 仕事上の要求やスケジュールと家庭からの要求がうまく調和しないこと．
- 偏見や差別：年齢，性別とそれによるひいき，人種，民族，宗教などによる偏見や差別にあうこと．
- ハラスメント：暴力，脅迫，いじめ．

この要因の列挙は，あまりにも広範囲であるため，その影響に対する体系的調査はなかなか困難である．さらに，これらは誰にとっても同じように重要とはいえない．ストレスに対する反応は個人により異なっており，どのようなストレスに対して脆弱か，あるいはどのような反応を示すか，これらも個人により異なるものである（Kalezicら 本書第4章）．心理社会的ストレッサーを，心理学的影響のメカニズムが説明できる概念に組み込むための数多くのモデルが提唱されている．現在有力な概念モデルは，次の3つである．

- 仕事要求度−コントロールモデル：高度な心理的仕事要求度（たとえば時間的切迫）と職務上の決定裁量権の低さ（Karasek 1979年；KarasekとTheorell 1990年）のコンビネーション．
- 要求度−能力モデル：外部からの要求度とそれらに対応する個人問題解決能力との不均衡（Frankenhäuserら 1989年）．
- 努力−報酬不均衡モデル：努力と報酬との間の不均衡（Siegrist 1996年）．

3.1.3 心理社会的ストレスと筋骨格系障害との関連性

心理社会的ストレスと筋骨格系症状を結びつける，いくつかの道すじがあると考えられる．重要なことは急性

Sidney Blair, Mats Djupsjöbacka, Håkan Johansson, Milos Ljubisavljevic, Magda Passatore, Laura Punnett, Uwe Windhorst

と慢性状態では，その道すじが異なると考えられることである（Theorell と Karasek 1996 年）．

心理社会的には，情緒的反応は身体的ストレッサーへの対処能力やその結果として生ずる疾病に影響を与える．人間工学的には，このような状況下（時間的圧力，非常に単調な仕事など）においては，労働者が疲労したとき，不快なときには，労働者の作業遂行能力を低下させたり，自身の健康問題を事業主に正確に報告することを躊躇させたりすることがある．

生理学的には，身体的および心理社会的ストレッサーは，両者ともに器質的障害（病理学的組織変化），あるいは痛み受容における変化（Windhorst 本書第 18 章）につながる可能性がある．また，それは従業員が仕事を適切に遂行することを妨げ，彼らの労働条件が変わってしまうことになる．多くの心理生理学的関連事項が，文献中で考察されているので，以下に簡単にまとめてみる．

- **病態心理学的関連**：長期にわたる悪条件により，エネルギー動員が生じ，同化が抑制される（以下参照）．
- **運動・交感神経関連**（以下参照）．
- **筋緊張増加**（心理的緊張，歯ぎしり）．
- **交感神経系の覚醒**とそれに伴う種々の結果（以下参照）．
- **循環系に対する悪影響のパターン**（高血圧，不整脈）：その結果，筋骨格系組織機能の後遺症の可能性（たとえば，Uiterwaal 2003 年）．
- **神経内分泌系への影響**：その中でも視床下部−下垂体−副腎系と，認知，代謝，免疫機能（免疫反応の低下．Kalezic ら 本書第 4 章；Windhorst 本書第 18 章参照）．
- **正常な筋・腱修復システムの障害**．

心理社会的ストレスと筋骨格系障害との最も重要な関連は，おそらく交感神経活動の亢進と同時に起こると考えられる筋活動の亢進であろう．このことは 2000 年に Waersted が概説している．一方，視床下部−下垂体−副腎軸の役割に関してはいまだ十分に解明されていない．これについては，2000 年の Ressén らの論文を参照されたい．

同様に，認知要求は種々の生理学的過程に変化を生ずるようで，ある種の筋，たとえば僧帽筋の活動の亢進（緊張）がみられるということを Sjøgaard らが 2000 年に報告している．仕事中の身体的負荷の大きさに比べれば，認知要求による身体的影響は小さいが，筋力負荷が低い座位作業の場合には，認知要求は比較的重要性が高いストレッサーとなりうる．

3.2 ストレッサーに対する器質的反応

痛みは他のストレッサーと共同して強い器質的反応を生ずることがある．これらの器質的反応は次に身体の各系に対して広範囲に影響を及ぼし，正のフィードバックループにより，さらに再び元のストレッサーを補強しうる．〔訳者注：ストレスとは，体外から加えられた様々な要因に対して生じた生体側の防御反応．ストレッサーとは，ストレスを感じさせる原因となる刺激．日本では，ストレスとストレッサーが混同されて「ストレス」と記されることも多い〕

3.2.1 痛みとストレス

現在のところ，心理社会的ストレスの普遍的に受け入れられた定義はないと本書第 4 章で Kalezic らは述べている．しかし最近の議論では，刺激をより強いストレスとして感ずるようになる 3 つの要因が強調されている．つまり，「個人はたとえば敵対的な雇用主，請求書の不払い，会社の乗っ取り屋に足をすくわれるような出来事などの**不快な状況**により**覚醒させられる**．ストレス受容の程度とそれに対する生理学的反応は，各個人のストレスの存在，あるいは刺激の強さを**制御する**受容能力に大きく影響される」と Kim と Diamond は 2002 年に述べている．

ストレスを誘発しうるすべての要因の中で，痛みは最強のストレス要因の 1 つであろうと考えられる．また，痛みにより引き起こされる不安もストレス要因としては大きく働く．逆にいえば，ストレスは痛みの発生・持続・受容に影響することがあると，Windhorst は本書第 18 章で述べている．痛みとストレスに関して，**急性のもの**と**慢性のもの**との間には大きな差があることを認識することは，非常に重要である．急性の痛みやストレスは生存を保証するうえでしばしば有益であるが，慢性の痛みやストレスは，多くはやっかいなもので，健康に対して深刻な悪影響をきたすことが多い．

まずは急性の痛みやストレスを，慢性型との比較のために概観してみることにする．

3.2.2 急性の痛み・ストレスのモデル：緊急反応

痛みとストレスの間の密接な関係や相互作用は，痛みやストレスに対し急性の反応が起こった時に，身体のどの系が特に賦活化されるかということを検討することで，明らかとなる．この目的で，「闘争か逃走か」反応や「死んだふり」反応を考察するということは有益である．

この2つの反応は，緊急事態，たとえば捕食者の攻撃に対する正反対の反応である．両反応は，人間の場合でも，日常生活の中で認められる．たとえば，日常において危険な状態，社会的ストレスなどに対峙したとき，攻撃的になることから抑止して引っ込むまでさまざまなスケールの中で反応する．

3.2.3 ストレス反応を仲介する器官

賦活化された身体系とこれらの賦活化の根底にある理論的根拠を次に示す．

①神経調節性中枢神経系

この系は脳幹部に起始し，脳と脊髄の広い領域に影響を及ぼしている．この系は，ノルアドレナリン性，セロトニン性，ドパミン性，ヒスタミン性の系を有している．これらの系が必要となるのは，神経系の緊張がかなりリラックスし，開放的で休息していた状態から，または，それまで何かに携わっていた状態からでも，目前の急を要する事態に焦点を細かく絞るために神経系を作動させるときである．この系は注意の変化，および特定の感覚性あるいは情報の処理過程の変化に関与する（以下参照）．

②感覚系

感覚系情報の処理は，緊急事態において重要である．たとえば，痛みの情報処理はストレス状態において劇的に変化し，痛み知覚が逆効果を生ずる可能性がある状況では，痛みは抑制される（Windhorst 本書第18章）．内因性オピオイドや他の神経伝達物質は，痛みや圧倒的な感情を制御する．同じようにして，他の感覚情報が変化することもある．

③運動系

運動行動を準備し，遂行するすべての行動系は，警戒態勢を呼び起こす．その準備段階として，「闘争か逃走か」反応か，または「死んだふり」反応をする．

④自律神経系：交感神経系と**副交感神経系**の**2つの系より構成されている．**

交感神経系と副交感神経系は，多くの内的環境を制御する．交感神経活動と副交感神経活動は，たとえ最終的には不要になろうとも，「闘争か逃走か」の反応のために必要になった身体機能をすべて集合させて協調する方向に変化させねばならない．そのような変化は，**関連する運搬系の賦活化**（呼吸や血圧や心拍数の増加，血液の重要臓器への再配分，たとえば，骨格筋，脳の特定領域，熱放散のための皮膚などである），緊急に不要な系の**不活性化**（消化管，腎，免疫系など）がある．**中枢交感神経系**は，その効果を，身体器官を支配する末梢交感神経系，あるいは**副腎髄質**を通じて発揮させる．副腎髄質も汗線以外の末梢交感神経終末も，カテコールアミンを放出する．カテコールアミンには**アドレナリン**（ラテン名）あるいは**エピネフリン**（ギリシア名），**ノルアドレナリン／ノルエピネフリン**があり，その放出によって高ストレス状態を作り出す．最近の研究によれば，カテコールアミンに加えて他の神経伝達物質が，交感神経-副腎髄質系より放出される．たとえば**神経ペプチドY**（NPY）あるいは**アデノシン三リン酸**（ATP）がある．

⑤視床下部-下垂体系は，以下の軸を通じて効力を発揮する

(1) 視床下部-下垂体-副腎軸（HPA）　本軸は副腎皮質ステロイド（グルコチコイドとコルチゾール）を分泌する．副腎皮質ステロイドは，分泌されたカテコールアミンの量を調節し，グルコースの代謝調節によりエネルギーを供給し，免疫機能を補助する．

(2) 視床下部-下垂体-卵巣軸　本軸は卵巣機能に影響を及ぼす．長期間にわたるストレスは，ストレス誘発性不妊症を生ずることがある．

(3) 視床下部-下垂体／後葉軸　オキシトシンは記憶の低下を抑制する．バゾプレシン（抗利尿ホルモン）は脱水を防止し，血圧に影響する．

これらの系は，急性疼痛／急性ストレス反応に関与する．**図1**は模式的に，身体反応がそれによって成り立っている感覚運動制御系，自律神経系，神経内分泌系という3つの系を示している．これらの系の間には複雑な相互作用があり，多重フィードバックループによって制御されている．この多重フィードバックシステムは，このような単純な模式図では表せられないものではあるが，痛み・ストレス症候群を理解する上で心に留めておくべきものである．

以下で3つの系を扱うことにする．つまり，心理神経免疫学的検討は別として，第一に感覚運動系を，次に自律神経系，最後に神経内分泌系について論ずる．したがって，身体にとって有益な急性反応が，どの段階で悪影響に転ずるか，つまり慢性疾患状態がどのように始まるかを，指摘することにしよう．

3.2.4　遺伝素因と環境要因

遺伝素因は，環境要因とも深い相互作用を有するが，痛みに対する個人の感受性を決定する上で重要な役割を演ずることがある．痛みに対する感度は，大きな個人差

Sidney Blair, Mats Djupsjöbacka, Håkan Johansson, Milos Ljubisavljevic, Magda Passatore, Laura Punnett, Uwe Windhorst

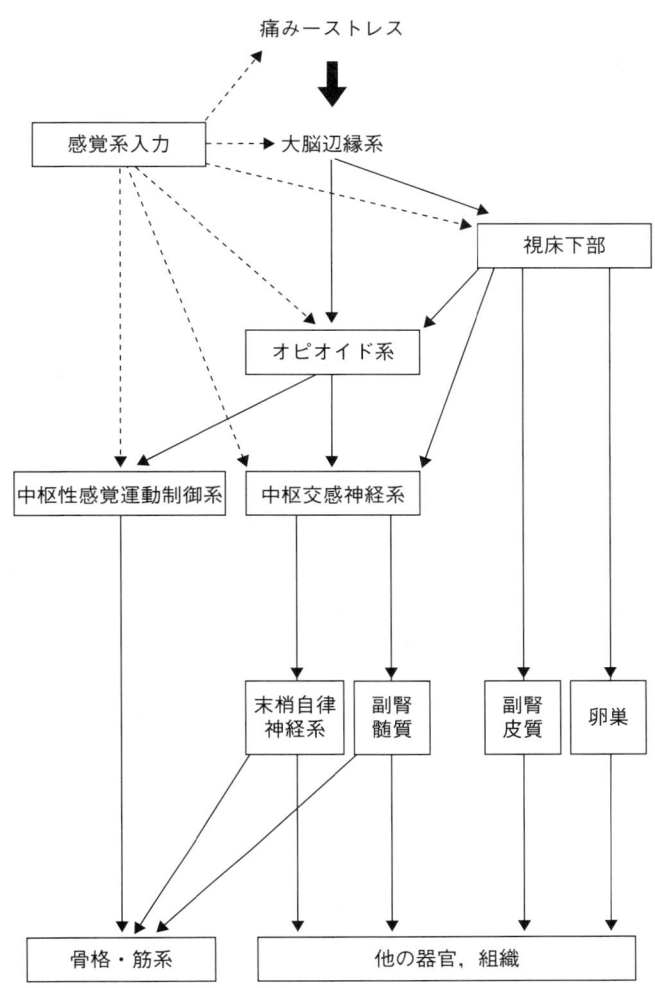

図1 痛み・ストレス反応に関与する系の模式図．3つの主要な流れ；すなわち（左から右へ）感覚運動制御系，交感神経系，視床下部の軸があり，本章で説明する．すべての系は破線矢印で表す感覚系入力を受ける．

があり，そのような個人差に遺伝素因の関与があることが示唆されている．Mogil は1999年に，齧歯類モデルにおける動物実験で，遺伝子型の重要性を述べた．すなわち，基本的侵害受容性感度を介する遺伝子型，神経損傷に伴う神経原性疼痛の素因を確立する遺伝子型，脊髄と脳幹部での痛み情報処理を変調する遺伝子型，さらには，鎮痛薬に対する感受性を決定する遺伝子型などの重要性を述べている．侵害性感覚受容のさらに一般的な方法を用いた遺伝子相関研究で，侵害性感覚形質が異なるマウスの系統（人工的に選択された系統と近交系のような遺伝子型モデル）においてなされた研究では，熱，化学，機械的刺激に対する過敏性と侵害感覚は，異なっており，遺伝的に分離できる現象であるということが示されている（Lariviere ら 2002 年）．実験に用いた齧歯類モデルにおいて，関連する遺伝子は，DNA シークエンスレベルで，同定が始まっている．

Mogil ら（2000年）によると，これまでにヒトにおいて，特異的な痛み状態と関連した単一の遺伝子変異，あるいは遺伝子多型は，ほんのわずかしか知られていない．筋肉痛に関しては，筋アデニル酸デアミナーゼ欠損症は述べておかねばなるまい．これはヒトにおける最もありふれた骨格筋代謝異常であり，その頻度は米国では白人人口の2％を占め，黒人においても同じくらいの頻度で発症する．ほとんどの患者は無症状であるが，なかには運動誘発性筋肉痛を発症する患者もいることから，酵素活性欠損と骨格筋機能との間の因果関係が示唆されている（Gross らの論文からの引用 2002 年〔訳者注：AMP（アデノシン 5'−一リン酸）を IMP（イノシン 5'-リン酸）に変換する酵素の欠損症で，欧米人には多いが，日本人にはきわめて少ない．常染色体劣性〕）．他の筋骨格系の疾患には，人口の5％が罹患し，そのため，遺伝子要因が関連すると示唆されている疾患に，腰椎椎間板ヘルニアがあり，坐骨神経痛の原因ともなる（Ala-Kokko 2002年）．

複雑で質的な痛み形質は，数個の遺伝子表現の変化に依存することもある．この数個の遺伝子表現の変化は，多数の蛋白質を暗号化しており，この蛋白質は，痛み伝達と制御に関連する複雑な神経化学に影響している．Mogilら（2000年）によると，そのような質的な痛み形質は，ヒトにおいては研究しづらく，そのため標本数も多く要求され，その割に結果は明瞭でない．たとえば腰痛などのありふれた痛みに対する病的感受性は，**単一遺伝子**により仲介されるようなことではなさそうである（Plomin 1990年；Mogilら2000年）．

一方，最近の研究によれば，病的な痛みに対する行動学的な反応の多様性は，環境要因や心理社会要因に大きく依存するということが1999年にMogilにより，また2002年RaberとDevorにより，同年，Chesterらにより報告されている．RaberとDevorは，2002年，高度に遺伝的に決定された系（ラットの神経因性疼痛モデルを神経腫により作り出した系）でも，ケージの中に一緒に入れられた仲間のタイプという心理社会変数により，痛みに対する反応を変化させることができる，ということを示した．この指摘は，2002年にChesterらによって非常に多くの蓄積されたデータを元に，コンピューターを利用した興味深い解析を行って追試された．その解析の目的は，ラットで行動学的系を元に，温熱侵害感覚を支配する遺伝子を同定するというものであった．この研究により季節や湿度，1日のうちのどの時間か，性別，ケージ密度（どれだけのラットが1つのケージで飼われているか），ケージの中での試験順など，多くの環境要因が動物の痛み行動に影響を及ぼしうるということが判明した．両研究により，少なくとも非常に強く遺伝子により決定されている系のラットモデルの多くでは，心理社会的行動という要因は，痛み行動に対する遺伝素因より大きく優位に立つことが示された．さらに，古典的双子研究により得られた結果も，本観点を支持することが認められた．たとえば，圧痛の閾値を決定する上で遺伝および環境要因がどれくらい影響するかを相対的に評価したMacGregorらの研究（1997年）は，家族の中で習得された行動パターンは，知覚された痛みの感受性の重要な決定要素であることを指摘した．

ヒトにおける個人個人の痛み感受性の決定における環境要因（たとえば環境および心理的条件，習得した行動パターン，家族的モデリングなど）と遺伝要因の相対的役割については，さらなる研究が必要とされよう．

3.3　中間結論

以上の説明から，職場において，数種類のもつれ合ったルートを経て痛みやストレスが生じているということが浮かび上がってきた．このルートには，多くの身体における系が関与し，さらに多くの身体反応が引き起こされている．ここでは以下の主要な結論を強調したい．

- **多要因性起源**：一般的な痛み・ストレス，特に慢性作業関連性疼痛症候群は，多様な原因から生ずることがある．多くは，単一・唯一の原因とは考えられない．
- **反応特徴の多様性**：多くの系が関連していることや多種多様の相互作用のため，原因となる要因やシステム間の相互作用が関連する相対的重要性の面からみて，反応の特徴は個人個人で異なることになる．
- **慢性的な痛みとストレスの影響**：心理社会的労働条件や慢性的な痛みにより生ずるストレスは，快適で健康な暮らしに有害な影響を及ぼすこともある．このことは本書の第3章（PunnettとGold），第4章（Kalezicら）に述べられている．心理社会的負担による生理学的影響は，筋・骨格系への悪影響や短期間の負荷からの回復がうまくいかないことの潜在的メカニズムであることはよく知られている．このような状態が激烈で，慢性的で，多頻度反復的な場合，慢性筋肉痛状態が誘発され，その結果，人々はさらに脆弱となり，負傷したり心身の障害に罹患したりしやすくなる．

4　慢性作業関連性筋痛症の感覚運動性メカニズム

慢性作業関連性筋痛症は，その術語自体が示すように，骨格筋の痛みを感じ，機能異常を生ずるものである．感知された痛みが痛みを痛じている筋内にあるときには，その痛み情報は特定された侵害受容性の神経線維により中枢神経系に伝達される．この侵害受容性神経線維の賦活化は多種多様の影響を中枢神経系に及ぼす．その影響の一部は，筋や他の器官にフィードバック性の影響として作用し，痛みの原因をさらに増強する．本節では原則的に末梢組織から解説を開始し，次第に中枢へアプローチするが，上述のフィードバック性作用の存在は常に心に留めておかねばならない．

4.1　骨格筋におけるメカニズム

痛みは通常，組織が損傷を受けたか，過度の負担を強

いられたため，損傷の差し迫った組織から発症する．実際に組織に損傷を負ったり，組織損傷が差し迫ったりすると，「侵害受容性 nociceptive」とよばれる特異的な神経線維により警報が中枢神経系に伝達される．この nociceptive という用語はギリシア語の noxa，障害に由来する．筋線維の間に存在する侵害受容性神経線維の賦活化は，通常，損傷組織に生じる化学的変化により行われる．したがって，慢性筋痛症を理解するには，骨格筋の構造的，機能的変化を理解するように努める必要がある．このようにして次々と起こる事象のつながりを通じて，最終的には侵害受容性神経線維の化学的興奮が生ずると考えられる．

4.1.1 慢性作業関連性筋痛症に関連した筋の構造的変化

慢性作業関連性筋痛症に罹患した骨格筋は，確かに構造的変化を呈していることを Henrikson らが 1993 年に報告し，Hägg らが 2000 年に総説を著し，さらに Hägg が本書第 10 章において説明している．

慢性僧帽筋筋痛症 chronic trapezius myalgia（頸腕疼痛症候群 cervico-brachial pain syndrome）の患者においては，僧帽筋は①Ⅰ型筋線維の頻度が増加する（Larsson，本書第 8 章），②Ⅰ型筋線維の肥大化（女性で：Kadi ら 1998 年 b）とⅡa 型筋線維の肥大化（男性で：Kadi ら 1998 年 a）がみられる．Kadi ら（1998 年 b），Thornell ら（本書第 7 章）によると，Ⅰ型とⅡa 型筋線維領域では毛細血管密度の低下を示している．

さらに，1993 年，Hendriksson らは，僧帽筋筋痛症の患者における僧帽筋だけでなく，正常被験者の僧帽筋にもいわゆる "ragged-red muscle fibers（「赤色ぼろ筋線維」）〔訳者注：本書では ragged-red fibers，「赤色ぼろ線維」とする〕" が認められることを報告した．この所見は筋細胞膜の下にミトコンドリアが集積していることを示しており，ミトコンドリアミオパチーによくみられる所見であることを示した．この所見に関しては，本書において Larsson（第 8 章），Thornell ら（第 7 章）が章を分担している．つまり，この所見は僧帽筋が損傷に対して脆弱であることを示している（Kadi ら 1998 年 b）．Heffner と Barron は，1978 年にラットにおいて実験的に誘発した虚血により，Kadi らの研究（1998 年 b）と同様にミトコンドリアの崩壊をきたすことを報告している．おそらく，微小循環の障害によるものであろう．

このような構造的な変化は，長時間の慢性筋線維活動の結果により生じていることが予測される．おそらく，いくつかのメカニズムが関連して変性変化に進行すると考えられる（Sjøgaard と Søgaard 1998 年；Sjøgaard ら 2000 年；Hägg 2000 年）．しかし，このような変化により侵害受容器がどのように賦活化され，その結果として痛みを生ずるかということに関しては，十分にはわかっていない．むしろ，このような変化は筋に対するエネルギー供給が不足しているために生ずるのではないかと考えられており，別の機械的経路が侵害性受容器の賦活化を引き起こすと思われる．以下の議論はこうした論点について，エネルギー供給不足を引き起こすと考えられているメカニズムを最初に探求するものである．

4.1.2 骨格筋内圧による血流量低下

筋収縮が起こると，筋内圧は静水圧により上昇する．筋内圧が毛細血管圧を越えると，毛細血管を圧迫し，血流を妨げる．繊細な微小循環はこのようにして妨害されるが，特に持続的な収縮中は，水分が筋内に集積し，筋肉圧を上昇させる（Sjøgaard と Søgaard 1998 年）．血流量の低下により，顆粒球は毛細管を詰まらせてしまい，一方で微小循環に障害をきたす．おそらく**正のフィードバックループ**を作り出し，**フリーラジカル**の産生を増強すると思われる．このフリーラジカルは，多くの生化学的反応に毒性を示す（Sjøgaard と Søgaard 1998 年）．

筋内圧を上昇させる要因として，次のようなものがあげられる．

- **筋の形態**：重要な要因として，筋線維の配列があげられる．単羽状筋である上腕二頭筋では，筋線維は起始から停止までカーブを描いている．収縮時には，内側に力を加えなくてはならず，これが筋内圧を上昇させている．筋収縮時に筋内圧の上昇がやや起こりにくい筋としては，双羽状筋である側頭筋がある．さらに筋内圧の上昇がもっと起こりにくい筋が多羽状筋の咬筋である〔訳者注：羽状筋：骨格筋の筋束の配列からみた内部構造による分類のひとつ．起始と停止とを結ぶ筋の長軸方向と筋束の走行が一致しない筋の長軸方向と筋束の走行が一致する筋としては平行筋がある〕．
- **筋の大きさ**：形の小さな側頭筋や咬筋は，たとえば上腕二頭筋のような筋と比較して，収縮時に筋内圧が上昇しにくいようである．

Sjøgaard らは 2000 年に，筋内圧が高まるような筋において，筋内圧が 20〜40 mmHg を超えると，筋収縮力が最大収縮力の 10〜20% 程度であったとしても，部分的あるいは全面的に血流量が停止することがあるということを報告している．1981 年の Hargens らの報告によれば，

長期間（8時間）の30 mmHgを超える筋内圧は，たとえ能動的収縮が起こっていなくとも，筋内に壊死的変化を引き起こすことがあるという．したがって，強い慢性筋収縮時には，血流は阻害され，代謝供給は混乱する．このため，多くの生化学的変化が生じ，最終的には形態的変化を起こすこともある．しかし，そのような変化が典型的に慢性作業関連性筋痛症に発展していくような比較的低強度の筋収縮でも引き起こされるかどうかはまだわかっていない（VøllestadとRøc 本書第9章参照）．

4.1.3 慢性作業関連性筋痛症における血流低下

血流はまた他の要因にも依存する．たとえば交感神経支配や代謝性状況などである（以下参照）．では，痛みを発する筋肉において，血流低下の証拠はあるのであろうか．

慢性僧帽筋筋痛症（**頸腕疼痛症候群**）の患者においては，微小循環が左右の僧帽筋の上部において減少している（Larsson 本書第8章）．状況は作業関連性僧帽筋筋痛症が，I型（遅，酸化性）およびIIa型（速，非易疲労性）筋線維において，毛細血管密度の減少と関連しているという事実によりさらに悪化する（Lindmanら 1991年；Kadiら 1998年a, b；Thornellら 本書第7章）．

このような患者では，僧帽筋筋痛症の発症とragged red fibersの発生，そして筋血流量の減少には相互関連があることが知られている（Larsson 本書第8章参照）．

微小循環減少の1つの要因として，交感神経の作用がある（以下参照；Saltinら 1998年；PassatoreとRoatta 本書第21章）．運動中には，交感神経活動の賦活化により，全身の血管収縮性反応が起きる．交感神経活動は細動脈，毛細血管前括約筋，細静脈に作用し，交感神経支配の細動脈を有する器官へ流入する血流量を減少させる．その器官のうちの1つに骨格筋がある．この作用は血管拡張により相殺されるため，運動中には代謝要求の増加に反応して，血流量は収縮筋において増加する．この局所性代謝制御には，血管作用性のアデノシンが関与し（Saltinら 1998年），この作用は部分的に交感神経性血管収縮に拮抗する．作業関連性筋痛症において**交感神経性の血管収縮とNO（一酸化窒素）性の血管拡張の微妙なバランス**が，慢性作業関連性筋痛症において阻害されると，血流を減少させ，代謝性障害を起こすことになるが，これらはどのような障害であろうか．

4.1.4 筋エネルギー供給源の枯渇

筋線維では，化学的結合エネルギーは，**グリコーゲン**という形で貯蔵されている．その貯蔵は特に大径，易疲労性筋線維に顕著である．グリコーゲンは，小径線維では利用しがたいのであるが，一方で特に長期に低張力での筋収縮で活性化するのはこの小径線維なのである．したがって，長時間の筋活動では，グリコーゲン貯蔵は補充されない限りすぐに枯渇する．エネルギー基質と酸素が，血流によりすみやかに筋線維に輸送されねばならない．この輸送が阻害されると，筋収縮の最終的なエネルギー源である**アデノシン三リン酸（ATP），アデノシン二リン酸（ADP），クレアチンリン酸（CP）**などの高エネルギーリン酸化合物は，枯渇し，筋は硬直し，激しい筋痛を伴う，拘縮状態となる（SjøgaardとSøgaard 1998年）．実際，筋痛状態の僧帽筋においては，ATPやADPの濃度は減少している（Larssonら 1988年；Lindmanら 1991年；Larssonら 本書第8章）．さらに作業関連性僧帽筋筋痛症の患者においては，ミトコンドリアの呼吸鎖のチトクロームCオキシダーゼという酵素の欠損があることも判明した．つまり，エネルギー供給機構が破壊されていることが示唆されたわけである（Kadiら 1998年a, b；Thornellら 本書第7章）．

ATPの不足により筋活動の上でも多くの影響が生ずる．

4.1.5 カリウムイオンK^+とカルシウムイオンCa^{2+}の動態変化

筋線維のレベルにおいて，筋収縮は筋線維に沿って伝達される活動電位により開始される．この筋収縮の間，ナトリウムイオンNa^+は筋線維に流入し，K^+は流出する．両イオンは膜を越えてポンプ作用により行き来する．このポンプはATPの形でエネルギーを必要とする．エネルギー供給が不十分であると，細胞外間隙におけるK^+濃度は上昇する．細胞外K^+濃度の上昇は，侵害受容性神経線維終末を刺激し，痛みを引き起こす（以下参照）．

活動電位は筋小胞体からのカルシウムイオンCa^{2+}の放出を促進する引き金となる．影響としてはやや少ないが，Ca^{2+}の細胞外間隙から筋線維内への移動も促進する．細胞質内へCa^{2+}が流入すると，単収縮後において，初期状態に復元・回復しなければならない．この復元は，分子ポンプによって行われ，Ca^{2+}を細胞内から筋小胞体や細胞外間隙に移動させる．これらのポンプ作用はエネルギーを必要とし，そのエネルギーはATPによって供給される．長時間の筋収縮時においてエネルギー供給が欠乏すると，ポンプの作用が不十分となり，遊離Ca^{2+}が細胞質内に蓄積する．この蓄積がミトコンドリア機能を

阻害し，ATP形成を抑制する．その結果，細胞膜のリン脂質の**フリーラディカル**に対する感受性が増加して，**細胞膜の崩壊**を促進することがある（SjøgaardとSøgaard 1998年）．

これらのATP不足状況においては，細胞外のK^+と細胞内のCa^{2+}の増加が予測されよう．しかし，このような増加が，慢性の作業関連性筋痛症を引き起こす反復的または持続的筋収縮によって生ずるかどうかは疑問視されている（VøllestadとRøe 本書第9章）．

4.1.6 筋血流量低下のさらなる影響

筋血流量減少の結果として，嫌気的代謝により乳酸の産生と血流内への放出が促進される．筋内における乳酸の増加は酸性度の増加，すなわちpHの低下につながる．同時にブラディキニンやその他の代謝性物質が筋線維間の組織間隙に放出される．ブラディキニンをはじめとするこれらの物質は，求心性筋侵害性受容器を興奮させる（以下参照）．しかし，そのような虚血的状態は，慢性作業関連性筋痛症につながるような反復的持続的筋収縮時には起こらない，と論じる者もいる（VøllestadとRøe 本書第9章）．一方，ブラディキニンは損傷や炎症によって生ずる痛みの仲介物質と考えられている．このブラディキニンが作動中の骨格筋において上昇していることが，Stebbinsらにより1990年に報告されている．つまり疲労の神経情報伝達と痛みの神経性警告に関連したメカニズムの間に，重なりがあることが指摘されている．

4.2 慢性作業関連性筋痛時の運動単位活動の変化

骨格筋内の化学的環境の変化は，最終的には侵害受容器の賦活化につながるのであるが，その他にも筋線維が収縮中に賦活化されるという特異的なパターンの変化の結果として生ずることもある．

骨格筋線維の活動は，その細胞体を脊髄内か脳幹内に有する**運動ニューロン**により制御されている．成体哺乳類の筋においては，個々の運動ニューロンは2，3から数千までの筋線維を支配している．この運動ニューロンと筋線維を合わせて，**運動単位**とよばれる．運動単位は機能的単位として働き，制御されている（以下参照）．筋力を増加させるような筋収縮時には，この筋収縮力は2つのメカニズムにより産生されている．①個々の運動単位がその発射密度を増加させ，収縮量を増加させる（発射頻度による筋力増強），②連続的にさらに多くの運動単位の作用を誘発する（動員による筋力増強）である．通常，運動単位の動員過程は，まず（低閾値）小径・遅収縮，難疲労性運動単位から始まり，（高閾値）大径・速収縮，易疲労性運動単位に終わるという順序でなされることが，1957年，Hennemanにより明らかにされている．これを**サイズ原理**，サイズプリンシプル size principle という．

サイズ原理のパターンは固定概念のようにみえるが，望ましくない状況のために妨害されない限りは筋線維にとって過重負荷がかかるような不利を避けるため，多少の自由度をもつ．不利な環境によりこの自由度が制限されない限りではあるが，このような制限は，慢性作業関連性筋痛症を説明する重要な仮説の核をなすものである．

4.2.1 シンデレラ仮説

低張力による長期間筋収縮において，筋は全体では疲労しないようであるが，実際に収縮して力を生み出している筋線維は疲労している可能性がある（SjøgaardとSøgaard 1998年）．Hennemanのサイズ原理によると，低閾値の同じ運動単位が，最初に動員され，収縮を通じて活動的であり，筋弛緩時において最後に動員が終了する．この現象，いわゆる**シンデレラ仮説**は，Häggにより1989年，1991年に提唱され，本書にもその説明がある（第10章）．つまり単調反復動作では，これらの低閾値運動単位は過剰負荷がかかる傾向にあり，その結果としてCa^{2+}の恒常性の喪失と変性過程が起こりやすいというのである（Fallentin 本書第11章）．

たしかに，このような「シンデレラ筋線維」，つまり低閾値運動単位は，持続的に動員されることが，SjøgaardとSøgaardにより実験的に同定され，1998年に報告されている．1999年，Kadeforsらは，僧帽筋内の低閾値運動単位は，広範囲の腕姿位でも活動的であることから，これらの単位をシンデレラ単位，あるいは「C」単位とよび，この実験結果はシンデレラ仮説を支持していると述べた．

これらの筋線維が疲労する過程には，順序立てたメカニズムが関連しているといわれる（SjøgaardとSøgaard 1998年）．

以下の順序で筋線維の疲労が進行すると考えられている．

① 筋内圧の上昇
② 筋血流の低下
③ 栄養供給の低下
④ エネルギー供給源の低下

⑤細胞内の分画から筋線維内，筋線維外の組織間隙への**カルシウムイオンの取りこみ過程の減少**
⑥フリーラディカルの遊離増加

4.2.2　運動単位の交替(ローテーション)

神経系は，運動単位の通常の動員過程パターン中にはシンデレラ症候群が起きないよう防止するメカニズムを有しているのであろうか．

1つの可能性として，ある運動単位が疲労・疲弊しないように別の運動単位が活動を交替しているかもしれないことがあげられる．そのような交替メカニズムの証拠が，疲労したヒトの筋からの記録により得られている．このような経過をたどってシンデレラ症候群に陥る過程の危険性は，非常に大きい．

たしかに長時間の筋収縮中に疲労が進行すると，運動単位はその活動を交替しているようにみえる．WestgaardとDeLucaは1999年に，10分間の収縮中に，ヒト僧帽筋中の低閾値運動単位は非活動状態を呈し，その運動単位の活動が他の高閾値運動単位に交替されることを報告した．この現象は収縮の最初の数分間に観察されたのみであったが，運動単位の時間-変数動員閾値により説明できると考えられる．この閾値はそれまでの活動と活動パターンの時間的変化に依存すると考えられる．この**交替現象**は，低レベルの筋収縮を維持しなければならない状況がある場合，姿勢維持筋の運動単位を過疲労から保護していると推定されている（WestgaardとDeLuca 1999年；van Dieënら 本書第6章参照）．頸肩痛の患者から得られた間接的な結果として，**運動単位動員の変化**を示唆する報告がある（Madeleineら 1999年）．

この交替現象を起こさせることは，筋収縮を制御する神経系にとっては複雑な課題であり，メカニズムはまだ決してよく理解されているわけではない．短く「分画化 compartmentalization」とよばれる，骨格筋中の形態的・機能的変化が関連するメカニズムが考えられる．

4.2.3　筋の機能的分画化

骨格筋は形態的に，機能的にその構成において全く均一ではない．そのかわり肉眼的に定義された個々の筋は，複雑な内部構造を有している．それには多くの腱や筋線維の多羽状配列などがあげられる．中には異なる分画により構成されている筋もあり，また，シート状の内部腱により分画されていることもあるし，そのそれぞれの分画された筋が，個々の筋神経の枝により支配されているようなこともある．この違いはそれぞれの筋によりかなりの差を呈する（Englishら 1993年；Stuartら 1988年；Windhorstら 1989年；van Dieënら 本書第6章参照）．

この分化が運動単位動員パターンに大きな自由度を与えている可能性がある．1つ例を示してみよう．ヒトの上腕二頭筋は，肘関節に2つの作用を及ぼす．つまり前腕を上腕に対し屈曲し回外する役割がある．異なる上腕二頭筋の運動単位はこの2つの作用に関して異なって賦活化される（ter Haar Romenyら 1984年）．手を伸ばす多くの動作は，屈曲と回外の2つの異なる動作成分をうまく組み合わせて行う．だからこの2つの異なる動作成分は，別々の運動単位をうまく組み合わせることによって行える．このことにより前腕のある程度の自由度を回転動作に与えることが可能となる．

4.2.4　自由度への制約

しかしそのような自由度は，生体力学的な制約のもとで制限されることもある．たとえば，上述の腕を伸ばす動作が常に同じ軌跡を描くことを強制されれば，同じ運動単位の動員される傾向は増加するであろう．したがって，厳密な生体力学的な制約が運動単位の交替を抑制するとしたら，同じ運動単位は長期間の活性化を受け，シンデレラ疲労の犠牲となるかもしれない（van Dieënら 本書第6章）．

さらに，もし分画化がヒトの筋において重要な役割を果たすならば，生体力学的に強制された作業により同じ分画の中にある運動単位の限られたセットの活動をもまきこんで，**局所筋内圧**は，総筋活動量をもとにした予測よりもはるかに高いものになってしまうと考えられる．その結果，**局所恒常性障害**は，予想よりもひどくなってしまうであろう（van Dieënら 本書第6章）．

4.2.5　痛みへの経路

慢性作業関連性筋痛症が生じた骨格筋における多くの変化に関する議論で，どのようにしてその変化が痛みにつながるのか，ということが疑問に思われるかもしれない．ここに仮説的なモデルを示そう（Gissel 2000年；Westerbladら 2000年）．

長時間にわたる低張力の筋収縮は，「低頻度疲労」をきたす．これは低頻度で長時間骨格筋を賦活化することによって，長期間筋力が低下する状態である（Westerbladら 2000年）．低頻度疲労からの回復は，非常に緩徐なため，1日の仕事の後に，1晩くらいの休みを取っただけではとても足りない．したがって仕事日の後には，軽度

Sidney Blair, Mats Djupsjöbacka, Håkan Johansson, Milos Ljubisavljevic, Magda Passatore, Laura Punnett, Uwe Windhorst

の低頻度疲労がシンデレラ筋線維に発展しており，そして翌日にはすぐには気づかれないが，現在進行中の低頻度疲労とともに蓄積されていくと考えられる．このようにして低頻度疲労は，時間とともに蓄積し，ついには顕著となる．その時期までには，疲労運動単位は必要な力を維持するため，発射頻度を増加させたり，新しい運動単位を動員したりしなければならなくなっている．低頻度疲労が蓄積する基本的な過程の根底には，活動筋における Ca^{2+} の蓄積があると考えられており，これは Ca^{2+} のホメオスターシスの破綻の結果と思われる（Gissel 2000 年）．Ca^{2+} 濃度の増加は，カルパインという Ca^{2+} 感受性のプロテアーゼとフォスフォリパーゼ A_2 の活性化を引き起こす．こうして筋小胞体構造と筋線維膜の障害が開始される．このような崩壊は，上述のような形態学的変化として表出されることがある．しかし，もっと重要なことは，この崩壊により細胞内酵素，ペプチド，イオン，その他の物質が筋線維間の組織間隙へ放出され得ることである．このようにして細胞間隙への放出は侵害受容器を賦活化し，痛みを生ずる．さらには循環血中の好中球の増加を促進し，その結果として炎症状態に進展し始めるのである．

このようなメカニズムは，現在のところ，低収縮力での高度の反復運動課題をラットに行わせたときに生ずる実験結果により示されている．Barbe らの 2002 年の報告によると，ラットは，1 分間に 4 回，1 日 2 時間，1 週間に 3 日間，8 週間までの間，食物ペレットに手を伸ばすよう訓練されていた．ラットは課題遂行の第 5 週目と 6 週目においては，基準の伸腕速度が維持できないようになっていた．ラットは，この頃になると動きの別のパターンを使用しなければならなくなっていた．このような訓練を行わせると，6 週間目に前肢の肘周りの腱の腱原線維の配列の乱れがみられるようになり，4 週間後には，マクロファージの全身的な増加が検索したすべての組織でみられるようになり，課題を課した肢の対側の前肢や非課題肢である後肢にも観察された．課題作業を行わせた伸展肢には，6〜8 週時に多くの在住マクロファージが観察された．第 8 週目において，実験前をコントロールとした場合に，血漿中にインターロイキン-1a の有意な増加を認めた．このような結果は，反復課題の遂行により運動機能の低下，障害，炎症に関連する細胞，組織の反応の徴候が誘発されるということを示す（Barbe ら 2002 年）．繰り返される小さな組織障害が炎症を引き起こし，炎症物質が痛み受容器を刺激することは，あり得ることだろう（以下参照）．また，興味深いことは，神経ペプチドである **P 物質** が脊髄内に増加していることである（Barbe ら 2000 年）．この P 物質の増加が神経可塑過程を刺激すると思われる（Windhorst 本書第 18 章参照）．前肢の運動の正確性と効率性が次第に低下するのは，不快や運動協調不全の結果であると考えられる（Barr ら 2000 年）．

4.3 慢性作業関連性筋痛症における筋受容体と脊髄反射の役割

以上の議論により，シンデレラ現象とは，単独のメカニズムというよりも，「身体の運動機能の故障」「運動制御の喪失」のようなものであり，通常では個々の筋線維の過重負荷が避けられるはずの保護メカニズムがうまく働かなかった結果であるということが示唆される．この保護メカニズムとは，たとえば **運動単位の交替や代替** などである（Fallentin 本書第 11 章）．したがって，シンデレラ現象は，中枢神経系をも含む広義の感覚運動制御のカテゴリーの中で考えなければいけない．したがって，ここで話題を痛み処理過程とそれに関連する脊髄反射にかかわる神経系の問題に向けたいと思う．まず，痛み感覚から始めて，次に脊髄，さらには高次中枢神経メカニズムについて述べる．以下の解説は，4.4 節に述べる慢性作業関連性筋痛症の病態生理学的モデルの背景とも共通している．

4.3.1 脊髄反射の感覚運動要素

筋収縮は感覚受容器，その求心性線維，非常に複雑な脊髄内反射機構，および運動ニューロンにより反射的に制御されている．次節において詳細な記載を行うが，その前にそこに登場する要素について簡単に列挙してみよう．

① **運動ニューロン**：3 種類の運動ニューロンが知られている．

(1) **骨格筋運動ニューロン**：骨格筋線維を支配する．これには α と β 運動ニューロンがある．これらの遠心性神経線維は髄鞘を有し，グループ Aα に分類されるものは，α 運動ニューロンとよばれる．

(2) **筋紡錘運動ニューロン**：γ 運動ニューロンともよばれ，いわゆる「紡錘内」筋線維を支配し，筋紡錘に所属する（以下参照）．その遠心性神経線維は髄鞘を有し，グループ Aγ に分類される（Bergenheim 本書第 13 章参照）．

(3) **骨格筋・筋紡錘運動ニューロン**：β 運動ニューロ

ンとよばれ，骨格筋（錘外筋）と筋紡錘内筋の両者を支配する．その遠心性神経線維はグループAβに分類される．

②**感覚神経**：求心性の線維には，非常に多くの種類の要素が存在する．

(1) **筋紡錘**（Bergenheim 本書第 13 章参照）：2 種類の有髄求心性神経線維により支配されている．大径線維として，グループⅠa 求心性線維があり，これを一次筋紡錘求心性線維とよぶ．このⅠa 線維は後根から脊髄に入り，単シナプス性に共同筋の運動ニューロンに結合する．共同筋とは，同じ機能を有する筋のことである．やや細径の大径線維としてグループⅡ求心性線維があり，二次性筋紡錘求心性線維とよぶ．このグループⅡ線維はやはり後根から脊髄内に入るが，共同筋への単シナプス結合は弱く，多くは運動ニューロンに対して多シナプス性結合する．筋紡錘の機能としては，筋の長さを測定すると考えられているが，筋紡錘の感度は筋紡錘運動ニューロン，つまりγ運動ニューロンによる調節を受ける．

(2) **ゴルジ腱器官**：グループⅠb の感覚性有髄神経線維に支配される．反射性に多くの種類の運動ニューロンを複雑なパターンで抑制，賦活化する．ゴルジ腱器官は，筋の張力を測定すると考えられている．

(3) **非紡錘受容器**：グループⅡに分類される有髄求心性線維で，多様な構造を有する．

(4) **自由終末**：細径有髄のグループⅢに分類される神経線維と，さらに細い無髄線維であるグループⅣに分類される神経線維がある．

さらに上記の器官に加えて，かなりの割合の節後交感神経線維が，筋血管の収縮性支配と筋紡錘への非血管性支配を行っていることにも注意を払う必要がある（7.4.1 節；Passatore と Roatta 本書第 21 章参照）．

骨格筋制御系の重要性は，異なる混合神経の構成に関する研究により明らかである．骨格筋運動ニューロン（α運動ニューロン）の軸索数に比べると，筋紡錘および非筋紡錘受容器や腱器官を支配する有髄線維（求心性，遠心性の両方）の数は，合わせると約 2 倍にも上る．これにおびただしい数の無髄線維を加えると，さらにその数は増える．グループⅢやⅣの求心性線維の数は，非常に多く，他の感覚神経線維の数を凌駕する．これらの神経線維は，これまでにその重要性は評価されてこなかった．しかし，骨格筋の疲労や痛み，そしておそらく正常の運動制御においても重要な役割を果たしている．したがって，これらの神経線維とその反射の影響について，やや詳細に述べることにする．

4.3.2　グループⅢとグループⅣの筋求心性線維
①**作業受容器と侵害受容器**

グループⅢとグループⅣの筋求心性神経の一部，特にグループⅢ求心性有髄線維は，生理学的な筋活動がどのように行われているかという信号を送るので，ergoreceptor, 作業受容器とよばれている．一方，グループⅣを中心とした一部の線維は，実際にあるいは潜在性に組織損傷に関する警告を伝達するため，nociceptor, 侵害受容器とよばれている（Schmidt ら 1981 年）．グループⅢ～Ⅳの作業受容器に対する有効な刺激は，機械的（次第に大きくなる張力やストレッチ），温熱（筋加熱），あるいは化学的（筋活動により組織間隙に放出される代謝物．たとえば，Saltin ら 1998 年参照）なものがある．侵害受容器に対する刺激は，機械的（強力な圧力），化学的（ブラディキニン，セロトニン，カリウム，すなわち発痛物質とよばれるもの，以下参照）なものがあり，化学的刺激の中には，たとえば虚血下の長期持続性収縮などの特殊な刺激状態でのみ作用するものがある（Schmidt ら 1981 年）．これらの受容器の多くが polymodal（多様的）であることは特記されるべきであろう．このポリモーダルという性質は，異なる様式の刺激，つまり機械的，温熱的，化学的等の刺激に反応するということであり，また，ある刺激（たとえば化学的刺激）に感作されるために別の刺激（たとえば機械的刺激）に反応するようになることもある．

②**機械的興奮：剪断力**

侵害受容器は剪断力によって興奮する．この剪断力は筋線維（あるいは腱線維）が互いに相対的に動くことによって生ずる．筋の弱収縮中には，筋線維は低頻度で反復的に収縮するため，単収縮連続や筋線維長の連続的な振動を生ずることになる．一方，強収縮中の筋線維の活動は，「癒合」する傾向にある．弱収縮中には近傍の筋線維同士の振動は同調しておらず，したがって筋線維間に相対的運動を生ずるようになるため，筋線維同士の間に機械的な剪断力が発生する（Vøllestad と Røe 本書第 9 章）．最初はこれらの剪断力は機械的感受性受容器のみを刺激するだけで，侵害受容器には影響を及ぼさない．ところが，この弱収縮力が長時間持続すると，侵害受容器は「感作」されることがある．これを末梢性感作という（以下参照）．つまり，このようにして侵害受容器は機械的刺

激にも反応するようになり，機械的刺激を痛みとして感ずるようになる．

③神経化学的興奮

グループⅢ〜Ⅳの求心性線維は，以下の物質により興奮する（Mense 1993 年；Millan 1999 年；Le Bars と Adam 2002 年）．

- カリウムイオン，K^+
- 無機リン，Pi
- 水素イオン，H^+
- 乳酸
- アラキドン酸：この物質は損傷組織膜から遊離され，シクロオキシゲナーゼによりプロスタグランディンに変化し，そこでインターロイキン-1 のようなサイトカインにより刺激される．
- プロスタグランディン：特にプロスタグランディンE_2と関連物質（Ito ら 2001 年）．
- ヒスタミン
- ブラディキニン
- セロトニン

4.3.3 関節受容器

以下のまとめは，膝関節の受容器について述べることにする．この関節は他関節を代表するからである（詳細は，Johansson ら 1998 年参照）．

- ルフィニ終末：ルフィニ終末は膝関節包，十字靱帯，半月大腿靱帯，側副靱帯，関節半月（関節間軟骨）の中に存在し，機械的ストレスに対し低閾値を有し，遅順応性である．したがって，これらの終末は**静的関節位置，関節内圧，関節回旋の大きさと速度**の情報を伝達する．
- パチニ小体：パチニ小体は膝関節包の深層，十字靱帯，半月大腿靱帯，側副靱帯，膝関節内・外の脂肪パッド，内側半月に存在する．**機械的ストレスに対し低閾値**を有し，**速順応性**である．したがって，関節が静的状態であるときや，関節が定速度で回旋するときにおいては活動を停止するが，次第に速度が上昇するような，あるいは低下するような，加速度運動のもとでは，非常に敏感に反応する．
- ゴルジ腱器官：ゴルジ腱器官は，十字靱帯，側副靱帯，関節半月の中に認められる．ゴルジ腱器官は，**遅順応性で，機械的刺激に対して高閾値**を有する．固定された関節においては，完全に沈黙する．高閾値であるため，ゴルジ腱器官は**関節の正常可動域の極限を測定する**ものと考えられている．
- 自由神経終末：自由神経終末は関節構造の中で一番広範囲に分布している．多くは**正常状態において活動しない**が，関節組織が**機械的変形により損傷**するようなことがあると，活性化する．また，ある種の化学物質に対して反応する．化学感受性単位はある種の**イオン**やセロトニン，ヒスタミン，ブラディキニン，プロスタグランディンなどの**炎症仲介物質**に対しても反応する．したがって，この自由神経終末は，ほとんどが**侵害受容器**と考えてよい．

4.3.4 侵害受容器感受性の末梢性調節

慢性作業関連性筋痛症と他の疼痛症候群の発症に関して，特に重要なことは，侵害受容器が決して不変の受容器ではなく，種々の状態により感受特性を変えるということである．この性質は非常に多くの結果をもたらすと考えられる．

たしかに侵害受容器は，直接発射頻度を上昇させることによるだけでなく，受容器の感度を変化させることにより中枢へ侵害感覚を伝達するようなことを行っている．そのような影響として，以下のものがあげられる．

- **病的状態，たとえば外傷，炎症，酸素低下状態において組織から放出される内因性物質**，たとえばブラディキニン，セロトニン，プロスタグランディン（特にPGE_2）水素イオン濃度の上昇（**pH の低下**），**温度上昇**など，の環境変化が大きく影響する．ロイコトリエン（特にLTD_4）**アデノシン，オピオイド**などは脱感受性の効果をもたらす（Mense 1993 年；Sawynok と Liu 2003 年）．
- **傷害時に侵害性グループⅣ神経線維の感覚終末から放出される内因性物質**．グループⅣ神経線維は，求心性の警告だけでなく，末梢終末から **P 物質** substance P や**カルシトニン遺伝関連ペプチド**（calcitonin gene related peptide：CGRP）を放出して，「神経原性炎症」を惹起する．P 物質や CGRP は，血流量を増加，血管透過性を亢進させ，浮腫状態や白血球の集積状態を作り出す（Basbaum と Levine 1991 年；Daemen ら 1998 年）．これらの作用は，肥満細胞（マスト細胞）から放出される生物学的活性物質により補足され，強化される．このような放出は，骨格筋，腱，靱帯において起こり，神経線維と密接に関連する（Hart ら 1995 年）．神経終末からの P 物質や CGRP の放出は，肥満細胞からのヒスタミン，ヘパリン，プロスタグランディン，ロイコトリエン，成長因子，プロテアーゼ，化学遊走性因子の分泌を促進する．これらの物質は血管透過性

の亢進（浮腫），血管新生，白血球の集積などを促す（Hartら 1995年）．このような局所炎症反応により，神経因性疼痛が惹起され，強化されるようになる（Bennett 1999年）．

- **内因性の神経成長因子**：成長後の個体では，内因性の神経成長因子（nerve growth factor：NGF）は，特異的に無髄神経終末の樹枝状分岐と，侵害受容器の熱，化学物質に対する感受性を調節することが in vivo 実験で報告されている（Bennettら 1998年）．NGF の産生は，**炎症傷害後に増強する**．分単位で，NGF は，**熱に対する痛覚過敏性を引き起こす**．脳由来性神経栄養因子（brain derived neurotrophic factor：BDNF）は，神経栄養因子誘発性痛覚過敏に関与する重要な末梢要因と考えられている（Shu と Mendell 1999年）．

- **コルチコトロピン放出因子**（corticotropin releasing factor：CRF）：CRF は，視床下部と下垂体のみならず（3.2.3節），中枢神経系以外でも，ストレス誘発性の刺激に反応する役割を演ずる．CRF の産生は**炎症性の痛み状態**において増加し，同様に CRF の受容体もたとえば免疫細胞の表面において増加する．局所的に産生された CRF は，免疫細胞中の**オピオイドペプチド**の合成も促進すると思われる．このようなオピオイドは，次に末梢感覚神経上のオピオイド受容体と結合し，痛み刺激の伝達を抑制する（Schäferら 1997年）．

- **カテコールアミン**：カテコールアミンは交感神経末端より放出され，多種の感覚受容器の発射活動を調節する．また，**筋の侵害受容器**に対しても複雑な影響を及ぼす．このようにして，慢性作業関連性筋痛症の発症に持続して関与する可能性を有している（Passätore と Roatta 本書第 21 章；Vøllestad と Røe 本書第 9 章）．すでにこのレベルで，交感神経系は運動や他の機能に関与する多くの反射を調節する可能性があると考えられる．

4.3.5 グループⅢとグループⅣの筋求心性線維の脊髄に対する作用

侵害性信号は一度末梢で生じると，グループⅢ～Ⅳの求心性線維により脊髄や脳幹に伝達される．筋求心性のグループⅢ～Ⅳ線維は**脊髄灰白質後角**かまたは脳幹の**三叉神経脊髄路核**に終止する．ここでシナプス後ニューロンにシナプス結合を行う．これらのニューロンによってその先へ中継される．

4.3.5.1 介在ニューロンに対する作用

グループⅢ～Ⅳの筋求心性線維は，賦活化されると介在ニューロンにより仲介され，運動ニューロンに作用する．つまり非常に複雑なニューロンネットワークを介していることになるが，この複雑性はここでは詳細に述べず，本書第 17 章（Windhorst）で詳しく解説する．ここではいくつかの例を提示するにとどめる．さらにこの節ではグループⅢ～Ⅳの筋求心性線維の急性作用に限定する．慢性疼痛状態では，侵害受容器の信号伝達様式はかなり変化すると考えられており，本書第 18 章（Windhorst）を参照されたい．

①シナプス前抑制性介在ニューロン

シナプス前抑制系は，シナプス後脊髄ニューロンとの感覚求心性線維の接続点のすぐそばで，その中枢性の効力を制御している．ヒトでは，足の筋からの侵害受容性情報は，ヒラメ筋中の筋紡錘からのⅠa 線維のシナプス前抑制に関連する介在ニューロンを促通し，グループⅠの非相反性抑制を仲介する介在ニューロンを抑制すると考えられる．この 2 回の抑制により，ヒラメ筋のゴルジ腱器官を支配するグループⅠb 線維からのヒラメ筋運動ニューロンの脱抑制を行う．シナプス前抑制の増加は，このようにして筋紡錘Ⅰa 求心性線維からの固有感覚入力の効率を低下させる．この効果はⅠa 求心性線維の入力レンジの縮小に非常に似通っており，最終的に運動出力の制御は粗雑になる．したがって，運動出力の正確性が低下する．

②Ⅰb 介在ニューロン

ヒトにおいては，内側腓腹筋のゴルジ腱器官からのグループⅠb 求心性線維は，通常は抑制性介在ニューロンを通じてヒラメ筋の運動ニューロンを抑制する．この抑制は筋侵害性入力により抑制され，したがって標的運動ニューロンを脱抑制する．つまり，もしⅠb 抑制性介在ニューロンの運動ニューロンに対する抑制作用が減少するとすれば，運動ニューロンの入力抵抗が増加傾向にあることになるし，このようにして興奮性の入力に対して運動ニューロンの反応は増加する．

③レンショウ細胞

レンショウ細胞は，骨格筋運動ニューロンにより興奮し，その興奮が自分を興奮させた運動ニューロンを抑制するように働く．このようにしてフィードバックループが作成される．ブラディキニン，セロトニンによるグループⅢ～Ⅳ筋求心性線維の代謝性興奮は，レンショウ細胞の興奮性を低下させる．この低下は，ネガティブフィードバックループのゲインを落とし，運動ニューロンの入

力-出力ゲインを上げる．ゴルジ腱器官のゲインに関しては，別の影響が，別のメカニズムを通して働く．ゴルジ腱器官に対するレンショウ細胞の抑制作用が減少すると，ゴルジ腱器官の入力抵抗は増加し，このようにしてゴルジ腱器官の興奮性入力に対する反応を増加させるのである．

他にもグループⅢ～Ⅳ筋求心性線維によりその興奮性を変化させられる介在ニューロンが多数ある．

4.3.5.2　骨格筋運動ニューロンに対する作用

上述のように，グループⅢ～Ⅳ筋求心性線維は介在ニューロンを介して運動ニューロンの活性に影響を及ぼす．その結果，グループⅢ～Ⅳ筋求心性線維は，運動活動の協調性を変化させる．

①伸筋運動ニューロン

足関節伸筋群からのグループⅢ～Ⅳ筋求心性線維の賦活化は，同側の伸筋運動ニューロンを優位に抑制する（Schmidt ら 1981 年）．

②屈筋運動ニューロン

これと対照的に，足関節伸筋群からのグループⅢ～Ⅳ筋求心性線維の賦活化は，同側の屈筋運動ニューロンと対側の伸筋運動ニューロンを優位に興奮させる（Schmidt ら 1981 年）．

これらの骨格筋運動ニューロンに対する影響は，いわゆる**屈筋反射パターン**と矛盾するものではない．つまり，同側の屈筋を興奮させ，同側の伸筋を抑制する．そして対側の伸筋を興奮させるという反射パターンである．

4.3.5.3　筋紡錘運動ニューロンへの作用

骨格筋運動ニューロン（α運動ニューロン）とは対照的に，γ運動ニューロンは，筋紡錘内筋をほとんど均一的反射性に，グループⅢ～Ⅳ筋求心性線維の神経化学的賦活化によって興奮する．そしてこの賦活化は，標的筋が伸筋であるか，屈筋であるかを問わない．その例外は**人工的筋炎**である（Windhorst 本書第 17 章参照）．

グループⅢ～Ⅳ筋求心性線維の神経化学的賦活化は，①異なる反射作用を動的および静的γ運動ニューロンに及ぼすが，その賦活化作用は静的γ運動ニューロンで優位である，②同様に，グループⅢ～Ⅳ筋求心性線維は，筋紡錘運動ニューロンを通じて，一次および二次筋紡錘終末からの発射活動に対する平均発射頻度と伸張反射の反応性を変化させる（Windhorst 本書第 17 章参照）．

4.3.5.4　節前交感神経ニューロンへの作用

グループⅢ～Ⅳ筋求心性線維は，また脊髄中間質外側核の交感神経節前ニューロンを興奮させ，これによって末梢器官への交感神経出力を増加させることもある（Sato ら，1997 年）．そしてこの交感神経出力の増加が感覚系からのフィードバックにも影響していると考えられる．

4.3.6　膝関節からの求心性神経活動に対する分節性反射

関節の機械的受容器からの反射は，姿勢と運動における筋活動の正常な調整にかなり寄与していることが長い間知られていた．このことは関節からの求心性発射が広範囲で強い影響を脊髄ニューロンに及ぼしているという事実からも示唆されている（Jankowska の総説 1992 年）．以下は，簡単な概説である（詳細や文献は，Johansson ら 1998 年参照）．

4.3.6.1　骨格筋運動ニューロン（α運動ニューロン）に対する作用

異なる膝関節靱帯に存在する機械受容器からの脊髄への直接的影響は，骨格筋運動ニューロンを介して行われるが，その影響は小さい．一方，より強力な間接的影響はγ運動ニューロンと筋紡錘を介して行われる．

4.3.6.2　γ運動ニューロンに対する作用

膝関節からの低・高閾値性求心性神経線維の電気刺激を行うと，腰部の静的および動的γ運動ニューロンに，頻回で強力な反射の影響を誘発できる．これらの興奮性反射は，膝関節周囲の骨格筋における一次および二次筋紡錘求心性発射活動に有意な影響を及ぼすのに十分なくらい強力である．また，靱帯への機械的負荷は，筋紡錘内筋への強力な影響を引き起こす．さらに異なる膝関節周囲の，伸筋だけでなく屈筋の伸張による強力な反射の影響が，一次および二次筋紡錘求心性発射活動に及ぼされている．

関節内の機械的受容器からの求心性発射活動により誘発された，γ運動ニューロンに対する多シナプス反射は，筋トーヌスの円滑で微妙な調節と綿密に関係する可能性は高い．しかし，ネットワーク様のシステムの複雑性のため，どのようにこの調節が正確に行われているかに関する十分な理解は難しい．

4.4　病態生理学的モデル

上述のデータにより，慢性労働関連性筋痛症を説明するための，病態生理学的モデルを考察してみたい．そのうちのいくつかを以下に示す．

4.4.1　痛み順応モデル

1991年，Lundらは，①顎関節症，②筋緊張性頭痛，③線維筋痛症，④慢性腰痛症，⑤運動後筋肉痛症という，5種類の慢性筋骨格痛に関する論文で運動機能をレビューして，作動筋の活動が落ちていることがあり，拮抗筋の活動が痛みによりやや上昇している，と結論づけた（Graven-Nielsenら　本書第12章参照）．これらの変化の結果として，影響を受けた身体の部分における力の産生と動作の範囲や速度はしばしば減少していることがわかる．そのような変化がどのような機序で生ずるかということを説明するために，1991年，Lundらは，神経生理学的モデルを提唱した．このモデルは，高閾値感覚求心性神経により支配された，興奮性および抑制性介在ニューロンの，相動的調節に基づいていた．Lundらはいくつかのタイプの慢性筋骨格痛にみられる特徴である「機能異常」は，**正常防御的適応**で，痛みの原因ではないと示唆した（Graven-Nielsenら　本書第12章参照）．

4.4.2　悪循環モデル

筋肉痛と筋スパスムとの間には，お互いに強化し合うような関係が存在しており，悪循環により慢性痛が持続しているという考えは，1942年にTravellらが最初に述べた．

4.4.2.1　筋クランプにおける悪循環

さらに明確な悪循環仮説は，1981年，Schmidtらにより提唱された筋クランプの発症メカニズムである（Windhorst本書第17章参照）．このモデルでは同側のグループⅢ～Ⅳ筋求心性線維活動に対する伸筋の運動ニューロンの，通常は抑制性であるべき反応（4.3.5参照）が妨害されていると強調した．それに引き続いて，何か屈筋反射パターンを無効にするようなメカニズムが起こり，その結果として伸筋に悪循環を形成してしまったと考えたわけである（以下参照）．

4.4.2.2　JohanssonとSojkaの病態生理学的モデル

JohanssonとSojkaは，1991年に慢性筋肉痛と緊張性障害の病態生理学的モデルを示唆した（Bergenheim本書第13章参照）．この仮説は提唱後に修正され，発展した（Johanssonら　本書終章参照）．現在の仮説は，化学感受性のグループⅢ～Ⅳ筋求心性線維，関節求心性線維，あるいはある種の下行性経路が活性化されたときに，筋紡錘反射（上記参照）を通じて一次および二次筋紡錘求心性神経活動が増加するというものである．

この仮説によればその結果として，いくつかの状況を生ずる．

第1に，亢進したγ運動ニューロン活動は，筋紡錘からの情報伝達能力を低下させると考えられる．このようにして，正帰還ループ（正のフィードバックループ）が以下のように賦活化されると思われる．筋代謝物と炎症物質の産生→グループⅢ～Ⅳ筋求心性線維活動の増加→筋紡錘求心性発射活動の増加→運動協調性の混乱，という経路である．

第2に一次筋紡錘求心性線維活動の変化は，固有感覚に影響を及ぼし，感覚運動性制御を高度のレベルで行うことができる，ということが考えられる（Djupsjöbacka本書第15章；以下参照）．この影響は，好ましくない作業テクニックを招くこともある．たとえば，作動筋と拮抗筋の強縮の増加（van Dieënら　本書第6章参照），不十分な休止期間があげられ，これらの状況によりグループⅢ～Ⅳ筋求心性線維を興奮させる代謝物質の組織間隙濃度が増加する．

第3にこれらの代謝物質の増加は，化学受容器感受性グループⅢ～Ⅳ筋求心性線維を通じて，骨格筋支配の交感神経活動を興奮させる．この筋交感神経活動の増加は，交感神経性血管収縮と代謝物質による血管拡張との間のバランスを変化させ，結果として酸素および栄養分の不足を引き起こす（上記参照；PassatoreとRoatta　本書第21章参照）．

二次筋紡錘求心性線維は，一次線維とは対照的に，筋紡錘が存在する同じ錘外筋（同名錘外筋），あるいは別の錘外筋（異名錘外筋）における静的・動的γ運動ニューロンに強力な影響を及ぼす．つまり，二次筋紡錘求心性活動は，別の正フィードバックループの一部と考えられる．そのフィードバックループとは，二次筋紡錘求心性線維の増加→γ運動ニューロン活動の増加→筋紡錘からの情報伝達の減少，という流れである．

このγ運動ニューロン-筋紡錘システムのもう1つの重要な特徴は，同名および異名錘外筋における両側の異なる筋紡錘は，二次筋紡錘求心路とγ運動ニューロンを通じて，互いに結合しているということである．したがって，筋紡錘からの二次求心性活動は，同じ，あるいは異

なる筋紡錘を支配するγ運動ニューロンに投射されている．このことは，**一次筋から他の筋への痛みの広がりを促進し，この広がりは，さらにグループIVの求心線維との広範な連絡により**，推進される．重要なことは，たとえば，ネコの頸部筋（僧帽筋と板状筋）におけるカプサイシン誘発性のグループIV筋求心性線維の賦活化は，頸髄におけるc-fosの発現ばかりでなく，筋紡錘反射を中継する腰髄の介在ニューロンにも発現が示されている（Maiskyら 2003年）ことである．そのような固有感覚─脊髄接続は，頸筋の痛みが腰部に放散するのを助長していると思われる．このようなすべての接続がかくのごとく神経ネットワークを形成し，各筋紡錘が全てのネットワークの活動（たとえば筋紡錘のすべてで）により影響し合うと考えられる．

伸展感受性靱帯受容器求心性活動の二次筋紡錘求心性活動に及ぼす影響は，悪循環の効率を高めると思われる．たとえば，鞭打ち損傷では，おそらく強力な求心性入力を，頸部の靱帯や関節包にある機械的および侵害性感覚終末から受け，これが正のフィードバックループの引き金となっているかもしれない．

4.4.3 実験的筋肉痛における反射作用

Svenssonら（1998年）により示されているように，ヒトにおける**実験的筋肉痛**として，高張食塩水を20秒間咬筋，前脛骨筋中に注入して筋肉痛を誘発した．この実験的筋肉痛により安静時筋電図に有意な上昇を，高張食塩水注入30～60秒後に認めた．一方，等張食塩水注入を注入しても何も認められなかった．安静筋電図には長時間持続する放電の増加はみられなかったが，高張食塩水注入後では痛み感覚は600秒にわたって持続した．急性筋肉痛は長期持続性の安静時における高い筋活動を維持できないと結論された（Svenssonら 1998年に引用されている文献参照）．

ヒトにおけるさらに詳細な研究によれば，Matreら（1998年；MatreとSvensson 本書第14章参照）は急性実験的筋肉痛がHoffmann反射（H反射）に及ぼす影響を，運動ニューロンの興奮性の指数として，また伸張反射に及ぼす影響を筋紡錘感受性の変化の指数として研究した．ヒラメ筋における筋肉痛により，機械的伸張反射反応（足関節のトルク）には痛み前と比較して有意な上昇がみられた．一方，H反射には何の影響も認められなかった．H反射には何の影響も認められず，伸張反射には有意な変化がみられる原因として，α運動ニューロン（骨格筋運動ニューロン）の興奮性には変化がないが，グ

ループIII～IV筋求心性線維の賦活化による動的γ運動ニューロン活動の増加の結果，筋紡錘のIa求心性線維の動的感受性が筋肉痛時に増加することがあげられる（Matreら 1998年）．

塩化カリウムを意識下で立位ネコの腓腹筋に注入して短時間のうちに筋肉痛を生じさせる実験で，長時間筋電図の増加を伴わずに屈筋反射パターンが誘発されることが示されているため，急性実験的筋肉痛は，悪循環仮説を検証する適切なモデルではないと考えられる（Schmidtら 1981年）．長期間持続性筋肉痛の背後に横たわるメカニズムは，さらに長期間慢性的にこの痛みが進展していくことを反映しているとみてよいであろう．

5　慢性痛の神経可塑性

これまでの議論は，慢性筋肉痛がこれまで述べてきた悪循環説のみでは十分に説明できないことを示唆している．むしろ，Schmidtら（1981年）がすでに指摘したように，悪循環が成立する前に屈筋反射のように深く刻み込まれた急性反射パターンが，消失していなければならないだろう．この考えは，感覚神経の活動が保持されていることを基礎として，脊髄反射の連結における慢性変化を前提としている．実際にも，多くの慢性筋肉痛に悩む労働者は，痛みの存在にもかかわらず，働き続けている．働き続けることにより，筋収縮に伴う長期化した求心性線維の賦活化は，中枢神経系の処理過程や求心性入力の統御に変化をきたした慢性痛に発展する（VøllestadとRøe 本書第9章）．そのような賦活化に依存した変化については，最近になり精力的な研究が行われており，**神経可塑性**という表題で研究が進んでいる（Windhorst 本書第18章参照）．

5.1　過敏性と中枢性感作

基本的現象は，脊髄興奮性の増加である．それは種々の入力に対するニューロンの反応の亢進で判明する．その入力とは，**強力で長期間持続する侵害性刺激とそれに伴うグループIV求心性線維の賦活化である**．体性感覚系における感覚処理過程の変化は，次にあげる3つの異なる脊髄内の病態生理学的過程により説明できる．

- **構造的再構築**：求心性線維と中枢性（脊髄内）ニューロンとのシナプス結合が，神経損傷や炎症などの種々の影響に反応することにより，構造的に，また生理学的に（あるいは病態生理学的に）変化すると考えられ

- **抑制低下**：特に末梢神経障害において，通常は脊髄内における侵害受容性情報を抑制している抑制作用が低下する（Woolf と Doubell 1994 年）．
- **興奮増加**（中枢性感作）：シナプス後ニューロンの興奮の亢進は，一部には求心性神経線維からシナプス後ニューロンへのシナプス伝達の効率が増加することによると考えられている．長期的にみると，シナプス効率は増加あるいは減少のどちらもが起こりうる．

5.2 長期増強（longterm potentiation：LTP）と長期抑制（long-term depression：LTD）

これらの長期持続性興奮変化は，脊髄後角層のシナプス後ニューロンの長期化し集積化した脱分極を反映する．これらの変化は，グループIV求心性線維からの種々の神経伝達物質の放出とそのシナプス後受容体における働きの相互作用によりもたらされたものである．ここでいう神経伝達物質とは，**興奮性アミノ酸**（excitatory amino acids；EAA），**P物質**のようなペプチド，**一酸化窒素**，**アラキドン酸**などのことである．特に興味深いことに，実験的に弱収縮筋力で高度に反復性の運動課題を施行するように訓練したラットの脊髄後角において，P物質とNMDA（N-methyl-D-aspartate）受容体が増加していることが，2000 年，Barbe らにより報告された．これは脊髄の過剰興奮性を高めるメカニズムを示唆している．これらのシナプス部位は，自然あるいは人工的な薬理学的物質により阻害されるポイントを有している．たしかにグループIV末端におけるμおよびδ**オピオイド受容体**，α_2**アドレナリン性受容体**，また，**神経ペプチドY**（NPY）受容体は，アミノ酸，ペプチドの放出を抑制し，急性かつ強力な痛み状態を阻止する（Yaksh ら 1999 年）．

5.3 神経成長因子（NGF）

神経細胞にどれくらいの強さと持続性の活動をさせると，神経結合に可塑性の影響を及ぼすか，ということはあまり明らかでない．いわゆる**ニューロトロフィン**というニューロンの成長と寿命を制御するような物質が分泌されて，これらの過程に関与しているという考えは興味深い（Lewin 1995 年；McAllister ら 1999 年）．実際，末梢や中枢性において，感作過程は神経成長因子 NGF により賦活化される．もう1つ，BDNF（brain-derived neurotrophic factor）脳由来神経栄養因子という物質が，後角ニューロンの興奮性を亢進させ，特に炎症性痛み状態における感作変調物質としての役割を果たすと考えられる．

5.4 大脳皮質の可塑性

侵害受容感覚過程における神経可塑性は，主に脊髄において研究されている．現在のところ，より高次の段階における神経可塑性は，たとえば大脳皮質における可塑性などは，非常に限られた報告でしか示されていない．ところが，ある慢性の痛み状態においては，感覚運動性領域や他の大脳皮質領域の機能異常により生じている可能性が指摘されている（Ljubisavljevic 本書第 19 章参照）．さらに画像研究によると，大脳皮質下部や大脳皮質の活性化が侵害刺激により起こされている．ヒトの前脳レベルでは，熱痛み接触刺激，冷却痛，皮膚へのレーザー刺激による痛み，および筋肉内の痛みなどが小脳虫部，両側視床，対側の島・前帯状皮質，さらには運動前野の活性化と持続的に関連することが知られている（Casey 1999 年）．持続性の痛みに悩むヒトでは，高次脳領域の活性化の範囲は，拡大し，再構成されている（Hunt と Mantyh 2001 年）．

6 慢性作業関連性筋痛症における固有感覚

前述の議論で，グループIII〜IV筋求心性線維と関節求心性線維発射の活動は，γ運動ニューロンやひいては筋紡錘求心性活動に対して強力な反射性影響を及ぼすということが明らかになった．筋紡錘求心性活動は，身体位置と運動の感覚（固有感覚）において，最高の役割を果たすため，筋紡錘求心性活動パターンのどこかに病態的な変化が生ずると，固有感覚に障害を生ずる．固有感覚は身体の姿位と運動の滑らかで細かい協調に不可欠のため，固有感覚のどのような障害でも不適切な運動調節と事故のリスクを増加させると考えられる（Djupsjöbacka 本書第 15 章参照）．このことが別の新しい悪循環を生ずる．

6.1 固有感覚における筋・皮膚求心性神経活動の役割

筋受容器は中枢神経系に対して固有感覚を伝達する上で重要な役割を演ずることはたしかである．この考え方の一部は，筋紡錘およびゴルジ腱器官などの筋受容器の

Sidney Blair, Mats Djupsjöbacka, Håkan Johansson, Milos Ljubisavljevic, Magda Passatore, Laura Punnett, Uwe Windhorst

複雑な形態および機械的刺激に対する高感受性を基礎としている．動物では筋器官求心性活動は，いくつかの**脊髄上構造**（脊髄より中枢の中枢神経系の構造）に投射するが，中には**皮質体性感覚野と小脳に投射している**ものもある．ヒトにおいて動いていない四肢の筋の長軸方向への振動刺激により，筋受容器を賦活化すると，関節の動きの錯覚を誘発することが報告されている．振動は主に筋紡錘求心性活動を興奮させるため，このような知見は求心性活動からの情報は，運動感覚の察知に特に重要であることを示唆していると考えられる．同様の運動錯覚は，動いていない四肢において腱が引っ張られたときにも（つまり張力感受性の筋受容器が筋伸張の増加により賦活化された場合にも）生ずる．このような所見は，筋紡錘からの一次求心性活動が，四肢の運動速度に関して比較的多くの情報を供給するのに対し，二次筋紡錘求心性活動は主に四肢の位置情報を提供するということを示唆する．

筋受容器からの固有感覚が，筋運動覚，位置覚の伝達をすることは明確であるのに対して，皮膚求心性神経活動が特異な固有感覚情報を伝達するかどうか，ということに関しては，現在でも論争が継続中である．しかし，最近になって，皮膚受容器からの固有感覚の役割に関して，さらに特異的な役割があるという証拠が報告された．マイクロニューログラフィー（微小細胞神経電図法 microneurography）により記録されたヒト手関節と指関節からの皮膚受容器求心性発射活動は，手背に位置する受容器が，潜在的に手と指の運動に関する情報を供給する能力を有していることを示している．しかし，このことは必ずしも中枢神経系が実際に皮膚からの入力を固有感覚情報として使用しているという意味ではない．

6.2　関節からの求心性線維活動

動物では，関節からの求心性線維は数個の上行性伝導路を通じて，**網様体，視床，大脳皮質，小脳**に投射する．大脳皮質のレベルでは，末梢における関節受容器のトポグラフィー（局所解剖的対応）が明らかに示されている．したがって，体性感覚皮質は，関節求心性発射活動を十分に追跡できる．このことはヒトの場合にも当てはまり，マイクロニューログラフィーの記録電極により末梢神経に対して電気刺激を与える微小刺激法の手法で，手関節や指関節からの各求心性活動が，被験者に非侵害性の深部圧感覚や関節運動感覚を引き起こすことができる．さらに関節求心性入力の除去（局所麻酔薬の関節内注入，神経ブロック，あるいは関節の外科的除去などによる）をすることによって，別の関節からの固有感覚性知覚の鋭敏さが減少することが判明している．これらの結果は関節求心性発射活動の伝達する情報が，知覚できるレベルへ強力で確実な伝達をされることを示唆する（Johansson ら 1998 年）．

6.3　慢性筋痛症における固有感覚障害

慢性筋痛症においては，グループⅢ～Ⅳ筋求心性線維は活性化しており，筋紡錘運動反射を通じて，筋紡錘反射を変化させ，固有感覚はこのような状態で影響されていると思われる．たしかに作業関連性筋痛症の患者は，固有感覚低下，運動制御障害，バランスの崩れなどを呈していることが多い（Bergenheim 本書第 13 章；Graven-Nielsen ら 本書第 12 章；Magnusson と Karlberg 本書第 16 章参照）．これらの障害により，患者は**運動制御の正確性**を失い，身体負担の大きい職務中の**傷害発生リスク**が増加し，頸部痛の患者では**めまいを生じやすく**なる（Bergenheim 本書第 13 章；Magnusson と Karlberg 本書第 16 章参照）．運動制御の正確性が低下すると，患者は，要求される関節姿位や運動に，より高頻度のそしてより大きな障害を生ずるようになる．これらの関節姿位・運動の障害に対抗するため，近位関節を安定させる骨格筋がより強く共同収縮しなければならなくなる．この共同収縮は骨格筋に持続性疲労を引き起こして悪影響を残し（4.2.5 節参照），**悪循環**に発展する．この悪循環は精神的ストレスの影響により増強されると考えられている（van Dieën ら本書第 6 章参照）．

7　自律神経系，および感覚運動系との相互作用

自律神経系は，ストレスに対し最も重要な対抗手段としての役割を果たしている．そのため，多くの系に対して多様に作用しているし，作用しなければならない．他の神経要素が興味の中心であった場合，自律神経系はこれまであまり重要視されなかったが，実際，自律神経系には大きく影響されるわけである．ここでは，自律神経系について簡単な概観を述べることにする（詳細は，間野 本書第 20 章；Passatore と Roatta 本書第 21 章参照）．

7.1 分類と機能

自律神経系は3つの主分類より成り立っている．
1）交感神経系
2）副交感神経系
3）腸壁内神経系

腸壁内神経系は，中枢神経系より比較的独立しており，消化管の運動および内分泌活動のみにかかわる系である．交感神経系と副交感神経系は，複雑に中枢性，反射性に制御されており，そして常時ではないが高頻度で，内臓器官の制御，外環境への身体器官の適応，現在おかれている環境に必要な適応などの調節に関して，お互いに拮抗的に作用する．臨床的および実験的研究により交感神経系は骨格筋機能，**筋疲労**，**慢性筋痛症候群**の発症メカニズムに関与していることが強く示唆されている．

交感神経系は運動と深くつながっている．それは運動の開始や運動中に，筋に対する交感神経出力が増加することによって証拠づけられる．また，筋への交感神経出力は，筋収縮力や疲労感覚に比例することも報告されている（間野 本書第20章参照）．さらに動物が**身体的・感情的なストレス**に直面した場合，交感神経系は複雑な神経−ホルモン性身体調節の一部として賦活化される（3.2.1節参照）．特に交感神経系はいわゆる**防御反応**を支配し，全身のすべての器官の迅速な動員に寄与し，「**闘争か逃走か**」反応を助長する．

交感神経系はほとんどすべての組織や器官に作用を及ぼす．このような作用は，次のような変化で構成されている．①循環器−呼吸器系を調節し，栄養素を動員する，②骨格筋の収縮特性を変化させる，③筋制御と固有感覚に関する筋紡錘のフィードバック系の性質を変化させる（PassatoreとRoatta 本書第21章参照）．多くのデータはやはり交感神経系が痛みの発症と維持に関与している状態（**交感神経依存性疼痛**）があることを示している（7.5節；Blair 本書第24章参照）．

7.2 交感神経系の構成

末梢交感神経系は，脊髄の第一胸髄～第三腰髄における灰白質である中間質外側核に起始する交感神経節前遠心性神経線維から構成される．これらの遠心性神経線維は，交感神経節後線維と結合する．この結合部位はほとんどが交感神経節に集中している．節後線維は，効果器を支配する．全身の血管，心，肺，腸などを支配し，さらには筋紡錘をも支配する（以下参照）．

運動時，運動準備時における交感神経賦活化のメカニズムは，以下のようである．

中枢指令：中枢指令は運動筋を支配する運動ニューロンと交感神経節前線維を並行して賦活化する．交感神経系は脳幹神経核を含む複雑なネットワークにより形成される下行性モノアミン伝導路により制御されており，さらに視床下部，大脳辺縁系，および大脳皮質構造と密接な相互結合をしている．

求心性感覚線維：多くの求心性感覚線維は，反射性に交感神経出力を調節している．これらの求心性線維には，自律神経または体性神経内を走行する内臓性求心性線維，あるいは体性求心性線維がある．体性求心性線維は，活動中の骨格筋からの機械−化学的情報を伝達するグループIII～IV筋求心性線維により構成される．この体性求心性線維は，いわゆる**体性−交感神経性反射**を仲介する（Satoら 1997年）．

節前交感神経ニューロンに影響を及ぼす中枢経路の形態的複雑性は，あまりよくわかっていない．さらに体性感覚性入力に影響を及ぼす複雑なニューロン回路も同様に解明されていない．しかし，これらの回路は高度に洗練された調整法により交感神経に影響を及ぼすと推測されている．運動活動が起きていない状態では，有効な運動パフォーマンスを保証するために適した複雑な自律神経−内分泌的調節の一部として，そのような調節では不要であり，中には有害なものもあると考えられている．

7.3 交感神経系の骨格筋運動機能に対する作用

交感神経系の賦活化は，筋レベルで起きる運動機能の多くの変化に必要となる（PassatoreとRoatta 本書第21章参照）．

7.3.1 血管変化：血管収縮

交感神経系の賦活化は，全身性に交感神経が支配する器官の細動脈，毛細血管前括約筋，細静脈の**血管収縮**をきたす．その器官の中に骨格筋がある．その結果，血圧は上昇し，交感神経の支配している器官では十分な還流圧が保証される．**活動筋**においては，この持続的な血管収縮は**代謝物誘発性血管拡張**によって拮抗されるため，必要な筋血流量が活動筋に供給されることになる（たとえば，Saltinら 1998年）．

血管収縮と拡張作用のアンバランスは，交感神経活動過剰に誘発された血管収縮であっても，代謝物欠乏に誘発された血管拡張であっても，酸素供給機能と代謝産物

除去機能を損なう．この状態は**慢性疼痛症候群**の進展に寄与するといえる．特に低酸素状態は毒性効果をもたらし，**フリーラジカル**の産生を増加させることが知られている．このフリーラジカルは細胞内酸化―還元バランスを酸化方向に向ける結果，**酸化ストレス**は運動誘発性の筋炎症，筋損傷，筋慢性痛の発症に関与する（Jenkins 2000年）．酸化ストレスが持続的に起こっている状態では，多くの組織や器官において線維化変性が起こっている結合組織の過剰な沈着が生ずる（Poli と Parola 1997年）．

虚血と筋肉痛との間の因果関係を示すデータが集積されている．**慢性僧帽筋筋肉痛**（頸腕痛症候群）の患者において，筋血流は痛み側で有意に低下していることが報告されている（Larsson 本書第8章参照）．同様のアンバランスは，毛細血管への血流供給とⅠ型筋（遅筋，酸化性）筋線維とⅡa型筋（速筋，難疲労性）筋線維との間にもみられる（Lindman ら 1991年）．

痛みスコアと，毛細血管断面積と筋線維断面積の比が低いこととの間に有意な相関がⅠ型，Ⅱa型筋線維の両者においても認められる．毛細血管断面積と筋線維断面積の比はⅠ型筋線維で最も低く，痛みスコアが最大であったことが認められる（Thornell ら 本書第7章参照）．交感神経のブロックを行うと，僧帽筋における痛みのトリガーポイント数を減少させ，中には痛みも減少させることのできる患者もいる（Bengtsson と Bengtsson 1988年；Backman ら 1988年；Hubbard 1996年；Roatta ら 本書第22章参照）．

7.3.2 筋線維収縮メカニズムに対する直接作用

速筋においては，アドレナリン静脈内投与，あるいは副腎髄質に対する生理的上限か，それを越える頻度の交感神経性刺激により，最大単収縮の振幅と持続時間の両者が増加することが知られている．その結果，癒合の程度と軽度の強直性収縮により発現する筋力が増加する．したがって，ストレス下あるいは運動状態のような交感神経活動の増加した状態では，速筋のパーフォーマンスは向上し，同程度の筋力を惹起するためのα運動ニューロンの賦活化頻度は少なくてすむ．

この反対の作用がカテコールアミンの投与により遅筋に惹起される．単収縮による振幅と持続時間は減少し，軽度の強直性収縮による筋力は低下する．

7.4 感覚受容器の交感神経性調節

交感神経系は多くの機械的，化学的受容器における発射頻度を調整する（Passatore と Roatta 本書第21章参照）．このことは，運動やストレスなど交感神経活動度が変化した状況の下では，感覚情報や，この感覚情報に基づくすべての統御過程は，劇的に調整可能であることを示唆している．

以下において，運動と筋骨格痛について一番関係しそうなこれらの交感神経作用を簡単に概観する．

7.4.1 筋紡錘発射活動の交感神経性調節

運動制御と固有感覚のため，筋紡錘求心性発射活動とその交感神経系による調節は，非常に重要である（Passatore と Roatta 本書第21章参照）．そのような情報は，実際に瞬間瞬間の運動の反射制御に用いられる．これにより効率的な筋収縮や随意運動の調節が可能となる（たとえば，Dietz 1992年；Davidoff 1992年；Masuda ら 1997年）．

- **形態学的データ**により，筋紡錘への交感神経支配が証明されている．
- **筋紡錘発射活動**：顎挙上筋群でなされた生理学的研究によれば，交感神経賦活化は筋紡錘求心性発射の安静時発射活動および筋紡錘感受性に影響すると報告されている（Roatta ら 2002年；Passatore と Roatta 本書第21章参照）．**筋紡錘安静時発射活動**に対する作用はすべての発射活動に一般化できるというわけではない．主にグループⅠa発射活動の増加とグループⅡ線維発射活動の減少がその内容である．筋長変化に対する**筋紡錘求心性発射活動の感受性**は，これらの筋に対する交感神経活動刺激の間には持続して減少する．その結果として，顎の単収縮および強直性振動反射の両者ともに，筋緊張と筋電図のポリグラフにより明らかなように筋長変化に対する反射反応は相当に減少する（Grassi ら 1993年ab, 1996年）．Johansson らのグループから出されている予備的なデータ（Thunberg ら 2000年）によれば，同様の交感神経の筋紡錘に対する効果は，僧帽筋において観察されることが示唆されている．すなわち，骨格筋への交感神経活動が増加するような状態は，常に筋長変化に対する筋紡錘求心性発射活動の感受性を低下させ，これにより筋長のフィードバック制御のゲイン（感受性）を低下させると考えられる．この問題に関して，新たな研究が行われ，ヒトにおける研究もさまざまな結果が報告されている．本書第21章（Passatore と Roatta）における批判的な総説を参照されたい．

7.4.2 痛み受容器に対する交感神経調節作用

　正常状態では，交感神経活動の賦活化は，侵害受容器ニューロンの発射活動に対して，一定の影響を及ぼさないようである．それと対照的に，**病的状態**では，軽度から重度の損傷，たとえば傷害または圧迫，軟部組織外傷，炎症過程，以前の感覚受容器の感化による末梢神経障害などの「**促進因子**」を介在させるとこの作用は非常に強力となる．このような状態では，電気的に交感神経を刺激したり，正常では交感神経終末より放出されるノルアドレナリン，さらには副腎より放出されるカテコールアミンにより，皮膚侵害受容器を興奮させたり，痛み刺激に対する反応性を増強させたりして，痛みが惹起される．交感神経系が，慢性痛の開始や持続の原因となっているのに，複雑であるために一部分しか知られていないメカニズムに関わっていることは，一般的に受け入れられている（7.4.3節；Blair 本書第24章参照）．

7.4.3 痛み調節の交感神経性メカニズム仮説

　交感神経維持性疼痛の発症に関しては，いくつかの複雑なメカニズムが潜んでいると考えられている．

- **異なる線維型間の非シナプス性交通**：神経損傷の後には，異常電気的膜特性と正常絶縁喪失状態となる．この状態は異なる型のニューロン間の直接電気的変換を生じ，その結果として，**異常感覚**を生ずることがある（Shyu ら 1990年；Amir と Devor 1992年）．
- **節後線維の後根神経節内における発芽**：この発芽によって，後根神経節内は，軸索切断感覚ニューロンの細胞体周囲にバスケット様構造を呈する（McLachlan ら 1993年；Michaelis ら 1996年；Chung ら 1996年，1997年）．この後根神経節細胞体に対する異常な交感神経入力が自発性，誘発性の活動を増幅し，周囲の沈黙しているニューロンを動員すると考えられている（Millan 1999年）．
- **遠心性交感神経線維における軸索瘤（膨大部，バリコシティー）の形成とαアドレナリン性受容体の産生**：両者が軸索切断をした求心性ニューロンの細胞膜上にみられる．
- **$α_2$アドレナリン作動性受容体の補充的産生**：この産生は，病変部が交感神経線維の傷害を受けたときにはいつでも，一部傷害を受けた神経内の無傷の一次求心性ニューロンの膜上にみられる．$α_2$受容体の産生は，一次感覚性求心性ニューロンの交感神経活動に対する感受性を増加させる．このことはさらに自身の興奮性と刺激に対する発射反応性を増加させる（Shyu ら 1989年 ab, 1990年；Sato と Perl 1991年）．
- 組織炎症による感作のための無傷の一次感覚求心性ニューロンにおけるノルアドレナリン感受性の発展．
- 血流量の調節や血管透過性の変化による感覚求心性活動の間接的調節：特に交感神経賦活化に伴う血管収縮は，炎症物質の洗い流し効果を減少させることにより痛みを増強する．

　以上のメカニズムは，このようにして傷害や炎症後の侵害受容器や大径感覚神経線維を感作する．このような状態では，交感神経活動や循環性のカテコールアミンは，感覚求心性線維の自発発射を増加させ，試験的刺激に対する反応を増加あるいは調節する．これらの作用は**痛み，機械的痛覚過敏性，異常感覚**を引き起こす．これに対して，交感神経依存性疼痛状態では，多くのヒト被験者や動物モデルにおいて，化学的または外科的交感神経除去術は，痛みや機械的感覚異常症を緩和する．しかし，すべての痛みを緩和するわけではない．それに加えて，このような症状は，無症状の被験者においてもノルアドレナリンの局所投与で再現できる（Wallin ら 1976年；Torebjörk ら 1995年）．

7.5 複合性局所疼痛症候群

　慢性的痛み状態における交感神経系の潜在的重要性は，多くの臨床的症候群により実証されている．この臨床症候群について短くまとめてみよう（詳細な記載や文献については，Blair 本書第24章参照）．いわゆる**複合性局所疼痛症候群 CRPS**（complex regional pain syndrome）である．本症は従来は**反射性交感神経性ジストロフィー RSD**（reflex sympathetic dystrophy）とよばれていた．複合性局所疼痛症候群は，**疼痛，圧痛，腫脹，萎縮性皮膚病変，さらには血管運動性・発汗性病変**の症状複合体である（Kozin 1988年）．この症候群に対する新しい用語は，**複合性局所疼痛症候群第Ⅰ型（CRPS Ⅰ）**である．本症は神経損傷後に発症する**複合性局所疼痛症候群第Ⅱ型**（CRPS Ⅱ：以前はカウザルキー，causalgia とよばれた）とは区別される．

7.5.1 複合性局所疼痛症候群 CRPS の徴候と症状

　症状は次のようである（Wilson 1990年；Veldman ら 1992年；Schwartzman と Malecki 1999年）．

- **痛み**：1つあるいはそれ以上で起こる．激しい，燃えるような，持続的なあるいは間歇性の，活動により悪化する痛みである．**異痛症 allodynia**，または**感覚過敏**

hyperalgesia が起こることもある．
- **腫脹と浮腫**：圧痕性あるいは非圧痕性であり，局在性かあるいは広範展開性である．
- **運動機能の低下**：運動制限，筋力低下，運動開始困難，振戦，筋スパスム，局在性ジストニアなどの特徴を呈する．
- **血管運動性障害**：冷たい，青白い手足，あるいは温かい赤く腫脹した手足．発汗低下も時に起こる．
- **皮膚変化**：皮膚乾燥，落屑，体毛の成長促進，爪変化が認められる．
- **関節の腫脹，圧痛．**
- **点在性骨粗鬆症が起きることもある．**
- **第Ⅰ型のトリガーとなりうる侵害性事象．**

交感神経系は関連痛においては関係することもしないこともある．

交感神経依存性疼痛（SMP）

本症は，交感神経遠心性支配か，カテコールアミンか，神経化学物質の作用によって生ずる痛みである．交感神経依存性疼痛（SMP）は，また，他の状態でも起こるし，複合性局所疼痛症候群第Ⅰ型（CRPS Ⅰ），あるいは反射性交感神経ジストロフィー（RSD）に限局するものではない．

7.5.2 複合性局所疼痛症候群の根底にある病態生理学

複合性局所疼痛症候群・反射性交感神経性ジストロフィーの根底にあるメカニズムは次のようである．

- **過剰な炎症性反応**：酸素由来性フリーラディカルあるいは神経ペプチドにより引き起こされる傷害の後に発生する．
- **神経原性炎症**：末梢神経終末より遊離される血管スパスム，血管浮腫，痛みを起こさせる神経化学物質の分泌異常．
- **骨格筋の毛細血管の基底膜肥厚．**
- **高エネルギーリン酸の産生異常**：低酸素症や酸素利用低下により引き起こされる．
- **タイプⅠ筋線維数の減少．**
- **炎症性介在物質と神経成長因子による侵害受容器感受性の増加．**
- **細径 C 線維の軸索変性．**
- **後角における広範囲動作特性ニューロンの長期間感作**（Windhorst 本書第 18 章参照）が痛みの広がりと慢性化，さらには痛覚過敏や異痛症にかかわっているとみなされている．

運動異常は錘外筋および錘内筋への交感神経の影響（上記参照；Passatore と Roatta 本書第 21 章），あるいは，タキキニン〔訳者注：神経ペプチドの一種で，サブスタンスアが属す〕の前角細胞への影響，そして髄節上性，脊髄性レベルにおける**中枢神経系の感作の運動系への影響**と考えられている（Schwartzman と Malecki 1999 年）．

8 ストレスの長期的影響

ストレスは 2 つの顔，ヤヌスの顔をもつ〔訳者注：ローマ神話に出てくるヤヌス Janus 神は，歴史（時間）の神で，正反対を見る 2 つの顔を持ち，極端なまでの二面性を持つことの比喩として使われる．ここでは，ストレスが二面性の性質を持つことの比喩として用いられている〕．一方では，ストレスは適応機能を有し，個体が変化する環境状態，緊急事態に適応するのを助け，個体の健康や生存を助長する．ところでもう一方で，過度の長期にわたるストレスは，個体に害を及ぼし種々の疾患の原因となる（Kalezic ら 本書第 4 章参照）．実験的研究によれば，種々の生理的ストレスは動物やヒトに対し多様な影響を及ぼすことがわかってきた．それには副腎の増大，胸腺・リンパ節の萎縮，心循環器系トーヌスの亢進，免疫系の抑制，潰瘍形成などがある（Kim と Diamond 2002 年；Tsigos と Chrousos 2002 年）．ここで長期間にわたるストレスの影響についていくらか，論じてみよう．

8.1 ストレス下の視床下部-下垂体-副腎軸と自律神経系

種々のストレッサーは，その影響を 2 つの主要な系において発揮する．視床下部-下垂体-副腎軸と青斑核により支配されている自律神経系軸である（Kalezic ら 本書第 4 章参照）．これらの系は脊髄内侵害受容器伝達性の上行路により賦活化される．ストレッサーによるこれらの賦活化は覚醒，注意を刺激し，中脳-皮質-辺縁系のドパミン作動系をも賦活化する．このドパミン作動系は，期待と報酬現象にかかわっており，そして視床下部-エンドルフィン系も巻き込んで，痛覚を抑制する（以下参照）．これらの系の間には多くの相互作用が存在し，複雑なフィードバック的影響を及ぼす（Tsigos と Chrousos 2002 年）．

したがって，身体的，心理的ストレッサーは，以下の物質の分泌を促す（McEwen と Sapolsky 1995 年；Tsigos と Chrousos 2002 年）．

- **カテコールアミン類**：交感神経系，副腎髄質から分泌される．しばしば神経ペプチドYなどの共神経伝達物質も同時に分泌される．カテコールアミンは血圧を上昇させ，心拍数を増加させ，脂質，グルコースなどのエネルギー運搬体を放出する．交感神経系は，免疫系にも直接影響する．免疫抑制効果と免疫増強・抗炎症効果である（TsigosとChrousos 2002年）．カテコールアミンの最初の放出は，カテコールアミン合成酵素をコード化している遺伝子の発現増加を伴う（SabbanとKvetnansk 2001年）．
- **コルチコトロピン放出ホルモン（CRH）**：それと相乗作用を有する物質には，たとえばアルギニン-バゾプレシン，アンジオテンシンⅡ，そしてサイトカインがある．コルチコトロピン放出ホルモン（CRH）は中枢性と末梢性の効果をあらわす．中枢性には，視床下部-下垂体-副腎軸を賦活化する．しかし，一方では性ホルモン，成長ホルモン，甲状腺ホルモンの機能を抑制する．視床下部-下垂体-副腎軸の最終ホルモンは副腎皮質から分泌されるグルココルチコイドであり，全身に多様な影響を及ぼす．重要なことは，グルココルチコイドは，脂肪組織，骨，他の器官に対し直接影響のみならず，インスリン介在性の影響を及ぼすことである（以下参照）．中枢性に，CRHはグルココルチコイドやカテコールアミンを介して，炎症性反応を抑制する．一方，末梢性のCRHは，末梢神経末端から放出され，局在性炎症を刺激する（TsigosとChrousos 2002年）．これを免疫性CRHという．

ストレス反応は，2つの構成要素を有すると考えられる．最初はカテコールアミンを通じて行われる第一波であり，次はグルココルチコイドを介する第二波である．カテコールアミンは，分泌されると，シナプス後効果を秒単位で発現する．対照的にグルココルチコイドは，刺激されてから分泌するまで分単位を要し，効果を発現するまでには時間単位を要する．グルココルチコイドの発現に時間がかかるのは，転写から遺伝子発現までに時間がかかるためである．この発現までの時間差は，非常に異なる結果をもたらす**短期間**と**長期間のストレッサー**を理解する上で重要である（McEwenとSapolsky 1995年）．**交感神経系**は，非常に迅速に「闘争か逃走か」反応に対する身体の準備をするといわれている．一方，**視床下部-下垂体-副腎軸**は，賦活化が緩徐で長引くため，敗北反応で制御喪失である状態を表しているといわれている．急性ストレス反応は，関連する系の迅速賦活化と非活性化を伴うが，環境ストレスに対抗する効率的で健康的な方法とみなされている．一方，慢性ストレスは，健康問題を生ずると考えられている（Sjøgaardら 2000年）．

8.2　健康に対する慢性ストレスの影響

ストレッサーに対する身体反応というのは，一度，活性化された内的恒常性，ホメオスターシスを元に戻すための適応反応として進化したものである．それには視床下部-下垂体-副腎軸と交感神経系がある．緊急事態で，時間が限られている場合には，身体に生じる反性ホルモン性，反成長ホルモン性，異化性，免疫抑制性の影響は，有益と考えられる．しかし，ストレスが慢性化すると，このような継続性ストレッサーに対する身体反応は望ましくないものになると考えられる（TsigosとChrousos 2002年）．

慢性ストレスは全身の健康状態を悪化させ，病気欠勤がちとさせ，余命を減少させる（Kalezicら 本書第4章参照）．視床下部-下垂体-副腎軸の長期にわたる活動亢進は，グルココルチコイドの遷延性分泌をまねき，以下の状態を引き起こす．
- 糖尿病
- 肥満症
- 血液内脂質の増加に伴う**心血管疾患**
- 消化管の潰瘍
- 免疫反応の低下に伴う**感染症**
- 骨粗鬆症と筋萎縮
- 生殖機能の低下（高度訓練を行うアスリート，バレエダンサーなど）
- 精神的異常，たとえば**うつ病**など
- 認知異常（時間単位のシナプス可塑性調節と週単位の樹状突起構造の変化）

8.3　認知機能に及ぼす慢性ストレスの影響

ストレス過多状態であると特に心的外傷経験は長期にわたる記憶として残ってしまうものである一方で，ストレスはその後に注意と記憶に障害をきたし，健忘症として尾を引くこともある（KimとDiamond 2002年）．そのような負の影響は，もちろん職場における能力にも低下をきたす．ストレス関連性の生理学的反応は，ストレスへの集中度と曝露時間に依存して，認知と記憶に影響する（McEwenとSapolsky 1995年；McEwen 1999年；De Quervainら 1998年；KimとYoon 1998年；Kim

と Diamond 2002 年）．

①カテコールアミン：情動の急激な換起は，記憶形成を増強する．この影響は**交感神経性換起**と関連し，それに伴うカテコールアミンの放出を引き起こす．カテコールアミンの血中濃度の増加は，脳への酸素とグルコースの運搬を増加させるが，カテコールアミンへの過剰曝露，および生理的濃度より高濃度のグルコースへの曝露は，記憶を混乱させる．ストレス関連性カテコールアミン放出には扁桃体の関与が考えられる**情動的獲得記憶**〔訳者注：恐いとか辛いなどのマイナスの感情の記憶〕が影響を及ぼしている．

②コルチコイド：ストレスは**海馬**へ有害な影響を与える．海馬は，ある型の学習と記憶に強く関与し，視床下部－下垂体－副腎軸に対する制御に貢献する．この作用は，グルココルチコイドにより仲介されるようである（Kim と Diamond 2002 年）．副腎皮質ステロイドの血中レベルはストレス曝露時には長期強化を抑制し，長期抑制を強めるのに対して，自然の日内変動レベルの変化でもみられるホルモンレベルの低値は長期強化を強める．ストレスあるいはグルココルチコイドに長期曝露されると，最初に起こる変化は，海馬の樹状突起の萎縮とそれに伴って起こる神経細胞死である．この変化は海馬機能に異常をきたし，不可逆的となる（Kim と Yoon 1998 年；Kim と Diamond 2002 年）．この海馬機能異常は，慢性社会的ストレスに曝露されるときにも起こると考えられている．ストレスとグルココルチコイドは，両方とも長期空間記憶の回復を阻害する（De Quevain ら 1998 年）．しかし一般的に，副腎皮質の作用は，かなり分化していると考えられている（de Kloet ら 1999 年）．皮質ステロイドホルモンには，グルココルチコイドおよびミネラルコルチコイドがあり，通常脳を有害な事態から保護し，認知機能に欠かせない．両ステロイドは，一般的にその場の状況にいちばん適切な適応行動に促進的に働く．この２つのコルチコステロイドの作用が長期間にわたってバランスが崩れたときにだけ，認知に対するコルチコステロイドの効果が適応不良なものになる（de Kloet ら 1999 年）．

8.4 痛み知覚におけるストレス誘発性変化

まとめると重要なストレス効果として知覚に関するもの，特に痛みに関する知覚に対するものがある．

多くの報告で，通常では痛いはずなのに，付随するストレスのため，痛みとして感知されなかった例（**ストレス誘導性鎮痛**）をあげている．有名な例は，David Livingstone がライオンに襲われたときの逸話である（Jessell と Kelly 1991 年）．ライオンは Livingstone の肩にかみつき，激しく振り回した．Livingstone はその時ショック誘導性昏迷状態にあり，また夢幻状態でもあったと記載している．その時，彼は痛みを感知せず，恐怖の感覚も生じなかったようである．しかし，何が起こっているかということは，はっきりとわかっていたらしい．ストレス誘導性鎮痛は，戦場で傷ついた兵士や，スポーツで競技中の選手によくみられることが知られている．

これらの報告は中枢神経系内に痛みの伝達と感覚を調節するサブシステムが存在することを示唆している．**内因性痛み伝達調節**の基盤をなすメカニズムが確かに存在することは，1970 年代から解明されていた．詳細な解説と文献は，本書第 18 章（Windhorst）を参照されたい．

痛み調節ニューロンの活動は，**主に行動学的にみて，①意味があり，②内容があり，③環境性の，要因により決定される．それには，当面の課題，覚醒喚起，注意喚起，動機，学習，などがある**（Fields 1992 年）．

●**内因性抗侵害受容**：本サブシステムは，環境的な刺激により賦活化される．環境的な刺激には，ストレス（たとえば戦場），運動（たとえば長距離走），性活動，鍼などがある．

●**促進的調節系**：さらに最近，脊髄より高次の中枢神経性影響が，痛みの状況と痛覚過敏の進展と維持に明らかに貢献していることを示唆する証拠が，次々に集積されている（Windhorst 本書第 18 章参照）．このことは，**注意喚起要因が侵害刺激に対する反応を増強する**という事実によりすでに示唆されている．末梢性傷害と持続する侵害受容性入力が，中枢性感作と二次性痛覚過敏の進行に貢献するための脊髄－球部（延髄）－脊髄性メカニズムとおそらく関係していると思われる．事実，中脳水道周囲灰白質（periaqueductal gray matter：PAG）がこのメカニズムにおいて重要な役割を果たしていると考えられている．この灰白質はグループⅢ～Ⅳ筋求心性線維からの入力を受けており，さらに下行性に脊髄後角に対して投射している．このようにして，慢性状態では，このループは痛み維持のための悪循環に進展すると思われるが，実験的に証明される必要があろう．このような痛み増強メカニズムは，中枢神経系内で，**末梢傷害がなくても痛み感覚を生ずる**ことに関連していると考えられている．たしかに，予期と注意喚起により，正常の被験者でも侵害刺激がなくても痛みを経験することができることが報告されて

いる．すなわち，慢性痛の理解では，痛み感覚の程度を増強したり，減弱したりするのは，心理的要因がいちばん重要であることを知る必要がある．

8.5 心理神経免疫学

慢性作業関連性筋痛症と関連しているストレス，不安，その他の心理社会的状態は，広範囲の影響を及ぼすと考えられている．精神的，情動的状態は，免疫系に影響する．免疫反応は，広い範囲で個体を感染性病原体や腫瘍細胞から守る．このような免疫系のどこかに問題が生ずると，健康に長期間にわたる悪影響を及ぼすことになる．脳と免疫系との間の相互作用は，複雑なコミュニケーションネットワークを形成している（Maier 2003 年）．

この脳と免疫系の相互作用におけるヒエラルキーの頂点には，**大脳辺縁系**が存在する．大脳辺縁系は，以下のような構成である．①海馬体：海馬，歯状回，海馬支脚，②扁桃体，③帯状回，④旁海馬回，⑤腹側線条体淡蒼球，⑥中隔，⑦前視床，内側視床，⑧手綱．**神経内分泌系と自律神経系**には，下行性の調節機構が存在し，この2つの系は別々に学習，記憶，情動行動，ストレス反応，免疫反応を調節する（Haas と Shauenstein 1997 年）．

脳免疫関連は，**視床下部-下垂体-副腎軸，自律神経系，**そして**神経ペプチド**（オピオイド系を含む）により成立している（Haas と Schauenstein 1997 年；Salzet ら 2000 年）．一般的に，視床下部-下垂体-副腎軸の賦活化と交感神経系の賦活化は，免疫反応を減弱させる．一方，副交感神経系は抗体産生とリンパ球の細胞毒性により免疫反応を亢進させる．

しかし，脳免疫相互作用は，双方向性である．免疫系はフィードバック作用により脳に対して神経系，ホルモン系，および免疫系のメディエーターを警報として作動させる（Haas と Schausenstein 1997 年；Watkins と Maier 1999 年，2002 年；Salzet ら 2000 年）．フィードバック経路の1つとして，緩徐性血液ルートがある．その中での免疫物質の候補として，いわゆる**炎症前サイトカイン**，たとえば**インターロイキン-1（IL-1），インターロイキン-6（IL-6）**，および，**腫瘍壊死因子α（TNF-α）**があげられる．感染や炎症の危険信号を伝達するこのような物質に対して，脳はよく組織化された「**疾患反応**」によって応答する．この疾患反応には，生理的反応として発熱，血漿電解質の変化，白血球の増加があり，行動反応として，社会的相互作用の減少，探索反応の低下，性行動の低下，食物と水の摂取低下がある．さらにホルモン反応として，視床下部-下垂体-副腎軸と交感神経性のホルモンの放出増加がある（Watkins と Maier 1999 年，2002 年）．神経系はその経路の1つとして迷走神経系を使用する．迷走神経は末梢において傍神経節細胞（パラガングリオン細胞）により刺激され，IL-1 によっても刺激される（Watkins と Maier 1999 年，2002 年）．しかし，IL-1 はまた脳-血管関門を通過するプロスタグランディン E_2（PGE_2）の産生をも促進するため，脊髄過敏性亢進と疾患反応亢進をもたらす（Ek ら 2001 年；Samad ら 2001 年）．このような両方向性の連結が複雑なフィードバック系を形成する．詳細は Chiappelli ら（1996 年），Jerry（1996 年），Haas と Schauenstein（1997 年），Pennisi（1997 年），Schorr と Arnason（1999 年）の総説を参照されたい．

特に，**ストレスと不安**は，視床下部-下垂体-副腎軸と交感神経系の賦活化により，免疫機能を調節することが知られている．

①痛みにおける免疫から脳へのコミュニケーション

反対に，免疫から脳への経路の賦活化が起こると，**痛覚過敏**（hyperalgesia）と**異痛症**（allodynia）が引き起こされると考えられている．この作用はおそらく数段階を経ると思われる．まず，炎症前サイトカインが大縫線核までの求心性神経経路を興奮させる．大縫線核は神経線維を脊髄後角まで送り，ここで P 物質やグルタミン酸などの神経伝達物質を放出する．これらの神経伝達物質は，局所性の**ミクログリア細胞**と**アストロサイト**を活性化する．そうすると，興奮性のアミノ酸，一酸化窒素，プロスタグランディン，IL-1，そして神経成長因子（NGF）を放出する．このようにして，一度脊髄ミクログリアとアストロサイトが賦活化すると，正のフィードバック系により，このミクログリアとアストロサイトが分泌する興奮性の物質が，疼痛状態を過剰に刺激する（すなわち痛覚過敏と異痛症の形成）（Watkins と Maier 1999 年，2002 年）．ここで，中枢神経系には複雑な神経免疫相互作用を認める．おそらくこの中枢神経系における神経免疫相互作用が神経の可塑性に関係すると思われる．この相互作用によって疾病反応としての痛覚過敏と異痛症が成立し，不動性と受動性の病態が確実になると同時に，その後の生存は，免疫反応の挑戦にさらされることになる（Watkins と Maier，1999 年，2002 年）．

②痛覚過敏に対する他の脊髄上機構の関与

脊髄上構造（脊髄より中枢部分で）が痛覚過敏発症に関与すると考えられる状況には，別の根拠がある．たとえば末梢障害を伴わない痛みを生ずる中枢神経機構に痛

み増強機構が関連していると考えられることがある．た しかに予期と**注意喚起**を通じて，正常被験者が侵害刺激 を与えなくとも痛みを経験することができる．したがっ て，**慢性疼痛**を理解するうえでは，痛み感覚の強さを増 強したり削減する時には心理的要因がきわめて重要であ る（Fields 1997 年）．

9 結　論

- 多種類の身体的，心理社会的ストレッサーが，筋骨格 系疼痛症候群の原因としてかかわっており，その発症 には非常に多くのメカニズムが絡んでいることを示唆 している．一番単純なシナリオとしての身体的過重労 働説は，この労働関連性疾患群の一部の発症メカニズ ムを説明しているにすぎず，たとえば弱収縮力で持続 性反復性の手作業が行われ，頸や肩の筋には静的負荷 が加わるという特徴を有する曝露様式に対してはもっ と他の説明が必要である．
- 慢性作業関連性筋骨格系疼痛症候群 chronic work-related musculoskeletal pain syndrome において，骨格 筋はその形態，血流，運動単位活動，および代謝面で の変化を伴う．
- 組織間隙における代謝産物の濃度変化は，筋受容器を 賦活化し，小径求心性神経線維（グループⅢ～Ⅳ）活 動により，中枢に伝達されると考えられる．
- これらのグループⅢ～Ⅳ筋求心性線維は，複雑な作用 を脊髄ニューロンに及ぼす．これらの作用は介在 ニューロンにより次のニューロンに作用する．
- ・シナプス前抑制性介在ニューロン
- ・Ⅰb 抑制性介在ニューロン
- ・レンショウ細胞
- ・骨格筋運動ニューロン（α運動ニューロン）
- ・筋紡錘運動ニューロン（γ運動ニューロン）
- ・交感神経節前ニューロン
- 筋紡錘運動ニューロン（γ運動ニューロン）は，基礎 活動を変化させ，筋長変化および筋紡錘求心性活動に 対する感受性を変化させ，さらにこの変化は運動 ニューロンに対する作用をもたらす．この連結が最終 的には悪循環を生み出す可能性が考えられている．
- 交感神経系の末梢作用の面から考えると，グループ Ⅲ～Ⅳ筋求心性線維による交感神経節前ニューロンの 賦活化は，悪循環を生み出す上で重要である．
- グループⅢ～Ⅳ筋求心性線維の長期間賦活化は，他の 入力に対する脊髄ニューロンの感受性を変化させ，特 に痛覚過敏性と異痛症などの痛みに対する過敏性状態 を惹起する．このような変化は長期持続性慢性痛み状 態の根底となるメカニズムを持続させると思われる．
- 筋紡錘機能の変化は，情報を中枢神経系へ伝達する固 有感覚の正確性を低下させる．これにより運動制御能 力を低下させ，骨格筋の不十分な使用，拮抗筋同士の 同時収縮，および筋弛緩の不足を招き，これらの因子 が疾患進展のリスクを増加させる．
- 交感神経系は，運動，緊急反応，ストレス，さらには痛 み関連性ストレスにおいて重要な役割を果たす．
- 交感神経系は多くの身体機能に作用する．たとえば，
- ・心拍数，血圧，血流量
- ・骨格筋，筋線維の収縮特徴を変化させる
- ・感覚受容器（たとえば筋紡錘，痛み受容器）．これは基 礎活動を変化させ，各種刺激に対する感受性も変化さ せる
- このような作用は，交感神経系を慢性筋痛症や交感神 経依存性疼痛などの慢性痛み状態に関与させる．
- ストレスとは，多くの原因（ストレッサー）を有し， 多くの影響を及ぼす複雑な心理生理学的反応である．
- 心理社会的ストレス状態とは，多くの方法で，精神的・ 身体的機能に影響すると考えられているが，個人の性 格に依存することが多い．
- 生理的，病態生理学的ストレスの影響は，交感神経系 （最終的な神経伝達物質，あるいはホルモンがノルアド レナリンである），および神経内分泌系を通じて影響 を及ぼす．この神経内分泌系には，視床下部-下垂体-副 腎軸があり，最終的なホルモンはグルココルチコイド である．
- ストレスは認知機能や記憶にも影響を及ぼす．急性ス トレスは，特異的な痛み調節神経経路を通じて痛み刺 激に対する感受性を減少させることもある．
- 脳は，交感神経系および神経内分泌系を通じて免疫系 機能に影響を及ぼす．逆に免疫系は脳に影響をフィー ドバックする．このようにして脳に痛み知覚などの各 種影響を及ぼすようになる．
- これらの複雑な相互作用は，多くの異なる身体機能に 関連する心理社会学的作用に影響を及ぼすものと思わ れる．

文　献

Ala-Kokko L（2002）Generic risk factors for lumbar disk disease. Ann Med 34：42-47

Amadio PC (1988) Pain dysfunction syndromes. J Bone Joint Surg 70A : 944-949

Amir R, Devor M (1992) Axonal cross-excitation in nerve-end neuromas : Comparison of A-and C-fibers. J Neurophysiol 68 : 1160-1166

Backman E, Bengtsson A, Bengtsson M, Lennmarken C, Henriksson KG (1988) Skeletal muscle function in primary fibromyalgia. Effect of regional sympathetic blockade with guanethidine. Acta Neurol Scand 77 : 187-191

Barbe MF, Barr AE, Gorzelany I, Amin M, Gaughan JP, Safadi FF (2002) Chronic repetitive reaching and grasping results in decreased motor performance and widespread tissue responses in a rat model of MSD. J Orthoped Res 21 : 167-176

Barbe MF, McDonough BM, Erthal DM, Inman HT, Rice TL, Barr AE (2000) Substance P increases in spinal cord in response to to peripheral inflammation induced by repetitive task. Soc Neurosci Abstr 26 : 1835 (# 682.9)

Barr AE, Safadi FF, Garvin RP, Popoff SN, Barbc MF (2000) Evidence of progressive tissue pathophysiology and motor behavior degradation in a rat model of work related musculoskeletal disease. Proceedings IEA 2000/HFES 2000 Congress, 5 : 584-587

Basbaum AI, Levine JD (1991) The contribution to the nervous system to iuflammation and inflammatory disease. Can J Physiol Pharmacol 69 : 647-651

Beard GM (1879) Conclusions from the study of one hundred and twenty-five cases of Writer's Cramp and allied affections. The Medical Record 15 : 244-247

Bell C (1830) The nervous system of the human body, 2nd Ed. Longmans CIXIII, London

Bengtsson A, Bengtsson M (1988) Regional sympathetic blockade in primary fibromyalgia. Pain 33 : 161-167

Bennett DL, Koltzenburg M, Priestley JV. Shelton DL, McMahon SB (1998) Endogenous nerve growth factor regulates the sensitivity of nociceptors in the adult rat. Eur J Neurosci 10 : 1282-1291

Bennett GJ (1999) Does a neuroinmmune interaction contribute to the genesis of painful peripheral neuropathies? Proc Natl Acad Sci USA 96 : 7737-7738

Bernard B (Ed) (1997) Musculoskeletal disorders and workplace factors. DHHS (NIOSH) Public Health Service ##97-141, US Department of Health and Human Services, Public Health Service, Centers for Disease Control, National Institute for Occupational Safety and Health. Cincinnati, OH (USA)

Blair SJ (1995) Cervicobrachial disorders in repetitive motion disorders of the upper extremity. In : Gordon SL, Blair SJ. Fine LJ (Eds) Repetitive Motion Disorders of the Upper Extremity, pp507-515. Amer Academy Orthopedic Surgeons, Rosemont, IL

Blair SJ (1996) Prevention of occupational disorders of the upper extremity : Physiological basis of occupational health stressful environments, pp183-191, In : Shiraki K, Sagawa S, Yousef MK (Eds) Academie, The Netherlands

Buckle P, Devereux J (1999) Work-related neck and upper limb musculoskeletal disorders. Report prepared for the European Agency for Safety and Health at Work, Brussels

Casey KL (1999) Forebrain mechanisms of nociception and pain : Analysis through imaging. Proc Natl Acad Sci USA 96 : 7668-7674

Chesler EJ, Wilson SG ; Lariviere WR, Rodriguez-Zas SL, Mogil JS (2002) Identification of ranking of genetic and laboratory environmental factors influencing a behavioural trait, thermal nociception, via computational analysis of a large data archive. Neurosci Biobehav Rev 26 : 907-23

Chiappelli F, Franceschi C, Ottaviani E, Solomon GF, Taylor AN (1996) Neuroendocrine modulation of the immune system. In : Greger R, Windhorst U (Eds) Comprehensive human physiology. From cellular mechanisms to integration, Vol 2, pp1707-1729. Springer-Verlag, Berlin Heidelberg New York

Chung K, Lee BH, Yoon YW, Chung JM (1996) Sympathetic sprouting in the dorsal root ganglia of the injured peripheral nerve in a rat neuropathic pain model. J Comp Neurol 876 : 241-252

Chung K, Yoon YW, Chung JM (1997) Sprouting sympathetic fibers form synaptic varicosities in the dorsal root ganglion of the rat with neuropathic injury. Brain Res 751 : 275-280

Cohen ML, Arroyo JF, Champion GD, Browne GD (1992) In search of pathogenesis of refractory cervico-brachial pain syndrome. Med J Australia 56 : 432-436

Daemen MA, Kurvers HA, Kitslaar PJ, Slaaf DW, Bullens PH, Van den Wildenberg FA (1998) Neurogenic inflammation in an animal model of neuropathic pain. Neurol Res 20 : 4145

Dana C (1912) The occupational neurosis. The Medical Record 81 : 451-454

Davidoff RA (1992) Skeletal muscle tone and the misunderstood stretch reflex. Neurology 42 : 951-963

de Quervain DJ, Roozendaal B, McGaugh JL (1998) Stress and glucocorticoids impair retrieval of long-term spatial memory. Nature 394 : 787-790

de Kloet ER, Oitzl MS, Joels M (1999) Stress and cognition : are corticosteroids good or bad guys? Trends Neurosci 22 : 422-426

Department Committee on Telegraphists Cramp (1911) UK

Dietz V (1992) Human neuronal control of automatic functional movements : Interactions between central programs and afferent input. Physiol Rev 72 : 33-68

Dobyns JH (1991) Pain dysfunction syndrome. In : Gelberman RH (Ed) Operative Nerve Repair and Reconstruction, Vol. 2, pp1489-1495. J. B. Lippincott, Philadelphia

Ek M, Engblom D, Saha S, Blomqvist A, Jakobsson PJ, Ericsson Dahlstrand A (2001) Inflammatory response : pathway across the blood-brain barrier. Nature 410 : 430-431

Eldred E, Schntzlein HN, Buchwald J (1960) Response of muscle spindles to stimulation of the sympathetic trunk. Exp Neurol 2 : 13-25

English AW, Wolf SL, Segal RL (1993) Compartmentalization of muscles and their motor nuclei : the partitioning hypothesis. Phys Ther 73 : 12857-867

Ernals R (Ed) (1999) Work Life 2000. Yearbook 1. Springer-Verlag, London Berlin Heidelberg

European Commission (2000) Health & safety at work. Guidance on work-related stress, spice of life or kiss of death? European Commission, Directorate-General for Employment and Social Affairs, Unit D. 6, Luxemburg, European Communities

Ferguson D (1984) The new industrial epidemic. Med J Australia 140 : 318-319

Ferguson D (1987) Putting the epidemic to rest. Med J Australia 147 : 213-214

Fields HL (1992) Is there a facilitating component to central pain modulation? APS J I : 139-141

Fields HL (1997) Brain systems for sensory modulation : Understanding the neurobiology of the therapeutic process. Mind/Body Med 2 : 201-206

Furness JB, Monis JL, Gibbins IL, Costa M (1989) Chemical coding of neurons and plurichemical transmission. Ann Rev Pharmacol Toxicol 29 : 289-306

Gaillard AW (1993) Comparing the concepts of mental load and stress. Ergonomics 36 : 991-1005

Gissel H (2000) Ca^{2+} accumulation and cell damage in skeletal muscle during low frequency stimulation. Eur J Appl Physiol 83 : 175-180

Gordon SL, Blair SJ, Fine LJ (Eds) (1995) Repetitive Motion Disorders of the Upper Extremity, American Academy of Orthopaedic Surgeons, Rosemont, IL

Gowers WR (1892) A Manual of Diseases of the Nervous System, 2nd Ed pp710-730, pp97-101, J & A Churchill, London

Gowers WR (1904) Lumbago : Its lessons and analogues. British Medical Journal, Jan 16

Grassi C, Deriu F, Artusio E, Passatore M (1993a) Modulation of the jaw jerk reflex by the sympathetic nervous system. Arch Ital Biol 131 : 213-226

Grassi C, Deriu F, Passatore M (1993b) Effect of sympathetic nervous system activation on the tonic vibration reflex in rabbit jaw closing muscles. J Physiol (London) 469 : 601-613

Grassi C, Deriu F, Roatta S, Santarelli R, Azzena GB, Passatore M (1996) Sympathetic control of skeletal muscle function : Possible co-operation between noradrenaline and neuropeptide Y in rabbit jaw muscles. Neurosci Lett 212 : 204-208

Gross M, Rötzer E, Kölle P, Mortier W, Reichmann H, Goebel HH, Lochmüller H, Pongratz D, Mahnke-Zizelman DK, Sabina RL (2002) A G468-T AMPD 1 mutant allele contributes to the high incidence of myoadenylate deaminase deficiency in the Caucasian population. Neuromuscular Disorders 12 : 558-565

Haas HS, Schauenstein K (1997) Neuroimmuno-modulation via limbic structures-the neuroanatomy of psychoimmunology. Prog Neurobiol 51 : 195-222

Hagberg M (1987) Shoulder pain-pathogenesis. In : Hadler NM (Ed) Clinical Concepts in Regional Musculoskeletal Illness, pp191-200, Grune & Stratton Inc, Orlando, FL

Hagberg M (1992) Exposure variables in ergonomic epidemiology. Ame J Industr Med 21 : 91-100

Hagberg M, Silverstein BA, Wells RV, Smith MJ, Hendrick HW, Carayon P, Péusse M (1995) Work related musculoskeletal disorders : A reference for Prevention. In : Kuorinka I, Forcier L (Eds) Taylor and Francis, London

Hargens AR, Schmidt DA, Evans KL, Gonsalves MR, Cologne JB, Gaffin SR, Mubarak SJ, Hagan PL, Akeson WH (1981) Quantitation of skeletal-muscle necrosis in a model compartment syndrome. J Bone Joint Surg 63 A : 631-636

Hart DA, Frank CB, Bray RC (1995) Inflammatory processes in repetitive motion and overuse syndromes : Potential role of neurogenic mechanisms in tendons and ligaments. In : Gordon SL, Blair SJ, Fine LJ (Eds) Repetitive motion disorders of the upper extremity, pp247-262, American Academy Orthopedic Surgeons, Rosemont, IL

Heffner RR, Barron SA (1978) The early effects of ischemia upon skeletal muscle mitochondria. J Neurol Sci 38 : 295-315

Henneman E (1957) Relation between size of neurons and their susceptibility to discharge. Science 126 : 1345-1346

Hennksson KG ; Bengtsson A, Lindman R, Thomell L-E (1993) Morphological changes in muscle in fibromyalgia and chronic shoulder myalgia. In : Værøy H, Merskey H (Eds) Progress in fibromyalgia and myofascial pain, pp61-73, Elsevier Science Publishers, Amsterdam

Hubbard DR (1996) Chronic and recurrent muscle pain : pathophysiology and treatment, and review of pharmacologic studies. J Musculoskeletal Pain 4 : 123-143

Hunt SP, Mantyh PW (2001) The molecular dynamics of pain control. Nature Rev Neurosci 2 : 83-91

Hutson MA (1997) Work related upper limb disorders. Butterworth-Heinemann, Oxford

Hägg G (1989) Belastningsutlösta muskelskador i skuldra/nacke. Ett förslagg till förklaringsmodell. 38. Nordiske Arbeidsmiljømøte, Sandefjord, pp138-139 (in Swedish)

Hägg GM (1991) Static work loads and occupational myalgia-a new explanation model. In : Anderson PA, Hobart DJ, Danoff TV (Eds) Electromyographical kinesiology, pp141-144. Elsevier Science Publishers, Amsterdam

Hägg. GM (2000) Human muscle fibre abnormalities related to occupational load. Eur J Appl Physiol 83: 159-165

Ito S. Okuda-Ashitaka E. Minami T (2001) Central and peripheral roles of prostaglandins in pain and their interactions with novel neuropeptides nociceptin and nocistatin. Neurosci Res 41: 299-332

Jankowska E (1992) Interneuronal relay in spinal pathways from proprioceptors. Prog Neurobiol 38: 335-378

Jenkins RR (2000) Exercise and oxidative stress methodology: a critique. Am J Clin Nutr 72 (2 Suppl): 670S-674S

Jeny M (1996) Psychoneuroimmunology. In: Greger R, Windhorst U (Eds) Comprehensive Human Physiology. From Cellular Mechanisms to Integration, vol 2, pp1731-1745, Springer-Verlag, Berlin Heidelberg New York

Jessell TM, Kelly DD (1991) Pain and analgesia. In: Kandel ER, Schwartz JH, Jessell TM (Eds) Principles of neural science, pp385-399. Prientice-Hall Intn, London etc.

Johansson H, Pedersen J, Bergenheim M. Djupsjöbacka M (1998) Peripheral afferents of the knee: Their effects on central mechanisms regulating muscle stiffness, joint stability, and proprioception and coordination. In: Lephart SM. Fu FH (Eds) Proprioception and neuromuscular control in joint stability, pp5-22, Human Kinetics, USA

Johansson H, Sojka P (1991) Pathophysiological mechanisms involved in genesis and spread of muscular tension in occupational muscle pain and in chronic musculoskeletal pain syndromes: A hypothesis. Med Hypotheses 35: 196-203

Kadefors R, Forsman M, Zoéga B. Herberts P (1999) Recruitment of low threshold motor-units in the trapezius muscle in different static arm positions. Ergonomics 42: 359-375

Kadi F, Hägg G; Håkansson R, Hohmer S, Butler-Browne GS, Thornell L-E (1998a) Structural changes in male trapezius muscle with work-related myalgia. Acta Neuropathol 95: 352-360

Kadi F, Waling K. Ahlgren C, Sundelin G; Holmner S, Butler-Browne GS, Thornell L-E (1998b) Pathological mechanisms implicated in localized female trapezius myalgia. Pain 78: 191-196

Karasek R (1979) Job demands, job decision latitude and mental strain: Implications for job redesign. Administ Sci Quart 24: 285-307

Karasek R, Theorell T (1990) Healthy Work. Basic Books, New York

Kim JJ, Yoon KS (1998) Stress: Metaplastic effects in the hippocampous. Trends Neurosci 21: 505-509

Kim JJ, Diamond DM (2002) The stressed hippocampus, synaptic plasticity and lost memories. Nature Rev Neurosci 3: 453-462

Kozin F (1988) Reflex sympathetic dystrophy syndrome. In: Schumacher HR (Ed) Primer on Rheumatic Diseases, 9th Ed, Arthritis Foundation, Atlanta

Kvarstrom S (1983) Occurrence of musculoskeletal disorders in a manufacturing industry with special attention to occupational shoulder disorders. Scand J Rehab Med Suppl 8: 1-44

Lariviere WR, Wilson SG, Laughlin TM, Kokayeff A, West EE, Adnikari SM, Wan Y, Mogil JS (2002) Heritability of nociception. III. Genetic relationships among commonly used assays of nociception and hypersensitivity. Pain 97: 75-86

Larsson SE, Bengtsson A, Bodegard L, Hendriksson, Larsson J (1988) Muscle changes in work related myalgia. Acta Orthoped Scand 59: 552-556

Le Bars D, Adam F (2002) Nocicepteurs et médiateurs dans la douleur aiguë inflammatoire. Ann Fr Anesth Réanim 21: 315-335

Leriche R (1939) La chirurgie de la douleur. Masson, Paris

Lewin GR (1995) Neurotrophic factors and pain. Seminars Neurosci 7: 227-232

Lewis MJ (1886) The neural disorders of writers and artisans. In: Pepper W (ed) A System of Practical Medicine, Vol. 5, pp504-543, Sampson, Low, Martson, Searle and Rivington, London

Lindman R, Hagberg M, Angquist KA, Soderlund K, Hultnan E, Thornell L-E (1991) Changes in muscle morphology in chronic trapezius myalgia. Scand Work Environ Health 17: 347-355

Littlejohn G (1989) Medicolegal aspects of fibrositis syndrome. J Rheumatol Suppl 19. Vol. 16.

Littlejohn GO (1996) Clinical update on other pain syndromes. J Musculoskeletal Pain 4: 163-179

Livingston WK (1943) Pain mechanisms: A physiological interpretation of causalgia and its related sites. Macmillan, New York

Lund JP, Donga R, Widmer CG; Stohler CS (1991) The pain-adaptation model: A discussion of the relationship between chronic musculoskeletal pain and motor activity. Can J Physiol Pharmacol 69: 683-694

MacGregor AJ, Griffiths CO, Baker J, Spector TD (1997) Determinants of pressure pain threshold in adult twins: Evidence that shared environmental influences predominate. Pain 73: 253-257

MacKimon SE, Novack CB (1994) Clinical commentary: Pathogenesis of cumulative trauma disorders. J Hand Surg 19A: 873-883

Madeleine P, Lundager B, Voigt M, Arendt-Nielsen L (1999) Shoulder muscle co-ordjnation during chronic and acute experimental neck-shoulder pain. An occupational pain study. Eur J Appl Physiol 79: 127-140

Maeda K, Horiguchi S, Hosokawa M (1982): History of the studies on occupational cervico-brachial disorders in Japan and remaining problems. J Human Ergol 11: 17-29

Maier SF (2003) Bi-directional immune-brain communication: implications for understanding stress, pain, and cognition.

Brain Beh Immun 17：69-85

Maisky VA, Kalezic I, Pilyavskii AI, Kostyukov AI, Windhorst U, Johansson H (2003) c-fos expression in the cervical and lumbar spinal cord after capsaicin injection into trapezius and splenius muscles of the cat. Proc 35th Annu Conf Nordic Ergonomics Society "Mind and body in a technological world", p255

Masuda Y, Morimoto T, Hidaka O, Kato T, Matsuo R, Inoue T, Kobayashi M, Taylor A (1997) Modulation of jaw muscle spindle discharge during mastication in the rabbit. J Neurophysiol 77：2227-2231

Matre DA, Sinkjaer T, Svensson P, Arendt-Nielsen L (1998) Experimental muscle pain increases the human stretch reflex. Pain 75：331-339

McAllister AK, Katz LC, Lo DC (1999) Neurotrophins and synaptic plasticity. Ann Rev Neurosci 22：295-318

McEwen BS (1999) Stress and hippocampal plasticity. Ann Rev Neurosci 22：105-122

McEwen BS, Sapolsky RM (1995) Stress and cognitive function. Curr Opin Neurobiol 5：205-216

McLachlan EM, Jänig W, Devor M, Michaelis M (1993) Peripheral nerve injury triggers noradrenergic sprouting within dorsal root ganglia. Nature 363：543-546

Melzack R (1999) From the gate to the neuromatrix. Pain Suppl 6：S121-S126

Mense S (1993) Nociception from skeletal muscle in relation to clinical muscle pain. Pain 54：241-289

Mersky H, Bogduk N (Eds) (1994) Classification of chronic pain：Descriptions of chronic pain syndromes and definition of pain terms, 2nd ed. IASP Press, Seattle

Michaelis M, Devor M, Jänig W (1996) Sympathetic modulation of activity in rat dorsal root ganglion neurons changes over time following peripheral nerve injury. J Neurophysiol 76：753-763

Millan MJ (1999) The induction of pain：An integrative review. Prog Neurobiol 57：1-164

Mitchell SW (1872). Injuries of nerves and their consequences. Lippincott, New York

Mogil JS (1999) The genetic mediation of individual differences in sensitivity to pain and its inhibition. PNAS 96：774-7751

Mogil JS, Yu L, Basbaum AI (2000) Pain Genes?：Natural variation and Transgenic Mutants. Ann Rev Neurosci 23：777-811

National Academy of Sciences USA (1998) Work-related musculoskeletal disorders., A review of the evidence. National Academy Press, Washington, DC

Paul WE (1911) The etiology of the occupational neurosis and neuritides. J Nerv Mental Disease 38：449-466

Pennisi E (1997) Neuroirumunology. Tracing molecules that make the brain-body connection. Science 275：930-931

Plomin R (1990) The role of inheritance in behavior. Science 24：183-188

Poli G, Parola M (1997) Oxidative damage and fibrogenesis. Free Radic Biol Med 22：287-305

Poore GV (1890) A case of tailor's cramp and other troubles affecting the functions of the hand. Lancet：327-329

Purnnett L (2000) Commentary on the scientific basis of the proposed Occupational Safety and Health Administration Ergonomics Program Standard. J Occ Env Med 42：970-981

Raber P, Devor M (2000) Social variables affect phenotype in the neuroma model of neuropatic pain. Pain 97：139-150

Ramazzini B (1713) De Morbis Artificum Diatriba. In：Diseases of workers, New York Academy of Medicine. History of Medicine Series (1964) Hafner, New York

Rissén D, Melin B, Sandsjö L, Dohns I, Lundberg U (2000) Surface EMG and psychophysiological stress reactions in women during repetitive work. Eur J Appl Physiol 83：215-222

Roatta S, Winduorst U, Ljubisavljevic M. Johansson H, Passatore M (2002) Sympathetic modulation of muscle spindle afferent sensitivity to stretch in rabbit jaw closing muscles. J Physiol (London) 540：237-248

Sabban EL, Kvetnansk R (2001) Stress-triggered activation of gene expression in catecholaminergic systems：Dynamics of transcriptional events. Trends Neurosci 24：91-98

Saltin B, Rådegran G, Koskolou MD, Roach RC (1998) Skeletal muscle blood flow in humans and its regulation during exercise. Acta Physiol Scand 162：421-436

Salzet M, Vieau D, Day R (2000) Crosstalk between nervous and immune systems through the animal kingdom：Focus on opioids. Trends Neurosci 23：550-555

Samad TA, Moore KA, Sapirstein A, Billet S, Allchorne A, Poole S, Bonventre JV, Woolf CJ (2001) Interlenkin-1 beta-mediated induction of Cox-2 in the CNS contributes to inflammatory pain hypersensitivity. Nature 410：471-475

Sato A, Sato Y, Schmidt RF (1997) The impact of somatosensory input on autonomic functions. Rev Physiol Biochem Pharmacol 130：1-328

Sato J, Perl ER (1991) Adrenergic excitation of cutaneous pain receptors induced by peripheral nerve injury. Science 251：1608-1610

Sawynok J, Liu XJ (2003) Adenosine in the spinal cord and periphery：Release and regulation of pain. Prog Neurobiol 69：313-340

Schmidt RF, Kniffki K-D, Schomburg ED (1981) Der Einfluss kleinkalibriger Muskelaffereazen auf den Muskeltonus. (Bauer HJ, Koella WP, Struppler A (Eds) In：Therapie der Spastik, pp71-84. Verlag für angewandte Wissenschaften, München

Schorr EC, Arnason BG (1999) Interactions between the sympathetic nervous system and the immune system. Brain Behav lmmun 13：271-278

Schwartzman RJ, Kerrigan J (1990) The movement disorder of reflex sympathetic dystrophy. Neurol 40：57

Schwartzman RJ, Malecki J (1999) Post injury neuropathic pain syndromes. Medical Clinics of North America 83：598-626

Schäfer M, Mousa SA, Stein C (1997) Corticotropin-releasing factor in antinociception and inflammation. Eur J Pharmacol 323：1-10

Shu X-Q, Mendell LM (1999) Neurotrophins and hyperalgesia. Proc Natl Acad Sci USA 96：7693-7696

Shyu BC, Danielsen N, Andersson SA, Dahlin LB (1990) Effects of sympathetic stimulation on C-fibcr response after peripheral nerve compression：An experimental study in the rabbit common peroneal nerve. Acta Physiol Scand 140：237-243

Shyu BC, Olausson B, Andersson SA (1989a) Sympathetic and noradrenaline effects on C-fibcr transmission：Single-unit analysis. Acta Physiol Scand 137：85-91

Shyu BC, Olausson B, Huang KH, Widerstrom E, Andersson SA (1989b) Effects of sympathetic stimulation on C-fibcr responses in rabbit. Acta Physiol Scand 137：73-84

Siegrist J (1996) Adverse health effects of high-effort/low-reward conditions. J Occup Health Psychol 1：27-41

Simons DG, Mense S (1998) Understanding and measurement of muscle tone as related to clinical muscle pain. Pain 75：1-17

Sjøgaard G, Jensen BR (1997) Muscle pathology with overuse. In：Ranney D (Ed) Chronic musculoskeletal injuries in the work place, pp17-31. WB Saunders Company, Philadelphia, Peunsylvania, USA

Sjøgaard G, Lundberg U, Kadefors R (2000) The role of muscle activity and mental load in the development of pain and degenerative processes. at the muscle cell level during computer work. Eur J Appl Physiol 83：99-105

Sjøgaard G, Søgaard K (1998) Muscle injury in repetitive motion disorders. Clin Orthop 351：21-31

Solley S (1864) "Scriveners Palsy" or the paralysis of writers (Lecture I). Lancet 2：709-711

Stanton-Hicks M (1998) Complex regional pain syndrome：A new name for reflex sympathetic dystrophy. In：Aronoff GJ (Ed) Evaluation and Treatment of Chronic Pain, 3rd Ed, pp191-199. Williams and Wilkins, Baltimore

Stebbins CL, Carretero OA, Mindroiu T, Longhurst JC (1990) Bradykinin release from contracting skeletal muscle of the cat. J Appl Physiol 69：1225-1230

Steinbrocker O (1947) The shoulder-hand syndrome, associated painful homolateral disability of the shoulder and swelling and atrophy of the hand. Am J Med 3：402-406

Stuart DG, Hamm TM, Vanden Noven S (1988) Partitioning of monosynaptic Ia EPSP connections with motoneurons according to neuromuscular topography：generality and functional implications. Prog Neurobiol 30：437-447

Sudeck P (1900) Über die acute entztindliche Knochenatrophie. Archiv für klinische Chirurgie 6：147-157.

Svensson P, Graven-Nielsen T, Matre D, Arendt-Nielsen L (1998) Experimental muscle pain does not cause long-lasting increases in resting electromyographic activity. Muscle Nerve 21：1382-1389

ter Haar Romeny BM, Denier van der Gon JJ, Gielen CCAM (1984) Relation between location of a motor unit in the human biceps brachii and its critical firing level for different tasks. Exp Neurol 85：631-650

Theorell T (1999) How to deal with stress in organizations?-A health perspective on theory and practice. Scand J Work Environ Health 25：616-624

Theorell T, Karasek RA (1996) Current issues relating to psychosocial job strain and cardiovascular disease research. J Occup Health Psychol 1：9-26

Thunberg J, Hellström F, Ljubisavljevic M, Roatta S, Johansson H, Passatore M (2000) The influence of cervical sympathetic nerve stimulation on muscle spindles in dorsal neck muscles in the cat. Millennium Congress of Federation of European Neuroscience Societies, Brighton, UK, June 24-28. Abstr 40.02

Torebjörk E, Wahren L, Wallin G；Hallin R, Koltzenburg M (1995) Noradrenaline-evoked pain in neuralgia. Pain 63：11-20

Travell JG, Rinzler S, Herman M (1942) Pain and disability of the shoulder and arm. JAMA 120：417-412

Tsigos C, Chrousos GP (2002) Hypothalamic-pituitary-adrenal axis, neuroendocrine factors and stress. J Psychosom Res 53：865-871

Uiterwaal CSPM, Grobbee DE, Sakkers RJB, Helders PJM, Bank RA, Engelbert RHH (2003) A relation between blood pressure and stiffness of joints and skn. Epidemiology 14：223-227

Veldman M, Veldman PHJM, Reynen HM, Arntz IE, Goris JA (1992) Sign and symptoms of reflex sympathetic dystrophy：Prospective study of 829 patients. Lancet 342：1012-1016

Waersted M (2000) Human muscle activity related to non-biomechanical factors in the workplace. Eur J Appl Physiol 83：151-158

Wallin G, Torebjörk E, Hallin R (1976) Preliminary observations on the pathophysiology of hyperalgesia in the causalgic pain syndrome. In：Zotterman Y (ed) Sensory functions of the skin, pp489-502. Pergamon Press, Oxford New York

Watkins LR, Maier SF (1999) Implications of immune-to-brain communication for sickness and pain. Proc Natl Acad Sci USA 96：7710-7713

Watkins LR, Maier SF (2002) Beyond neurons：Evidence that immune and glial cells contribute to pathological pain states. Physiol Rev 82：981-1011

Westerblad H, Bruton JD, Allen DG, Lännergren J (2000) Functional significance of Ca2. in long-lasting fatigue of skeletal muscle. Eur J Appl Physiol 83 : 166-174

Westgaard RH, DeLuca C J (1999) Motor unit substitution in long-duration contractions of the human trapezius muscle. J Neurophysiol 82 : 501-504

Wigley RD (1990) Repetitive strain syndrome, fact not fiction. New Zealand Med J 103 : 75-76

Wilson PR (1990) Sympathetically maintained pain. Diagnosis measurement and efficacy of treatment in pain and the Sympathetic nervous system. In : Stanton-Hicks M (Ed) The Sympathetic Nervous System in Pain, pp91-123, Kluwer Academic Pub, Boston

Windhorst U, Hamm TM, Stuart DG (1989) On the function of muscle and reflex partitioning. Beh Brain Sci 12 : 629-645

Winkel J, Mathiassen SE (1994) Assessment of physical work load in epidemiologic studies : Concepts, issues and operational considerations. Ergonomics 37 : 979-988

Woolf CJ, Doubell TP (1994) The pathophysiology of chronic pain-increased sensitivity to low threshold Ab-fiber inputs. Curr Opin Neurobiol 4 : 525-534

Yaksh TL, Hua X-Y, Kalcheva I, Nozaki-Taguchi N, Marsala M (1999) The spinal biology in humans and animals of pain states generated by persistent small afferent input. Proc Natl Acad Sci USA 96 : 7680-7686

第3章
作業関連性上肢障害：疫学的所見と未解決問題

Laura Punnett, Judith E. Gold

マサチューセッツ大学ロウェル校　職業環境学部門，ロウェル市，マサチューセッツ州，米国

キーワード：疫学，人間工学，骨格筋，腱，非特異的障害，病態メカニズム，心理社会的，RSI（repetitive strain injury，反復運動過多損傷）

要旨：職業上における身体的・心理社会的状態は，上肢の筋骨格系障害に影響を及ぼす．ただ，身体的状態の影響のほうが大きいとされている．職場構成は身体的状態や心理社会的状態の両者に共通する決定因子である．したがって，両者のリスクを分離して理解しようとするよりは，両者の相互作用を理解しようとする方が，両者が及ぼす効果のメカニズムを理解しやすくなる．職場研究では，多くの上肢障害は，その病態メカニズムが十分理解されていないため，既存の疾病分類学上の診断基準では適切に分類することができない．それに加えて，局所的に発症してびまん性に広がる症状が，多くの組織系に影響を及ぼす，ということは報告されているが，なぜそうなるか十分に理解されているわけではない．このようにして，疫学的観察は，職業との関連性の証拠を示すだけでなく曝露の相互作用，用量反応関係，および上肢の筋骨格系障害の発症と進展の双方に影響を及ぼす病理学的過程に関する知識のギャップをも明確にしてくれる．総合的な病態メカニズムモデルにより，疫学的研究ではどのような曝露指標や統計的解析法を選択すべきかが示唆され，実際の労働現場における縦断的研究において検証すべき特異的な仮説が提供される．

1 筋骨格系障害の疫学の概観

筋骨格系障害には，筋，腱，靱帯，関節，末梢神経，それを支える血管系の軟部組織の障害がある．作業関連性筋骨格系障害は，罹患者個人が受ける身体的苦しみや社会全体が受ける経済的損失の大きさのために世界的に公衆衛生上の重要課題になっている．しかしながら，労災統計制度や筋骨格障害の定義などが国ごとに異なるために正確な比較は難しい．米国，北欧，日本においては，本障害は1つの非常に大きな作業関連性の疾患のカテゴリーに入る（Sjøgaardら1993年；Bernardら1997年）．米国においては，少なくとも11名の従業員を有する私的企業の職場における傷害・疾病は，米国労働統計局に報告されている．職場における反復性外傷に伴う筋骨格系障害は，2000年には24万件と報告され，職業性疾患の67％を占める（労働統計局2001年）．この筋骨格系障害が，職場で報告された全職業性疾患に占める割合は，スウェーデンでは71％，デンマークでは39％であったが，アイスランドではわずか1％であった（Westgaardと Winkel 1997年；Sjøgaardと Søgaard 1998年）．

作業関連性筋骨格障害とそのリスクファクターは，全産業分野の企業に認められ，また，多くの異なる種類の身体的な負荷と心理社会的緊張を強いる仕事にも認められる．職場の生体力学的要因や，心理社会的要因への曝露に伴う筋骨格障害の発症と進行に関する疫学的な証拠は，1999年，Buckleと Devereaux による欧州労働安全健康局（European Agency for Safety and Health at Work）の総説，1997年，Bernard による米国国立労働安全衛生研

究所（NIOH）の総説，1998年，2001年における米国国立学術研究会議（US National Research Council）の総説，その他を参照いただきたい．それに加えて，多種多様の筋骨格系の軟部組織を損傷する身体的ストレスによる納得しうるメカニズムが提唱されているという多くの研究データが提出されている（Armstrongら 1993年；Gordonら 1995年；米国国立学術研究会議 1998年，2001年；SjøgaardとSøgaard 1998年）．たとえば，腱に対する緊張や細胞損傷は，仕事のペース（機械的負荷の頻度と期間），筋が加える力のレベル，そして労作後の回復時間の結果として蓄積されたものである．つまり上肢筋骨格系障害（upper extremities musculoskeletal disorders：UEMSDs）が，職業性の人間工学的なストレッサーに関連して発生することについて国際的にある程度の合意ができあがっており，このストレッサーとしては，反復性でステレオタイプな動作，力を込めた筋運動，非中立的姿勢，振動，そしてこのような姿勢の組み合わせなどが挙げられる．

疫学的な文献は，首尾一貫して上記の曝露要因の組み合わせをあげているが，報告ごとに，このようなストレスに対する曝露と反応との関連性の程度は異なっている．曝露-反応関係は，多く報告されているが，その関係はいつも線形あるいは単調というわけではない．筋骨格系障害と職場におけるリスクファクターの関係は，簡単な1対1の対応であらわされるというわけではない．これらの仕事の特徴は，しばしば互いに相互作用をきたし，また，同じ仕事を行っていても多様な型の筋骨格系障害を起こすからである．この多要因性のために科学的に確実な因果関係が認められないのではないかという誤った理解と解釈を招くことがある．

定量的に一貫した所見が認められない理由は，おそらく，症例の定義が異なること，曝露要因に関する作業定義が異なること，異なる研究間では同様に曝露される要因が異なることが，その原因と思われる．症例の定義が標準化されていない理由の一部には，障害を受けた労働者により報告された症候が幅広く多種多様にわたり，診断的カテゴリーとしては用い難いという事情がある．

ストレス曝露測定の結果に差異があるのは，何が病因論的に関係があるか，という考え方に違いがあることにも一因がある．たとえば，「弱」レベルの筋労作というのは，「強」レベルの筋運動より安全であるように思われる．しかし，もし弱収縮が非常に長い時間持続すると，この長期間の労作は，短時間でもより強い筋労作が求められる場合と同程度に危険であると考えられる（Sjøgaardら 1993年）．したがって，動的な強力動作，持続性の低レベル労作，極端な姿位，正常な関節可動域の中央近傍における反復性動作，そして筋骨格系障害が発症する仕事においてみられるストレス曝露のさまざまな特徴，など影響の特異性を理解する必要がある．

筋骨格系障害は男性よりも女性に多い．それは一般人を対象とした調査でも，職場における調査でも同様である．しかし，性差と考えられる大部分が，性差というより男性が行っている仕事，女性が行っている仕事の，それぞれが有する人間工学的な特徴を反映しているのではないかと思われる（PunnettとHerbert 2000年）．筋骨格系障害の発症原因を性差に求める潜在的な要因として，身体のサイズと力の強さ，腱と筋の組成，痛みの訴え方，受診行動の違い，ホルモンの影響，などがあげられる．このような性差に関連すると思われる潜在的要因に関する研究は，いまだに十分に行われていない．特にこのような要因と職業的，人間工学的にどのように曝露されているかということとの相互作用の可能性に関しては，ほとんど研究されていない．

仕事に関して，どのように身体を使用するか，ということに加えて，筋骨格系障害と職場における心理社会的ストレスとの関連が重視されている．この「心理社会的」という用語は，ここでは労働環境の特徴に関するもので，個人的特徴に関するものではない．職場組織というのは，言い換えれば，製造を達成するための生産活動（労働者，機械類，入力）の構造であり，サービスの最終目標ということになるのだが職場構造，分業，技能活用に関する，多種多様の特異的決定が関連することになる．したがって，職場組織は（少なくとも一部では），身体的負荷パターンと心理学的作業内容を決定することになる．つまり単調性と「ストレス」である．心理社会的緊張と職場組織要因との関係は，労働者が意志決定過程に参加する機会を増やすという介入操作を行えば，労働者が自主的に制御できない仕事の高要求度に結びついて生じた緊張を緩和できるという介入研究により示されている（KarasekとTheorell 1990年）．

心理社会的要因が，心血管疾患に病因を有することの重要性はすでに1990年にKarasekとTheorell，1996年にKristensen，さらに1996年にTheorellとKarasekにより指摘されている．筋骨格系障害と労働環境の心理社会的特徴との関連に関する疫学は，進化し続けている．Bongersら（1993年）によれば，職業性心理社会的ストレスのうち，最も一貫して筋骨格系障害と関連し続けているタイプは，現在では，裁量自由度と自律の度合いで

Laura Punnett, Judith E. Gold

あるという．Toomingas らは，1997 年に，仕事上のストレス（高い仕事要求度と低いコントロール）と最も関連しているのは，上肢・下肢ではなく頸部・腰部の障害であり，より多く見られるのは関節・腱・神経の所見ではなく筋圧痛であると報告している．ここでも共通する曝露要因の組み合わせが関与しているのに，特異的な曝露−反応関係は研究ごとに異なる結果が得られるという現象がみられる．たとえば，単調な仕事について検討すると，事務作業労働者（ホワイトカラー）群では，頸部症状と関連があるという報告がある（Skov ら 1996 年）が，他の報告（Leino と Hänninen 1995 年）では，肉体的作業労働者（ブルーカラー）群だけに腰部障害や下肢障害が関連していたという．

このような結果の解釈は，いつも単純というわけにはいかない．上記のように一貫した結果が得られないために両者の関連に果たして本当に因果関係があるのか，という疑問がつきまとう．現在までの研究はほとんどが横断研究である．筋骨格系障害が発症した後で，患者にとって周囲の心理社会的職場環境が，以前と異なって認知され報告されるため，報告されている関連性は病因論の立場からみると，解釈が難しい．中には，心理社会的要因との関連を検討する際に，物理的要因への曝露を的確に考慮しなかった研究もある．物理的要因への曝露と心理社会的要因との間にある高い相関性は，測定項目の構成のオーバーラップの結果として生じたものと考えられる．たとえば，作業を自分でコントロールできる自由度が低いと，それは心理社会的ストレッサーとなり，生理学的恒常性に対し悪影響を与える．また，仕事のペースや作業順序を自分で調節したり，変更したりできない場合も同様で，不愉快な気持ちに襲われることになる．

疫学的に関連を有するということは，生物学的な妥当性があるということになろう．心理社会的な職業の性質から筋骨格系障害の発症に至るまでの病因学的経路の仮説には，いくつかのよく知られた両者の関連を説明できる生理学的メカニズムが存在する．そのメカニズムには，以下のものがある．①逆循環パターン，②一般的に中枢神経系を覚醒させ，内分泌系に対し血中ホルモンを持続的に賦活化させる高レベルの交感神経系の覚醒，③「心因性」の筋緊張，④正常の筋・腱修復過程の障害，である（たとえば，Frankenhaeuser ら 1971 年；Johansson と Aronsson 1984 年；Westgaard と Björklund 1987 年；Henry 1991 年；Wærsted と Bjørklund 1994 年；Schwartz ら 1996 年参照）．

2 上肢筋骨格系障害の型と障害部位

全就業人口を検索すると，筋骨格系障害の症状は，上肢近位部よりは手関節部（手首）や手部に多くみられるようである（**図1**）．しかし，製造業の労働者（**図2**），特に座位での仕事が多い労働者，たとえば縫製業従事者やビデオディスプレイ端末の作業者（**図3**）では，頸部と肩も同様に障害を受ける．

疾患部位のパターンは，どちらかの側の上肢部位で観察された局所負荷パターンを反映することが多い．一方，使用する上肢の反対側に表れる症状（Punnett ら 2000年）のような例外は，問題を複雑にさせ，伝統的臨床モデルをもとにした発症メカニズムからは説明しにくい．負荷が加わった反対側の発症は，たとえばキーボードやコンピューターのマウスを使用する仕事において報告されている（Lundervold 1958 年；Schüldt と Harms-Ringdahl 1988 年；Karlqvist ら 1998 年）．しかし，このような対側発症メカニズムに関しては，まだよくわかっていない．

特異的臨床的筋骨格系障害の例としては，緊張性頸部症候群 tension neck syndrome，頸椎症候群 cervical syndrome，回旋筋腱炎 rotator cuff tendinitis，上腕骨上顆炎

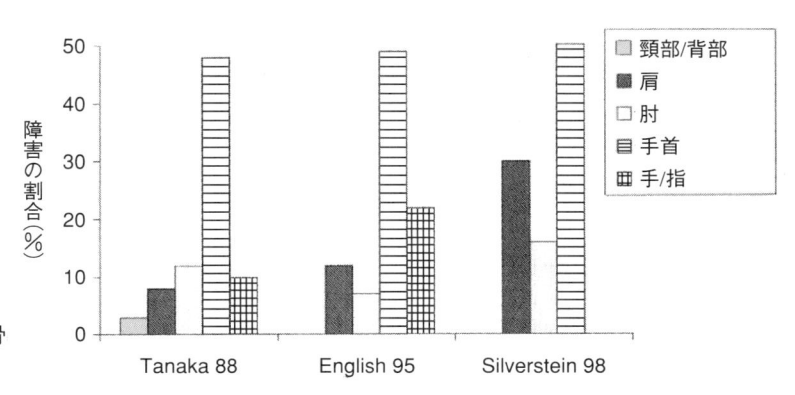

図1　3つの報告における身体部位別にみた筋骨格系障害の割合

第3章　作業関連性上肢障害：疫学的所見と未解決問題

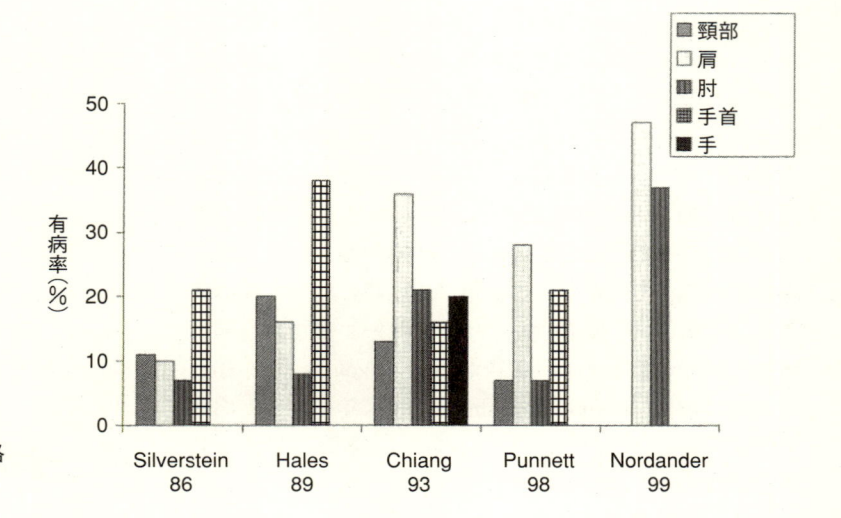

図2　製造業労働者の身体部位別にみた筋骨格系障害の有病率

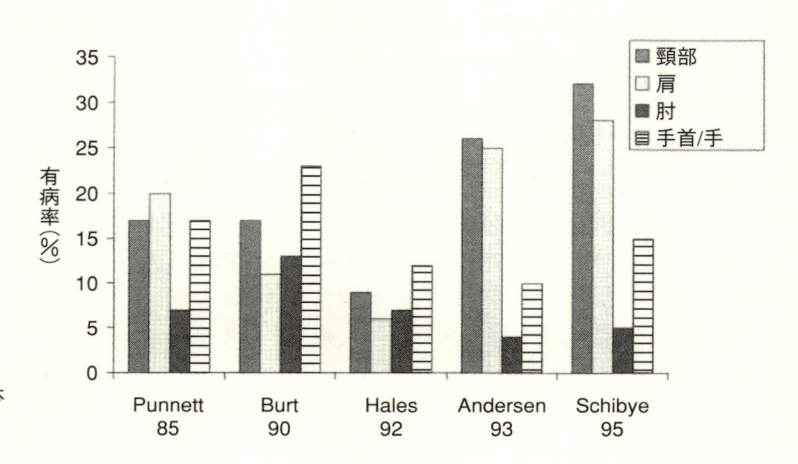

図3　座業労働者（縫製業と事務作業者）の身体部位別にみた筋骨格系障害の有病率

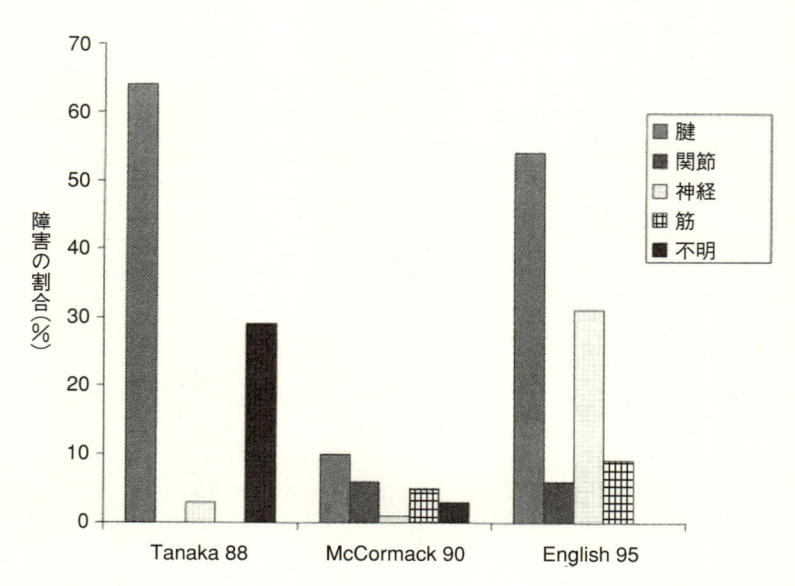

図4　選ばれた就業人口サンプル中の障害の型別（どの身体組織が障害されているか）による筋骨格系障害の割合

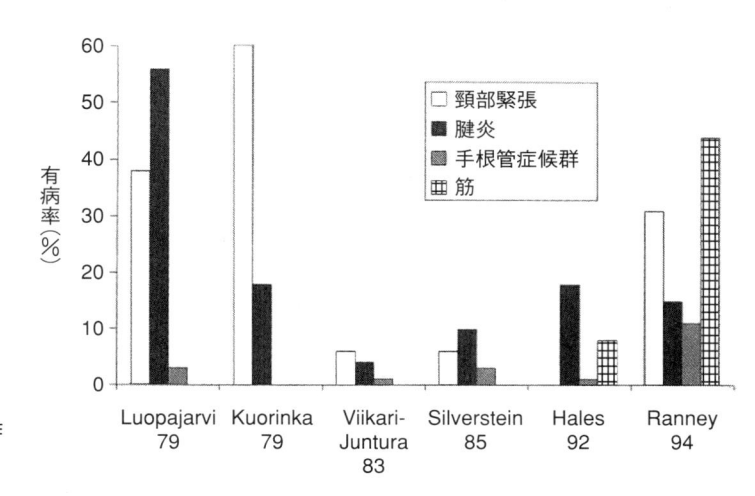

図5 反復作業のある製造業従業者あるいは事務作業者における筋骨格系障害の型別の有病率

epicondylitis, 腱鞘炎 peritendinitis, 手根管症候群 carpal tunnel syndrome, 変形性関節症 osteoarthritis があげられる. 末梢神経圧迫症候群は, ヨーロッパより米国においてより注目を集めている. この種の末梢神経障害で最もよくみられるものは手根管症候群, つまり正中神経の手根部における絞扼である. Herbertら (2000年) によれば, 本症の上肢筋骨格系障害に占める割合は少なく, たとえば, 米国労働統計局の1996年報告におけるすべての反復性外傷性障害に占める本症の割合は13%であるという. 症例の定義の違いの差こそあれ, 筋・腱疾患が末梢神経圧迫症候群に占める割合はかなり高く, 多くの研究において常に一定の割合を占めている (図4, 図5).

一般的な労働環境では, 数例の典型的な作業関連性手根管症候群が起こるとしたら, それ以上の数の筋・腱障害, 特に屈筋腱炎が起こることが多い (MoorとGarg 1992年). たとえば, 産業労働者を対象とした大規模研究では, 反復性強制的な手作業が51例の手・手根部障害をきたしたことが身体的検査および問診によって明らかになった (Silversteinら 1986年). もちろん, 半分以上は腱関連性障害で, それには腱炎, 腱滑膜炎, de Quervain 病 (狭窄性腱鞘炎) がある. さらに7例は手根管症候群, 3例は尺骨管症候群 (Guyon tunnel 症候群), 5例は腱障害と手根管症候群の両方が合併していたという. 手根管内の絞扼性神経障害はしばしば屈筋腱群の炎症から二次性に発症するという仮説が提唱されているが, この仮説の真偽を確認できる縦断的なデータは乏しい. 質的に屈筋腱炎と手根管症候群は, 同様の職業曝露により生ずるが, 手根管症候群が腱炎の後期段階における合併症であるということを確定するために十分な疫学的データは, そろっていない.

3 診断上のジレンマ

上肢筋骨格系障害を診断するのに客観的な方法は, ほとんどない. 異論の余地はあるだろうが, 最も客観的といわれる方法は, 神経伝導速度測定法である. しかし, この方法は末梢神経障害のみにしか応用できない. 特に, 手根管症候群の場合には, 臨床症状は非常によく説明でき, また診断基準も一般的に合意が得られている (Rampelら 1998年). しかし, 神経伝導速度は, 一番生き残っている神経線維を反映する (Martinoliら 1966年) ものであり, これが正常値を示すからといって, 全部の神経線維が正常であるとは限らない. 言い換えれば, 神経障害の程度は電気診断学的検査が異常を示す前に相当悪化しているということである.

他の多くの上肢筋骨格系障害は, 症状および臨床徴候により診断される. これらの多くは, 患者の動作時や労作時の不快感の訴えである. Hoppenfeld (1976年), Cailliet (1996年), Ranney (1997年) によれば, 上肢軟部組織の身体検査における典型的な手技は,

- 筋や腱の炎症に対しては: 抵抗に逆らって力を入れさせてみると痛みを生じたり, 悪化したりする. その痛みは, 筋力低下のあるなしにかかわらず, 筋付着部の特定の部位に局在する.
- 関節の状態に対しては: 可動域の減少の有無にかかわらず, 検者による受動的動作で痛みを生ずる. その痛みは筋が活動状態でなくても, あるいは筋や腱に異常がなくても存在する.

上記のような手技は臨床診断の場において, 非常に広範囲に使用されており, 適切な解剖学的および生体力学的な原則の概念に基づいている. しかし, そのような検査は一般的にその感受性, 特異性, 再現性において不確

かさがあったり，明確に立証されていないことが多い．その問題点は，異なる評価者の間，同一の評価者の中，あるいは被検者の間でのばらつきに依存する．得られた結果やその解釈は，研究のエビデンスや明確に特定化した診断基準よりも，検者の経験に基づくことが多い（Hudak ら 1998 年）．たとえば，種々の腱炎症状態は，大変多くみられるものであるのに，その診断基準は十分な合意に欠けている．現在の筋骨格障害に対する臨床上の定義の限界は，1999 年，Viikari-Juntura と Riihimäki によって議論されている．

そのうえ，多くの患者は，標準診断基準に合致しない症状を訴えるのである（Harrington ら 1998 年）．事実，軟部組織障害に対しては，簡易に実施できる身体検査手技でもより客観的な検査でも，両者ともに感受性が不十分であるとか，実際に痛みを起こす現象を，特に障害の早期段階において検査していない，ということが議論されている（Mackinnon と Novak 1994 年）．疫学調査の中には，筋骨格障害の症状を有する被検者の 50% で，診察により所見を見出せないという報告もある（たとえば，Punnett 1998 年；Punnett ら 2000 年）．時にこれらの症例は，たとえば筋痛症のような一次性筋障害とみなされることがあるが，筋生検は，めったに施行されず，スクリーニング検査として実施するのは倫理的な問題があるとされる．しかし，このような場合，残念なことに，このような「非特異的な」症例の妥当性はたとえその症状が重症であったり，機能的な限界があったり，日常生活動作の妨げになったとしても疑問視する人がいる．いわゆる非特異的障害については，未知の病態メカニズムにより生ずる症候群であるかどうかを検索するほうが有用であると考えられる（Fonda ら，2002 年）．

臨床医の中には，上肢筋骨格症候群の患者の局在性およびびまん性の症状や徴候の両方に注目している者もいる．Mackinnon と Novak は，1994 年に，たとえば手根管症候群のような累積性の外傷性障害が重ね合わさっている非特異的上肢疼痛症候群という概念を提唱した．非特異的障害は，頸部，背部，肩部を含む上肢全体の痛み症状，手部，前腕部の知覚異常，しびれ，および頸部の可動域の制限，その他により特徴づけられる．彼らは，静的作業姿勢は，慢性神経圧迫，神経の機械的緊張，ある特定の筋における持続性筋収縮に伴う非対称性短縮を同時にもたらすのではないか，と仮定した．

同様に 1997 年，Hutson は，2 種類の作業関連性上肢障害を分類した．第一型は，伝統的な組織特異性モデルに一致する状態を構成する．たとえば，上顆炎，手根管

表 1　労災補償請求をした 2 つの労働者群で最も多くみられた作業関連性上肢骨格筋障害の診断名（Herbert ら 2000 年 b）．すべての患者は同じ医療担当者により検査され，全員が複数の診断を受けている．

診断	縫製業従事者 （n=57）	事務作業者 （n=91）
手根管症候群	60%	38%
前腕腱炎	15%	38%
外側上顆炎	15%	22%
頸部筋緊張症	11%	29%
肘管症候群	9%	19%
手根部・指部腱炎	9%	14%

症候群，ガングリオン嚢胞などである．第二型は，上肢の広範な痛みと異常感覚により特徴づけられる．この 2 種類への分類の意味するものは，これまでは述べられていなかったことであるが，非特異的状態は局在的障害がさらに進行した段階を示すということである．つまり，軟部組織の感化が進行すると，身体のいろいろな組織に障害をもたらし，広範な身体部位に症状がびまん性に広がるようになるということである．

「反復性運動過多損傷（RSI：repetitive strain injury）」および上述の器質的障害の概念は，広くは受け入れられないかもしれないが，少なくとも一般的な用語として，多くの疫学的な所見に合致することが知られている．その中には，症状や徴候がこれまでに訴えられた特異的な障害の型に当てはまらない症例も含まれている．1 人の患者に多種多様の上肢症状を認めることもまれではない．Herbert ら（2000 年 b）によれば，ニューヨークにおける労災補償請求の研究において，縫製業従事者と事務作業者の両者において，大半が神経圧迫と腱障害を有しており，他にも多くの部位における筋-腱症状を訴えている者がある（表 1）．多くの症例では，症状がただ単に同じ作業を行う上で多くの症状を生じているのか，または初期症状が感化を起こして，他の二次的な過程に進行し，他の組織を障害しているのか，ということは，判明していないようである．

もう 1 つの興味をひくジレンマが，最近提唱された．それは末梢神経機能障害があっても，必ずしも典型的な神経学的症状を伴わないということである．Greening と Lynn が 1998 年に，関連する全身疾患や急性外傷の病歴のない 29 名の事務労働者群，「反復性運動過多損傷（RSI）」として治療を受けている 17 名の患者群，および 27 名のこのような仕事をしていない対照群において，振動感覚閾値を測定した．最初の 2 群の被検者により申告

された症状や徴候は，最初の2群の典型的な手根管症候群の症状である夜間のしびれやうずくような痛みではなく，灼熱痛や疼痛のような性質のものであったという．ただ，検者は神経の圧迫の有無を調べたわけではない．ともあれ，事務労働者と反復性運動過多損傷の患者の両群で120 Hzの振動閾値の上昇を認めた．キーボードを打つ負荷作業をさせたところ，反復性運動過多損傷の患者群においては感覚の更なる低下が観察された．この所見は，たとえ神経学的検査などの標準的な基準により異常がないとされ，神経絞扼症候群ではないとされる症例でも，末梢神経障害に罹患している可能性を示唆している．これらのデータの意義は，いまだ十分には明らかにされていない．しかし，なぜ「反復性運動過多損傷」の概念が，たとえ定義が不十分であろうとも，標準化されていなくとも，神経圧迫症状，腱・筋単位の炎症，さらには関節変性症といった従来の分類を超えて提唱されたかを理解する一助とはなろう．

Sluiterらは2000年に「多くの症例では，上肢筋骨格症状の訴えは，これまでの診断範疇に分類できない．これらの訴えは，ある程度の軽度の初期症状，複数の疾患に合致する症状，または既成のどの診断基準にもあてはまらない慢性疼痛の形成過程を反映していると思われる」と記載している．疫学研究や臨床研究の見地から症例の定義をより厳密にするためには，障害の病態生理学的過程を明らかにするためのより大きな洞察力が必要となる．数多くの非特異的障害が発生していることは，他の分類の枠組みや検査手法，そして因果関係モデルを発見するためのさらなる研究を進める動機付けとなるだろう．さらに洗練された手法により，症状の質と重症度，症状と徴候の分布，さらには仕事の特徴と作業強度からみた障害進行の自然史という面から，この非特異的障害を分類する試みをすることは患者にとっても科学者にとっても有益となろう（ColeとHudak 1996年）．

4　結　論

これまでの疫学的調査は，いまだに主に横断的および後ろ向きの患者・対照研究により構成されている．縦断的データが少ないために様々な人間工学的問題の影響を，障害が出現するまでの時間，障害の自然史や予後に関して評価しようとする際に，重要な情報が不足することになる．報告されている曝露－反応関係は，多くの部分においてメカニズム解明の助けとはならない．障害の病理学的特徴は，不明瞭であり，いつ，なぜ，異なるタイプの健康影響が起こるかということに関しても，それに特異的なパターンはほとんど明らかにされていない．疫学的ジレンマとしては，コンピューターのキーボード作業のような「低」レベルの身体的負荷でも筋骨格障害が多発することや，そこには矛盾する，あるいは非線形な曝露－反応関係があげられる．

筋骨格障害発症の病態メカニズムが解明されれば，疫学的文献における明らかな非一貫性が解決されるかもしれないし，臨床診断と治療の進歩にもつながろう．さらに多くの情報を与える研究が，疫学的調査に基礎を置いた病態生理学的研究から生まれるかもしれない．また，各種のストレスの和や加重平均を用いるような純粋的な発見的解決法よりは，むしろ，職場環境曝露を結合する力学的アルゴリズムからのほうがより有用な病態生理学的研究が生まれることだろう（Punnettとvan der Beek 2000年）．

よりよい病態生理学的理解は，臨床的に症状が現れる前に上肢筋骨格系障害を検知できる検査や生体指標（バイオマーカー）の開発につながると思われる．特に疑いのある病態生理学的過程を，臨床症状により確定する特異的な検査は，必須である．これらの開発は，職場環境調査や臨床的に検索を進めるときに非常に有用となる．そのような検査の結果は，障害の進行を予防するために，職場における人間工学的な介入研究を実施するときの基礎となろうし，また，そのような介入研究の有効性の評価手段ともなりうる．

同様に，新しい病態力学的モデルの説明力は，部分的にはそのモデルが，疫学的所見の多様性をどの範囲まで説明することができるか，人間工学的曝露の評価や筋骨格系障害の病的性質についてどの範囲まで説明することができるかにより判断されよう．実験的研究は，実際の労働環境をシミュレーションし，検証できる仮説を提唱すべきであろう．最後に，科学者にとっても政策立案者にとっても，発症要因の病態メカニズムの理解を進めることは，疫学的証拠の信用性を高めることになる．

文　献

Armstrong TJ, Buckle PW, Fine LJ, Hagberg M, Jonsson B, Kilbom Å, Kuorinka I, Silverstein BA, Sjøgaard G, Viikali-Juntura E (1993) A conceptual model for work-related neck and upper-limb musculoskeletal disorders. Scand J Work Environ Health 19：73-84

Bernard BP (Ed) (1997) Musculoskeletal disorders and workplace factors：A Critical Review of Epidemiologic Evidence for Work-related Musculoskeletal Disorders of the Neck, upper Extremity, and Low Back. Department of Health and Human Services, National Institute for Occupational Safety and Health, Cincinnati, OH

Bongers PM, de Winter CR, Kompier MAJ, Hildebrandt VH (1993) Psychosocial factors at work and musculoskeletal disease. Scand J Work Environ Health 19:297-312

Buckle P, Devereaux J (1999) Work-related neck and upper limb musculoskeletal disorders. European Agency for Safety and Health at Work, Office for Official Publications of the European Communities, Luxembourg

Bureau of Labor Statistics (1996) Occupational injuries and illnesses: Counts, rates, and characteristics, 1993, In: U.S. Department of Labor, Bureau of Labor Statistics, Washington DC

Bureau of Labor Statistics (1999) Workplace illnesses and injuties in 1998. U.S. Department of Labor 99-358, Washington DC

Bureau of Labor Statistics (2001) Nonfatal illness cases by selected categories, private industry, 2000. U.S. Department of Labor, Bureau of Labor Statistics, Washington DC

Cailliet R (1996) Soft Tissue Pain and Disability. FA Davis Company, Philadelphia, PA

Cole DC, Hudak PL (1996) Prognosis of nonspecific work-related musculoskeletal disorders of the neck and upper extremity. Am J Ind Med 29:657-668

Forde MS, Punnett L, Wegman DH (2002) Pathomechanisms of work-related musculoskeletal disorders: Conceptual issues. Ergonomics 45 (9):619-630

Frankenhaeuser M, Johansson G (1976) Task demand as reflected in catecholamine excretion and heart rate. J Human Stress 3:15-23

Frankenhaeuser M, Nordheden B, Myrsten AL, Post B (1971) Psychophysiological reactions to understimulation and overstimulation. Acta Psychologica 35:298-308

Gordon SL, Fine LJ, Blair S (Eds) (1995) Repetitive Motion Disorders of the Upper Extremity. American Academy of Orthopedic Surgeons, Rosemont, IL

Greening J, Lynn B (1998) Vibration sense in the upper limb in patients with repetitive strain injury and a group of at-risk office workers. Int Arch Occup and Environ Health 71:29-34

Harrington JM, Carter JT, Binell L, Gompertz D (1998) Surveillance case definitions for work-related upper limb pain syndromes. Occup Environ Med 55:264-271

Henry JP (1991) Biological basis of the stress response. Integrat Physiol Behav Sci 27:66-83

Herbert R, Gerr F, Dropkn J (2000a) Clinical evaluation and managment of work-related carpal tunnel syndrome. Am J Ind Med 37:62-74

Herbert R, Kontos N, Berliner H, Alcalá M, Plattus R, Job L, Fahs M (2000b) Detection, disease management, and compensation: Health and economic outcomes of upper extremity work-related musculoskeletal disorders among garment workers in New York City. American Public Health Association, Boston, MA.

Hoppenfeld S (1976) Physical examination of the spine and extremities. Appleton-Century-Crofts, New York

Hudak PL, Cole DC, Frank RW (1998) Perspectives on prognosis of soft tissue musculoskeletal disorders. Int J Rehabil Res 21:29-40

Hutson MJ (1997) Work-related upper limb disorders: Recognition and management. Reed Educational and Professional Publishing, Boston

Johansson G, Aronsson G (1984) Stress reactions in computerized administrative work. J Occup Behav 5:159-181

Karasek RA, Theorell T (1990) Healthy work. Stress, productivity and the reconstruction of workng life. Basic Books, New York

Karlqvist LK, Berumark E, Ekenvall L, Hagberg M, Isaksson A, Rostö T (1998) Computer mouse position as a determinant of posture, muscular load and perceived exertion. Scand J Work Environ Health 24:62-73

Kristensen TS (1996) Job stress and cardiovascular disease: A theoretical critical review. J Occup Health Psychol 1:246-260

Leino PI, Hänninen V (1995) Psychosocial factors at work in relation to back and limb disorders. Scand J Work Environ Health 21:134-142

Lundervold A (1958) Electromyographic investigations during typewriting. Ergonomics 1:226-233

Lundström R, Strömberg T, Lundborg G (1992) Vibrotactile perception threshold measurements for diagnosis of sensory neuropathy: Description of a reference population. Int Arch Occup Environ Health 64:201-207

Mackinnon SE, Novak CB (1994) Clinical commentary: Pathogenesis of cumulative trauma disorders. J Hand Surg 19A:873-883

Martinoli C, Serafini G, Bianchi S, Bertolotto M, Gandolfo N, Derchi LE (1996) Ultrasonography of peripheral nerves. J Peripher Nerv Syst I:169-178

Moore JS, Garg A (1992) The spectrum of upper extremity disorders associated with hazardous work tasks. In: Kumar S (Ed) Advances in Industrial Ergonomics and Safety IV, pp723-730, Taylor & Francis, London

National Research Council (1998) Work-related musculoskeletal disorders: A review of the evidence. National Academy Press, Washington DC

National Research Council (2001) Musculoskeletal disorders and the workplace: Low back and upper extremities. National Academy Press, Washington DC

Punnett L (1998) Ergonomic stressors and upper extremity disorders in vehicle manufacturing : Cross-sectional exposure-response trends. Occup Environ Medicine 55 : 414-420

Punnett L, Fine LJ, Keyserling WM, Herrin GD, Chaffin DB (2000) Shoulder disorders and postural stress in automobile assembly work. Scand J Work Environ Health 26 : 283-291

Punnett L, Herbert R (2000) Work-related musculoskeletal disorders : Is there a gender differential, and if so, what does it mean? In : Goldman MB, Hatch MC (Eds) Women and Health. Academic Press, San Diego, CA

Punnett L, van der Beek AJ (2000) A comparison of approaches to modeling the relationship between ergonomic exposures and upper extremity disorders. Am J Ind Med 37 : 645-655

Ranney D (1997) Chronic musculoskeletal injuries in the workplace. W. B. Saunders Company, Philadelphia, PA

Rempel D, Evanoff B, Amadio PC, de Krom M, Franklin G, Franzblau A, Gray R, Gerr F, Hagberg M, Hales T, Katz JN, Pransky G (1998) Consensus criteria for the classification of carpal tunnel syndrome in epidemiologic studies. Am J Public Health 88 : 1447-1451

Schüldt K, Harms-Ringdahl K (1988) Activity levels during isometric test contractions of neck and shoulder muscles. Scand J Rehabil Med 20 : 117-127

Schwartz JE, Pickering TG, Landsbergis PA (1996) Work-related stress and blood pressure : Current theoretical models and considerations from a behavioral medicine perspective. J Occup Health Psychol 1 : 287-310

Silverstein BA, Fine LJ, Armstrong TJ (1986) Hand wrist cumulative trauma disorders in industry. Br J Ind Med 43 : 779-784

Sjøgaard G, Sejersted OM, Winkel J, Smolander J, Jørgensen K, Westgaard RH (1993) Exposure assessment and mechanisms of pathogenesis in work-related musculoskeletal disorders : Significant aspects in the documentation of risk factors. In : Svane O, Johansen C (Eds) Work and Health : Scientific Basis of Progress in the Working Environment, pp75-87, European Commission, Directorate-General V, Employmen, Industrial Relations and Social Affairs, Copenhagen, Denmark

Sjøgaard G, Søgaard K (1998) Muscle injury in repetitive motion disorders. Clin Orthop Rel Res 351 : 21-31

Skov T, Borg V, Ørhede E (1996) Psychosocial and physical risk factors for musculoskeletal disorders of the neck, shoulders, and lower back in salespeople. Occup Environ Med 53 : 351-356

Sluiter JK, Rest KM, Frings-Dresen MHW (2000) Criteria document for evaluation of the work-relatedness of upper extremity musculoskeletal disorders. Coronel Institute for Occupational and Environmental Health, University of Amsterdam, The Netherlands

Theorell T, Karasek RA (1996) Current issues relating to psychosocial job strain and cardiovascular disease research. J Occup Health Psychol 1 : 9-26

Toomingas A, Theorell T, Michelsén H, Nordemar R, the Stockholm MUSIC I Study Group (1997) Associations between self-rated psychosocial work conditions and musculoskeletal symptoms and signs. Scand J Work Environ Health 23 : 130-139

Viikari-Juntura E, Riihimäki H (1999) New avenues in research on musculoskeletal disorders. Scand J Work Environ Health 25 : 564-568

Wærsted M, Bjørklund RA (1994) The effect of motivation on shoulder-muscle tension in attention-demanding tasks. Ergonomics 37 : 363-376

Westgaard RH, Björklund R (1987) Generation of muscle tension additional to postural muscle load. Ergonomics 30 : 911-923

Westgaard RH, Winkel J (1997) Ergonomic intervention research for improved musculoskeletal health : A critical review. Int J Ind Ergonomics 20 : 463-500

第4章
ストレス：入門的概観

Nebojsa Kalezic[1], Silvestro Roatta[1,2], Eugene Lyskov[1], Håkan Johansson[1]

[1] イェーヴレ大学　筋骨格系研究センター，ウメオ市，スウェーデン
[2] トリノ大学　医学部，神経科学・生理学部門，トリノ市，イタリア

キーワード：ストレスの定義，ストレッサー，ストレス経路，ストレス関連疾患，説明用モデル，ストレスプロフィール

要旨：ストレスという用語は，その使用頻度の多さにもかかわらず，多くの定義を有する概念である．ストレッサーとは，ストレスを引き起こす原因となる事象を指すが，その起源や性質を反映するグループに分類される．ストレッサーに反応して賦活化される経路として，視床下部−下垂体−副腎皮質軸，自律神経系の交感神経系軸および副交感神経系軸がある．これらの系統は，ストレス反応の三軸と称される．ストレス反応の三軸に沿った反応は，ストレッサーとそれに曝露された各個人との相互作用の結果としてもたらされる．したがって，ストレス反応は，異なる種類のストレッサーへの反応の結果として，あるいはストレッサーに反応する各個人の差異の結果として，多種多様の非常に大きな個人差をもたらすものである．本章の目的は，このストレッサーとはどういうものであるかを述べ，反応経路について説明し，健常人と患者におけるストレス反応とその性質について，概略を述べるものである．同時にストレス研究における手法にはどのようなものがあるかということを説明し，ストレス関連疾患について提唱されている概念を解説することも目的とする．最後に，ストレスプロフィールに関する総合的な理解の必要性についても詳細に述べることにする．

1　はじめに

ストレス研究の進歩は，一般大衆どころか，学会にも同様に大きな衝撃を与えた．このストレスという用語は，それ自体きわめて頻繁に使用される用語となった．ストレスは，文化と言語の障壁を越え，従来までの概念を打ち砕いたのである．

すでに，心と身体は別々の存在ではない，という考えをしている時代ではない．科学者たちは脳をニューロン活動の局所的な部位とする考えに飽きたらず，「主となる器官」とみなしている（Sapolsky 1994年）．気分や情動は，液性調節，自律神経活動に対し重要な調整を行うとみなされている．さらには，これまでには考えもつかなかった系に対しても影響を及ぼしているとされるようになった．それには，固有感覚（Passatore と Roatta 本書第21章），免疫反応（Kiecolt-Glaser ら 2002年），そして脳における可塑性と神経再生（McEwen と Seeman 1999年）がある．最近の研究は，これまでに，基礎的で疫学的な研究により明らかにされた多因子性の疾患の背後に潜む，もっともらしい，そして当然のことながら複雑なモデルの発見，という方向に導かれている．

2　ストレスの定義

ストレスの概念ほど多くの定義がある科学的概念は少ないだろう．「ストレス」は，圧縮する，収縮する，ともに堅く縛るという意味のラテン語 stringere の語源に由来することは明確であるが，その用語は広範な概念を有

し，たとえば，純粋な外面的な要因，外面と内面を合わせた要因，さらには個々の要因の評価，身体の反応，あるいはこれらのすべてを一括した概念として用いられている（Morse 1995 年）．

興味深いことに，時間的な圧力 time pressure や締切り dead line は，ストレスの原因となる，共通の専門用語としてあげられている．この締切りという用語は，英語では"死の線"である．これはもともとフェンスのない戦時捕虜収容所において，建物の周囲に引かれていた線を意味し，これを越えると警告なしに殺されるという線であった．このように締切りは，ストレス関連性疾患の発症における寄与因子として今も害をなしているわけである．

「ストレス」は，「現代生活におけるすべての種類の緊張（Mathe 2000 年）」として，簡単にすべての事象を包含する意味で，しばしば用いられる．または，一般的に「グルココルチコイドの分泌を亢進させるすべての事象（Heuser と Lammers 2003 年）」のような定義もある．ストレスはまた，アロステーシス，つまり異質的な状態，あるいはアロスタティックな負荷，つまり異質のものによる負荷という面からも説明される（McEwen 2000 年；Goldstein と McEwen 2002 年）．または，もっと伝統的に「ホメオスターシス，内的恒常性（Johnson ら 1992 年）」という定義もある．Goldstein が 1992 年に提唱した定義も非常におもしろい．「ストレスとは，期待が現在のあるいはそれまでの内的あるいは外的環境の知覚とマッチしない状態である．その期待とは遺伝子的にプログラムされていても，以前の学習によって確立していても，周囲から推論していてもよい．この観察・知覚される事象と期待し，プログラムされている事象との間の乖離が，パターン化された補償反応を誘発するのである」．この定義には，多彩な原因や要因を包含している．

ストレスとストレス関連性疾患の正確な定義の必要性は，何十年も前から認識されていた．この時代は，Hans Selye などのストレス研究のパイオニアたちがその研究生活を終える時期に相当していた（Kimball 1982 年）．この総説を記載するため，D. R. Morse によるオリジナルな定義を用いることにする．この定義は 1970 年代の後半になり提唱されたものであるが，その後，改訂されたからである．そのストレスの基礎概念は，

ストレッサー＋個人の素因＝ストレス反応

という擬似数学的公式によって，原因と，周囲の状況と，影響をイコールで結ぶものである．各個人の特異性によって調節されることにより，ストレッサーは，計測・評価の可能なストレス反応をもたらす．原著には distress, neustress, あるいは eustress（それぞれ有害，中立，有益なストレスを意味する）の間の差が議論されているが，ストレスが有益であるか，有害であるかということは，定義には関係がない．

3　ストレス経路

さて，ここでストレス反応の 3 つの軸を説明するのが常道であろう．その三軸とは，視床下部-下垂体-副腎皮質軸，交感神経-副腎髄質軸，副交感神経軸である．これら三軸により引き起こされる反応は非常に複雑であるが，2 つに分割する方法もある．それはグルココルチコイドが関与する緩徐反応と，カテコールアミンの関与する急速反応である（Windhorst 本書第 18 章参照）．

3.1　視床下部-下垂体前葉-副腎皮質（HPA）軸

大脳辺縁系は，ストレスに対応するシグナルを評価し，そのシグナルと過去の経験を比較する中枢と考えられている．大脳辺縁系からは，大脳皮質，視床下部に神経が投射している．視床下部で蓄積されたコルチコトロピン放出ホルモン（CRH）が，下垂体前葉において副腎皮質刺激ホルモン（ACTH）の分泌を促す．このホルモンカスケードは，副腎皮質からのグルココルチコイド（例：コルチゾール）分泌をもたらす．このような順序だったカスケードとは別に，カテコールアミン，セロトニン，炎症物質などの，他の神経伝達物質，神経調節物質が，扁桃体などの中枢神経構造とともに，CRH の分泌に影響を及ぼす．

下垂体前葉は，CRH の影響下で ACTH の分泌を促す．ACTH の分泌はまた抗利尿ホルモンやオキシトシンにより刺激される．成長ホルモン，黄体形成ホルモン，卵胞刺激ホルモン，また，性腺刺激ホルモンなどもストレス反応において，ある程度の役割を果たす．

グルココルチコイド，特にコルチゾールは，酸素とグルコースの移動，また免疫や炎症の抑制に重要で，同時にカテコールアミンの過剰反応を予防する（Malarkey ら 1995 年；Morse 1995 年；Miller と O'Callaghan 2002 年）．

3.2　自律神経系の交感神経系軸

交感神経系の活動は，交感神経節前ニューロンが存在する脊髄中間質外側核に連結する脳幹の神経核による制

御を受ける．その脳幹部神経核には，孤束核，延髄吻側腹外側野，ノルアドレナリン含有細胞群である A5-A7 神経核がある．この A5-A7 神経核には，青斑核を含み，またこれらの神経核は覚醒および運動トーヌスの制御に関与する．以上の神経核は相互関係が強く，また視床下部，大脳辺縁系とも強く連結している．これらのネットワークは中枢性自律神経ネットワークを形成しており，いわゆる中枢性モノアミン作動性経路を賦活化する．この中枢性モノアミン作動性経路は，脊髄のみならずすべての脳領域に広範につながっている．

交感神経系はストレス反応の「高速経路」を形成している．その潜時は数秒で，2 つの経路を通じて全身へ指令が届く．1 つはびまん性のノルアドレナリン作動性の神経支配によってであり，これが主な経路となる．もう 1 つは内分泌性の経路である．さらに交感神経性出力は末梢で高度に分化している．つまりストレスの種類によって，交感神経出力の方向を異なる標的器官に向かわせることができる．たとえば，温熱ストレスは皮膚への交感神経出力を調節することが知られているが，筋への交感神経活動にはあまり影響を及ぼさない．反対に起立性ストレスは，筋交感神経活動を著明に増加させる（間野 本書第 20 章）．同様に副腎髄質からカテコールアミン（アドレナリンとノルアドレナリン）が分泌されると，効果器官で多くの方向に発散する反応が始動する．特に興味深いのはこの 2 種類のカテコールアミン間の相互作用である．ストレッサーに対する制御がうまくいけば，うまくいかない場合に比較して，ノルアドレナリン分泌の比率が高くなる．ノルアドレナリンの比率が低く，アドレナリンの比率が高ければ，心循環器系に対して，心拍数と収縮期血圧のより大きな増加という異なるストレス・プロフィールを示す．この場合，コルチゾールレベルはより低くなる（Morse 1995 年）．また，血漿カテコールアミン濃度の増加は視床下部に到達し，中枢に作用し，意志決定や「闘争か逃走か」反応の促進を司る，ということも議論されている（Wortsman 2002 年）．

3.3 自律神経系の副交感神経系軸

ストレス反応の内容からいえば，副交感神経系の賦活化は，通常は現状復帰メカニズムと考えられている．つまり，交感神経-副腎髄質系の活性化の影響をトーンダウンするように働くメカニズムというわけである．同時に副交感神経系は，周囲の状況からの感覚刺激が少ない状態で優位となり，「絶望-無力」の反応パターンと関連していると考えられている．さらに，ストレスに対する反応性の低下は，有害な，誇張されたストレス反応の影響から，個人を保護する生理的メカニズムの積極的活動を反映するという仮説が提唱されている．しかしながら，迷走神経トーヌスの基礎活動は，ストレスに対する反応性を予測するわけではないようである（Lane ら 1992 年）．

最近の研究によれば，迷走神経には機能的に 2 種類のものがあることが示唆されている．迷走神経のそれぞれの「枝」は，異なる行動方針に関連すると考えられている．その 2 種類とは無髄と有髄で，無髄迷走神経線維は，無動および受動的回避と関連する．一方，有髄迷走神経遠心性線維は，頭部と顔面の横紋筋に関連しており，周囲の環境とのかかわり合いを強めたり弱めたりするために，迅速に心拍出量を制御する．さらに社会的に顔の表情を変化させ，発言することにより，社会とのかかわり合いを調節する（Porges 2001 年）．

4 ストレッサー

4.1 急性・慢性ストレッサー

ストレス反応の性質は，迅速アドレナリン作動性の相と緩徐グルココルチコイド相があることからも，ストレッサーの時間的順序が重要であることを示している．

動物モデルの研究によれば，急性ストレッサーは免疫機能を強めるのに対し，慢性ストレッサーは免疫機能を抑制することが示されている．急性ストレッサーへの曝露により，末梢血中のリンパ球の移動が促進されるが，慢性ストレッサーへの曝露に対してはその移動が阻害される．慢性ストレッサーは，さらにグルココルチコイドの反応性を低下させる（Dhabhar と McEwen 1997 年，1999 年）．

また，2003 年 Wood らによれば，ケージ内の動物を急性拘束性ストレスに曝露すると攻撃的行動が減るが，慢性拘束性ストレスへの曝露は攻撃的行動が増すという．

慢性ストレスに曝されているヒトに関する研究によれば，たとえば心的外傷後ストレス障害において，機能的のみならず病理解剖学的な変化がみられるという．この病理解剖学的変化とは，海馬萎縮などの変化をいう（Bremner 1999 年；Bremner ら 2003 年）．自律神経系の反応変化や交感神経トーヌスの高まりが，心的外傷後ストレス障害の患者において報告されている（Cohen ら 1998 年）．このような症状は，線維筋痛症を始めとする

多くのストレス関連性疾患において共通にみられると考えられる（Cohenら 2002年）．

ストレッサーが及んでいる期間からみた興味深い考察が，Ohrbachらにより1998年になされている．Ohrbachらは，「解決法が得られていないことは，それ自体ストレスに満ちている」と述べた．このことは，慢性ストレッサーは，迅速な解決法を伴う急性ストレッサーとは反対に，ストレス過剰反応の面からより大きな衝撃を与える，ということを意味している．このOhrbachらの研究は，反応−時間課題と精神的想像物に関連したものである．両ストレッサーは，個人とのかかわり合いを強く持つ方法と，弱く持つ方法で呈示され，個人とのかかわり合いをより強く有するストレッサーは，より強い反応を起こすことが示されている．強い，未解決のストレッサー（個人とのかかわり合いを高度に有する出来事から生まれた精神的想像物）は，自己申告推定による評価をさせると，すべてのストレッサーと状況の組み合わせにおける最大のストレスを惹起することが判明した．しかし，このストレス反応が，すべて強い自律神経反応を惹起させるわけではないと考えられている（Ohrbackら 1998年）．

4.2　ストレッサーに対する受容制御

ストレッサーが制御可能なものとして認識されるか，制御不能なものとして認識されるかによって，反応の大きさとタイプには，影響が及ぶ．1995年にMorseが報告しているように，ストレッサーを制御可能と受容している被験者においては，ノルアドレナリン反応が高く，何かしら別の心循環系反応パターンを示すといわれる．

健康人において，制御可能なストレッサーと不可能なストレッサーは，異なる生理的反応を惹起するようである．その反応は，神経内分泌レベルでも，行動的にでも同様である．うつ状態にあると，制御不能なストレッサーに対して，行動反応，コルチゾールレベルの両者はともに，健康状態に比較して有意に高値を示す（Breier 1989年）．

Hartleyらの研究は能動的および受動的ストレッサーを比較している．被験者は自己表現ビデオを撮影し，評価のため他の人に提出しなければならない．その提出前にプレゼンテーションを向上するために編集することを許される（能動的）か，あるいは許されない（受動的）状況を与えられる．この場合，同じ大きさの能動的および受動的な課題のいずれでも心循環系の反応を比較すると，同程度の反応が生じた能動的な場合には心筋を通じた反応として駆出分画が変化し，受動的な場合には血管調節の反応として総末梢血管抵抗が増加するという異なるメカニズムにより，血圧上昇変化をきたした（Hartleyら 1999年）．この反応パターンの違いは，認識ストレッサーと身体的ストレッサーに対する反応にみられるパターンの違いにある程度類似している．

4.3　個人差

ストレス下の生理的パラメーターの記録を行う実験においては，しばしば顕著な個人間差が明らかにされている．Cacioppoらは，1992年に感情的ストレッサーに対する反応の個人間差に関する興味深い提唱をしている．それは，すべての被験者は多くの異なる経路を動員して反応するという提唱である．たとえば，顔面表情を制御する運動性経路，異なる標的に対する交感神経性経路，およびそれぞれの経路におけるゲインが個人個人によって異なること，これらが総合されて，同じストレッサーに対する反応の個人差が生まれるというのである．女性に起立とスピーチによるストレッサーの負荷を行った研究において，著者らは自律神経系の交感神経系（心駆出前期間により評価）と副交感神経系（呼吸性洞不整脈により評価）は，お互いに関係がなく，そのためストレス反応における個人差を生じていると述べている（Cacioppoら 1994年）．

5　ストレス研究の方法論

電気生理学的記録のための市販機器の品質は，確実に向上している．同様にグルココルチコイド，カテコールアミン，その他のホルモンや物質などを測定するための市販キットの精度も向上している．

よく測定されている生理的ストレスのパラメーターには，心拍数，心拍変動，血圧，皮膚電位活動，脳波，筋電図，呼吸数，瞳孔径，眼球運動，プレチスモグラム，酸素含有量，体温などがある（WindhorstとJohansson 1999年の総説参照）．

心拍変動は，交感神経活動と副交感神経活動の非侵襲的評価として，よい指標である．それには時間ドメイン解析と周波数ドメイン解析があるが，時間ドメイン解析では，R−R間隔（心拍間隔）の標準偏差の連続的な時系列が，交感神経活動および副交感神経活動により影響されることによる．特に心拍の間隔は，副交感神経系の強

さを反映する．心拍数あるいは心拍間隔の周波数解析によりスペクトル解析を行うと，低周波成分（LF：0.025〜0.15 Hz）と高周波成分（HF：0.15〜0.35 Hz）のピークが得られる．この低周波成分（7〜40 秒周期）は，交感神経と副交感神経の両者により形成されるが，高周波成分（3〜7 秒周期）は，副交感神経の働きにより形成されると考えられている（Task-Force 1996 年）．

血圧のモニタリングでは，最近になり指プレチスモグラフィーにより一拍ごとに解析が可能になってきた．収縮期圧，拡張期圧のみならず，心拍数，心拍出量，総末梢血管抵抗も出力できる．プレチスモグラフィーによって局所の指血管収縮をも測定できる．これらのデータは，心循環反応のプロフィールを作成してくれる（Gregg ら 2002 年）．

発汗活動は，しばしば受動的（皮膚電位による）あるいは能動的（皮膚コンダクタンス，皮膚抵抗による）方法により評価される．副交感神経による神経支配は，手掌汗腺へはなされていないので，これらの方法は発汗交感神経活動の間接的評価に適する．

呼吸頻度は，胸部周囲に巻いたストレインゲージを利用した胸郭運動モニターか，サーミスターを鼻部か口腔部の周囲に設置し，呼吸気の温度差を利用してモニターする．

1960 年代の後半から導入された，マイクロニューログラフィーは，自律神経活動の直接評価法として，不可欠の手法となっている．マイクロニューログラフィーは，たとえば起立耐性低下などの疾患の評価に利用されており，本症が筋交感神経活動の低下に密接に関連していることが報告されている（Mano と Iwase 2003 年）．マイクロニューログラフィーによる筋交感神経活動の記録は，皮膚交感神経活動の記録とともに，大脳皮質刺激後の自律神経反応の評価に利用されている（Macefield ら 1998 年）．

6　実験的ストレッサー

日常のストレッサーを再現するために，標準化したストレッサーの組み合わせを実験的に負荷する方法は，少ないがある．実験的ストレッサーは測定でき，比較できなければ意味がない．このことは，ストレスの期間や強さが制御できるようなものでないといけないことを意味する．さらにある特定の目的のもとに使用しなければいけないような実験的ストレッサー（たとえば認知的ストレッサー）もある．

6.1　認知的ストレッサー

認知的ストレッサーとしては，ストループ色名単語課題と数学的課題がよく用いられる．これらの課題提示をコンピューター化する可能性と，同時に回答するまでの時間を制限することにより，各個人個人のパフォーマンスレベルを調整することが容易になろう（Renaud と Blondin 1997 年）．その回答は，平均反応時間と誤答率により，容易に定量化が可能となる．その後，誘発される交感神経性覚醒とストレス反応の内容を，精査することも可能である（Callister ら 1992 年）．ストループ色名単語課題により，心拍数，血管運動活動は賦活化され，血中ノルアドレナリンやアドレナリンレベルは変化する．心拍数の呼吸性変動は，副交感神経活動を反映するといわれるが，その変動は本課題により低下する．その場合でも心拍変動のパラメーターである HF，LF などには，有意な変化は生じなかったようである（Hoshikawa と Yamamoto 1997 年）．

ストループ色名単語課題に加えて，短期記憶に関するテスト，たとえば Sternberg 反応時間記憶課題も，認知ストレッサーとして使用できると考えられる（Sternberg 1996 年）．

遅延聴覚性フィードバック delayed audio feedback（DAF）も有力なストレッサーである．1991 年，Hoffman らは，この遅延聴覚性フィードバックが，心拍数，収縮期血圧の上昇を惹起することを報告し，また，本法に対する反応はストループ色名単語課題よりも，著明であることを記載した．遅延聴覚性フィードバックは，被験者には読み上げ課題を負荷し，それを 200ms 遅れてヘッドフォンから聴かせる手法である．Matsukawa らは 1995 年に，筋交感神経活動と血中ノルアドレナリン濃度の上昇を本法の負荷により観察している．しかし，通常の読み上げ課題を負荷した場合，血圧と心拍数の上昇は，観察されたが，筋交感神経活動の上昇は，誘発されなかったという．

演説を準備することは，やはり認知的ストレッサーと考えられ，血圧上昇と心拍出量の増加を同時にもたらす．しかし，演説をすることそのものは，心拍出量の増加と末梢血管抵抗の増加を結果としてまねく．つまり演説の準備と演説をすること自体は，ストレッサーのタイプが異なっていると考えられる．演説自体のストレッサーには情動がより強く関連し，純粋に認知的であるだけでなく社会的な要素も混入していると考えるべきであろう（Hurwitz ら 1993 年）．

6.2 情動的ストレッサー

心理生理学においては，うれしい情動，あるいは不快な情動に関連する光景や音響は，異なる情動的反応を誘発できるとされている．P. J. Lang とそのグループによる研究は，特にこの点に言及している．非常に多くの種類の画像や音声を使用し，その画像や音声を男女に評価させた．項目としては，valence（誘意性：刺激を快，中立，不快として評価），arousal（喚起度：刺激の強度を5段階評価させる），dominance（優勢度：被験者が刺激によってどのくらい強く支配されていると感じているか）の3つの項目における評価をもとにしている．すべての評価は非言語的に，「自己評価マネキン」という絵画的なスケールを利用して，表すことにする．各情動的ストレッサーは，それが画像であろうと音声であろうと，上記のスケールにて点数付けをして，総計と男女別に平均を算出する．これらの画像と音声のセットは，国際情動的画像システム（international affective picture system：IAPS），および国際感情的ディジタル化音声（international affective digitized sounds：IADS）という名の下に系統化されている（Lane ら1997年；Cuthbert ら2000年；Bradley ら2001年）．これらのストレッサーに対する反応は，中枢性にはポジトロン・エミッション・トモグラフィー（PET）（Lane ら1997年），末梢性には心拍数，皮膚電気活動，皺眉筋の筋電図（Bradley と Lang 2000年）により評価されている．

6.3 身体的ストレッサー

実験的によく使用される身体的ストレッサーには，皮膚痛，筋肉痛，寒冷刺激，静的・動的筋運動，低血圧性あるいは低体液性（循環血液量減少性）刺激がある．皮膚の痛みは，通常，疼痛性電気刺激か，最近では炭酸ガスレーザーが用いられる．一方，ヒトにおける筋肉痛は，筋肉内に高張性食塩水を注入することにより惹起可能である．寒冷昇圧試験は，ヒトにおいて非常に強く交感神経活動を上昇させ，末梢血管抵抗を増加させる（Hurwitz ら1993年）が，そのメカニズムには寒冷刺激よりも痛み刺激の割合が大きい（Lovallo 1975年）．

自律神経系のパラメーターの反応を変化させ，自律神経反応の検査を行う方法として，ストレス研究において広範に施行され，臨床検査においてもよく行われているのは，低血圧性あるいは低体液性刺激である．これには，ヘッドアップティルト（起立ストレス）や下半身陰圧負荷（体液の下半身への移動）がある．下半身陰圧負荷は，脚へ静脈血を貯留させて，静脈還流を減少させることにより低体液性刺激を負荷するもので，出血時の循環動態の模擬となりうる．他の試験，たとえば，Valsalva 法による手技や，外部刺激に合わせて呼吸を行う調節呼吸も，呼吸系と化学受容反射に関連する．

運動には静的運動と動的運動がある．静的運動の例は掌握運動のように筋を一定状態に保って保持するものである．動的運動には，エルゴメーターを利用した自転車漕ぎがある．この場合，筋の収縮と弛緩を交互に繰り返すことになる．反復作業もまた静的筋負荷を通常伴う身体的ストレッサーの1つであると言える（Bjorklund ら2000年）．この場合，交感神経-副腎髄質軸に沿った著明なホルモン反応を誘発することになる（Barnekow-Bergkvist ら，未公表データ）．しかし，身体的ストレスに対するストレス反応はすべてが反射的に起きるというわけではない．たとえば，動的運動である．この場合，運動筋における代謝産物刺激というフィードバック信号による交感神経活動の賦活化に加えて，運動中枢からのフィードフォワード性刺激に依存する交感神経-副腎軸の亢進も特徴的である（Kjaer ら1987年）．長期的視野でみれば，長期間の運動は副腎髄質の分泌機能とサイズを増加させるようであるし，適度の強度であれば有用であることが証明されている（Goldsmith ら2000年）．

6.4 ストレッサーに特異的な反応パターン

Berman と Johnson が1985年に行った研究は興味深い．ストレスイメージ，障害物（風船）を吹き飛ばす動作，暗算，寒冷昇圧試験を組み合わせて行うテストである．心拍数，呼吸数，皮膚抵抗（皮膚コンダクタンスから計算），指プレチスモグラフィー，右耳付近における側頭動脈プレチスモグラフィーを記録しながら，上記のストレッサーに対する反応を観察した．この5つの変数に重みをつけて，標準化スコアとして計算し，比較できるようにした．30名の被験者のうち，25名は刺激反応特異性（stimulus response specificity：SRS）の高いスコアを示したが，5名は有意な個人反応特異性（indivisual response specificity：IRS）を示した．特異的なストレッサーに対する最高値は，以下のパターンを示した．①風船吹き：指プレチスモ＝心拍数＝皮膚コンダクタンス＞呼吸数，②暗算：皮膚コンダクタンス＝指プレチスモ＞側頭動脈プレチスモ＞心拍数＞呼吸数，③寒冷昇圧：指プレチスモ＞皮膚コンダクタンス＞心拍数＞呼吸数

（Berman と Johnson 1985）．

　Allen と Crowel は 1989 年に大学生を対象として，反応時間課題，暗算課題，段階的自転車漕ぎ運動，寒冷昇圧試験を負荷する実験を行った．呼吸性洞性不整脈（副交感神経活動の指標）およびそれに付随する交感神経活動指標を 3 つの課題負荷中と安静時に測定した．被験者が，βアドレナリン作動性活動のレベルから判断した反応において，高反応を示すか低反応を示すかということは，安静中および課題負荷中ともに，呼吸性洞性不整脈のレベルには影響を及ぼさないことが示された．

　動物においても異なるタイプのストレッサーに対し，神経内分泌学的反応が検討されている．Pacak らは 1998 年に，ラットにおいて寒冷刺激は，ACTH レベルと比較してノルアドレナリン性反応を大きく引き起こすが，インスリン投与はアドレナリン反応をより強く惹起すること，および無動化（拘束）ストレスは，アドレナリン，ノルアドレナリンの両者に ACTH と同様に大きな反応を惹起することを報告している．さらに Lenox らは 1980 年に寒冷刺激より無動化（拘束）ストレスの方が強いプロラクチン反応を引き起こすことを報告した．

6.5　異なるストレッサーにおける相乗作用

　被験者に対する認知負荷と身体負荷の考えられる相乗作用の問題について，言及している研究は多い．異なる程度の困難さを有する静的筋収縮に，ストループ色名単語課題という認知課題を重ねて負荷すると，静的筋収縮のみよりも強い交感神経副腎反応を生ずる（Larsson ら 1995 年）．一方，Wasmund らの 2002 年の報告では，身体的，認知的ストレッサーの相互補強効果を認めなかったという．さらに運動中の筋交感神経活動の低下を指摘している．しかし，この報告において適用したストレッサーの選択が，最大収縮力の 25～30％ の力で，掌握運動を疲労困憊まで 5 分間行うというものであったため，日常生活における通常の作業負荷を代表するものではないことは，問題であろう．

　ストレッサーの多種同時負荷問題は，Evans らの 1996 年における研究においても言及されている．著者らは視覚探索課題を反応時間課題と組み合わせ，いろいろなレベルで気を散らすような低いレベルから高いレベルまで雑音（感覚混乱）を与えて，課題を負荷した．学生たちを被験者として，高ストレス条件として大学の定期試験，低ストレス条件として試験がない状態，という実際の 2 つの異なる生活ストレス条件のもとに，課題を与えた．収縮期血圧の上昇と，拡張期血圧のわずかな上昇が，感覚混乱下におけるストレスの多い課題を施行中に，定期試験が終了した直後の時点で認められた．この場合，多くの被験者において，複合する実験的ストレッサーに曝露する前に，先行するストレスが解決した（学生は定期試験が終了した）ことになる．すなわち，ストレッサーが連続していることのほうが，同時に負荷されていることよりも，影響が大きいということを著者らは正確に指摘している．一般的にある種のストレッサーの残存影響がどれだけ持続するかということを，知ることが重要である．

7　ストレスと疾病

7.1　潰　瘍

　ストレスと疾病の関連は，昔から示唆されていた．しかし，異なるストレス関連性疾患の原因とメカニズムの正確な検索は，いつも簡単というわけではない．古典的な例である胃潰瘍においては，疫学的関連のほうが，共同原因であるピロリ菌の発見より先行して確立している（Piper と Tennant 1993 年；Lam 1994 年）．

7.2　心血管疾患

　古くからの事例証拠により，心血管疾患は，ストレス反応に対する A 型性格と関連づけられている．この関連は，Sapolsky により 1994 年に詳細に述べられている．最初の報告は，循環器内科の待合室の椅子が，おかしなパターンですり減っていることに気づいたことによる．つまり，よく観察すると，落ち着きのない A 型性格の患者は，椅子の端に座り，すぐに前に飛び出せるように準備しておき，肘掛けを握っているために，椅子の布張がそのように破れるというのである．

　A 型性格の行動特性は，競争心，攻撃性，敵意性，そして日常生活における切迫性である．反対に B 型性格は，以上の特性を欠いている（Schneider ら 1989 年）．

　家族歴に冠動脈疾患を有する被験者は，心理的ストレッサーに対してより強く末梢血管反応性を有することが示されている．この家族歴のある A 型性格の被験者は，認知的ストレッサー，身体的ストレッサーのいずれに対しても，高い拡張期血圧を示した（Newlin と Levenson 1982 年）．心血管反応性仮説は，認知・身体ストレス組み合せ試験を利用した研究においてさらに示唆され

ている（Turner ら 1991 年；Cacioppo ら 1998 年）．これらのストレスに対して心循環パラメーターのうち，心拍出量，総末梢血管抵抗が，駆出前時間などの他のパラメーターよりもより強い安定性を示したことを報告している．最近，自律神経機能と視床下部-下垂体-副腎皮質軸の病態生理学的変化が，精神的ストレスと関連した心虚血性疾患の主要原因であることであることが指摘された（Wahrborg 1998 年）．

7.3 免 疫

多くの研究が，ストレス負荷時における免疫反応変化の問題について提起している．よく組織化された，個人のストレス反応の一部として，免疫機能の変化に注目することは，重要なことである（Cacioppo ら 1995 年）．この免疫反応の変化は，初期において短期持続ストレスに対する協同的な免疫機能の促進に始まる（Dhabhar と McEwen 1999 年）．その後に，もしストレスが持続すると，ストレスが加わる前の免疫機能レベル以下に低下する（Perna ら 1997 年）．

ここですべての問題を総括することは不可能であるが，この領域における最近の進歩について述べておこう．さらなる情報が欲しいと興味を持つ読者は，原典を参照していただきたい．1つの例はワクチン接種に対する免疫反応である．これはストレスと抗体反応とが負の関連を示す，生体内でのモデルとして重要である．この関連は，胸腺依存性のワクチンと，ワクチン接種後の延長期間において，さらに顕著となる（Yang と Glaser 2002 年；Burns ら 2003 年）．もう1つの興味深い事実は，ヘルペスウイルスによる感染である．ヘルペスウイルスは，発症の後に，臨床症状は消失するが，ウイルス自体は神経細胞内に潜在的に生き残っている．その後，免疫機能が低下すると，再活性化し症状が再発現する．数報の研究が，異なるタイプの急性および慢性ストレスとヘルペスウイルス再燃との相関について証拠を提出している（Saintz ら 2001 年）．興味深いことに，交感神経節ブロック（Roatta ら 本書第22章参照）を行うと，ヘルペス感染後神経痛を防ぐことができるようである（Ali 1995 年）．さらに複雑な関連が浮かび上がってくるのは，ヒト免疫不全ウイルス（HIV）感染と関係した免疫抑制である．神経・液性のストレス調節システムの障害が，しばしばHIV患者において観察され，これは不安，気分の変容，認知障害の進展における共通因子となりうると考えられている．さらに，疾患そのものが慢性ストレス状態を構成し，この慢性ストレス状態が感染の臨床経過をさらに悪化させることがある（Antoni 2003 年；Leserman 2003 年）．

7.4 糖尿病

身体のインスリンに対する反応性は，自律神経状態に非常に大きく依存することがわかっている．血糖の最も有効な利用のためには，効率的に組織化されたホルモンの相互作用が必要となる．したがってインスリンの作用は，特にコルチゾールの作用（Rosmond ら 1998 年）およびカテコールアミンの作用（Kjaer ら 1997 年）と密接に関係するし，一時的に急性ストレス時に障害を受ける（Brandi ら 1993 年）．この過程はストレスの終了とともに可逆的に復元する．強いストレッサーである，外傷（Peles ら 1995 年）や外科手術（Brandi ら 1993 年）の後，あるいは比較的弱いストレッサーである反復作業（Barnekow-Bergqvist ら，未公表データ）などは，インスリン抵抗性を増加させる．反復するストレスの多い出来事が集積すると，他の遺伝的，環境的要因と相まって，II型糖尿病の発症原因ともなりうるようである．

7.5 記 憶

最近の研究によれば，線維筋痛症と記憶低下との間に関連があるという報告がなされている（Park ら 2001 年）．慢性筋肉痛が異なる記憶系に悪影響を及ぼすことも示されているが，それは特にエピソード記憶に顕著であるといわれている（Söderfjell ら 2000 年）．

さらに長期間のストレスは，記憶の中枢である海馬のサイズを減少させるという報告もある．癌患者で生存している被験者においては，海馬の容積が減少しているという報告（Nakano ら 2002 年）や戦闘や小児虐待により誘発された外傷後ストレス障害でも同様の減少が認められるという報告（Bremner 1999 年）がある．その基礎をなすメカニズムとしては，グルココルチコイドとおそらくセロトニンの作用が関係していると思われる．解剖学的変化は，神経心理学的検査のパフォーマンスとよく相関していることが知られており，強いストレッサーが脳の構造と機能に長期に影響することを示唆している（Bremner 1999 年）．

7.6 筋痛症

ある疫学的調査によれば，筋骨格系に何らかの問題が生じていることと，仕事のペースが速いことおよび，身体的ストレッサーとの間には，関連のあることが指摘されている（Houtmanら 1994年）．

線維筋痛症の患者において，長期遷延化精神的ストレスと筋肉痛との間に関連が提唱されている（Banseviciusら 2001年）．線維筋痛症の患者において，1時間の反応時間課題に従事させ，僧帽筋，前頭筋，側頭筋，板状筋の筋電図活動を評価したところ，正常対象者と比べて僧帽筋のみがその活動を亢進させていることが判明した．著者らはこの原因として，錘内筋支配の交感神経活動の著明な亢進をあげている．線維筋痛症の患者では，しばしば24時間の心拍変動が消失していることが報告されているし，起立試験に対する反応が障害されていることも報告されている．これらのことは，自律神経制御が変化をきたしていることを示唆している（Martinez-Lavinら 1997年，1998年）．

なかにはストレスと筋の過活動，筋肉痛との関係を証明できないという研究もあるが，Ohrbachらは1998年にこれは個人とのかかわり合いの低いストレッサーを使用した結果であると論じている．このストレッサーをそれ以前の個人的経験に基づいて，個人とのかかわり合いの高いストレッサーに置き換えたところ，非常に強いストレス反応が惹起されたという．このOhrbachらの研究では，自律神経反応の強さの代わりに，「個人的関連性」がストレッサー選択の基準となっているという．

本書において，PassatoreとRoatta（第21章）あるいはLyskov（第5章），Blair（第24章）が，論じていることではあるが，交感神経系と提唱されている病態生理学的モデルにおける筋との関連は（本書終章参照），ストレス関連性筋肉痛の背後に潜む発症メカニズムの説明となりうるかもしれない．

8 ストレス関連性疾患の説明的概念

8.1 多動症

実験的ストレッサーの負荷に対する心血管系の過剰反応は，A型行動と関連しており，冠動脈疾患のリスクを増加させる．このことは，実験でも確認されており，またフィールド調査においても認められている（Schneiderら 1989年）．実験的ストレッサーには，認知的，身体的，感覚的刺激があり，A型行動を示す被験者は，B型行動を示す被験者とは対照的に，実験室での認知的ストレッサーに対し，心血管系反応を過剰に示す．この場合拡張期血圧と心拍数の上昇が認められる．24時間携帯型血圧計による血圧と心拍数のモニタリングでは，1日の平均血圧が両グループにおいて差異を示さないことが判明している．収縮期圧と心拍数が，B型被験者では仕事時間において大きく変動するが，A型被験者では睡眠中に大きく変動する．しかし，実験室での反応パターンと携帯型血圧計を使用した反応パターンの間には，類似性がほとんどみられなかった（Schneiderら 1989年）．

同様の反応性の亢進は，さらに境界型高血圧被験者に反応時間ストレッサーと寒冷昇圧ストレッサーを負荷した際における反応においても，観察された．これらの被験者において心臓のβアドレナリン作動性受容体のダウンレギュレーション〔訳者注：ホルモンが持続的に作用すると，受容体の感受性が低下すること〕が観察されているのにもかかわらず，反応時間課題により，カテコールアミン反応が大きく，血圧上昇反応も大きいことが認められた（Sherwoodら 1995年）．

8.2 反応特異性

ストレス関連性疾患の概念を説明する上において，提唱されている概念の1つとして，「特異的反応」がある．Selyeのストレスモデルでは，ストレス反応において「特異性」を認めなかった．それにかわって「汎性適応症候群」と名付けられた，ストレッサーのタイプによらない反応を想定した．しかし，これにはもともと異論があった．異論の提唱は，最初Cannonによってなされ，彼は非特異的反応を適応反応として受け入れるかどうかに疑問を呈した．その後，Masonも同様に疑問を投げかけた．Masonは異なるストレッサーに対して，異なるパターンの神経内分泌的反応の出現することに気づいた．この非特異的反応に関しては最近になってGoldsteinが1996年に数学的モデルを提唱した．微弱あるいは強力なストレッサーに対する反応の比を比較することにより，または閾値より上回った反応の差の比を比較することにより，すべてのストレッサーは非特異的反応を惹起するという仮説を検証することが可能となった．ラットに対して，ハンドリング〔訳者注：動物の異常な動作を抑制し，正常な動作を引き出す徒手的手技〕，低血糖，疼痛，出血，寒冷，そして無動（拘束）のストレッサーを負荷した実験から得られたデータは，この数学的モデルを支持

し，非特異性のモデルには疑問を呈している．

Marwitz と Stemmler は，1998 年に「個々の反応特異性」に関する文献のレビューと，この目的に応じた研究デザインにより得られた文献のレビューを行い，批判的な見解を述べた．これらの文献では個々の反応特異性は平均して 1/3 の被験者にみられることが判明した．さらに反応の安定性をみるために行われた反復試験では，個々の反応特異性は 15％ に認められるにすぎなかった．Marwitz と Stemmler は自分たちの研究を寒冷昇圧，計算，掌握運動，雑音などの広範なストレッサーを負荷する研究をデザインし，名義尺度 nominal scal，順序尺度 ordinal scal，間隔尺度 interval scal という 3 つの異なる尺度を用いたアプローチによる解析を行った〔訳者注：名義尺度：病名，診療科名など，順序に意味がない尺度．順序尺度：薬の効果など，順序に意味はあるが，数値の差には意味がない尺度．間隔尺度：体温，学力など絶対零点がないが，数値差には意味がある尺度〕．最初の実験において，個々の反応特異性は，21％ の被験者において観察されたが，安定性を求めるために行った後続実験では，個々の反応特異性は 8％ まで低下した（Marwitz と Stemmler 1998 年）．しかしこの著者らは，ストレッサーの強さと反応特異性との関係を指摘した．つまりストレッサーが弱いと反応特異性がより明らかになるということである．そしてこの関係は，ストレスプロフィールを作成するうえで非常に重要と考えられた．Berman と Johnson が 1985 年に報告した研究においても，同様の結論が導き出され，個々の反応特異性を 20％ の被験者に認めるとした．

情動反応に関する興味深い解析は，Collet らにより 1997 年に報告されている．6 つの基礎的情動に対する特異反応が存在し，どの単独の自律神経パラメーターでは分離できるか，重複して用いられた多くの自律神経パラメーターの全体は基礎的情動を分離することができた．この報告で用いたパラメーターは，皮膚コンダクタンス，皮膚抵抗，皮膚電位，瞬時呼吸数，皮膚血流量，皮膚温を測定し，幸せ，驚き，怒り，恐れ，悲しみ，嫌気の 6 つの基礎的情動を引き起こすスライドをみせたときの反応を観察した．

心循環系反応の安定性は，身体的（寒冷昇圧），精神的（反応時間課題）ストレッサーを使用して，10 年にわたり研究された．寒冷昇圧に対する反応パターンには変化がみられなかったが，認知的課題に対する反応のパターンは，変化しなかったものの，反応の大きさが，10 年間で有意に減弱したと報告された（Sherwood ら 1997 年）．

8.3　自律神経バランスの崩れ

交感・迷走神経バランスの異常が少なくとも一部のストレス関連疾患の原因となっている可能性のあることが提唱されている．心拍変動解析により，交感神経活動の亢進と同時に副交感神経活動の低下が，線維筋痛症の男性患者の安静時において明らかになった（Cohen ら 2001 年）．線維筋痛症の患者では，体位変換時にも，起立負荷時における交感・迷走神経バランスの異常反応がみられた（Cohen ら 2001 年）．心血管系反応における有意差が，慢性疲労症候群の患者と線維筋痛症の患者において報告されており（Naschitz ら 2001 年），両群の患者同士，および健康対照群との間で差がみられる．

交感神経系と副交感神経系という 2 つの自律神経系の系統間のバランスは，細胞レベルや器官レベルのみならず個人の一般的なパフォーマンスや健康にとっても欠かせないものである．もし個人のストレッサーに対する反応の構造により，特異的シグナル経路が変更されるなら，自律神経バランスの崩れが誘発され，重篤なうつ状態のような疾患につながるおそれも生ずる．このうつ状態は，副腎皮質反応と交感神経－副腎髄質反応のバランスの崩れも伴うことが報告されている（De Kloet 2003 年）．さらには体位性頻脈症候群や交感神経性失神も交感神経不全によるものとされている（Goldstein ら 2002 年）．類似の自律神経系乖離が情動的ストレッサーに対する反応により生じており，変動性を有する電気的皮膚反応と，心拍変動により評価した副交感神経活動低下が認められている（Papousek ら 2002 年）．

異なる概念が，異なる疾患との関連を説明するために提唱されているが，これらの概念を確立するためには，さらなる研究が必要とされよう．

9　ストレス・プロフィール

「ストレス・プロフィール」とは，慣習的に心理社会学的研究において述べられる概念である（Derogatis 1987 年；Wheatley 1990 年）．または実験的ストレッサーとの関連で述べられることもある（Carlson ら 1993 年；Gregg ら 2002 年）．たとえば，Derogatis のいうストレスプロフィールとは，自己レポートリストであり，それにはストレスの 3 つの主要要素が記載されている．環境ストレス，パーソナリティメディエーター，および情動反応である（Derogatis 1987 年）．尺度の反対側には，心拍数，収縮期・拡張期血圧，筋電図などの生理学的パラメー

ターを使用して作り上げたプロフィールがある（Carlsonら 1993年）．

　ここで「プロフィール」という用語の広義の解釈を提言しておこう．言い換えれば，ここでのプロフィールとは，心理社会学的，生理学的（電気生理学的，固有受容的，人体計測的），診断学的，そして個別の被験者のための他のすべての関係ある背景データを結合したものである．このプロフィールは主観的推定と客観的測定の組み合わせを表し，ストレス反応の動態をよりよく説明すると考えられる．

　ストレスプロフィールを作成する場合，冗長なデータを使用するという落とし穴に落ちることを避けるようにしなければならない．主要要素解析または同様の解析ツールを応用することにより，代表的な生理学的（またはその他の）データを正しく選択することが必要となろう．

10　結　論

　ストレスという分野における研究は，新しく発展した概念や，ストレス関連性疾患のモデルの恩恵を大きく受けている．過去数十年間の記録方法や解析テクニックにおける重要な発展のおかげで，身体と心がどのように反応するか，そして相互作用を有しているか，ということが次第にわかってきた．生理学的，心理社会学的，そしてもし応用できるならば，診断学的データを結合することにより，ストレス関連性疾患の原因やメカニズムが判明するかもしれないし，適用できる治療法の影響の評価が可能になるかもしれない．さらには，ストレスという古くからの敵に対抗する新しい方法を提案できるかもしれない．

文　献

Ali NM (1995) Does sympathetic ganglionic block prevent postherpetic neuralgia? Literature review. Reg Anesth 20：227-233

Allen MT, Crowell MD (1989) Patterns of autonomic response during laboratory stressors. psychophysiology 26：603-614

Antoni MH (2003) Stress management effects on psychological, endocrinological, and immune functioning in men with HIV infection：Empirical support for a psychoneuroimmunological Model. Stress 6：173-188

Bansevicius D, Westgaard RH, Stiles T (2001) EMG activity and pain development in fibromyalgia patients exposed to mental stress of long duration. Scand J Rheumatology 30：92-98

Berman PS, Johnson HJ (1985) A psychophysiological assessment battery. Biofeedback and self-regulation 10：203-221

Bjorklund M, Crenshaw AG, Djupsjobacka M, Johansson H (2000) Position sense acuity is diminished following repetitive low-intensity work to fatigue in a simulated occupational setting. Eur J Appl Physiol 81：361-367

Bradley MM, Codispoti M, Sabatinelli D, Lang PJ (2001) Emotion and motivation II：Sex differences in picture processing. Emotion 1：300-319

Bradley MM, Lang PJ (2000) Affective reactions to acoustic stimuli. Psychophysiology 37：204-215

Brandi LS, Santoro D, Natali A, Altomonte F, Baldi S, Frascerra S, Ferrannini E (1993) Insulin resistance of stress：Sites and mechanisms. Clin Sci (London) 85：525-535

Breier A (1989) A. E. Bermett award paper. Experimental approaches to human stress research：Assessment of neurobiological mechanisms of stress in volunteers and psychiatric patients. Biological Psychiatry 26：438-462

Bremner JD (1999) Does stress damage the brain? Biological Psychiatry 45：797-805

Bremner JD, Vythilingam M, Vermetten E, Southwick SM, McGlashan T, Nazeer A, Khan S, Vaccarino LV, Soufer R, Garg PK, Ng CK, Staib LH, Duncan JS, Charney DS (2003) MRI and PET study of deficits in hippocampal structure and function in women with childhood sexual abuse and posttraumatic stress disorder. Am J Psychiatry 160：924-932

Burns VE, Carroll D, Ring C, Drayson M (2003) Antibody response to vaccination and psychosocial stress in humans：Relationships and mechanisms. Vaccine 21：2523-2534

Cacioppo JT, Berntson GG, Malarkey WB, Kiecolt-Glaser JK, Sheridan JF, Poehlmann KM, Burleson MH, Ernst JM, Hawkley LC, Glaser R (1998) Autonomic, neuroendocrine, and immune responses to psychological stress：The reactivity hypothesis. Ann New York Academy of Sciences 840：664-673

Cacioppo JT, Malarkey WB, Kiecolt-Glaser JK, Uchino BN, Sgoutas-Emch SA, Sheridan JF, Berntson GG, Glaser R (1995) Heterogeneity in neuroendocrine and immune responses to brief psychological stressors as a function of autonomic cardiac activation. Psychosomatic Medicine 57：154-164

Cacioppo JT, Uchino BN, Berntson GG (1994) Individual differences in the autonomic origins of heart rate-reactivity：The psychometrics of respiratory sinus arrhythmia and pre-ejection period. Psychophysiology 31：412-419

Cacioppo JT, Uchino BN, Crites SL, Snydersmith MA, Smith G, Berntson GG, Lang PJ (1992) Relationship between facial expressiveness and sympathetic activation in emotion：a critical review, with emphasis on modeling underlying mechanisms and individual differences. J Personality and Social Psychology 62：110-128

Callister R, Suwamo NO, Seals DR (1992) Sympathetic activity is influenced by task difficulty and stress perception during mental challenge in humans. J Physiol 454：373-387

Carlson CR, Okeson JP, Falace DA, Nitz AJ, Curran SL, Anderson D (1993) Comparison of psychologic and physiologic functioning between patients with masticatory muscle pain and matched controls. J Orofacial Pain 7：15-22

Cohen H, Kotler M, Matar MA, Kaplan Z, Loewenthal U, Miodownik H, Cassuto Y (1998) Analysis of heart rate variability in posttraumatic stress disorder patients in response to a trauma-related reminder. Biological Psychiatry 44：1054-1059

Cohen H, Neumann L, Alhosshle A, Kotler M, AbuShakra M, Buskila D (2001) Abnormal sympathovagal balance in men with fibromyalgia. The Journal of Rheumatology 28：581-589

Cohen H, Neumann L, Haiman Y, Matar MA, Press J, Buskila D (2002) Prevalence of post-traumatic stress disorder in fibromyalgia patients：Overlapping syndromes or post-traumatic fibromyalgia syndrome? Seminars in Arthritis and Rheumatism 32：38-50

Collet C, Vemet-Maury E, Delhomme G, Dittmar A (1997) Autonomic nervous system response patterns specificity to basic emotions. J Autonomic Nervous System 62：45-57

Cuthbert BN, Schupp HT, Bradley MM, Birbaumer N, Lang PJ (2000) Brain potentials in affective picture processing：Covariation with autonomic arousal and affective report. Biological Psychology 52：95-111

De Kloet ER (2003) Hormones, brain and stress. Endocrine Regulations 37：51-68

Derogatis LR (1987) The Derogatis Stress Profile (PSP)：Quantification of psychological stress. Advances in Psychosomatic Medicine 17：30-54

Dhabhar FS, McEwen BS (1997) Acute stress enhances while chronic stress suppresses cell-mediated immunity *in vivo*：A potential role for leukocyte trafficking. Brain, Behavior, and Immunity 11：286-306

Dhabhar FS, McEwen BS (1999) Enhancing versus suppressive effects of stress hormones on skin immune function. Proceedings of the National Acadeny of Sciences of the United States of America 96：1059-1064

Evans GW, Allen KM, Tafalla R, T. OM (1996) Multiple stressors：Performance, psychophysiological and affective responses. J Environmental Psychology 16：147-154

Goldsmith RL, Bloomfield DM, Rosenwinkel ET (2000) Exercise and autonomic function. Coron Artery Dis 11：129-135

Goldstein DS (1990) Neurotransmitters and stress. Biofeedback and Self-Regulation 15：243-271

Goldstein DS, Holmes C, Frank SM, Dendi R, Cannon RO, Sharabi Y, Esler MD, Eisenhofer G (2002) Cardiac sympathetic dysautonomia in chronic orthostatic intolerance syndromes. Circulation 106：2358-2365

Goldstein DS, McEwen B (2002) Allostasis, homeostats, and the nature of stress. Stress (Amsterdam, Netherlands) 5：55-58

Goldstein DSP, K. Kopin IJ (1996) Nonspecificity versus primitive specificity of stress response. In：Proceedings of the Sixth International Symposium on Catecholamines and Other Neurotransmitters in Stress, Smolenice Castle, Slovakia, June 19-24 1995, Harwood Academic Publishers, Vol 1, pp3-20

Gregg ME, Matyas TA, James JE (2002) A new model of individual differences in hemodynamic profile and blood pressure reactivity. Psychophysiology 39：64-72

Hartley TR, Ginsburg GP, Heffner K (1999) Self presentation and cardiovascular reactivity. International Journal of Psychophysiology. Official Journal of the International Organization of Psychophysiology 32：75-88

Heuser I, Lammers CH (2003) Stress and the brain. Neurobiology of Aging 24 Suppl 1：S69-76；discussion S81-62

Hoffman HS, Khan T, Papaconstantinou V, O'Herron F (1991) Cardiac reactions to two psychological stressors, acting in combination. Perceptual and Motor Skills 72：927-934

Hoshikawa Y, Yamamoto Y (1997) Effects of Stroop color-word conflict test on the autonomic nervous system responses. Am J Physiology 272：H1113-H1121

Houtman IL, Bongers PM, Smulders PG, Kompier MA (1994) Psychosocial stressors at work and musculoskeletal problems. Scand J Work, Environment & Health 20：139-145

Hurwitz BE, Nelesen RA, Saab PG, Nagel JH, Spitzer SB, Gellman MD, McCabe PM, Phillips DJ, Schneiderman N (1993) Differential patterns of dynamic cardiovascular regulation as a function of task. Biological Psychology 36：75-95

Johnson EO, Kamilaris TC, Chrousos GP, Gold PW (1992) Mechanisms of stress：A dynamic overview of hormonal and behavioral homeostasis. Neuroscience and Biobehavioral Reviews 16：115-130

Kiecolt-Glaser JK, McGuire L, Robles TF, Glaser R (2002) Psychoneuroimmunology and psychosomatic medicine：Back to the future. Psychosomatic Medicine 64：15-28

Kimball CP (1982) Stress and psychosomatic illness. J Psychosomatic Research 26：63-71

Kjaer M, Secher NH, Galbo H (1987) Physical stress and catecholamine release. Baillieres Clin Endocrinol Metab 1：279-298

Lam SK (1994) Aetiological factors of peptic ulcer：Perspectives of epidemiological observations this century. J Gastroenterology and Hepatology 9. Suppl 1：S93-98

Lane JD, Adcock RA, Burnett RE (1992) Respiratory sinus arrhythmia and cardiovascular responses to stress. Psychophysiology 29 : 461-470

Lane RD, Reiman EM, Bradley MM, Lang PJ, Ahern GL, Davidson RJ, Schwartz GE (1997) Neuroanatomical correlates of pleasant and unpleasant emotion. Neuropsychologia 35 : 1437-1444

Larsson SE, Larsson R, Zhang Q, Cai H, Oberg PA (1995) Effects of psychophysiological stress on trapezius muscles blood flow and electromyography during static load. Eur J Appl Physiol Occup Physiol 71 : 493-498

Lenox RH, Kant GJ, Sessions GR, Pennington LL, Mougey EH, Meyerhoff JL (1980) Specific hormonal and neurochemical responses to different stressors. Neuroendocrinology 30 : 300-308

Leserman J (2003) HIV disease progression : Depression, stress, and possible mechanisms. Biol Psychiatry 54 : 295-306

Lovallo W (1975) The cold pressor test and autonomic function : A review and integration. Psychophysiology 12 : 268-282

Macefield VG, Taylor JL, Wallin BG (1998) Inhibition of muscle sympathetic outflow following transcranial cortical stimulation. J Autonomic Nervous System 68 : 49-57

Malarkey WB, Lipkns IM, Cacioppo JT (1995) The dissociation of catecholamine and hypothalamic pituitary-adrenal responses to daily stressors using dexamethasone. J Clin Endocrinol and Metab 80 : 2458-2463

Mano T, Iwase S (2003) Sympathetic nerve activity in hypotension and orthostatic intolerance. Acta Physiologica Scand 177 : 359-365

Martinez-Lavin M, Hermosillo AG, Mendoza C, Ortiz R, Cajigas JC, Pineda C, Nava A, Vallejo M (1997) Orthostatic sympathetic derangement in subjects with fibromyalgia. J Rheumatol 24 : 714-718

Martinez-Lavin M, Hermosillo AG, Rosas M, Soto ME (1998) Circadian studies of autonomic nervous balance in patients with fibromyalgia : A heart rate variability analysis. Arthritis Rheum 41 : 1966-1971

Marwitz M, Stemmler G (1998) On the status of individual response specificity. Psychophysiology 35 : 1-15

Mathe G (2000) The need of a physiologic and pathophysiologic definition of stress. Biomedicine & Pharmacotherapy (=Biomedecine & Pharmacotherapie) 54 : 119-121

Matsukawa T, Sugiyama Y, Mano T (1995) Increased muscle sympathetic nerve activity during delayed auditory feedback in humans. Japanese J Physiology 45 : 905-911

McEwen BS (2000) The neurobiology of stress : From serendipity to clinical relevance. Brain Research 886 : 172-189

McEwen BS, Seeman T (1999) Protective and damaging effects of mediators of stress. Elaborating and testing the concepts of allostasis and allostatic load. Ann New York Academy of Sciences 896 : 30-47

Miller DB, O'Callaghan JP (2002) Neuroendocrine aspects of the response to stress. Metabolism : Clinical and Experimental 51 : 5-10

Morse DR (1995) Stress : Clarification of a confused concept. International Journal of Psychosomatics : Official Publication of the International Psychosomatics Institute 42 : 4-24

Nakano T, Wenner M, Inagaki M, Kugaya A, Akechi T, Matsuoka Y, Sugahara Y, Imoto S, Murakami K, Uchitomi Y (2002) Relationship between distressing cancer-related recollections and hippocampal volume in cancer survivors. Am J Psychiatry 159 : 2087-2093

Naschitz JE, Rozenbaum M, Rosner I, Sabo E, Priselac RM, Shaviv N, Ahdoot A, Ahdoot M, Gaitini L, Eldar S, Yeshurun D (2001) Cardiovascular response to upright tilt in fibromyalgia differs from that in chronic fatigue syndrome. J Rheumatology 28 : 1356-1360

Newlin DB, Levenson RW (1982) Cardiovascular responses of individuals with type A behavior pattern and parental coronary heart disease. J Psychosomatic Research 26 : 393-402

Ohrbach R, Blascovich J, Gale EN, McCau W, Dworkin SF (1998) Psychophysiological assessment of stress in chronic pain : comparisons of stressful stimuli and of response systems. J Dental Research 77 : 1840-1850

Pacak K, Palkovits M, Yadid G, Kvetnansky R, Kopin IJ, Goldstein DS (1998) Heterogeneous neurochemical responses to different stressors : A test of Selye's doctrine of nonspecificity. Am J Physiology 275 : R1247-1255

Papousek I, Schulter G, Premsberger E (2002) Dissociated autonomic regulation during stress and physical complaints. J Psychosomatic Research 52 : 257-266

Park DC, Glass JM, Minear M, Crofford LJ (2001). Cognitive function in fibromyalgia patients. Arthritis Rheum 44 : 2125-2133

Peles E, Akselrod S, Goldstein DS, Nitzan H, Azaria M, Almog S, Dolphin D, Halkin H, Modan M (1995) Insulin resistance and autonomic function in traumatic lower limb amputees. Clinical Autonomic Research. Official J Clinical Autonomic Research Society 5 : 279-288

Perna FM, Schneiderman N, La Perriere A (1997) Psychological stress, exercise and immunity. International J Sports Medicine 18. Suppl 1 : S78-83

Piper DW, Tennant C (1993) Stress and personality in patients with chronic peptic ulcer. J Clinical Gastroenterology 16 : 211-214

Porges SW (2001) The polyvagal theory : Phylogenetic substrates of a social nervous system. Int J Psychophysiol 42 : 123-146

Renaud P, Blondin JP (1997) The stress of Stroop performance : Physiological and emotional responses to color-word interference, task pacing, and pacing speed. International Journal of Psychophysiology. Official J International

Organization of Psychophysiology 27：87-97

Rosmond R, Dallman MF, Bjorntorp P (1998) Stress-related cortisol secretion in men：Relationships with abdominal obesity and endocrine, metabolic and hemodynamic abnormalities. J Clin Endocrinol Metab 83：1853-1859

Sainz B, Loutsch JM, Marquart ME, Hill JM (2001) Stress-associated immunomodulation and herpes simplex virus infections. Med Hypotheses 56：348-356

Sapolsky RM (1994) Why Zebras Don't Get Ulcers? An Updated Guide to Stress, Stress-Related Diseases and Coping. W. H. Freeman and Company

Schneider RH, Julius S, Karunas R (1989) Ambulatory blood pressure monitoring and laboratory reactivity in type A behavior and components. Psychosomatic Medicine 51：290-305

Sherwood A, Girdler SS, Bragdon EE, West SG, Brownley M, Hinderliter AL, Light KC (1997) Ten year stability of cardiovascular responses to laboratory stressors. Psychophysiology 34：185-191

Sherwood A, Hinderliter AL, Light KC (1995) Physiological determinants of hyperreactivity to stress in borderline hypertension. Hypertension 25：384-390

Sternberg S (1966) High-speed scanning in human memory. Science 153：652-654

Szabo S (1998) Hans Selye and the development of the stress concept. Special reference to gastroduodenal ulcerogenesis. Annals of the New York Academy of Sciences 851：19-27

Söderfjell S, Barnekow-Bergkvist M, Johansson H, Lyskov E, Molander B, Nilsson L-G (2000) Aging, stress, and musculoskeletal problems. Abstracts of the XXVII International Congress of Psychology, Stockholm, Sweden, 23-28 July 2000, International Journal of Psychiatry 35：368-368

Task-Force (1996) Heart rate variability. Standards of measurement, physiological interpretation, and clinical use. Task Force of the European Society of Cardiology and the North American Society of Pacing and Electrophysiology. Eur Heart J 17：354-381

Turner JR, Sherwood A, Light KC (1991) Generalization of cardiovascular response：Supportive evidence for the reactivity hypothesis. International Journal of Psychophysiology：Official Journal of the International Organization of Psychophysiology 1：207-212

Wahrborg P (1998) Mental stress and ischaemic heart disease：an underestimated connection. Eur Heart J 19 Suppl O：O20-O23

Wasmund WL, Westerholm EC, Watenpaugh DE, Wasmund SL, Smith ML (2002) Interactive effects of mental and physical stress on cardiovascular control. J Applied Physiology：Respiratory, Environmental and Exercise Physiology 92：1828-1834

Wheatley D (1990) The stress profile. The British J Psychiatry. J Mental Science 156：685-688

Windhorst U, Johansson H (1999) Modern Techniques in Neuroscience Research. Springer Verlag, Berlin, Heidelberg, New York

Wood GE, Young LT, Reagan LP, McEwen BS (2003) Acute and chronic restraint stress alter the incidence of social conflict in male rats. Hormones and Behavior 43：205-213

Wortsman J (2002) Role of epinephrine in acute stress. Endocrinology and Metabolism Clinics of North America 31：79-106

Yang EV, Glaser R (2002) Stress-associated immunomodulation and its implications for responses to vaccination. Expert Rev Vaccines 1：453-459

第5章
ストレス,環境適応不全症と筋骨格系症状

Eugene Lyskov

イェーヴレ大学　筋骨格系研究センター,ウメオ市,スウェーデン

キーワード：環境適応不全症,ストレス要因,ストレス反応,交感神経活動過剰

要旨：慢性作業関連性筋痛症の発症と維持には、いくつかの相互作用因子が関連する。仕事場の物理的条件,心理社会的側面,ストレス関連性精神的・生理学的状態,さらには神経筋過程などである。ストレスは「環境適応不全 environmental intolerance」発症において重要な役割を演ずる。この「環境適応不全症」とは、いろいろな粘膜,皮膚,筋の症状により特徴づけられ、低レベルの環境因子への曝露により関連して主観的に発症する疾患群である。環境適応不全症の臨床パターンは筋痛症の典型的な症状と共通の部分を多く有し,線維筋痛症 fibromyalgia,緊張性筋痛症 tension myalgia の名前で扱われ、そのため同一の「機能的症候群」グループ〔訳者注：つまり病理解剖学的異常がないのに、機能的異常のため不調を訴える症候群〕に属すると考えられている。環境適応不全症は外的ストレス要因から内的ストレス要因にまで至る、連続した原因に関連して発症すると考えられている。室内の物理化学的物質から社会心理学的環境、そして反復運動や不快姿勢などのような人間工学的ストレス要因まで、各種要因が複雑に絡んでいる。

1　はじめに

慢性作業関連性筋痛症の発症と維持には多要因の背景が絡んでいる。第1に、もちろん筋肉痛を生ずる仕事には特定の筋活動を特徴づける**身体的要因**が存在する。この筋活動は、ある程度自律的に発展する**神経筋過程**の引き金となる。さらに、特にさまざまな形のストレスとして,**心理的要因**も重要な役割を果たす。これらすべての要因は、複雑な経路により相互作用を有する。しばしばみられるのは、互いに増強し合うという相互作用である（Blairら　本書第2章参照）。ストレスに対する生理学的反応が、慢性作業関連性筋痛症の発症と持続の部分的な原因であるということは確かにこれまでにも示唆されていた（DolceとRaczynski 1985年；Florら 1992年）。提唱されたモデルによれば、身体的および心理的ストレスは、痛みそれ自体と同様に、内部的ストレッサーであり、たび重なる筋収縮を惹起しうるものである。このたび重なる筋収縮は、一方でまた筋虚血や筋低酸素状態により痛みを悪化させる（Fields 1987年）。この痛みの悪化は機械的受容器の感受性変化によるものであるということも報告されている（MenseとStahnke 1983年）。PassatoreとRoatta は本書第21章で、「ストレスに関連した」交感神経系と運動系間の複雑な相互作用に関する重要で広範な図式を提唱している。ストレス環境下における交感神経系と運動系の相互作用としては、筋硬直における交感神経系の影響、固有感覚制御の低下、筋肉痛の発症があげられている。

多くの労働関連性疾患の発症においてストレスの役割が決定的であるということは、一般的に受け入れられている。ストレスの意味は多くの場合、否定的な心理社会的要因のみと解釈されることが多い。しかし、ここでは、ストレスが非常に多くの形をとって表出され、多くの次元を有するということを強調しなければならない。ストレッサーというものは「生体が、その全体性を保つために反応しなければならないような強さと持続時間をもっ

て身体の外部または内部から作用するすべての要因」であるからである（Brod 1983 年）．従来の分類では，物理的ストレッサーには，化学物質，放射線，騒音，激しい運動，機械的外傷などがあり，社会的ストレッサーには，失職，離婚，強制された引退・配置換え，財政上の突然の悪化がある．さらに心理的ストレッサーには，恐れ，不安，心配，パニックなどがあげられる（Morse 1995 年）．

したがって，ストレスとは，身体的環境要因によっても起こされるもので，また周囲環境に対する身体の反応にも影響する．このことは職場において特に明瞭である．以下にこれらの環境適応不全症の例をあげて相互関連性について論ずることにする．

「**環境疾病**」Environmental Illness（Black 1996 年），「**順応不良**」Environmental maladaptation，「**環境身体化症候群**」Environmental somatization syndrome（Göthe ら 1995 年），という用語，さらには現在よく使用されている「**特発性環境適応不全症**」Idiopathic environmental intolerance（Sparks 2000 年）などは，同様のグループを意味する症候群といえよう．患者は多種多様の自覚的主訴，粘膜，皮膚，筋の症状を訴え，たとえば化学物質，電磁場，非病原性微生物などの異なる環境因子と関連があると訴える．

典型的には，これらの症状は「低レベル」の曝露によるものである．その曝露の程度は，これまでに疾病を惹起すると確立された限界より数段低いオーダーであり，一般的な健康人に対しては健康上の訴えを起こすことはない程度のものである．しかし，職業環境の迅速な変化の結果，その環境問題が一般大衆の眼を引くようになった．そのため，「**多発性化学物質過敏症**」Multiple chemical sensitivity，「**電磁波過敏症**」Electrical hypersensitivity，「**シック・ビル（シック・ハウス）症候群**」Sick building syndrome，「**湾岸戦争退役軍人病**」Gulf war veterans disease，その他の名前がついた現象が，一般大衆から注目されるようになった．すべてのこれらの疾病状態は，程度は違っていても，筋骨格系の病訴を独特の症候群の一部として訴え，線維筋痛症，筋痛症性脳炎 myalgic encephalitis（慢性疲労症候群と同義），緊張性筋痛症 tension myalgia などと同様の種類の疾病群としてとらえられるようになった（Ursin と Eriksen 2001 年）．これらの用語は主観的感覚，症状，そして特定の化学的物質，あるいは機械的刺激，さらには電磁場や他の環境要因との間の確立した関係を反映するものではないということを銘記すべきだろう．

最新の知識は，上記の環境因子が，特に適応能力障害のある人たちの健康に対して，悪影響を与えているということを除外してはいないが，これらの環境因子が患者の病訴を惹起するかどうかを確かめる刺激試験の結果は，むしろ一定しておらず，明確な結論は出ていない．これらの人たちは，化学物質や電磁場などの実験的ストレッサーの負荷に対して，明瞭で再現性のある生理学的反応や主観的感覚を示さないのである（Bergqvist ら 1997 年；Sparks 2000 年；Lyskov ら 2001 年 a）．

2 多発性化学物質過敏症

ある特定の環境に対する適応不全として，化学物質に対する過敏症という形をとるものが一番多いようで，これは一種の環境適応不全といえる．この化学物質過敏症という状態の有病率は，米国では一般人口の 0.2〜4％ と推定されており，女性が 70〜80％ を占めるという（Bell ら 1998 年）．従来までに受け入れられている定義によれば，多発性化学物質過敏症とは，異なる化学化合物に対して多種の器官系において生ずる反復性症状が，一般的な人々において有害とされている用量よりはるかに低い用量で発症することによって特徴づけられる後天性障害とされている．症状は 2 つ以上の器官系に起こり，予測可能な刺激に反応して再発したり，軽減したりする（Cullen 1987 年）．

共通する症状は，鼻炎あるいは鼻刺激症状，咳嗽，咽頭痛，疲労，頭痛，集中力困難である．筋骨格系症状としては，特に腰背部痛，頸部から肩にかけての「筋緊張」が共通にみられる（Weiss 1998 年；Sparks ら 1994 年）．症状のある軟部組織における形態的異常がみられず，症状が機能的特徴であるにもかかわらず，筋骨格系症状は，非常に苦痛であり，機能的にも障害が生ずる（Sparks ら 1994 年）．

多発性化学物質過敏症は，広範囲な環境化学物質への曝露に関連して発現する．最も多く報告のある物質は，農薬，殺虫剤，有機溶媒，およびそれらの混合物である．多発性化学物質過敏症の病態生理学的メカニズムは，いまだに推測の域を出ない．しかし，生理学的検査の結果では，大脳辺縁系，自律神経制御メカニズム，免疫系の関与が示唆されているという（Blair ら 本書第 2 章参照）．生物学的条件づけとしてそのメカニズムして提唱されているのは，においに対する曝露が生理学的・心理学的過敏症のトリガーとなっているか，あるいは時間依存的に感受性を高めるのではないかという仮説である

(Bell ら 1999 年).

　別の見方として，異なる環境ストレッサーの複雑な組合せだけが，疾患のイニシエーター（開始要因）として共同作用するという仮説もある（Arnetz 1999 年）．病気の発症には，妊娠，極端な急性ストレス，または薬剤の使用も起因すると考えられている．ある種の多発性化学物質過敏症患者は，化学物質だけでなく物理的な刺激でも発症する．この場合の物理的刺激とは，接触，音，光などをいうが，これらの刺激が非常に大きく増幅されて，耐えられなくなってしまうのであろう．多くの場合，生物的，化学的，物理的，心理的ストレッサーの「総合的な負荷」により，この負荷が「閾値」をある程度越えた場合に疾患が発症するとされている（Miller 1997 年）．

　多発性化学物質過敏症は，他の環境適応不全症の型，たとえばシック・ビル症候群や電磁波過敏症，その他と共通する多くの症状を有する．多発性化学物質過敏症の患者の既往歴には，慢性疲労症候群，結合組織炎，線維筋痛症，側頭下顎機能異常〔訳者注：日本では顎関節症という〕の診断がこれまでにつけられていることが多い．

　神経生理学的データによれば，農薬・殺虫剤，あるいは他の化学物質の多用量曝露か，慢性少用量曝露により，持続性変化が脳波と誘発電位にみられるという（Lorig 1989 年）．58 名の被験者を対象とした総合的な臨床生理学的検査によると，多発性化学物質過敏症患者群においては，対照群と比較して脳波での β 波の増加と筋電図電位の振幅の増大が認められたが，自律神経制御系のパラメーター（皮膚コンダクタンス，末梢皮膚温）には，差異がみられなかったという（Staudenmayer と Selner 1990 年）．

　多発性化学物質過敏症患者では，対照に比較して，血圧と心拍数のベースラインが高く，光フラッシュに対する瞳孔反応の変化も大きい（Wang ら 1994 年）．他の研究によれば，分時換気量のベースラインの増加と，心拍変動の高周波成分から低周波成分へのシフトがみられる（Georgellis ら 2000 年）．これは心臓自律神経活動が迷走神経活動優位から交感神経活動優位へシフトすることを意味する．多発性化学物質過敏症と対照との間の呼吸数，心拍数の差が，Haumann らにより 2002 年に報告されている．この著者らは覚醒反応テストに対する生理学的反応性を，標準化された異なる化学物質に曝露しながら検査した．結論として，多発性化学物質過敏症では，一般的に自律神経機能感受性が変化しているという仮説が支持されたが，化学物質曝露のタイプやレベルに対する特異的な反応は認められなかったと報告した．

3　電磁波過敏症

　電磁波過敏症は，環境適応不全症の別の型と考えられ，スカンジナビア，ドイツ，その他のヨーロッパ諸国に広範にみられる．ことの発端は，1980 年代初頭，多くのオフィス労働者が自分達の健康問題とコンピューター使用との関連を報告したことによる．その後，議論は電磁場の果たす役割に焦点が絞られた（Bergqvist ら 1997 年）．電磁波過敏症患者は，自分たちの障害が慢性あるいは短期間に電磁場に曝露されたためと信じたのである．ここでいう電磁場とは，送電線，ラジオ，テレビの放送局や，携帯電話やその基地などである．

　これまで述べたように，電磁波過敏症は多発性化学物質過敏症と多くの共通症状を有する．しかし電磁波過敏症における臨床特異性は，皮膚科領域の症状にある．最近まで電磁波過敏症は，「ビデオ・ディスプレイ皮膚炎」または「電磁皮膚炎」といわれていた（Knave ら 1985 年）．確かに多種多様の皮膚症状，たとえば発疹，掻痒感，顔面発赤，ヒリヒリとした疼き，熱感と炎症などが，他の末梢症状に比較して，このグループの患者には蔓延している（Hillert と Kolmodin-Hedman 1997 年）．疲労感，めまい，集中困難，脱力，頭痛，抑うつ状態が一般的な訴えである．関節と筋の症状は，腰背部痛という形をとってあらわれる（Spurgeon ら 1997 年）か，または側頭下顎機能異常（顎関節症），あるいは脱力という形を取ることもある（Bergdahl ら 1994 年）．シック・ビル症候群（以下参照）との合併と，観察したグループにおいては，女性に多いことが報告されている（Eriksson ら 1997 年）．

　電磁波過敏症のグループにおいて生理学的検査を行うと，そんなに大きくはないが，明らかなベースラインからの偏位が，中枢神経性・自律神経性制御の特徴として観察される．Wennberg らが 1994 年に電磁波過敏症の患者において，対照群と比較して，電磁場曝露に対して有意な顔面皮膚温の非対称を呈することを報告している．この差は電磁場の曝露する側とは関係がなかったようである．

　10 名の電磁波過敏症の患者における研究では，心拍数の基礎値が高い傾向が認められた（Sandström ら 1997 年）．この研究における患者は，20〜70 Hz の点滅する光（フリッカー光）に対して，視覚誘発電位の振幅が高い反応を示した．さらに 40 名の電磁波過敏症の患者で行った検査では，フリッカー光に対する臨界融合周波数と視覚誘発電位により測定した反応性の亢進をしていること

が確認され，交感神経皮膚反応の振幅増大と非対称，脳波のα波の振幅低下，心拍数の増加が認められた（Lyskovら 2001年b）．これらの所見は，電磁波過敏症として選択された患者グループにおいては，交感神経トーヌス亢進，感覚刺激，特に強度変調光に対する過反応，という傾向があることを示唆する．臨界融合周波数をはるかに上回る強度変調光に対する感受性は，他の研究においても報告されている．すなわち，電磁波過敏症グループでは，100％近くの変調深度での昼間光電灯に曝露した際に，20％しか変調していない暖色・白色電灯曝露時よりも，高頻度に主観的不快と脳波変化を示した（KüllerとLaike 1998年）．個々の生理学的偏位が確立された検査値の正常範囲を越えることは非常に少ない，ということと，実験的な磁場への曝露によって電磁場に関連した生理学的反応を起こすことはない，ということは，銘記すべきだろう（Lyskovら 2001年a）．

4 シック・ビル症候群

シック・ビル症候群という用語は，研究の場においては，1970年代から用いられており，主にエアコンの効いているオフィス労働者の間で認められる障害とされている．この症候群は，頭痛，疲労，鼻づまり，眼への刺激症状，咽頭痛，皮膚あるいは筋の障害，神経衰弱症候群，のうちから少なくとも3つの症状を備え，これらの症状を勤務時間中に職場で起こし，慢性で持続性という特徴を有するものである．

このような症状を訴えるのは女性に多く，特に顔面皮膚症状を訴える（Stenbergら 1995年）．以上の症状に加えて，記銘力障害，微熱，催涙，頸部リンパ節圧痛などが通常報告されている（ChersterとLevine 1994年）．

シック・ビル症候群を起こすビルは，不十分な換気システム，塵埃，室内化学物質汚染，電磁波への曝露，常在の感染性因子などの，特定の環境要因を有する．しかし，特定の室内要因との相関は，いまだに不確実なところが多く，患者の症状は，根本的な改装の後や，確認できる環境問題の認められない職場においても持続することがある（Menziesら 1993年；Thörn 2000年）．

障害を受けた患者の病態生理学的変化に関するデータは，極端に少ない．Ohmらの研究（1997年）では，室内環境問題のある地域に住んでいる患者で，ライノステレオメトリーという機械により，ヒスタミンにより引き起こされた鼻粘膜の腫脹を測定した．鼻粘膜の過反応の起こる頻度は，シック・ビル症候群の症状顕性グループと非顕性グループにおいて，ともに対照グループと比較して高率であった．シック・ビル症候群の発症する地域に住んでいる患者は，たとえ上気道症状を訴えていようとなかろうと，鼻粘膜過敏の傾向にあった．163名のオフィス労働者を対象としたMuziらの別の臨床生理学的研究（1998年）によると，喘息反応と気管支反応はシック・ビル症候群の有病率と相関しなかったとのことである．眼球の症候は，客観的変化と密接には関係しなかったが，涙膜安定性は低下して，ドライアイの傾向にあったと報告されている．

5 湾岸戦争症候群

以下の現象の指摘は，罹患患者の病歴と既往歴をはっきりと特徴づけるものである．湾岸戦争の退役軍人は，湾岸に派遣されなかった部隊の兵士に比較して，高い頻度の筋疲労，筋痛，疲労感を報告している（McCauleyら 1999年）．その他に症状は激しい慢性疲労，情緒障害，自律神経障害，頭痛，集中力障害である．この症候群による症状は，患者が自己申告した異なる化学物質，毒性物質，予防薬への曝露に有意な関連を有する．これらの薬剤は，湾岸戦争当時，兵士により使用されていた薬剤である．一般人口集団を基礎とした研究により，最も高頻度にみられた症状は，認知的，心理的なものであったが，有意なオーバーラップが筋骨格系症状と疲労症状との間に認められた．説明のつかない筋骨格系の痛みを有する退役軍人のうち，半数以上が線維筋痛症の診断基準に合致し，説明のつかない疲労を伴う退役軍人の非常に多くが，慢性疲労症候群の診断基準を満たした（Bourdetteら 2001年）．激しい筋症状にもかかわらず，患者は実際には，他覚的な臨床所見や，神経筋疾患の組織所見を示さなかった（Amatoら 1997年）．最近の湾岸戦争退役軍人における臨床的および疫学的な調査によれば，上記症状の発生頻度および重症度と，湾岸戦争当時に使用されたとされる毒物，化学物質や薬物に対する曝露との間に一定の関連は認められなかった（EscalanteとFischbach 1998年）．

一方，心理生理的ストレス・プロフィール解析により，このような患者は心血管系反応に異常があることが判明した．障害を受けている患者は，認知的ストレステスト（演説および計算による）を受けている間に，総末梢血管抵抗がきわめてわずかにしか上昇しなかったため血圧反応の低下を示した．自己申告の神経認知低下は，計算課題に対する反応低下と関連していた．しかし，非認知的

（感覚刺激，寒冷昇圧）ストレスに対する反応性は患者と対照との間に差を生じなかった（Peckermanら 2000年）．

6　環境適応不全症と作業関連性筋痛症に共通の臨床疫学的特徴

環境適応不全症の現状は，診断学的分類区分と考えられる．すべての症状はびまん性で非特異的で互いに大きく重なり合っているからである．各環境適応不全症には一般的に認められている著名な症状がある．それは，多発性化学物質過敏症では粘膜のむずむずした感じであるし，電磁波過敏症では皮膚症状，湾岸戦争症候群では筋痛，疲労感などがあげられる．しかし，これらの疾患群のわずかな違いは，鑑別診断における信用できる診断基準としては使用できない．症状の出現や重症度と患者が曝露される化学的物質や存在する物理的な条件との間の明確な関連はいまだに確立していない．環境要因への実験的曝露や主観的感覚と生理学的過程の変化との間の用量反応関係も確立していない（BarskyとBorus 1999年）．

報告された症状はすべて主観的であり，軟部組織における形態学上の異常や中枢神経系の構造変化は認められない．生理学的パラメーターにおける個々の偏位は仮に認められたとしても，中程度であり，臨床的に明らかに正常範囲を越えることはない．

一方では，環境適応不全症は，診断上，異なる種類の**筋痛症**と互いにオーバーラップした不分割な連続体と考えられている．その発症率は異なるが，局在性，特徴（痛み，脱力，疲労），筋骨格系症状は，すべての環境適応不全症のタイプにおいて報告されている．特定の因子との間の関連が，あまりはっきりしないにもかかわらず，これらの症状には主に職業環境に原因があるとされる．ほとんどの例で，症状は勤務時間が長引けば悪化し，週末や休暇により軽くなるという傾向を有する（CathersterとLevine 1994年）．

環境適応不全症を訴える患者群としては，オフィス労働者やその他の座業労働者（図書館員や教師など）が最大のグループを形成している．女性の方が男性よりも2～3倍も環境適応不全症状を訴えている．他の職業病のように，環境適応不全症は明らかに職場における**心理社会的ストレス要因**との関連が強い．この心理社会的ストレス要因とは，たとえば，仕事の結果に対する影響力が低いこととか，仕事の内容に満足していないこととか，仕事上での軋轢などである（Spurgeonら 1997年）．

環境適応不全症の臨床像は，線維筋痛症 fibromyalgia または緊張性筋痛症 tension myalgia として分類されている他の筋痛症候群と重なり合っている部分が多い（Thompson 1990年）．同じ症例が同時に数種類型の診断基準に合致していることもあるし，症候群の間における多くの「転換」現象が報告されている．時間経過に伴い，同じ人物がいくつもの別の症候群の症状を訴えることもある（BarskyとBorus 1999年）．

本症の症状は，増加する心理社会的ストレス負荷に関連しているため，環境適応不全症の発症には，心身症的メカニズムの関与が示唆されている．この見方によれば，患者は心因性の苦痛を，身体症状の形で感知して表現する傾向があり，そのために環境適応不全症は，環境要因との関係がないのに身体的苦痛が変動する臨床症状パターンを表出することになる．

別の見方をすれば，環境適応不全症は，職業性要因の総体的な連続体によって引き起こされていると考えられるべきである．この総体的な連続体には，室内の物理化学的な背景，社会心理的な雰囲気，さらには反復的な動作とか不快な姿勢などのような人間工学的なストレス要因などの複合的な影響がある（Götheら 1995年；Radcliffeら 1995年）．

7　環境適応不全症とさまざまなストレス要因の共同作用

環境適応不全症の発症に及ぼす心理社会的ストレスの影響は，広く一般に受け入れられている．そして特に適切な治療とリハビリテーションのためには，心身症的影響を考えに入れるべきであろう．一方，順応における心理社会的要素を重視するあまり，「物理的，身体的」環境が，環境適応不全症の発症においてなんら重要な役割を果たしていないとする考えにたどりついてはならない．現代環境における心理的および「物理的・身体的」要因が互いに排他的ではなく，各種難問に立ち向かう連続したものであるというのは，むしろ明らかであろう．たとえば，新しい情報技術機器の導入に対する順応過程（「テクノストレス」）には，非常に広範囲の精神および人間工学的な「調節」が必要となるし，さらにはきわめて多種多様な感知可能で閾値下の物理的刺激，たとえば強度変調光，静的および交流の電磁場，低レベル騒音，振動に対する適応がなされる．これらの例は，環境適応不全症および関連する筋痛症の発症における「純粋な心因性要

第5章 ストレス，環境適応不全症と筋骨格系症状

因」と「物理的・身体的」要因の鑑別がむしろ人為的であることを示している．環境適応不全症の例は，ストレスが，時に弱くとも環境要因と内的要因との共同作用の複合体として働き個人にとってストレスとなることを示す．

疾病症状が，環境要因に対する悪順応の結果により生じているという仮説は，多くの疾患において正しいとされている．たとえば，季節性のアレルギー性鼻炎，喘息，アレルギー性接触性皮膚炎〔訳者注：アトピー性皮膚炎も含まれよう〕などがそれに当たる（Radcliffeら 1995年）．もし化学物質に対する曝露が，環境適応不全症患者に対する優位な心理的ストレッサーとなりうるなら（症状の物理的トリガーとなることに加えて），ストレス関連性の自律神経性反応もまた起きて，そして他の身体的反応に重なり合っていく（GiardinoとLehrer 2000年）．多くの異なるストレス要因，心理的，環境的，さらには「内因性の」要因が，病的反応の発症に役割を果たしている．この内因性の要因には，古典的な「痛み」の要因も重要である．これらの要因により，自律神経系，免疫系，さらには内分泌系の調節機能に順応不全によるストレス反応や慢性変化が起こってくるのである．

物理的・身体的ストレッサーと心理社会的ストレッサーの相互作用は，心血管系疾患の発症に関する報告に多くみられる．多くの証拠が，これらの患者は，強力な心理学的なストレッサー，さらには身体的・認知的要求に対する，過剰なあるいは増幅された生理的（主には心血管系，神経内分泌系の）反応を提示していることを示している（Manuck 1994年；Uchinoら 1996年）．この過剰反応が，心血管系疾患の開始，進行，臨床症状の顕在化を促進させると考えられる（Barnettら 1997年，Kamarekら 1998年）．上述のように，このストレスに満ちた事象に対する心理生理学的過剰反応の概念は，筋緊張や筋痛などの筋骨格系症状との関連で議論されている（Florら 1992年）．

8 環境適応不全症メカニズムの可能性としてのストレス反応変容

臨床的および生理学的データは，現在の環境適応不全症が，すべて同じような病態生理学的機能異常メカニズムと，ストレスに対する代償不全である神経内分泌学的反応に関連することを示している．環境適応不全症の患者は自律神経制御にバランスの崩れを有しており，特に交感神経系にトーヌスの亢進と多種多様の環境刺激に対する反応性の亢進を示すという報告も少なからずある．同様の生理学的パターンは以前に「**血管制御性あるいは神経循環性無力症**」として記載されていることを銘記すべきであろう（Linderholm 1992年；van Waveren 1994年）．この症状は，安静時に心拍数の交感神経性トーヌス亢進変化をきたし，起立負荷試験，身体的運動，精神的負荷により増強される．患者は，身体的労働機能の低下，多くの臨床的自律神経徴候と器質的変化を伴わない広範囲にわたる症状を訴える．非特異的アレルギーの傾向と，免疫系の関与は，またこの症候群に起因するとされ，ストレス要因に対する感受性の上昇という生理学的素因の存在が示唆される（Nesterenkoら 1994年）．これらのタイプの病態は，すべて同様の病態生理学的調節異常とストレスに対する反応変容に関与することが示唆されている（Clauwら 1997年）．

持続的覚醒とストレス感受性の変容は，環境適応不全症あるいは他の類似疾患の発症と進展において，重要な要因であると考えられている（UrsinとErksen 2001年）．さらにストレスは，交感神経系の持続的な過賦活化による直接作用と，体性神経と自律神経に共同的に影響を及ぼす不安とうつ状態を引き起こす（BarskyとBorus 1999年）．

環境適応不全症の症状の進展過程における，多面的な特徴をもつ慢性ストレスのきわめて重要な役割を仮定すれば，末梢症状の著しい多様性の原因として反応常同症のメカニズムを提案することができる．中には高度に特異的な生理学的反応を多くのストレッサーに対して生じてしまう傾向がある個人もいるということは，多くの心理生理学的研究により立証されており，これが心循環過剰反応性による高血圧や，気管支攣縮による喘息，また他の疾患を発症させる生理学的素因ではないかと考えられている（MarwitzとStemmler 1998年）．

曝露前にさえも典型的な心理生理的反応性を有する傾向にある個人に対して，特定の環境因子への曝露を行うと感作効果があると考えられている．感作の後に同様の生理的反応は一般化され，異なる物理的および心理的ストレッサーによってでも惹起されるようになると考えられる．この概念の見方により，環境適応不全症の臨床像における皮膚，粘膜または筋骨格系症状の発症率は，不適切に強力で反復性の効果器官に対する遠心性神経支配の結果であると考えられる．局所的病態発症過程を開始したり加速したりする過剰あるいは不十分な要求がその原因にあると推測される（Lehrer 1997年）．この仮説の実験的検証には，総合的な神経生理学的，神経内分泌学

的検査が必要となる．この検査においては，いろいろな種類の適切な範囲における実験的ストレッサーを使用すべきだろう．そのような生理学的研究は，環境適応不全症の筋痛，およびその他の典型的な症状の発症における心理学的および身体的ストレス要因の役割の解明に寄与すると思われる．

文　献

Amato AA, McVey A, Cha C, Matthews EC, Jackson CE, Kleingunther R, Worley L, Cornman E, Kagan Hallet K (1997) Evaluation of neuromuscular symptoms in veterans of the Persian Gulf War. Neurology 48：4-12

Arnetz BB (1999) Model development and research vision for the future of multiple chemical sensitivity. Scand J Work Environ Health 25：569-573

Barnett P, Spence J, Manuck S, Jennings J (1997) Psychological stress and progression of carotid artery diseases. J Hypertension 15：49-55

Barsky A, Borus J (1999) Functional somatic syndromes. Ann Intern Med 130：910-921

Bell IR, Baldwin CM, Fernandez M, Schwartz GE (1999) Neural sensitization model for multiple chemical sensitivity：Overview of theory and empirical evidence. Toxicol Ind Health 15：295-304

Bell IR, Baldwin CM, Schwartz GE (1998) Illness from low levels of environmental chemicals：Relevance to chronic fatigue syndrome and fibromyalgia. Am J Med Sep 28：105 (3A) 74S-82S

Bergdahl J, Anneroth G, Stenman E (1994) Description of persons with symptoms presumed to be caused by electricity or visual display units-Oral aspects. Scand J Dental Res 102：41-45

Bergvist U, Vogel E, Aringer L, Cunningham J, Gobba F, Leitgeb N, Miro L, Neubauer G, Ruppe I, Vechia P, Wadman C (1997) Possible health implications of subjective symptoms and electromagnetic fields. A report prepared by a European group of experts for European Commission, DG V Arbete och hälsa vetenskaplig skriftserie 19

Black D (1996) Psychiatric perspective of persons with environmental illness. Clin Rev Allergy Immunol 14：337-355

Bourdette DN, McCauley LA, Barkhuizen A, Johnston W, Wynn M, Joos SK, Storzbach D, Shuell T, Sticker D (2001) Symptom factor analysis, clinical findings, and functional status in a population-based case control study of Gulf War unexplained illness. J Occup Environ Med 43 (12)：1026-1040

Brod J (1983) Stress and arterial hypertension. In：Selye H (Ed) Selye's Guide to Stress Research, Vol 2, pp375-439, Van Nostrand Reinhold, New York

Cherster A, Levine P (1994) Concurrent sick building syndrome and chronic fatigue syndrome：Epidemic neuromyasthenia revisited. Clin Infect Dis 18：S43-48

Clauw DJ, Chrousos GP (1997) Chronic pain and fatigue syndromes：Overlapping clinical and neuroendocrine features and potential pathogenic mechanisms. Neuroimmunomodulation 4 (3)：134-153

Cullen M (1987) The worker with multiple chemical sensitivities：An overview. In：Cullen MR (Ed) Occupational Medicine state of the Art Reviews. Philadelphia, Hanley and Belfus Inc, 665-661

Dolce JJ, Raczynski JM (1985) Neuromuscular activity and electromyography in painful backs：Psychological and biomechanical models in assessment and treatment. Psychol Bull 97：502-520

Eriksson N, Hoog J, Sandstrom M, Stenberg B (1997) Facial skin symptoms in office workers. A five-year follow-up study. J Occup Environ Med 39：108-118

Escalante A, Fischbach M (1998) Musculoskeletal manifestations, pain, and quality of life in Persian Gulf War veterans referred for rheumatologic evaluation. J Heumatol 25：2228-2235

Fields HL (1987) Pain, Raven, New York

Flor H, Birbaumer N, Schugens MM, Lutzenberger W (1992) Symptom-specific psychophysiological responses in chronic pain patients. Psychophysiol 29：452-460

Georgellis A, Hillert L, Lyskov E, Hansson Mild K, Lindelöf B (2000) Fysiologiska reaktioner vid exponering för låga halter kemikaler hos personer med multipel kemisk känslighet. Slutredogörrelse till rådet arbetslivsforskning. Projekt DNR 98-0327

Giardino N, Lehrer P (2000) Behavioral conditioning and idiopathic environmental intolerance. Occup Med 15：519-528

Göthe CJ, Molin C, Nilsson CG (1995) The environmental somatization syndrome. Psychosomatics 36：1-11

Haumann K, Kiesswetter E, van Thriel C, Blaszkewicz M, Seeber A (2002) Psychophysiological functions of subjects with self-reported multiple chemical sensitivity (sMCS) during experimental solvent exposure. Int J Hyg Environ Health 204 (5-6)：371-373

Hillert L, Kolmodin-Hedman B (1997) Hypersensitivity to electricity：Sense or sensibility. J Psychosom Res 42：427-432

Kamarck TW, Peterman AH, Raynor DA (1998) The effects of the social environment on stress-related cardiovascular activation：Current findings, prospects, and implications. Ann Behav Med 20：247-256

Knave B, Wibom R, Voss M, Hedström L, Bergqvist U (1985) Work with video display terminals among office employees. I . Subjective symtoms and discomfort. Scand J Work Environ Health 11：457-466

Küller R, Laike T (1998) The impact of flicker from fluorescent lighting on well-being, performance and physiological arousal. Ergonomics 41：433-447

Lehrer P (1997) Psychophysiological hypothesis regarding multiple chemical sensitivity syndrome. Environ Health Perspect 105：479-483

Linderholm H (1992) Hyperkinetic Circulation, pp415-462, Saunders, London, Philadelphia, Toronto, Tokyo.

Lorig S (1989) Human EEG and odor response. Prog Neurobiol 33：387-398

Lyskov E, Sandstrom M, Hansson Mild K (2001a) Provocation study of persons with perceived electrical hypersensitivity and controls using magnetic field exposure and recording of electrophysiological characteristics. Bioelectromagnetics 22 (7)：457-462

Lyskov E, Sandstrom M, Hansson Mild K (2001b) Neurophysiological study of patients with perceived 'electrical hypersensitivity'. Int J Psychophysiol 42 (3)：233-241

Manuck SB (1994) Cardiovascular reactivity in cardiovascular disease："Once more onto the breach". Int J Behav Med 1：4-31

Marwitz M, Stemmler G (1998) On the status of individual response specificity. Psychophysiology 35：1-15

McCauley LA, Joos SK, Lasarev MR, Storzbach D, Bourdette DN (1999) Gulf War unexplained illnesses：Persistence and unexplained nature of self-reported symptoms. Environ Res 81：215-223

Mense S, Stahnke M (1983) Response in muscle afferent fibers of slow conduction velocity to contractions and ischemia in the cat. J Physiol (London) 342：383-397

Menzies R, Tamblyn, Farant J, Hanley J, Nunes F (1993) The effect of varying levels of outdoor-air supply on the symptoms of sick building syndrome. N Engl J Med 328：821-827

Miller C (1997) Toxicant-induced loss of tolerance—an emerging theory of disease? Environ Health Perspect 105：445-453

Morse DR (1995) Stress：Clarification of a confused concept. Int J Psychosom 42：4-24

Muzi G, dell'Omo M, Abbritti G, Accattoli P, Fiore MC, Gabrielli AR (1998) Objective assessment of ocular and respiratory alterations in employees in a sick building. Am J Ind Med 34：79-88

Nesterenko A, Partserniak S, Baturina L, Glukhov A (1994) Neurocirculatory asthenia：Views on its etiology, pathogenesis and methods of therapy. Ter Arkh 66：19-21 (In Russian)

Ohm M, Juto JE, Andersson K, Bodin L (1997) Nasal histamine provocation of tenants in a sick-building residential area. Am J Rhinol 11：167-175

Peckerman A, LaManca JJ, Smith SL, Taylor A, Tiersky L, Pollet C, Korn LR, Hurwitz BE, Ottenweller JE, Natelson BH (2000) Cardiovascular stress responses and their relation to symptoms in Gulf War veterans with fatiguing illness. Psychosom Med 62：509-516

Radcliffe M, Ashurst P, Bbrostof J (1995) Unexplained illness：The mind versus environment. J Roy Soc Med 88：678-679

Sandström M, Lyskov E, Berglund A, Medevedev S, Hansson Mild K (1997) Neurophysiological effects of flickering light in patients with perceived electrical hypersensitivity. J Occup Environ Med 39：15-21

Sparks P, Daniell W, Black D, Kipen H (1994) Multiple chemical sensitivity syndrome：A clinical perspective. J Occup Med 36：718-737

Sparks PJ (2000) Idiopathic environmental intolerance：Overview. Occup Med 15：497-510

Spurgeon A, Gompertz D, Harrington JM (1997) Non-specific symptoms in response to hazard exposure in the workplace. J Psychosom Res 43：43-49

Staudenmayer H, Selner J (1990) Neuropsychophysiology during relaxation in generalized, universal allergic reactivity to the environment：A comparison study. J Psychosom Res 34：259-270

Stenberg B, Eriksson N, Mild KH, Hoog J, Sandstrom M, Sundell J, Wall S (1995) Facial skin symptoms in visual display terminal (VDT) workers. A case-referent study of personal, psychosocial, building-and VDT-related risk indicators. Int J Epidemiol 24：796-803

Thompson J (1990) Subspecialty clinics：Physical medicine and rehabilitation. Mayo Clin Proc 65：1237-1248

Uchino BN, Cacciopo JT, Kiecolt-Glaser JK (1996) The relationship between social support and physiological processes：A review with emphasis on underlying mechanisms and implications for health. Psychol Bull 119：488-531

Ursin H, Eriksen HR (2001) Sensitization, subjective health complaints, and sustained arousal. Ann NY Acad Sci 933：119-129

van Waveren K (1994) Neurocirculatory asthenia versus chronic fatigue syndrome, The Netherlands, Van Gorcum & Comp, 324pp

Wang T, Hawkins LH, Rea WJ (1994) Effects of ELF magnetic fields on patients with chemical sensitivities. COST 244：Biomedical effects of electromagnetic fields, September 27-29；Graz, Austria 123-132

Weiss B (1998) Neurobehavioral properties of chemical sensitivity syndromes. Neurotoxicol 19：259-268

Wennberg A, Franzén O, Paulsson L-E (1994) Reaction by exposing to electric and magnetic fields. Provocation of persons with and without "electric hypersensitivity." In：Arbete och Hälsa, Arbetsmiljöinstitutet, Sweden (In Swedish)

# 第 6 章
作業関連性筋痛症の発症における課題関連性生体力学的制約の寄与

Jaap H. van Dieën[1], Bart Visser[1], Veerle Hermans[2]

[1] アムステルダム自由大学　基礎臨床人間動作科学研究所，人間動作科学部門，アムステルダム市，オランダ
[2] 労働安全衛生福祉研究所（PREVENT），ブリュッセル市，ベルギー／ブリュッセル自由大学　心理・教育学部，ブリュッセル市，ベルギー

キーワード：作業関連性筋痛症，生体力学的制約，神経運動ノイズ，筋同時賦活化，関節強剛

1　はじめに

筋肉痛が前腕部の痛みの原因となっていることは，しばしば見逃されている（Ranny ら 1995 年）が，作業関連性筋痛症は，主に頸部や肩部の筋，特に僧帽筋の下行部に障害を生ずることが多い（Waris 1979 年；Kroemer 1989 年）．筋肉痛の発症原因は，どうやら頻回の手作業にあるらしく，必ずしも強い強度を必要としないと考えられている（Hagberg ら 1995 年）．疫学的（Hagberg ら 1995 年），生理学的（Sjøgaard ら 1986 年；Sjøgaard 1988 年；Jensen 1997 年；Lexell ら 1977 年）さらに臨床的（Larsson ら 1990 年；Hägg 2000 年）に示された証拠によると，手や腕の動作課題に関連した持続的収縮は，頸肩筋の痛みの原因となりうると考えられている．疲労と関連した筋内電解質と代謝物質の濃度の変化は，病態生理学的過程の根底にあるとみなされている（Edwards 1988 年；Vøllestad と Sejersted 1988 年；Johansson と Sojka 1991 年；Gissel 2000 年）．

筋活動の 2 つの側面が，作業関連性筋痛症の危険因子を形成すると考えられる．1 つは筋収縮の強さである．収縮レベルが高まるほど，訴えが多くなる（Westgaard ら 1996 年）．明らかに収縮期間が同じと仮定すれば，筋収縮レベルが高いほど，筋ホメオスターシスの障害は大きくなる．したがって，筋収縮の強さという危険因子は上記の生理学的メカニズムと一致する．2 つめの危険因子は，勤務時間を通じて完全に筋が弛緩する時期がない（持続的収縮）ことである．このことは筋肉痛が，仕事時間中に筋活動の短い中断（筋電図のとぎれ）がないこと，および安静時にも筋活動が続いていること，という 2 つの現象と関連していることにより証明されている（Westgaard ら 1996 年）し，生理学の文献においても一貫性をもって述べられている．まず，疲労は筋収縮が等張性であればあるほど早期に発症すること（Byström と Sjøgaard 1991 年；Byström ら 1991 年；Hermans と Spaepen 1997 年 b）．次にたとえ平均収縮レベルに変化がなくとも収縮レベルの変動は，疲労発症を減弱するようであること（Mathiassen 私信）が知られている．持続的筋収縮が筋線維損傷に及ぼす影響に関する動物実験により，収縮力の強度，弛緩の欠如は，両者ともに筋肉痛発症の重要な要因であるという仮説が支持された．1997 年 Lexell らは，ウサギの腓骨神経をかなり低頻度（10 Hz，5 Hz，2.5 Hz，1.25 Hz）でその周波数を変えて電気刺激した．さらに 10 Hz の電気刺激を 9 日間にわたって持続的あるいは間歇的（1 時間刺激，1 時間休み）に加えた．9 日後，前脛骨筋と長趾伸筋において筋線維が変性しているかどうかの組織学的検討を行った．変性筋線維の割合が一番大きかったのは 10 Hz の持続的刺激であり，次に 5 Hz の持続的刺激に多く認められた．10 Hz の間歇的刺激によっては，5 Hz の持続的刺激よりも筋

線維変性の割合が少なかった．さらに低い刺激頻度（2.5 Hz と 1.25 Hz）によっては，ほとんど変性は認められなかった．

このような変化は，筋肉痛を防止するためには，収縮筋の活動レベルの低下，あるいは収縮筋の持続性等張性収縮の回避をすることが妥当であることを示唆している．したがって，本稿の目的は，課題関連性の生体力学的制約が，腕，頸，肩の筋活動のレベルと，持続的収縮の発生にどれくらい影響を及ぼすかを総括することにある．筋痛症は特に頸や肩の筋肉に発症するようにみえるが，この頸肩の筋関節系における実験的データは，非常に少ない．したがって，他の筋関節系から得られたデータからこの頸肩関節系のデータを引き出す必要がある．そこで筋痛症と関係する典型的な手作業において，どのように頸肩筋が機能するかを生体力学的に考察してみることにする．この手作業の例として，コンピューターのキーボード入力を選んでみた．この作業が，現在における日常最もありふれた職業上の作業であり，筋痛症と関連していることが示されているからである（Punnett と Bergqvist 1997 年）．

2 生体力学的な制約と筋活動

ある 1 つの関節において，その関節のまわりの最大近くのモーメント（半径×力のベクトル）を発生させるためには，非常に多くの自由度が存在する．その自由度とは，どの筋を使用するか，筋のどの部分を使用するか，または最終的にはどの運動単位が動員されるか，という問題にかかわってくる．運動制御に関する文献によると，この問題は特に中枢神経系の「選択の問題」として特に知られている（Bernstein 1967 年）．難疲労性の I 型運動単位が優先的に動員されるということは，サイズ原理（筋収縮時には小型の運動ニューロンを有する I 型運動単位が先ず動員され，続いてより大型の運動ニューロンを有する運動単位が動員されるという原理）として知られているが，それが有効自由度を制限する神経生理学的制約として働いているということがすでに確立している（Henneman ら 1965 年）．筋肉内における協調パターン（すなわち，運動単位の動員順序）（Milner-Brown ら 1973 年）と，筋肉間における協調パターン（Kuo と Clamann 1981 年）の両パターンとも，このサイズ原理により部分的には説明可能である．持続性活動における I 型運動単位の選択的過重負荷につながると考えられているため，サイズ原理は筋痛症の病態生理における重要要因

であることが示唆されているからである（Hägg 1991 年）．Bernstein が 1967 年に指摘したように，課題関連性機械的制約は，利用可能な自由度をさらに減らすと考えられる．これまでに非常に多くの方面からの研究が，特定の運動課題における筋協調を，この機械的制約を基本として説明しようとしている．本稿もこのアプローチ方法に従ってみることにする．

一般的に，機械的制約には 2 つのタイプが認められる．1 つは，重力も内力も含むすべての外力により生ずる一関節に対するモーメントの総和は，筋による等しく反対方向へのモーメントによりバランスをとるという必要性に基づく．したがって，筋の活動レベルは，部分的には，上腕へ作用するモーメントの大きさと方向により決定されることになる．ここで留意すべきことは，これらの外的モーメントは，被験者によって外部環境に対し加えられた力に対する反作用力によるモーメント効果を形成することである．

2 つめの制約は，安定性に関するものである．つまり，手と腕の系が，運動時に妨害が入った際にもとの姿位やもとの動作軌道に復帰する場合に，必要となる．実行時にはモーメントの釣り合いだけでは，安定姿位および安定動作の十分な条件とはなり得ない．関節の受動的剛性，特に上肢肩帯における剛性は低いので，関節の十分な剛性を維持するには，筋の共同活動が必要となる．以下に，外部モーメントのバランスを得るために必要な，筋活動の結果について考察してみる．最後のパラグラフで，筋痛症の病因と予防に関する所見について述べてみたい．

2.1 外部モーメントの大きさ

キーボードによるコンピューター入力作業において，その入力に関連する関節に及ぼされる外部モーメントは，主に腕の各部分に作用する重力が関与するものである．コンピューター入力作業において，モーメントの平衡が制約される場合の影響は，非常に明白であり，多くの研究により探索されている．文献レビューについては，Jensen ら（1999 年）を参照されたい．したがって，モーメントの平衡が制約される場合の影響については，生体力学的な原理の一部を明らかにする程度の概略に触れるだけにする．重力のモーメントアーム（力点から回転中心までの距離）と結果的には腕の姿位が，筋モーメントに要求される主要決定因子である．被験者が上腕を軽度に外転し，肘関節を 90°屈曲した状態で，キーボードを打っている状態を考えてみると，重力は上腕に対して，

肩関節（肩甲骨関節窩上腕関節）に関して内転モーメントとして作用する．この重力のモーメントは外転筋（三角筋中部，棘上筋）により，反作用として相殺される必要がある．これらの筋により作り出されたモーメントの合計は，ネットモーメントを平衡させるように働く．ここでいうネットモーメントとは，モーメントアームとアームにかかる重力の大きさの積である．さて，これらの筋群は肩甲骨に力を及ぼす．その力は，たとえば僧帽筋や肩甲挙筋によって相殺されなければならない．明らかにモーメントが大きければ大きいほど，大きな筋力により対抗しなければならないわけだし，その結果として，骨格筋をより賦活化しなくてはならない．附随的影響として，どの運動単位が選択されるかという自由度の数は減少する．その結果として，運動単位活動の時間的分散をより小さくすることが可能となる（Fallentin ら 1985 年）．

腕の姿位を変化させること（たとえば上腕の外転をやや押さえたりすること）が，職場での変更（たとえばキーボードのデザインを変えたり，机の高さを変えたりすること）により可能ならば，重力のモーメントアームを減少でき，結果的に筋活動を抑制できる．アームサポートを使用すれば，重力に対しそれを平衡させるためのネットモーメントを，完全に相殺することは理論的には可能である．アームサポートを使用することにより，僧帽筋下行部の活動性を減少させることはすでに報告されているが，その効果はそれほど大きくない（Aarås と Ro 1998 年；Hermans ら 1998 年；Visser ら 2000 年）．ネットモーメントは完全に消失できても，筋活動を消失させることはできないようである．以下の 2.3 に示すように，残存する活動性は，附随的制約に基づいて説明できる．

2.2 関節モーメントや外力の方向

「はじめに」で述べたように，関節に関する最大下ネットモーメントは，異なる運動単位の組合せを活性化することで作り出すことができる〔訳者注：最大下，submaximal とは，最大よりやや少ないくらいの大きさのという意味〕．この「選択の問題」は，「選択の機会」と考えればよいと思われる．被験者に，関節を最大下モーメントにより支持するように指示すると，関節運動に関与する筋の活動（Sirin と Patla 1987 年；van Dieën ら 1994 年；Hermans と Spaepen 1997 年 b），筋のパーツ（Sjøgaard ら 1986 年；Zijdewind ら 1995 年），そして運動単位までも（Fallentin ら 1985 年；Westgaard と DeLuca 1999 年），時間経過の中で変化することがこれまでの研究により報告されている．中には完全な脱動員を呈するケースもあるくらいである．僧帽筋下行部に部分的に時間分散的な動員現象の存在を確認したという研究報告もある（Mathiassen と Winkel 1990 年；Sundelin と Hagberg 1992 年；Hermans と Spaepen 1997 年 a；Jensen と Westgaard 1997 年；Westgaard と DeLuca 1999 年）．モーメントが維持されているということを考えると，ある筋（あるいは筋の一部）における活動減少は，他の筋（あるいは筋の一部）の活動増加により補償される必要がある（Palmerud ら 1998 年）．この筋活動，特に体幹伸展筋の交替現象により筋疲労が減弱することを筆者らは以前から指摘していた（Dieën ら 1993 年）．モデルを使用したシミュレーションでは，この交替現象による筋疲労の減弱は，頸肩部の筋においてもみられることが示唆されている（Nieminen ら 1995 年；Niemi ら 1996 年）．「選択の機会」が，各関節を横切る「おびただしい数」の運動単位と，時間変動的な動員現象による有益な効果とすると，なぜ持続的な等張性筋収縮が起こるのか，ということが疑問に思われる．

たしかに骨格筋は，機能的に（機械的に）分化されている．骨格筋だけでなく筋支配領域が重なり合う運動単位の小集団においてもこの分化はみられる．骨格筋が特定の方向のモーメントに寄与しており，周囲に対する特定の方向への力となって現れる．言い換えれば，特定の課題を遂行することになる（Zuylen ら 1988 年；Turkawski ら 1998 年）．示指の最大下外転収縮時における第一背側骨間筋（first dorsal interosseous：FDI）に対する実験では，筋の各部分における運動単位の動員の切り替えは，加えられたモーメントの方向の変化と一致するということが示されている（Zijdewind ら 1995 年）．実験者の指示の通り外転モーメントが一定に保持されている状態では，屈曲・伸展軸に関するモーメントは，動員方法を変化させた時に，モーメントの表出を変化させるということが示されているという例もある．したがって，運動単位の動員の時間的な変化は，「課題切替」と称されている．考えの流れを逆にすると，非常に制約の多い課題においては，この「課題切替」現象はみられないのではないだろうか．言い換えれば，ある一定の課題は，外力を持続的に特定の方向に加え続けなければならないため，運動単位の特定の集団を持続的に動員するという制約をなげかけることになる．そのような課題制約が，骨格筋賦活化の時間的分散に及ぼす影響については，筆者らの知る限り十分検索されていないようである．課題制

約が2本の指によるピンチング課題において，制約が力の強さに及ぼす影響の研究において，筆者らは力のレベルが正確に制御されれば，さらに選択的な負荷が1本の指にかかることを見出した（Visserら 2003年）．このことは，作り出される外力のレベルにさらに厳格な制約を加えると，共同筋グループの一部にさらに選択的負荷を引き起こすことになるということを示唆する．しかしながら，指が寄与する力の時間的変動性は影響されず，外力の方向に対する制約も生じない．異なる実験結果の比較から，共同筋の間における賦活化が変化することに対して，関節モーメントの方向性制約に及ぼす影響の間接的証拠が見いだされている．たとえば，Zijdewindら（上記参照）の報告とは反対に，モーメント方向が厳密に制御されている研究において，第一背側骨間筋の筋電図活動は一貫して一定の増加を示すことが報告されている（Fuglevandら 1993年）．

Zijdewindらの結果（1995年）は，第一背側骨間筋において，機能的に関連した運動単位が局所的に集積することを意味している．したがって，ヒトを被験者とする実験において同定された機械的に特化した運動単位の小集団（Zuylenら 1988年）は，動物実験において同定された筋区画（Windhorstら 1988年）に相当すると考えられる．僧帽筋も含めた肩腕筋の中には，区画化（compartmentalization）の証拠が見出されている（Mathiassen と Winkel 1990年；Brownら 1993年；Paton と Brown 1994年；Jensenら 1995年；Hermans と Spaepen 1997年a；Jensen と Westgaard 1997年）．もし，区画化がヒトの骨格筋に存在するならば，制約課題は同じ骨格筋内の運動単位の活動に関与するし，局所的な骨格筋内圧は，全体的な筋活動をもとに予測するよりもずっと高くなると思われる（Sjøgaardら 1986年）．その結果，局所的なホメオスターシスの障害も予測されるより大きくなると考えられる．

2.3 安定性と位置制御

2.3.1 反応力と相互作用トルク

すべての上肢関節において外力によるモーメントが平衡を保持さえしていれば，安定した姿位あるいは，手の動作軌道が差し支えなく行える状態というわけではない．課題の遂行のためには，たとえばキーボードによるコンピューター入力を行えるようにするには，手腕は，一時的に別のキーを打った後にホームポジションや元の動作軌道に戻る必要がある．関節の受動的な剛性，特に正常の動作領域内における剛性は，この戻り動作を行えるほど高くはない．したがって，この戻り動作を行うためには，筋活動が必要となる（Rozendaal 1997年）．理論的にはこの戻り動作はフィードバック制御により行われる．しかし，神経筋制御に遅延があると，この遅延は課題遂行の障害となり得よう（Bennett 1993年；Milner 1993年）．

キーボードによるコンピューター入力課題において，腕の近位関節は一定の姿位に保持される必要があるが，遠位関節は迅速な反復動的課題を遂行する．これらの遠位動作により生ずる反応力やトルクは，近位関節の姿位保持を乱す．手指関節の屈曲筋は，直接手関節角を変化させようとするが，その結果，持続的な手関節伸展筋活動が必要となる（Hägg と Milerad 1997年；Visserら 2003年）．ところが間接的な阻害も起こる．たとえば，キーボードのキーを示指により叩くことによる反応力が，肘関節に対して回外・屈曲方向に阻害モーメントを生ずる．コンピューターのキーボード上でのキーを叩くことにより生ずる反応力は，2.5〜7 N〔訳者注：ニュートン．力の単位．1 kg 重＝9.8 N〕の間で（Martinら 1996年），2〜3 Hzの周波数で起こる．この反応力は肘関節において約1〜3 Nm〔訳者注：ニュートン・メートル．1 Nmは1mの棒の端に1Nが加わったモーメント〕のモーメントとなり，同じ周波数の屈曲方向への阻害となって表れる．

Milnerの研究によれば（1993年），同様の大きさのモーメント（5 Nm）が瞬間的（50 ms）に起こると，安静で静的な肘関節の姿位にあるときには，位置的阻害として0.7 ラジアン（40°）の変位をきたすようである．動作の間，肘剛性はある程度高いので，その結果，迅速運動の際には最大0.25 ラジアン（14°）の，緩徐運動の際には，最大0.4 ラジアン（23°）の変位が肘関節に生ずる．安静状態の肘関節においては，より低い剛性値が2〜4 Nm/rad〔訳者注：1 ラジアンにつき1 Nmのモーメントが生ずることを1 Nm/rad とする〕生ずると，Bennettらにより1993年に報告されている．5 Nmの瞬時の阻害の後，肘関節は，緩徐運動時に400 ms 後，迅速運動時に200 ms 後に非阻害的動作軌道に復帰する（Milner 1993年）．これらのデータを，キー押し力による阻害時のモーメントと関連づけると，キー押しの反応力は，腕の姿位を十分阻害するだけの力となりうることが示唆された．

次のキーを正しく叩くためには，上記のように相当な強さで生じる阻害を迅速に訂正する必要がある．その迅速性は次のキーが叩かれる前でなくてはならないため，

300〜500 ms 以内で行われなくてはならない．フィードバック制御における遅延という点からみると，そのような訂正を十分迅速に行いうるのは問題と考えられる．しかしながら，筋の剛性が運動の阻害効果を抑制するため，瞬時の訂正が可能となる．短範囲の剛性が附着するクロスブリッジをストレッチすることにより瞬時の訂正が強く決定される（Rack と Westbury 1974 年；Cholewicki と McGill 1995 年）．さらに瞬時の訂正は，筋の力－長さ－速度関係（Soest と Bobbert 1993 年；van der Burg ら 2004 年），および筋収縮力の経過に依存して（Ettema ら 2002 年）も強く決定される．これらのことすべては，ストレッチされた筋に附着しているクロスブリッジの数が多ければ多いほど，より有効である．主動筋と拮抗筋の同時活動を必要とする静的姿位では筋活動が高まり，筋の剛性を増加させ，大きな姿位の障害を予防できる（Akazawa ら 1983 年；Cholewicki ら 2000 年；Stokes と Gardner-Morse 2000 年；Stokes ら 2000 年）．反射的な修正動作は，上記のように効力を発揮するためには比較的長い遅延を伴うので，このような遅延は，迅速反復課題においては必要な戦略であると考えられる．

コンピューター入力課題に話を戻すと，同定された安定性制約は，アームサポートを使用している場合にでも近位筋活動が認められるということを説明できると考えられる．しかしながら，本課題における阻害が被験者による行動によって生じており，その結果，被験者には予測されているのではないかという議論の余地がある．遠位筋と近位筋の十分な協調により，ダイナミックな安定活動のみが要求されよう．現状では，課題においてできるだけ迅速にキー押しをすることが，実現可能かどうかということが不明なのである．

2.3.2 筋運動ノイズの抑制

安定性制約は，課題が高度の正確性を要求されると，さらに問題となる．それは，運動制御が，神経性制御と運動系に生ずる限られた周波数帯におけるノイズの結果，ある程度，不正確な性質のものであるという事実に基づく（Galen と Jong 1995 年；Galen ら 1996 年；Gemmert と Galen 1997 年；Harris 1998 年；Harris と Wolpert 1998 年）．ここでノイズとは，運動企図あるいは運動遂行過程における不正確性（Wing と Kristofferson 1973 年）を意味する．神経系におけるノイズレベルは，力の大きさ（Harris と Wolpert 1998 年），動作の速度（Wing と Kristofferson 1973 年），そして付加的なストレッサーの存在（Gemmert と Galen 1997 年，1998 年；Noteboom ら 2001 年 a, b）などの要因に依存すると考えられている．運動系におけるノイズレベルは，たとえば関連する自由度の個数などの課題の条件に依存する（Heuvel ら 1998 年）．

神経運動ノイズ説は，終末効果器（手，指，マウス）において正確な位置を希望するレベルで得るために，主動筋と拮抗筋の同時活動により関節剛性を増加させることで，フィルターでノイズを除去する，というものである（Galen と Jong 1995 年；Gemmert と Galen 1997 年）．阻害実験（Bennett 1993 年；Milner 1993 年；Cholewicki ら 2000 年；Mirbagheri ら 2000 年；Stokes と Gardner-Morse 2000 年；Stokes ら 2000 年）は，関節剛性が，確かに筋活動のレベルに密接に関連しているということを示している．さらに，被験者が高レベルの環境機械的ノイズに曝露されると，持ち上げ動作における体幹筋の主動筋・拮抗筋の同時活動が増加したり（Dieën ら 2003 年），狙ったところへ腕を持って行く動作において，腕の剛性が増加したりする（Burdet ら 2001 年）．

四肢の剛性が増加することを用いて神経起源のノイズの影響を相殺するという仮説は重要であり，それには理由がある．神経ノイズは，通常，シグナルの強度に依存するとされている（Galen と Jong 1995 年；Harris と Wolpert 1998 年；Christou ら 2002 年）．このことは，主動筋と拮抗筋共同活動の増加に伴い，神経ノイズも増加し，おそらく剛性の増加の有益な影響を否定することを示唆している．それに加えて，四肢に増大する共鳴周波数は，剛性の増加を伴い，ノイズの影響を増幅していると考えられる．しかしながら，シミュレーション研究によると，筋の共同活動の増加は，神経ノイズをフィルター除去し，その結果として高度の動作正確性をもたらすと考えられている（Seidler-Dobrin ら 1998 年）．

神経運動ノイズをフィルター除去するために，主動筋と拮抗筋の共同活動を増加させることは，経験的に利用されているが，その利用は間接的な証拠に基づいている．その間接的な証拠とは，たとえば課題要求の増加とともに文字を書くペン先の筆圧が上昇するとか，あるいはストレスに満ちた課題状況の下で筆圧の上昇がみられるというようなことである（Gemmert と Galen 1998 年；Heuvel ら 1998 年）．または，実験的データとして，正確性の要求を強めると，筋電図が増加する（Milerad と Ericson 1994 年；Laursen ら 1998 年；Sporrong ら 1998 年；Birch ら 2000 年）ということも知られている．残念ながら，筋電図の研究では動作速度と動作正確性が十分に注意して制御されていなかったようである．さら

に最近の研究では，これらの要因の制御は十分に行われており，増加する正確性の要求に対する上肢の筋活動の限られた上昇が観察されたことが示されていた（LaursenとJensen 2000年；Visserら2004年）．さらに研究の中には，ストレス状態下において，課題が遂行されている場合における筋活動の増加の証拠を示したものもある（Larssonら1995年；Westgaardら1996年；Lundbergら1999年；Galenら2002年；Visserら2004年）．

現状では，要求される正確性や神経運動ノイズレベルに伴って，共同筋活動レベルがどのように調節されているかということは，よくわかっていない．したがって，仮説的戦略の生理学的コストに関しては，何もいえない．ともあれ，もし高度正確性要求がさらなる共同活動を必要とし，その結果として高度でさらなる筋活動の維持を必要とするのなら，疲労に関連した電解質や代謝物は，さらに多く蓄積されると思われる．この蓄積は，筋からのⅢ群やⅣ群の求心性線維を経由してγ系に影響を及ぼす．ネコにおいては，電解質や代謝物の蓄積により筋紡錘の求心性安静時活動の発射頻度が増加し，主動筋と拮抗筋，両者の筋紡錘やゴルジ腱器官からのフィードバック情報を減弱させることが明らかになっている（Djupsjöbackaら1994年；Bergenheim 1995年；Pedersenら1998年）．このような知見のもとに，ヒトが疲労すると，固有感覚の正確性が減弱すると推測されている（Pedersenら1999年；Björklundら2000年）．疲労によりこのような神経ノイズは増加するようである．それに加えて，疲労により運動単位の発射の同期化が増加することも示唆されている（Maton 1981年；Krogh-LundとJorgensen 1992年）．そしてこの運動単位発射同期化の増加により運動ノイズが増加すると考えられている（Lippold 1981年；Yaoら2000年）．

もし疲労に伴って神経ノイズや運動ノイズが増加すると仮定すると，正確性の要求は疲労により増幅されるものと考えられる．おそらく，正確性の要求がより高度となると，より多くの主動筋と拮抗筋の同時活動が惹起されるであろう（上記参照）．筋の同時活動の亢進は，疲労の進行を加速化し，その疲労により正確性の保持のための筋同時活動はさらに強く惹起される．疲労の出現は，筋電図と筋力との間の関係に影響を及ぼすため，主動筋と拮抗筋の同時活動化に対する疲労の影響に関しては，仮説的な説明しかなされていない（Gagnonら1992年；PsekとCafarelli 1993年）．

3 筋痛症の病因とその予防との関連

上記のことより，遠位関節における高頻度の動作は，反応力の負の影響と動作をするための相互トルクを抑制するために，上肢を安定させるための筋群の持続的収縮を必要とするようである．さらに神経制御シグナルにおけるノイズにより，筋肉痛を特に引き起こす典型的なタイプの課題において，利用可能な解決をする余裕をなくしてしまう．低強度収縮時における神経性制御のS/N比（シグナルとノイズの比）が好ましくない（GalenとJong 1995年；Christouら2002年；Visserら2003年）と，動作を正確に行わねばならず，それがさらに筋肉痛と関連する典型的なタイプの課題に対しては，高強度収縮課題よりも筋痛症を生じやすくなると考えられる．

本書のいくつかの章は，筋紡錘の伝達する情報や筋紡錘の固有感覚に対する持続的な活動の影響について解説している．すでに議論されているように，もし持続的筋収縮時において固有感覚に障害が生ずれば，この障害は動作課題を施行する上において正確性に重大な影響を及ぼすことは明らかである（Sainburgら1993年；Cordoら1995年）．制御の正確性が低下すれば，制御しなければならない関節の位置や動作に対して，より多くの，あるいはより大きな動作上の障害が生ずることになる．この問題を解消するために，動作を安定させるための筋のさらなる共同活動が必要になる．この共同活動は持続的な収縮を長引かせ，悪循環を引き起こす．この悪循環は精神的ストレスの影響により増強する．一度，疼痛が発症すると，その強力な精神的ストレッサーとしての影響は，さらにこのフィードバックループの増幅率を高める．

上肢の課題において筋肉痛を予防するには，従来より指摘されてきたことの1つとして，厳格にモーメントの平衡をとるようにすることがあげられる．この方面からのアプローチの例としては，たとえば作業姿位の最適化と作業中のアームサポートの提供がある．したがって筋痛症の予防には，以上のモーメントの平衡に加えて作業課題の正確性に関連した制約（力の方向と最終効果器の位置），および精神的なストレッサーを，考慮に入れる必要がある．たしかに正確性の要求は，ストレスとの組合せにより，悪循環の開始や強化につながり，この悪循環が筋肉痛を引き起こすと考えられる．コンピューターの仕事には正確性の要求と神経運動ノイズの存在により，姿勢安定化のためのいくつかの筋の持続性活動が不可欠である．したがって，仕事場の環境を最適化しても部分的に筋肉痛のリスクファクターを減少させるに過ぎな

い．職場構成が重要なのである．この理論によると，安静休息と総課題遂行時間の短縮が，筋肉痛予防のために必要と考えられ，その影響は疫学的研究や介入研究により支持されている（BlatterとBongers 2002年；Jensenら 2002年；Heuvelら 2003年）．さらに作業内容に変化をつけることにより筋活動を一定にせず多様にすることができるようになる．つまり作業内容の拡大により，作業関連性筋痛症を予防できるチャンスがあることが示唆される．

文　献

Aarås A, Ro O（1998）Supporting the forearms at the table top doing VDU work. A laboratory and field study. In：Kumar S（Ed）Advances in Occupational Ergonomics and Safety, pp549-552, IOS, Amsterdam.

Akazawa K, Milner TE, Stein RB（1983）Modulation of reflex EMG and stiffness in response to stretch of human finger muscle. J Neurophysiol 49：16-27

Bennett DJ（1993）Torques generated at the human elbow joint in response to constant position errors imposed during voluntary elbow joint movements. Exp Brain Res 95：488-498

Bergenheim M（1995）Encoding of stimulus discrimination in ensembles of muscle afferents. In：Umeå University Medical Dissertations. New series No. 446, Umeå

Bernstein N（1967）The coordination and regulation of movements, Pergamon Press, Oxford, UK

Birch L, Juul-Kristensen B, Jensen C, Finsen L, Christensen H（2000）Acute responses to precision, time pressure and mental demand during simulated computer work. Scand J Work Environ Health 26：299-305

Björklund M, Creshaw AG, Djupsjöbacka M, Johansson H（2000）Position sense acuity is diminished following repetitive low-intensity work to fatigue in a simulated occupational setting. Eur J Appl Physiol 81：361-367

Blatter BM, Bongers PM（2002）Duration of computer use and mouse use in relation to musculoskeletal disorders of neck and upper limb. Int J Ind Ergon 30：295-306

Brown JMM, Solomon C, Paton ME（1993）Further evidence of functional differentiation within biceps brachii. Electromyogr Clin Neurophysiol 33：301-309

Burdet E, Osu R, Franklin DW, Milner TE, Kawato M（2001）The central nervous system stabilizes unstable dynamics by learning optimal impedance. Nature 414：446-449

Byström S, Sjøgaard G（1991）Potasium homeostasis during and following exhaustive submaximal static handgrip contractions. Acta Physiol Scand 142：59-66

Byström SEG, Mathiassen SE, Fransson-Hall C（1991）Physiological effecs of micropauses in isometric handgrip exercise. Eur J Appl Physiol Occup Physiol 63：405-411

Cholewicki J, McGill SM（1995）Relationship between muscle force and stiffness in the whole mammalian muscle：A simulation study. J Biomech Eng 117：339-342

Cholewicki J, Simons APD, Radebold A（2000）Effects of external trunk loads on lumbar spine stability. J Biomech 33：1377-1385

Christou EA, Grossman M, Carlton LG（2002）Modeling variability of force during isometric contractions of the quadriceps femoris. J Mot Behav 34：67-81

Cordo P, Bevan L, Gurfinkel V, Carlton LMC, Kerr G（1995）Proprioceptive coordination of discrete movement sequences：Mechanism and generality. Can J Physiol Pharmacol 73：305-315

Djupsjöbacka M, Johansson H, Bergenheim M（1994）Influences on the gamma-muscle-spindle system from muscle afferents stimulated by increased intramuscular concentrations of arachidonic acid. Brain Res 663：293-302

Edwards RHT（1988）Hypotheses of peripheral and central mechanisms underlying occupational muscle pain and injury. Eur J Appl Physiol 57：275-281

Ettema GJ（2002）Effects of contraction history on control and stability in explosive actions. J Electromyogr Kinesiol 12：455-461

Fallentin N, Sidenius B, Jorgensen K（1985）Blood pressure, heart rate and EMG in low-level static contractions. Acta Physiol Scand 125：265-275

Fuglevand AJ, Winter DA, Patla AE（1993）Models of recruitment and rate coding organization in motor-unit pools. J Neurophysiol 70：2470-2488

Gagnon D, Arsenault AB, Smyth G, Kemp F（1992）Cocontraction changes in muscular fatigue at different levels of isometric contraction. Int J Ind Ergon 9：343-348

Galen GPv, Hendriks AW, Jong WPd（1996）What behavioral benefit does stiffness control have-an elaboration of Smith's proposal. Behav Brain Sci 19：478-479

Galen GPv, Jong WPd（1995）Fitt's Law as the outcome of a dynamic noise filtering model of motor control. Human Movem Sci 14：539-571

Galen GPv, Müller MLTM, Meulenbroek RGJ, Gemmert AWAv（2002）Forearm EMG response activity during motor performance in individuals prone to increased stress reactivity. Am J Ind Med 41：406-419

Gemmert AWAv, Galen GPv（1997）Stress, neuromotor noise, and human performance-A theoretical perspective. J Exp Psychol：Human Perception & Performance 23：1299-1313

Gemmert AWAv, Galen GPv（1998）Auditory stress effects on preparation and execution of graphical aiming-A test of the neuromotor noise concept. Acta Psychol 98：81-101

Gissel H（2000）Ca^{2+} accumulation and cell damage in skeletal muscle during low frequency stimulation. Eur J Appl Physiol

83 : 175-180

Hagberg M, Silverstein B, Wells R, Smith MJ, Hendrick HW, Carayon P, Pérusse M (1995) Work related musculoskeletal disorders. A reference book for prevention. Taylor and Francis, London

Hägg G (1991) Static work loads and occupational myalgia-A new explanation model. In: Danoff JV (Ed) Electromyographical kinesiology, pp141-143, Elsevier Science, Amsterdam

Hägg GM (2000) Human muscle fibre abnormalities related to occupational load. Eur J Appl Physiol 83 : 159-165

Hägg GM, Milerad E (1997) Forearm extensor and flexor muscle exertion during simulated gripping work-An electromyographic study. Clin Biomech 12 : 39-43

Harris CM (1998) On the optimal control of behaviour: A stochastic perspective. J Neurosci Methods 83 : 73-88

Harris CM, Wolpert DM (1998) Signal-dependent noise determines motor planning. Nature 394 : 780-784

Henneman E, Somjen G, Carpenter DO (1965) Excitability and inhibitability of motorneurons of different sizes. J Neurophysiol 28 : 599-620

Hermans V, Hautekiet M, Spaepen AJ (1998) Relation between posture and neck-shoulder muscular effort. In: Kumar S (Ed) Advances in occupational ergonomics and safety, pp202-205, IOS, Amsterdam

Hermans V, Spaepen AJ (1997a) Influence of electrode position on changes in electromyograph parameters of the upper trapezius muscle during submaximal sustained contractions. Eur J Appl Physiol 75 : 319-325

Hermans V, Spaepen AJ (1997b) Muscular activity of the shoulder and neck region during sustained and intermittent exercise. Clin Physiol 17 : 95-104

Heuvel CEv, Galen GPv, Teulings H-L, Gemmert AWAv (1998) Axial pen force increases with processing demands in handwriting. Acta Psychol (Amsterdam) 100 : 145-159

Heuvel SGvd, Looze MPd, Hildebrandt VH, The KH (2003) Effects of software programs stimulating regular breaks and exercises on work-related neck and upper-limb disorders. Scand J Work Environ Health 29 : 106-116

Jensen BR (1997) Doppler blood flow and peripheral resistance in the forearm during and following low-level isometric hand-grip contractions. Adv Occup Med Rehab 3 : 21-35

Jensen BR, Jørgensen K, Huijing PA, Sjøgaard G (1995) Soft tissue architecture and intramuscular pressure in the shoulder region. Eur J Morphol 33 : 205-220

Jensen C, Finsen L, Søgaard K, Christensen H (2002) Musculoskeletal symptoms and duration of computer and mouse use. Int J Ind Ergon 30 : 265-275

Jensen C, Laursen B, Sjøgaard G (1999) Shoulder and neck. In: Kumar S (Ed) Biomechanics in ergonomics, pp201-220, Taylor and Francis, London

Jensen C, Westgaard RH (1997) Functional subdivision of the upper trapezius muscle during low-level activation. Eur J Appl Physiol 76 : 335-339

Johansson H, Sojka P (1991) Pathophysiological mechanisms involved in genesis and spread of muscular tension in occupational muscle pain and in chronic musculoskeletal pain syndromes. A hypothesis. Medical Hypotheses 35 : 196-203

Kroemer K (1989) Cumulative trauma disorders: Their recognition and ergonomics measures to avoid them. Appl Ergonom 20 : 274-280

Krogh-Lund C, Jorgensen K (1992) Modification of myo-electric power spectrum in fatigue from 15% maximal voluntary contraction of human elbow flexor muscles, to limit of endurance: Reflection of conduction velocity variation and/or centrally mediated mechanisms. Eur J Appl Physiol Occup Physiol 64 : 359-370

Kuo KHM, Clamann HP (1981) Coactivation of synergistic muscles of different fiber types in fast and slow contractions. Am J Phys Med Rehab 60 : 219-238

Larsson SE, Bodegard L, Henriksson KG, Oberg PA (1990) Chronic trapezius myalgia. Morphology and blood flow studied in 17 patients. Acta Orthop Scand 61 : 394-398

Larsson SE, Larsson R, Zhang Q, Cai H, Oberg PA (1995) Effect of psychophysical stress on trapezius muscle blood flow and electromyography during static load. Eur J Appl Physiol 71 : 493-498

Laursen B, Jensen BR (2000) Shoulder muscle activity in young and older people during a computer mouse task. Clin Biomech 15 : S30-33

Laursen B, Jensen BR, Sjøgaard G (1998) Effect of speed and precision demands on human shoulder muscle electromyography during a repetitive task. Eur J Appl Physiol 78 : 544-548

Lexell J, Jarvis JC, Downham DY, Salmons S (1997) Muscle damage induced by neuromuscular stimulation. In: Salmons S (Ed) Muscle damage, pp76-89, Oxford University Press, Oxford

Lippold OC (1981) The tremor in fatigue. In: Whelan J (Ed) Human muscle fatigue: Physiological mechanisms, pp234-248, Pitman medical, London

Lundberg U, Dohns IE, Melin L, Sondsjo L, Palmerud G, Kadefors R, Enkstrom M, Parr D (1999) Psychophysiological stress responses, muscle tension and neck and shoulder pain among supermarket cashiers. J Occup Health Psychol 4 : 245-255

Martin BJ, Armstrong TJ, Natarjan S, Rempel D, Linenberg E, Serina E (1996) Keyboard reaction force and finger flexor electromyograms during computer keyboard work. Human Factors 38 : 654-664

Mathiassen SE, Winkel J (1990) Electromyographic activity in the shoulder-neck region according to arm position and glenohumeral torque. Eur J Appl Physiol 61 : 370-379

Maton B (1981) Human motor unit activity during the onset of muscle fatigue in submaximal isometric isotonic contraction. Eur J Appl Physiol 46 : 271-281

Milerad E, Ericson MO (1994) Effects of precision and force demands, grip diameter, and arm support during manual work : An electromyographic study. Ergonomics 37 : 255-264

Milner TE (1993) Dependence of elbow viscoelastic behavior on speed and loading in voluntary movements. Exp Brain Res 93 : 177-180

Milner-Brown HS, Stein RB, Yemn R (1973) The orderly recruitment of human motor units during voluntary isometric contractions. J Physiol (London) 230 : 359-370

Mirbagheri MM, Barbeau H, Kearney RE (2000) Intrinsic and reflex contribution to human ankle stiffness : Variation with activation level and position. Exp Brain Res 135 : 423-436

Niemi J, Nieminen H, Takala EP, Viikari-Juntura E (1996) A static shoulder model based on a time-dependent criterion for load sharing between synergistic muscles. J Biomech 29 : 451-460

Nieminen H, Takala EP, Niemi J, Viikarijuntura E (1995) Muscular synergy in the shoulder during a fatiguing static contraction. Clin Biomech 10 : 309-317

Noteboom JT, Barnholt KR, Enoka RM (2001a) Activation of the arousal response and impairment of performance increase with anxiety and stressor intensity. J Appl Physiol 91 : 2093-2101

Noteboom JT, Fleshner M, Enoka RM (2001b) Activation of the arousal response can impair performance on a simple motor task. J Appl Physiol 91 : 821-831

Palmerud G, Sporrong H, Herberts P, Kadefors R (1998) Consequences of trapezius relaxation on the distribution of shoulder muscle forces : An electromyographic study. J Electromyogr Kinesiol 8 : 185-193

Paton ME, Brown JMM (1994) An electromyographic analysis of functional differentiation in human pectroalis major muscle. J Electromyogr Kinesiol 4 : 161-169

Pedersen J, Ljubisavljevic M, Bergenheim M, Johansson H (1998) Alterations in information transmission in ensembles of primary muscle spindle afferents after muscle fatigue in heteronymous muscle. Neurosci 84 : 953-959

Pedersen J, Lönn J, Hellström F, Djupsjöbacka M, Johansson H (1999) Localized muscle fatigue decreases the acuity of the movement sense in the human shoulder. Med Sci Sports Exerc 31 : 1047-1052

Pedersen J, Sjolander P, Wenngren BI, Johansson H (1997) Increased intramuscular concentration of bradykinin increases the static fusimotor drive to muscle spindles in neck muscles of the cat. Pain 70 : 83-91

Psek JA, Cafarelli E (1993) Behavior of coactive muscles during fatigue. J Appl Physiol 74 : 170-175

Punnett L, Bergqvist U (1997) Visual display unit work and upper extremity disorders. A review of epidemiological findings. In : Kjellberg K(Ed)National Institute for working life-ergonomic expert committee document No. 1, pp1-161. National Institute for Working Life, Solna

Rack PMH, Westbury DR (1974) The short range stiffness of active mammalian muscle and its effect on mechanical properties. J Physiol (London) 240 : 331-350

Ranney D, Wells R, Moore A (1995) The anatomical location of work-related chronic musculoskeletal disorders in selected industries characterized by repetitive upper limb activity. Ergonomics 38 : 1408-1423

Rozendaal L (1997) Stability of the shoulder. Intrinsic muscle properties and reflexive control, p291, Delft University of Technology, Delft

Sainburg RL, Poizner H, Ghez C (1993) Loss of proprioception produces deficits in interjoint coordination. J Neurophysiol 70 : 2136-2147

Seidler-Dobrin RD, He J, Stelmach GE (1998) Coactivation to reduce variability in the elderly. Motor Control 2 : 314-330

Sirin AV, Patla AE (1987) Myoelectric changes in the triceps surae muscles under sustained contractions. Evidence for synergism. Eur J Appl Physiol 56 : 238-244

Sjøgaard G (1988) Muscle energy metabolism and electrolyte shifts during low-level prolonged static contraction in man. Acta Physiol Scand 134 : 181-187

Sjøgaard G, Kiens B, Jorgensen K, Saltin B (1986) Intramuscular pressure, EMG and blood flow during low-level prolonged static contraction in man. Acta Physiol Scand 128 : 475-484

Soest AJv, Bobbert MF (1993) The contribution of muscle properties in the control of explosive movements. Biol Cybern 69 : 195-204

Sporrong H, Palmerud G, Kadefors R, Herberts P (1998) The effect of light manual precision work on shoulder muscles—an EMG analysis. J Electromyogr Kinesiol 8 : 177-184

Stokes IAF, Gardner-Morse MG (2000) Strategies used to stabilize the elbow joint challenged by inverted pendulum loading. J Biomech 33 : 737-743

Stokes IAF, Gardner-Mrsoe M, Henry SM, Badger GJ (2000) Decrease in trunk muscular response to perturbation with preactivation of lumbar spinal musculature. Spine 25 : 1957-1964

Sundelin G, Hagberg M (1992) Electromyographic signs of shoulder muscle fatigue in repetitive arm work paced by the time-methods measurement system. Scand J Work Environ Health 18 : 262-268

Turkawski SJJ, Van Eijden TMGJ, Weijs WA (1998) Force vectors of single motor units in a multipennate muscle. J Dent Res 77 : 1823-1831 van Dieën JH, Heijblom P, Helmes MHB, Oude Vrielink HHE (1994) Fatigue during low-intensity contractions of the triceps surae. In : Wolf S (Ed) Tenth congress of the International Society of Electrophysiology and Kinesiology, pp58-59, ISEK, Charleston

van Dieën JH, Kingmal, van der Burg JCE (2003) Evidence for a role of antagonistic cocontraction in controlling trunk stiffness during lifting. J Biomech 36 : 1829-1836

van Dieën JH, Oude Vrielink HHE, Toussaint HM (1993) An investigation into the relevance of the pattern of temporal activation with respect to erector spinae muscle endurance. Eur J Appl Physiol Occup Physiol 66 : 70-75

van der Berg JC, Kingma I, van Dieën JH (2004) Is the trunk movement more perturbed after an asymmetric than after a symmetric pertubation during lifting ? J Biomech 37 : 1071-1077

Visser B, de Korte E, van der Kraan I, Kuijer P (2000) The effect of arm and wrist supports on the load of the upper extremity during VDU work. Clin Biomech 15 : S34-38

Visser B, Looze MPd, Veeger HEJ, Douwes M, Groenesteijn L, Korte Ed, Dieën JHv (2003) The effects of precision demands during a low intensity pinching task on muscle activation and load sharing of the fingers. J Electromyogr Kinesiol 13 : 149-157

Visser B, Looze MP, De Graaff MP, van Dieën JH (2004) Effects of precision demands and mental pressure on muscle activation and hand forces in computer mouse tasks. Ergonomics 47 : 202-217

Vøllestad NK, Sejersted OM (1988) Biochemical correlates of fatigue. A brief review. Eur J Appl Physiol 57 : 336-347

Waris P (1979) Occupational cervico-brachial syndromes. A review. Scand J Work Environ Health 5. Suppl 3 : 3-14

Westgaard RH, DeLuca CJ (1999) Motor unit substitution in long-duration contractions of the human trapezius muscle. J Neurophysiol 82 : 501-504

Westgaard RH, Jansen T, Jensen C (1996) EMG of neck and shoulder muscles : The relationship between muscle activity and muscle pain in occupational settings. In : Mital A (Ed) Electromyography in ergonomics, pp227-258. Taylor and Francis, London,

Windhorst U, Hamm TM, Stuart DG (1989) On the function of muscle and reflex partitioning. Behav Brain Sci 12 : 629-681

Wing AM, Kristofferson AB (1973) Response delays and the timing of discrete motor responses. Percept Psychophys 14 : 5-12

Yao W, Fuglevand RJ, Enoka RM (2000) Motor-unit synchronization increases EMG amplitude and decreases force steadiness of simulated contractions. J Neurophysiol 83 : 441-452

Zijdewind I, Kernell D, Kukulka CG (1995) Spatial differences in fatigue-associated electromyographic behavior of the human first dorsal interosseus muscle. J Physiol (London) 483 : 499-509

Zuylen EJv, Gielen CCAM, Denier van der Gon JJ (1988) Coordination of inhomogeneous activation of human arm muscles during isometric torques. J Neurophysiol 60 : 1523-1548

第7章
筋痛と筋過負荷に関連する形態学的特徴

Lars-Eric Thornell[1,2], Fawzi Kadi[3], Rolf Lindman[4], Fatima Pedrosa-Domellöf[1,2]

[1] ウメオ大学　統合医生物学部門解剖学，ウメオ市，スウェーデン
[2] イェーヴレ大学　筋骨格系研究センター，ウメオ市，スウェーデン
[3] イェレブロ大学　体育健康学部門，イェレブロ市，スウェーデン
[4] マルメ大学病院　口腔-顎顔面外科・矯正歯科，マルメ市，スウェーデン

キーワード：筋線維形態学，筋肉痛，ミオシン，筋線維型組成，筋紡錘，毛細血管供給

要旨：筋肉痛に関連した痛みは，侵害受容器の興奮により起こるという説が提唱されている．この侵害受容器は細胞外マトリックスに存在し，特に血管に沿って存在するが，筋線維自体の中にはない．したがって，筋線維の形態学的解析は，一見して筋肉痛研究のための最適な方法とは思えない．しかしながら，形態学的方法により，侵害受容器の興奮するメカニズムに関する手がかりが得られる可能性も考えられる．現在，筋内侵害受容器の化学的興奮を起こす2つのメカニズムとして，①酸素供給不足とエネルギーを必要とする筋緊張が持続する状態が組み合わさった場合，②筋収縮とそれに要するエネルギーが十分に産生されない場合，があげられる．

本総説においては，筋，筋線維，さらには筋紡錘の主構造について述べ，筋痛症患者の筋の形態学の最先端についても述べる．いくつかの所見はこれまでに述べられてきた疼痛発生メカニズムの中でも重要である．

1　はじめに

本稿は，形態学的見地から，疼痛と作業関連性筋痛症についての最新情報をレビューしたものである．最初に正常の肉眼的筋形態，筋線維タイプ，筋紡錘，筋血管支配について説明し，次に，筋痛症の患者からの生検標本においてよくみられる形態学的特徴について述べる．病因の可能性，そして筋肉痛との関係という見地からこれらの変化を考察する．

2　筋と筋分布の肉眼的・顕微鏡学的解剖

ヒトの身体には600以上の筋肉がある．例として**図1**にはヒトの僧帽筋を図示してある．1枚の結合組織である筋膜が，各筋を覆っている．筋膜からの結合組織である隔壁が内側に伸び，筋を筋線維束に分け，さらに筋線維束を筋線維に分けている．結合組織はまた筋線維を束ねて，腱や関節に附着させる．このようにして収縮する筋線維により生じた力を腱や関節に伝達する．筋の結合組織の区画内には，毛細血管網と神経束が存在する（**図**

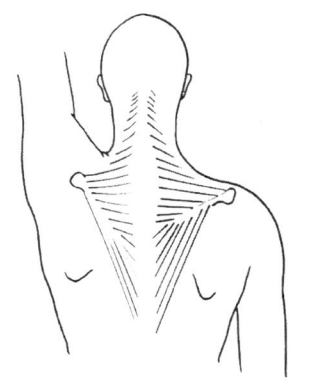

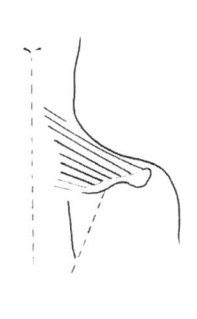

図1　僧帽筋の概略図．僧帽筋は後頭部から第12胸椎棘突起，さらには肩甲骨，鎖骨（図には示されていない）まで伸展している．

第7章 筋痛と筋過負荷に関連する形態学的特徴

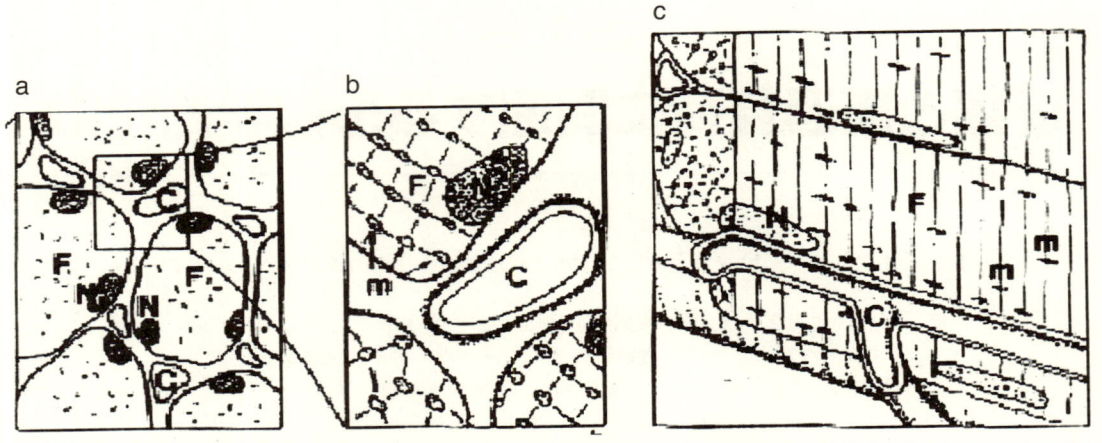

図2 骨格筋の特徴的な形態の模式図．図a, b；横断図．図c；縦断図．Fは筋線維，mはミトコンドリア，Nは核，Cは毛細血管を表す．

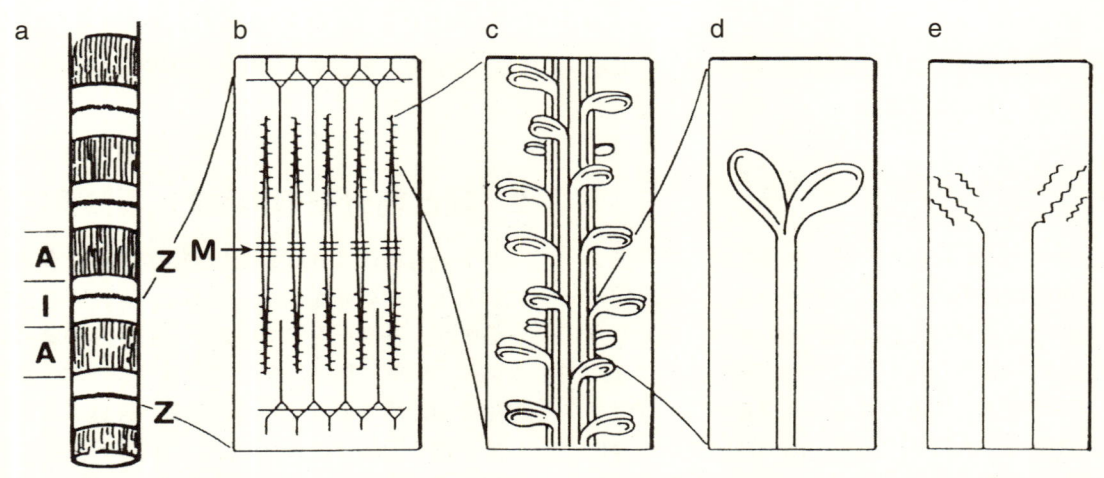

図3 横紋筋に特徴的な横紋は，等方向性のI帯と異方向性のA帯により構成されているが，それは筋原線維の分子構成によるものである．筋線維の最小収縮単位はサルコメアで，Z帯からその次のZ帯まで伸展しており，複雑に絡み合った太いミオシンと細いアクチンの筋フィラメントから構成されている（図b）．太いミオシンのフィラメントは，竿部と2つの頭部（図d）により構成されている．竿部は2本のミオシン重鎖（MyHC）により構成されている．このミオシン重鎖は頭部方向に伸展しており，この頭部で，筋原線維性ATPaseとアクチンミオフィラメントとの接着箇所を構成している．4本のミオシン軽鎖もまたミオシン頭部の形成に参加している．

2)．神経系が痛みを認識するための侵害受容器がこの区画の中に存在するが，筋線維自体の中には侵害受容器はない．

肉眼的レベルでは，身体内の各筋はその起始と停止，太さ，長さ，広がりを異にする．骨格筋の作用は，1つ以上の関節に働くが，骨への附着がない筋もある．それぞれの筋の特徴の違いにより，各筋は独特の機械的，機能的性状を有し（LieberとFriden 2000年），その中に過負荷や筋肉痛に対する感受性の高い筋が存在することになる．

顕微鏡レベルでは，すべての筋肉は似通っている．筋線維は多核細胞で，原形質膜と基底膜によって，周囲の結合組織および細胞外基質から区分されている．各筋線維は筋原線維（筋細線維）を有しており，筋原線維は収縮単位であるサルコメア（筋節）から構成されている．それを顕微鏡で観察すると，濃度の異なる組織が帯のように認められ，それぞれをZ帯，I帯，A帯，M帯〔訳者注：M帯は，A帯の中心部を走る細い線．これが横紋

筋の名称の由来である〕と称する（図3）.

太いミオシンのフィラメントはM帯に相当する．細い線維のアクチンは，トロポミオシン，トロポニンという蛋白質を含み，Z帯に位置する．筋収縮を制御するユニットは，筋細管系とよばれ，カルシウムイオンの放出と取り込みの役割を果たす．ミトコンドリアはエネルギー産生の場で，筋原線維の間に規則的な間隔で広がっている．さらに各筋線維は細胞骨格を有し，この細胞骨格はサルコメア内・外のフィラメントにより構成されている．筋細胞膜のほか，M帯，Z帯，ミトコンドリア，核にもフィラメントの結合がみられる（CarlssonとThornell 2001年）．

近年，この10年ほどの間に，筋線維の組成に関する知見が，免疫組織化学的手法や分子生物学的手法を用いて驚くほど蓄積された．したがって上記の記載は，筋線維構造と組成に関する記載を非常に単純化したものである．以降の記載の基礎として理解してほしい．以降では，筋線維のそれぞれが非常に異なったものであるということを述べる．

2.1 運動単位という概念

筋の異質性は運動単位と筋線維タイプの概念にも表現されている．1つの運動単位は，1個のα運動ニューロンとその神経支配を受ける一定数の筋線維により構成されている．動物では，遅性（S），速難疲労性（FFR），速易疲労性（FF），速中間性（Fast IM）の運動単位があることが知られており，その各型は，固有の筋線維により構成されている．遅運動単位は，遅収縮性で疲労に抵抗する線維を有している．速難疲労性単位は速く収縮し，非常に高い酸化能と解糖を有している．速易疲労性単位は速く収縮するが，疲労も速い線維により構成されている．不思議なことに，ヒトではこれらの運動単位を，微小電極を神経内に刺入して電気刺激をする単一神経刺激により識別することは不可能であった（Thomasら1991年）．これはヒトでは，運動単位は機能的性質を有する連続体であることを意味する．

2.2 ヒトの筋における筋原線維性ATPaseとミオシンの異種性

筋原線維性ATPaseの染色は，これまで何年もの間，筋線維タイプ分類の確固たる基準であった．1970年にBrookeとKaiserが，異なるpHのもとで前もって培養した筋切片が，ATPase活性の程度が異なる筋線維を含むことを示し，新しい筋タイプの分類を提案した（Dubowitzら1985年参照）．アルカリ性の溶液では低い活性を示し，酸性の溶液中で培養すると活性が高まる筋タイプをタイプIとし，遅い運動単位に属するものとした．一方，反対の速収縮型を示す筋型を，タイプIIとした．タイプII筋線維には，4種類の亜型があり，それぞれIIA，IIB，IIC，IM線維と定義した．小動物においては，タイプIIBのサブタイプは，2群に分かれ，IIXとIIB線維と名づけられた．詳細については以下を参照されたい（Gorza 1990年）．

筋原線維性ATPase活性は，筋線維の短縮速度と関係する（Bottinelliら1996年）ため，この分類は機能とよく相関している．しかし，筋原線維性ATPaseは，実際はミオシン分子の一部であり，ミオシン分子は2本のミオシン重鎖と4本の軽鎖より構成されている．筋線維のタイプに関するさらなる情報は，これらの筋線維分子の発現に関する研究から得られたものである．

ミオシン重鎖は高度に保存された多遺伝子族にエンコードされている（BuckinghamとDexter 1997年）．2つの主な遅筋線維（ミオシン重鎖α心筋とミオシン重鎖I型，また，ミオシン重鎖遅型とミオシン重鎖β心筋ともよばれる），3つの主な速筋線維のミオシン重鎖（ミオシン重鎖IIa，IIxとIIb）と2つの発生型イソフォーム（胎生型ミオシン重鎖と胎児・新生児型ミオシン重鎖）はよく知られている（SchiaffinoとReggiani 1996年；Staron 1997年）．さらに特別型のミオシン重鎖が眼筋と筋紡錘に発現している．ヒトの四肢筋のうちほとんどは，タイプI線維のミオシン重鎖I型，タイプIIA線維のミオシン重鎖IIa型，タイプIIB線維のミオシン重鎖IIx型の3つのミオシン重鎖のイソフォームのうちから，1つ以上を発現する．IIC線維はミオシン重鎖I型とミオシン重鎖IIa型という2つの異なる性質の混合の線維を含有する．一方，IIAB線維はミオシン重鎖IIa型とミオシン重鎖IIx型の混合線維を有する．ヒトの筋においては，IIB線維はラットのIIxミオシン重鎖に相当するミオシン重鎖イソフォームを発現する（Smerduら1994年）．ミオシン重鎖IIb型は，ヒトの筋の場合，非常に特化した筋であり，喉頭，中耳，眼筋などに認められる．胎生型と胎児・新生児型の2つのミオシン重鎖は，ヒトの四肢筋においては，発生途中，あるいは傷害筋の回復過程においてのみに認められる．一方，咬筋においては，通常のミオシン重鎖線維成分の一部である．

ミオシン重鎖のイソフォームは，筋線維の収縮という

第7章 筋痛と筋過負荷に関連する形態学的特徴

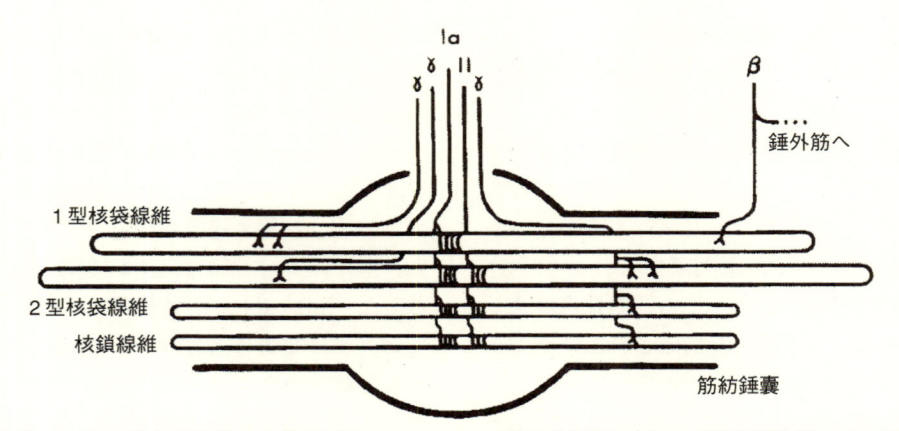

図4 筋紡錘の模式図. 4種の錘内筋線維により構成されている. 1型核袋線維1本, 2型核袋線維1本, 核鎖線維2本である. 一部は筋紡錘嚢に囲まれている. 錘内筋線維は感覚神経（Ⅰa群とⅡ群）と運動神経（βとγ運動ニューロン）の神経支配を受けている.

見地からみると最良のマーカーであるため，非常に重要である．しかし，ミオシン軽鎖も筋線維の収縮の調節に役割を果たしている．また，ミオシン重鎖のイソフォームとしても存在し，非常に広い幅の収縮性質をもった非常に多くの組合せのグループを形成する（PetteとStaron 1997年）.

2.3 各骨格筋における線維タイプの構成

ヒトにおいては，多くの筋研究は外側広筋においてなされている．外側広筋は大腿筋であるため，筋生検が容易で繰り返しできるからである．したがって，ヒトの筋の特徴における一般的知識は，外側広筋の構造と機能を大きく反映する．しかし，ヒトの運動系の複雑性から類推すると，すべての筋が分子レベルで同じような構造を有するとは全く予測できない．実際に多くのヒトの筋における筆者らの研究は，この考えが事実であることと，各筋は特有で，独自の分子構造を有していることを明らかに示している（Eriksson 1982年；Stål ら 1994年；Thornell ら 2003年）．

2.4 筋紡錘

筋紡錘は感覚伸張受容器で，複雑な構造を有している．小径の筋線維束の周囲を嚢に囲まれ，そこに感覚ニューロンと運動ニューロンが，神経支配をしている構造である（図4）．

筋紡錘の一般的な形態学に関しては，多くの詳細な総説がある（Gladden 1985年；Barker 1994年）．これらの総説では，ネコとラットで得られた筋紡錘のデータが提示してある．以下のパラグラフは，ヒトの筋紡錘に焦点を合わせた総説である．

筋紡錘はヒトの身体におけるほとんどの筋において認められる．筋紡錘の密度と分布は筋により異なる．一般的には，大きな筋よりは小さい筋の方が筋紡錘の密度が高い（Peck ら 1984年）．たとえばかなり大きな伸筋である頭部の外側屈筋と回旋筋の平均筋紡錘密度（MSD）は，8.9であるが，小さな筋における平均筋紡錘密度は，40.4とかなり高い（Peck ら 1984年）．このような大きな筋と並行して，関節をまたがって働く小さな筋（いわゆる並行筋結合，PMC）における筋紡錘の高密度分布を基にして，Peck らは1984年に「小さな筋の並行筋結合は運動学的なモニターとして機能し，重要な固有感覚のフィードバックを発生して中枢神経に伝達すると考えられる」と提唱した．

筋紡錘の主な特徴はすべての筋において似通っている．筋紡錘の嚢は，2つの明確に区切られた部分から構成されており，嚢の内層と外層という（Barker 1994年）．嚢の内層は，内嚢とも呼ばれ，薄く，軸腔内に筋紡錘線維を包んでいる．外層は外嚢と呼ばれ，紡錘形で，筋紡錘を支配する感覚神経の神経周膜と連結している．その形から，外嚢は，筋紡錘の中間部分のいわゆる軸周囲腔を縁どっており，そこに感覚神経終末を認める．嚢の2つの部分，外嚢と内嚢が，有効な血液-筋紡錘関門の形成に役立っているということ（OvalleとDow 1983年），さらには，嚢液が機械的な保護と特別な内的環境を提供しているということは，一般的に受け入れられている．筆者らは，以前にヒトの筋紡錘において，この嚢液には

ヒアルロナンと血漿フィブロネクチンが含まれていることを報告している（Pedrosa-Domellöf ら 1995 年，1998 年）．

外囊は，多層であり，これらの細胞層の中には，特殊化の証拠が認められる．特に，細胞外マトリックス（ECM）の組成に関しては，特殊化がかなり進行している．テネイシンは細胞外マトリックス蛋白で，最初は腱および筋-腱接合部において認められたが，囊の外層にも存在することが判明した（Pedrosa-Domellöf ら 1995 年）．囊の層の中に認められる特殊化は，構造，支持，透過性に関連すると考えられている．

筋紡錘の軸周囲腔の部分は，A 部とよばれている．一方，その各側で囊が密接に線維を包んでいる部分を B 部という．筋紡錘線維は囊の両端を越えて伸展しており，その部分を C 部とよぶ（Barker 1994 年）．

筋紡錘線維は，全長の大部分が囊に包まれており，通常，錘内線維とよばれる．錘内線維の 1 つの筋あたりの数は，取り上げる筋によって異なる（Sahgal 1985 年）．筆者らは平均 12.3±4（範囲：8～24）個の錘内線維を第一虫様筋の筋紡錘内に認めている（Soukup ら 2003 年）．さらに 9.1 個（範囲：4～16）の筋内線維を上腕二頭筋に（Liu ら 2002 年），7.2±2.1 個（範囲：4～15）を深部頸筋（Liu ら 2003 年）に，そして，6.2，6.4，9.2 個をそれぞれ咬筋の浅部，中間部，そして深部に認めた（Eriksson 1985 年）．深部咬筋においては，その 1/3 の筋紡錘に非常に多くの錘内線維を含んでおり，線維数は最大 59 個にも及んだとのことである（Eriksson 1985 年）．

錘内線維の直径は線維の全長にわたって場所により異なるが，一般的に核袋線維は核鎖線維より直径が大きい．核袋線維は通常囊の端を越えて伸展しており，一方，多くの核鎖線維の端は，囊の中に収まっている．組織標本を作製する際にゆがむため，筋紡錘の長さは正確には推定しがたい．ヒトの四肢筋の筋紡錘における囊の平均長は，冷凍切片で測定すると，5.8±1.86 mm（Sahgal 1985 年）であったという．核袋線維が囊より 1.2 mm 両端にはみ出しているとすれば，筋紡錘の総延長は，おおよそ 8.2 mm と推定されている（Boyd 1985 年）．

「核袋」「核鎖」という用語は，赤道領域における各錘内線維の多数の中心核の配列を反映している．核は，錘内線維の残りの長さに沿って筋細胞膜の直下に，錘外線維と同様に位置する．

筋紡錘線維は，その含む筋原線維性 ATPase の活性によって，さらに 1 型核袋線維，2 型核袋線維，核鎖線維に分類される．筋原線維性 ATPase の活性は，酸性かアルカリ性の pH の基で培養して，測定する（Ovalle と Smith 1972 年）．ATPase の活性は，ミオシン重鎖（MyHC）分子の頭部領域に存在し，収縮速度と収縮力に相関するということが知られているため，筋紡錘のミオシン重鎖の組成を明らかにするという努力がなされている（Pedrosa-Domellöf ら 1993 年；Liu ら 2002 年，2003 年；Soukup ら 2003 年）．4 つのミオシン重鎖のイソフォームが，単離化筋紡錘に対して行った SDS-PAGE〔訳者注：sodium dodecyl sulfate polyacryl amide gel electrophoresis の略．ドデシル硫酸ナトリウムポリアクリルアミドゲル電気泳動．ポリアクリルアミドを使った蛋白質の電気泳動のこと〕により探知できる十分な量だけ存在する．その 4 つとは，胎生性ミオシン重鎖，Ⅱa/胎児性，ミオシン重鎖Ⅰ型，ミオシン重鎖 if である．ミオシン重鎖 if は，錘内線維に独特のミオシン重鎖である（Pedrosa-Domellöf ら 1993 年；Liu ら 2002 年，2003 年）．ヒトの錘内線維は，イソフォームの共同分布における非均一性により特徴づけられる複雑なパターンのミオシン重鎖表現を示す．この場合，発生に典型的なイソフォーム（胎生性ミオシン重鎖や胎児性ミオシン重鎖）や特化した線維（α心筋性ミオシン重鎖や遅持続性収縮性ミオシン重鎖）を含む．

1 型核袋線維は，一般的に遅持続性収縮性，胎生性，胎児性のミオシン重鎖をその全長に沿って認め，ミオシン重鎖Ⅰを両端に向かって，さらにα心筋性ミオシン重鎖を A 部と B 部に認める．2 型核袋線維は，通常，遅持続性収縮型，Ⅰ型，胎生性，胎児性のミオシン重鎖を全長にわたって，α心筋性ミオシン重鎖を A 部および B 部に認める．核鎖線維はミオシン重鎖の発現において一番画一的なパターンを示す．すなわち，ミオシン重鎖Ⅱa 型，胎生性，胎児性のミオシン重鎖を全長にわたって認めるが，遅持続性収縮型，遅単収縮型のミオシン重鎖を欠いている．

上記に説明される一般的パターンにもかかわらず，ミオシン重鎖の組成の重要な変異が，異なる筋紡錘において各線維型に全長にわたって認められる．さらに，筋紡錘の線維組成は，かなりの変異を示す．たとえば，上腕二頭筋の 22 個の筋紡錘において，2 つのペアの筋紡錘でしか，同一の線維型組成はみられず，残りの 18 個においては，1 型核袋線維，2 型核袋線維，核鎖線維において，異なる分布が認められたという（Liu ら 2002 年）．これと対照的に，頸部深部筋における 116 個の筋紡錘のうち，19 個の筋紡錘のみが独特の 1 型核袋線維，2 型核袋線維，核鎖線維の分布を示した（Liu ら 2003 年）．さ

らに，頚部深部筋における筋紡錘は1型核袋線維あるいは2型核袋線維の一方を欠くと考えられ，前者を2型核袋筋紡錘，後者を1型核袋筋紡錘とよぶ．

各筋紡錘は，1本の大径一次感覚性（Ⅰa群）線維，二次求心性（Ⅱb群）線維1本か2本，あるいはそれ以上の，主に血管や囊を支配する運動神経軸索，細径線維の支配を受けている（Cooper 1963年；Kennedy 1970年a，b）．筋紡錘神経は，赤道領域部から囊に入って囊の中を走行するが，神経線維は終末に達するまでにしばしば非常に長い距離を走行する．一次求心性神経は，錘内筋線維の核袋線維，核鎖線維のどこに終末を有するかで，それぞれを支配する神経に細分化される．ヒトの筋紡錘においてすべての核袋，核鎖に対する一次終末領域の全長は，200〜500μmである（Cooper 1963年）．二次求心性神経終末は主に核鎖線維に位置し，一次神経終末の一端か両端に位置する．さらに付加的二次神経終末は極の近くに位置すると考えられる．一方の極領域にある二次神経終末は，通常赤道の反対側にある神経線維とは異なる神経線維を有する．運動終板は，極付近に認められる．1つの筋紡錘当たりのβ，γ運動ニューロンの数は，大幅に異なるが，多くの筋紡錘は8〜14個の運動神経線維を受ける（Kennedy 1970年a）．筋紡錘の血管と紡錘囊は，細径神経線維により支配されていることが判明している．1981年にBarkerとSaitoは自律神経がネコの筋紡錘に対して神経支配を行っていることを認めている．筆者らは神経ペプチドYとその受容体をヒトの錘外筋線維に同定したが，それはヒトの筋紡錘における交感神経の神経支配を示していると考えられている（Radovanovicら 2006）．

感覚神経終末は錘内筋線維の表面と直接の連絡があり，その間に基底膜を有していない．基底膜は，神経終末の外表面上と，残りの錘内筋線維の表面周囲に存在し，安定化カフを形成する．錘内筋線維の赤道領域は，その感覚終末と周囲の基底膜とともに，筋長の変化に反応して，求心性の発射活動を生ずるために，弾力性を有する（Boyd 1976年）．テネイシンは錘内筋線維の基底膜の部分に存在する．この基底膜の部分には，感覚終末が認められており，テネイシンは，おそらくカフの安定性を保ち，感覚神経終末と錘内筋線維をともに保持する役割を果たしていると考えられる（Pedrosa-Domellöfら 1995年）〔訳者注：テネイシンは細胞外マトリックスにある糖蛋白質で，筋腱結合部位抗原ともいう．190〜350 kDaで，通常六量体生体内では主に間充識系の細胞が合成し，代表的な機能は抗細胞接着作用である〕．

まとめると，ヒトの筋紡錘は非常に複雑な構造を有しており，その独特の形態学的特徴は，非常に繊細に調整され，独特の機能的性質を有する器官であることを示唆している．この複雑性は，平均筋紡錘密度にみられる重要な違い，すなわち1つの筋紡錘当たりの総錘内筋線維数とそこにおける1型核袋線維，2型核袋線維，核鎖線維の相対的割合の違い，およびミオシン重鎖の構成と神経支配の違い，これらの違いがそれぞれの筋紡錘の独特の性質を反映していることになる．したがって，ここで筆者らは「筋紡錘の個性概念」を提唱することにしたい．つまり個々の筋紡錘は，独特の性質を有しており，その特徴は，各々の筋紡錘を含む筋肉とその可塑的順応の機能的内容を反映しているというものである．

2.5 骨格筋の血液供給

骨格筋は豊富な血管支配を受けており，骨格筋内で吻合的なネットワークを形成している．各筋は1〜数本の主動脈からの血液供給を受けているが，主動脈は枝分かれをし，終末細動脈として枝を出す．これらの動脈は毛細血管ネットワークを形成し，続いて細静脈や静脈となる．毛細血管の密度はその血管が酸素に依存して有酸素運動をするのか，一過性に自分自身のもつグリコーゲン貯蔵に依存して，無酸素運動が可能なのかを反映する．ヒトの骨格筋の横断面をみると，毛細血管はその毛細血管を囲んでいる内皮細胞か基底膜かのマーカーを用いて免疫組織化学的に明示することができる．各個の筋線維に関連した毛細血管の数と，筋線維の領域に対する毛細血管の比率は，形態計測学的方法により推定され得る．この比率により筋線維を取り囲む各毛細血管の還流領域の推定ができる．毛細血管床の組成は筋ごとに異なり，各筋線維に密接に関係している．ミトコンドリアの内容物，酸化的酵素活性と毛細血管による血液供給は，一般的に密接に関連している．タイプⅠ線維は，タイプⅡ線維より毛細血管による周囲取り囲みが密であることが知られている（Andersen 1975年；Brodalら 1977年；Carryら 1986年）．ミトコンドリアの内容物，酸化的リン酸化酵素毛細血管による血液供給の程度は，多様な反復性の課題や，長時間持続する課題を遂行する労働者にとって重要になると考えられる．

3　筋肉痛に陥った骨格筋の形態学的特徴

3.1　正常僧帽筋の性差

　筋肉痛はある種の疾患や症候群にとって，まれではない．筋肉痛の最も起こりやすい部位は，頸肩領域，特に僧帽筋の下行部である（図1）．この僧帽筋下行部に最も筋肉痛が起こりやすい理由として，肩甲帯の進化に関連があると考えられる．人類が直立姿勢へ進化すると，解剖学的に新しい機能要求に応えるような構造が要求される．頸部と上肢の大きな分離や，肩甲骨の形や位置の変化により，頸椎と肩の可動性が向上した．このようにして筋の付着部位のシフトが起こり，筋により引っ張られる方向も変化した．僧帽筋は3方向に伸びる筋線維から形成されているため，下行，横行，上行の3部分に分けられる．

　正常な若年男女において僧帽筋の線維タイプの組成は，異なる部分では明確な違いがある（Lindman ら 1990年，1991年 b）．特に男性では，僧帽筋の異なる部分では，特徴的な筋線維タイプの組成となっている．僧帽筋下行部の下部では，タイプⅠ筋線維が多くを占めている．一方，横行部と上行部では，タイプⅡ線維，特にタイプⅡB線維が，多く存在し，さらに後頸部と鎖骨領域においては，筋線維の太さは細くなっている．

　重要なことは，僧帽筋の形状自体が男女の性差を有していることである．男性では僧帽筋の筋線維タイプ組成に，下行，横断，上行の部分による差異が筋全体を通して表れているが，女性においては，比較的均一的な筋線維タイプ組成が，筋全体にわたってみられる．しかし，形態における一番顕著な男女の差異は，筋線維のサイズによるものである．男性では筋線維サイズに異なる場所ごとに，顕著な違いがみられる．一方，女性においてはそのような違いは明確でない．さらにタイプⅠ筋線維やタイプⅡ筋線維の横断面における断面積は女性の方が比較的小さいことも特徴的である．

　これらの所見から1つの解釈をすると，女性に圧倒的に多い筋機能異常と筋肉痛の原因の一部として僧帽筋の機能的能力の性差が関与することが考えられる．そのような僧帽筋の機能的能力差は，なで肩などの姿勢の変化に関係し，起こってほしくない生体力学的な影響を引き起こしてしまう．たとえばある特定の筋や筋の一部，あるいは腱や靱帯にも負荷が高まったりして，痛みを生ずることになる．さらに僧帽筋の最上部は，人間工学的に劣悪な仕事環境，作業負荷，精神的ストレスのもとでの労働による日常的な肩の挙上による異常な緊張にさらされる．筋線維の組成が遺伝的に決定されているのか，身体的運動などの環境因子により決定されるのかは，いまだ不明である．遺伝的要因の重要性は，筋線維の型組成が，一卵性双生児においては類似するが，二卵性双生児間では異なることから，支持されている（Komi ら 1977年）．また，遺伝的素因が身体的活動を選択する上において，大きな影響を及ぼすのではなかろうかということが，示唆されている（Costill ら 1976年；Fugl-Meyer ら 1982年；Dahlström ら 1987年）．しかし，運動と身体的活動により，ヒトは異なる筋線維タイプの，数と大きさの両者を変えてしまうことができる（Larsson と Ansved 1985年）．したがって，個人差と性差は，遺伝子的要因に関連すると考えられ，この遺伝的要因はおそらく性染色体に関連していると思われる．さらに，遺伝的に規定されている筋線維組成は，筋機能に影響を及ぼすと考えられ，個人において疲労や筋・筋膜疼痛を発症する素因となる可能性が示唆されている．

　もし筋線維の型組成が，頸肩部の慢性筋痛症発症の起因要因とすると，身体運動を利用したリハビリテーションが，筋機能異常と疼痛症の予防において有効ではなかろうか，という興味ある可能性が生じてくる（以下参照）．

3.2　僧帽筋筋痛症における筋線維断面積

　タイプⅠ筋線維が，健康女性よりも僧帽筋筋痛症の女性において有意に太いサイズであることを示した研究がこれまでに3件報告されている（Larsson と Ansved 1988年；Larsson ら 1988年；Lindman ら 1991年 a, b；Kadi ら 1998年 a）．この両群における筋線維サイズにおける差異は，職業上の負担に対する適応反応と考えられる．筋活動は筋線維断面積の増加を引き起こすということはよく知られている事実である（MacDougall ら 1980年）．運動ニューロンのサイズ原理によれば（Henneman ら 1965年），遅筋収縮性の運動単位に属する筋線維（タイプⅠ筋線維）が，反復性の低緊張性運動中に最初に動員される（Burke 1981年）．さらに遅筋収縮性運動単位は，筋伸張や，また運動中に，容易に動員される．この動員には，筋紡錘求心性線維による十分なフィードバック支持が必要である（Burke 1981年）．

　筋痛症の患者における仕事量は，一般的には最大随意収縮力（MVC）の2～10%の張力での長期持続性収縮である場合が多い．これらの状況から考えると，筋痛症患者におけるタイプⅠ筋線維の断面積の増加は，理解でき

る．この形態学的適応は，また運動単位の動員と筋弛緩との間のバランスの障害を示唆している（Kadi ら 1998 年 a）．この点で，手の筋肉の使いすぎ症候群 over use syndrome の患者では筋線維が肥大しているという DennettとFryの1988年の報告は，これらのことを裏づけている．

その他の可能性としてはこのタイプの仕事への長期曝露は，筋線維タイプの割合に影響を与えるのではないかということが考えられる．

Larsson ら（1988 年）は，作業関連性僧帽筋筋痛症の患者において，健康人に比較して，タイプ I 筋線維の割合が多く占めることを発見したと報告した．しかしながら，そのような筋線維タイプの組成に対する影響は認められないと Lindman ら（1991 年 b），Elert ら（1992 年）は反論した．

3.3 「虫食い」筋線維

「虫食い」筋線維という用語は，ミトコンドリアの酵素であるニコチンアミド-アデニン-ジヌクレオチドヒドロゲナーゼ（NADH）あるいはサクシニルデヒドロゲナーゼ（SDH）（図5）の活性を欠く部分の存在により特徴づけられる筋線維と説明される．染色の欠損は，この欠損領域におけるミトコンドリアの欠如の証拠と解釈されている．「虫食い」筋線維は正常の四肢筋には認められないが，ミトコンドリア・ミオパチーの患者の筋には典型的に認められる（Dubowitz 1985 年）．

「虫食い」筋線維が筋痛症と関連するかもしれないという最初の示唆は，筋痛症の患者からの僧帽筋における研究に基づく（Henriksson ら 1982 年）．それ以後，この「虫食い」筋線維は，筋痛症患者の僧帽筋から常に発見されるようになった（Lindman ら 1991 年 a, b；Larsson ら 1992 年）．興味深いことに「虫食い」筋線維は対照患者の僧帽筋生検標本からもみつかるようになった（Larsson ら 1992 年；Lindman ら 1991 年 a）．したがって僧帽筋は，「虫食い」筋線維の集団を発症する感受性が高いようである．Kadi ら（1998 年 a, b）は，僧帽筋線維におけるミトコンドリア変性が，ある連続をもってみられることを示した．ミトコンドリアの染色にみられる違いをもとに，「虫食い」筋線維は 7 つの異なるグループに分類されている．ミトコンドリアの変性は，僧帽筋においては，それが患者のものであろうと正常対照者のもの

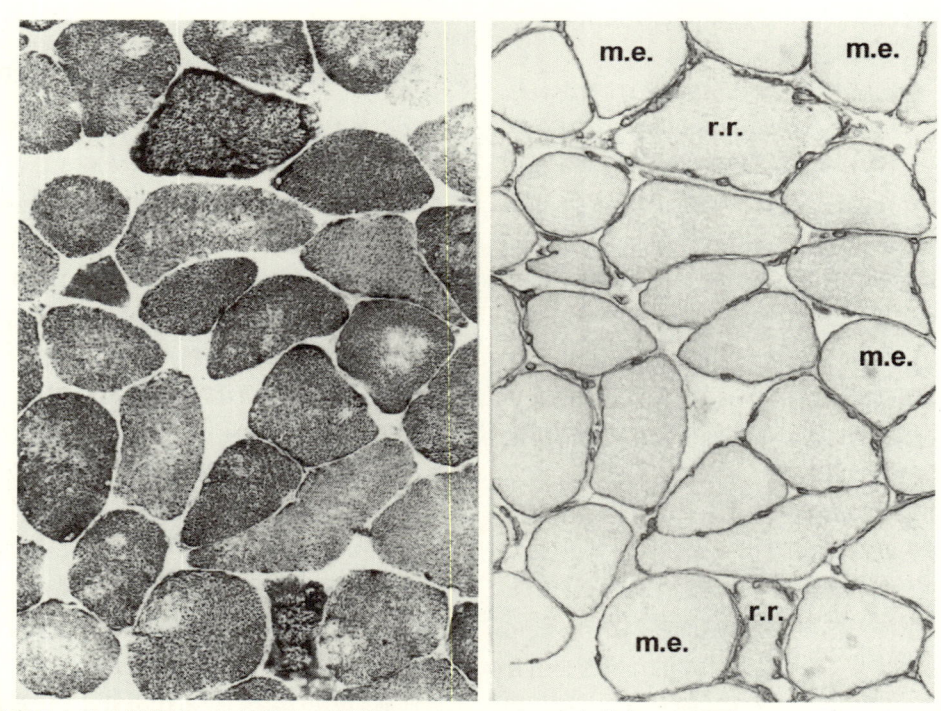

図5　筋痛症の患者における僧帽筋の生検標本の横断面．NADH-TR により染色した断面は，ミトコンドリア酵素の活性を示し（左図），ラミニンで染色した断面は，筋線維と毛細血管を取り巻く基底膜の存在を示す．ミトコンドリア酵素活性には大きな偏位があることに注目すべきだろう．その酵素活性を欠く線維は，「虫食い」筋線維（m.e.）であり，中には非常に高い活性を示すものもある．これは ragged-red fibers（r.r.，「赤色ぼろ線維」）を示す．各筋線維における毛細血管供給性の差に注目．

であろうと，様々な程度に認められる（Kadi ら 1998 年 a；Kadi ら 1998 年 b）．

ミトコンドリアの構成の変化は，微小循環の問題と関係がある可能性がある．動物実験によれば，ミトコンドリアのパターンの障害は，虚血により誘発されることと，障害の程度は時間とともに増加することが知られている（Heffner 1978 年）．この仮説は，僧帽筋への毛細血管供給研究が進められてゆく根拠となっている．

3.4 毛細血管供給

局在性筋痛症の患者において，僧帽筋線維の周囲の毛細血管の数が低下しているという指摘がある（Larsson ら 1988 年；Lindman ら 1991 年 a, b）（図 5）．電子顕微鏡的研究も，異常ミトコンドリア所見と毛細血管内皮容積の増加を示している（Lindman ら 1991 年 a, b）．

これらの結果は，侵襲的なレーザードプラー血流測定法により評価された上部僧帽筋の局在性循環に関する生理学的研究によって正確な評価が可能となった．作業関連性僧帽筋筋痛症の患者は，局所的な血液供給不全をきたしていたわけである．したがって，毛細血管供給の形態学的，生理学的な解析により，筋および筋線維の酸素化不足がミトコンドリアの構造と機能の変化を引き起こしたものと推定される．最近の研究により，痛みの強度が強い患者ほど，筋線維横断面積あたりの毛細血管の数がより減少していることが，判明した（Kadi ら 1998 年 a, b）．血流減少の結果，すべてのエネルギーを要求する代謝過程が，深刻な危機に陥っていると考えられる．不十分な毛細血管血流供給は，多くの病理学的変化を示唆している．たとえば，末梢血管障害などはその 1 例であろう（Hands ら 1986 年）．さらに，最近では，25 名の長時間の立位作業関連性筋痛症を有する掃除婦（CM），25 名の僧帽筋筋痛症を有さない掃除婦（CC），さらに 21 名の健康な教師（TC）から外科的に僧帽筋生検を得た．その結果，僧帽筋筋痛症を有さない掃除婦に比べて，僧帽筋筋痛症を有する掃除婦では，僧帽筋への毛細血管供給が有意に低いことが認められた．「虫食い」筋線維はすべてのグループにおいて認められ，その頻度は教師グループ（TC）よりも掃除婦グループ（CM と CC）において，有意に多く認められた．この結果は，作業関連性僧帽筋筋痛症における筋線維への毛細血管血流供給の減少が病因であることを示唆している．

3.5 Ragged-red fibers「赤色ぼろ線維」

「赤色ぼろ（ragged-red）」線維〔訳者注：『神経学用語集』では「赤色ぼろ線維」と訳されているが，通常は ragged-red fibers とそのまま記載する〕とは，ゴモリ・トリクローム染色による組織化学的染色により明らかにされた，筋細胞膜下における赤い物質の集積により特徴づけられる筋線維を説明する用語である（Dubowitz 1985 年）．Ragged-red fibers は多くの筋病理標本において認められるが，ミトコンドリア・ミオパチーにおいては顕著に特徴的に発見される（Swash ら 1978 年）．Ragged-red fibers は，僧帽筋筋痛症の症状を訴える患者においても，無症状の被験者においても僧帽筋に認められる（Larsson ら 1992 年）．このことは，僧帽筋において，ragged-red fibers の発生の素因を誰でも有していることを示している．最近，Larsson らの 2000 年の報告において，僧帽筋における ragged-red fibers の頻度は，加齢とともに増加するが，掃除人や筋に圧痛点を有する被験者においては，より増加していることが報告された．

他の研究において，ragged-red fibers の割合が，同一人物の僧帽筋から採取された 2 つの筋生検標本において解析された．1 つは筋肉痛を生じている側から，もう 1 つは他側の痛みを生じていない側からである（Larsson ら 1990 年，1992 年）．その結果，ragged-red fibers の割合は，痛みを生じている側からの筋生検標本に多く認められたという．さらに筋血流量の測定結果は，痛みを訴える側の筋において，血流量が少なかったという．つまり，筋血流と形態学的な変化，そして痛みとの間の，関連が認められたわけである．実験的には ragged-red fibers は虚血により誘発できる（Heffner 1978 年）．しかし，これらの筋線維が僧帽筋に認められたときには，毛細血管からの血流供給が不十分であるということではなさそうであった．反対に，Lindman らが 1991 年 b に最初に指摘したように，そしてその後，Larsson らが 2000 年に統計学的に示したように，ragged-red fibers への毛細血管による血流供給は増加していることが確かめられた．しかし，この毛細血管供給の増加は，むしろ傷害を受けたミトコンドリアにおけるエネルギー産生欠損に対する毛細血管新生刺激による代償的な反応であると考えられる．

3.6 チトクローム C 酸化酵素（オキシダーゼ）

チトクローム C オキシダーゼは，ミトコンドリア呼吸

鎖の酵素複合体Ⅳの中に存在する酵素である．チトクロームCオキシダーゼ欠損は多くの異なるミオパチーにおいてよくみられるが，特にミトコンドリア・ミオパチーによく認められる一方で，高齢者の筋にもよく認められる（Dubowitz 1985年）．最近のKadiら（1998年a, b），Larssonら（2000年）の報告によれば，作業関連性僧帽筋筋痛症の患者の僧帽筋に，チトクロームCオキシダーゼを欠く筋線維を認めたという．軽度の筋痛症患者の中年女性における研究によれば，Kadiら（1998年b）は，痛みの激しい患者ほど，有意に高い頻度のチトクロームCオキシダーゼ陰性筋線維を認めたと報告している．この研究は，Larssonら（2000年）のチトクロームCオキシダーゼ欠損と筋肉痛との間に関係を認めないという報告とは，異なっている．チトクロームCオキシダーゼ欠損が，酸化的リン酸化の効率の低下を招き，これまでに認められている加齢に伴う筋機能の低下に関連する主要因の1つであることが，示唆されている．チトクロームCオキシダーゼ欠損筋線維は，無症状の被験者の僧帽筋にも認められる．しかしながら，症状を訴える患者においては，その比率はさらに高くなる．変質した筋線維は，ある程度の割合に達すると侵害受容器を刺激するのではないかと推測されている．同様にチトクロームCオキシダーゼ陰性筋線維の割合は，軽度の症状を訴える筋炎患者よりも，重症の筋炎の患者において高いことが報告されている（Oldforsら 1995年）．ラットにおいて過重な運動が酸化的ストレスを誘発し，ミトコンドリアDNAの欠損を惹起することが示されている（Sakaiら 1999年）．酸化的ストレスは加齢に関連する重要な要因の1つでもある．頸部痛の患者における僧帽筋のATPとクレアチンリン酸の減少が，筋肉痛の患者において報告されたということは，特記すべきことである（Larssonら 1988年；Lindmanら 1991年a, b）．このことは，ATPの再合成能力の低下であり，呼吸鎖酵素の機能低下によるものであるとみてよいであろう．

3.7 作業関連性筋痛症におけるトレーニングと筋形態

作業関連性僧帽筋筋痛症の患者には，一般的に身体運動が推奨される．しかし，身体運動が広く推奨され，身体運動により患者の状態が改善するにもかかわらず，我々の知る限り，筋肉痛の患者の筋形態に対するトレーニングの影響については，1つの研究しかない（Kadiら 2000年）．その研究によれば，10週間にわたる筋力トレーニングの結果，タイプⅡAの筋線維の割合の増加を認めたという．このことは，筋力トレーニングに伴うタイプⅡA筋線維の増加は，主にタイプⅠ筋線維からタイプⅡA筋線維への変換によることを示している．

筋持久力トレーニングとコーディネーショントレーニング〔訳者注：状況を五感で察知し，脳で判断し，具体的に筋肉を動かすといった一連の過程をスムーズに行う能力を発達させるためのトレーニング〕により，主筋線維（タイプⅠとタイプⅡA）の割合は，有意に変化しないことが判明している．しかしながら，少ない割合の中間線維（ⅠMとⅡC）が，筋力トレーニング，さらには筋持久力トレーニングに伴って認められた．これらの線維は，通常は運動させている筋に認められ，線維タイプの変遷過程のマーカーとして用いることができる筋力トレーニングにより，僧帽筋のタイプⅡ線維の断面積は，顕著に増加した．タイプⅡ筋線維は，筋力トレーニングに，タイプⅠ筋線維より早く反応することが報告された（Kadiら 2000年）．このタイプⅡ筋線維断面積の優先的な増加は，僧帽筋筋痛症の女性において，筋線維の断面積というヒエラルキーを再確立するのに役立つと考えられる．興味深いことに，コーディネーショントレーニングは，太いタイプⅠ筋線維の断面積を減少させることも報告されている（Kadiら 2000年；KadiとThornell 2000年）．コーディネーショントレーニングは，筋弛緩を促進することにより，頸肩筋の筋緊張を減少させ，それによるタイプⅠ筋線維の断面積を減少させる可能性が考えられる．筋持久力トレーニングと筋力トレーニングの両者を行うことにより，毛細血管数の増加がみられるということは興味深いことである（Kadiら 2000年）．筋肉痛が生じている筋肉において，毛細血管による血流供給が改善しているということは，理論上は動員された個々の筋線維に対する酸素および栄養物供給能が増加していることを意味する．このことは，特に長時間の筋収縮が求められる一定の姿勢維持作業を遂行する上で有効と思われる．すべてのグループに属する患者において，痛みレベルが減少したということは，重要なことといってよい．

4 結論

ヒトの身体におけるすべての骨格筋および筋線維は，独特の構造と機能を有している．僧帽筋のように過使用に敏感な筋もある．特にこの感受性は，女性において高いようである．それは筋力が十分でなく，毛細血管供給

と代謝性要求のバランスがよくないせいであろうかと思われる．「虫食い」筋線維，ragged-red fibers（「赤色ぼろ線維」），チトクローム C オキシダーゼ陰性筋線維を認めることが，病理学的過程の進行を意味する．生体エネルギーが不足している状態の筋線維がある一定の割合を超え，血流供給も低下している状態では，持続する緊張下で，ストレスの多い仕事環境において，僧帽筋筋痛症を発症しうるということが示唆されている．有痛性ミオパチーは，代謝性阻害と関連する（Morgan-Hughes 1979年）．筋の痛みは，侵害受容器の刺激に伴って知覚される．侵害受容器の刺激は，血流量が低下したときや，代謝欠乏のため ATP の再合成が低下したときなどに起こる（Mills と Edwards 1983 年；Henriksson 1988 年；Mense 1993 年）．しかしながら，侵害受容器の活性化閾値は，個人差が大きい（Mense 1990 年）．それでも筋は運動に対して高度に適応し，鍛えられ得る，ということは強調されねばならない．運動とトレーニングにより筋力や筋持久力だけでなく，コーディネーションや身体制御や姿位制御能力も上達させることができる，というのが我々の信念である．そのような運動とトレーニングによって，特に若い女性に有効な予防が可能と考えられる．

文 献

Andersen P (1975) Capillary density in skeletal muscle of man. Acta Physiol Scand 95：203-205

Barker D (1994) The Muscle Spindle, McGraw-Hill Inc, New York

Barker D, Saito M (1981) Autonomic innervation of receptors and muscle fibers in cat skeletal muscle. Proc R Soc Lond B Biol Sci 212：317-332

Bottinelli R, Canepari M, Pellegrino MA, Reggiani C (1996) Force-velocity properties of human skeletal muscle fibers：Myosin heavy chain isoform and temperature dependence. J Physiol (London) 495：573-586

Boyd IA (1976) The response of fast and slow nuclear bag fibres and nuclear chain fibres in isolated cat muscle spindles to fusimotor stimulation, and the effect of intrafusal contraction on the sensory endings. Q J Exp Physiol Cogn Med Sci 61：203-254

Boyd IA (1985) Morphology of Mammalian Muscle Spindles. Review, Stockton Press, New York

Brodal P, Ingjer F, Hermansen L (1977) Capillary supply of skeletal muscle fibers in untrained and endurance-trained men. Am J Physiol 232：H705-712

Buckingham ME, Dexter TM (1997) Differentiation and gene regulation. From the regulation of growth, differentiation, and death in vitro to the onset and maintenance of differentiation in vivo. Curr Opin Genet Dev 7：577-581

Burke D (1981) The activity of human muscle spindle endings in normal motor behavior. Int Rev Physiol 25：91-126

Carlsson L, Thornell LE (2001) Desmin-related myopathies in mice and man. Acta Physiol Scand 171：341-348

Carry MR, Ringel SP, Starcevich JM (1986) Distribution of capillaries in normal and diseased human skeletal muscle. Muscle Nerve 9：445-454

Cooper SA (1963) Muscle spindles in man：Their morphology in the lumbricals and the deep muscles of the neck. Brain 86：563-586

Costill DL, Fink WJ, Pollock ML (1976) Muscle fiber composition and enzyme activities of elite distance runners. Med Sci Sports 8：96-100

Dahlström M, Esbjörnsson M, Jansson E, Kaijser L (1987) Muscle fiber characteristics in femal dancers during an active and an inactive period. Int J Sports Med 8：84-87

Dennett X, Fry HJ (1988) Overuse syndrome：A muscle biopsy study. Lancet 1：905-908

Dubowitz V (1985) Muscle biopsy. A practical approach. Bailliere Tindall, London

Elert JE, Rantapaa-Dahlqvist SB, Henriksson-Larsen K, Lorentzon R, Gerdle BU (1992) Muscle performance, electromyography and fibre type composition in fibromyalgia and work-related myalgia. Scand J Rheumatol 21：28-34

Eriksson PO (1982) Muscle-fibre composition of the human mandibular locomotor system. Enzyme-histochemical and morphological characteristics of functionally different parts. Swed Dent J Suppl 12：1-44

Eriksson PO, Thornell L-E (1985) Heterogeneous intrafusal fibre composition of the human maseter muscle：Morphological and enzyme-histochemical characteristics, Stockton Press, New York

Fugl-Meyer AR, Eriksson A, Sjostrom M, Soderstrom G (1982) Is muscle structure influenced by genetical or functional factors？ A study of three forearm muscles. Acta Physiol Scand 114：277-281

Gladden MH (1985) Morphology of mammalian muscle spindles. Review, Stockton Press, New York

Gorza L (1990) Identification of a novel type 2 fiber population in mammalian skeletal muscle by combined use of histochemical myosin ATPase and anti-myosin monoclonal antibodies. J Histochem Cytochem 38：257-265

Hands LJ, Bore PJ, Galloway G, Morris PJ, Radda GK (1986) Muscle metaboloism in patients with peripheral vascular disease investigated by 31P nuclear magnetic resonance spectroscopy. Clin Sci (London) 71：283-290

Heffner RRaSAB (1978) The early effects of ischemia upon skeletal muscle mitochondria. J Neurol Sci 38：295-315

Henneman E, Somjen G, Carpenter DO (1965) Excitability and

inhibitability of motoneurons of different sizes. J Neurophysiol 28：599-620

Henriksson KG (1988) Muscle pain in neuromuscular disorders and primary fibromyalgia. Eur J Appl Physiol Occup Physiol 57：348-352

Henriksson KG, Bengtsson A, Larsson J, Lindström F, Thornell LE (1982) Muscle biopsy findings of possible diagnostic importance in primary fibromyalgia (fibrositis, myofascial syndrome). Lancet 2：1395

Kadi F, Ahlgren C, Waling K, Sundelin G, Thornell LE (2000) The effects of different training programs on the trapezius muscle of women with work-related neck and shoulder myalgia. Acta Neuropathol (Berlin) 100：253-258

Kadi F Hägg G, Hakansson R, Holmner S, Butler-Browne GS, Thornell LE (1998a) Structural changes in male trapezius muscle with work-related myalgia. Acta Neuropathol (Berlin) 95：352-360

Kadi F, Thornell LE (2000) Concomitant increases in myonuclear and satellite cell content in female trapezius muscle following strength training. Histochem Cell Biol 113：99-103

Kadi F, Waling K, Ahlgren C, Sundelin G, Holmner S, Butler-Browne GS, Thornell LE (1998b) Pathological mechanisms implicated in localized female trapezius myalgia. Pain 78：191-196

Kennedy WR (1970a) Innervation of normal human muscle spindles. Neurology 20：463-475

Kenney WR (1970a) What are muscle spindles? Med Times 98：159-170

Komi PV, Vitasalo JH, Havu M, Thorstensson A, Sjodin B, Karlsson J (1977) Skeletal muscle fibres and muscle enzyme activities in monozygous and dizygous twins of both sexes. Acta Physiol Scand 100：385-392

Larsson B, Björk J, Henriksson KG, Gerdle B, Lindman R (2000) The prevalences of cytochrome c oxidase negative and superpositive fibres and ragged-red fibres in the trapezius muscle of female cleaners with and without myalgia and of female healthy controls. Pain 84：379-387

Larsson B, Libelius R, Ohlsson K (1992) Trapezius muscle changes unrelated to static work load. Chemical and morphologic controlled studies of 22 women with and without neck pain. Acta Orthop Scand 63：203-206

Larsson L, Ansved T (1985) Effects of long-term physical training and detraining on enzyme histochemical and functional skeletal muscle characteristic in man. Muscle Nerve 8：714-722

Larsson L, Ansved T (1988) Effects of age on the motor unit. A study on single motor units in the rat. Ann NY Acad Sci 515：303-313

Larsson SE, Alund M, Cai H, Oberg PA (1994) Chronic pain after soft-tissue injury of the cervical spine：Trapezius muscle blood flow and electromyography at static loads and fatigue. Pain 57：173-180

Larsson SE, Bengtsson A, Bodegård L, Henriksson KG, Larsson J (1988) Muscle changes in work-related chronic myalgia. Acta Orthop Scand 59：552-556

Larsson SE, Bodegård L, Henriksson KG, Oberg PA (1990) Chronic trapezius myalgia. Morphology and blood flow studied in 17 patients. Acta Orthop Scand 61：394-398

Lieber RL, Friden J (2000) Functional and clinical significance of skeletal muscle architecture. Muscle Nerve 23：1647-1666

Lindman R, Eriksson A, Thornell LE (1990) Fiber type composition of the human male trapezius muscle：Enzyme-histochemical characteristics. Am J Anat 189：236-244

Lindman R, Eriksson A, Thornell LE (1991a) Fiber type composition of the human female trapezius muscle：Enzyme-histochemical characteristics. Am J Anat 190：385-392

Lindman R, Hagberg M, Angqvist KA, Södelund K, Hultman E, Thornell LE (1991b) Changes in muscle morphology in chronic trapezius myalgia. Scan J Work Environ Health 17：347-355

Liu JX, Eriksson PO, Thornell LE, Pedrosa-Domellöf F (2002) Myosin heavy chain composition of muscle spindles in human biceps brachii. J Histochem Cytochem 50：171-183

Liu JX, Thornell LE, Pedrosa-Domellöf F (2003) Muscle spindles in the deep muscles of the human neck：A morphological and immunocytochemical study. J Histochem Cytochem 51：175-186

MacDougall JD, Elder GC, Sale DG, Moroz JR, Sutton JR (1980) Effects of strength training and immobilization on human muscle fibres. Eur J Appl Physiol Occup Physiol 43：25-34

Mense S (1990) Structure-function relationship in identified afferent neurons. Anat Embryol (Berlin) 181：1-17

Mense S (1993) Nociception from skeletal muscle in relation to clinical muscle pain. Pain 54：241-289

Mills KR, Edwards RH (1983) Investigative strategies for muscle pain. J Neurol Sci 58：73-78

Morgan-Hughes JA (1979) Painful disorders of muscle. Br J Hosp Med 22：360, 362-365

Oldfors A, Moslemi AR, Fyhr IM, Holme E, Larsson NG, Lindberg C (1995) Mitochondrial DNA deletions in muscle fibers in inclusion body myositis. J Neuropathol Exp Neurol 54：581-587

Ovalle WK, Dow PR (1983) Comparative ultrastructure of the inner capsule of the muscle spindle and the tendon organ. Am J Anat 166：343-357

Ovalle WK, Smith RS (1972) Histochemical identification of three types of intrafusal muscle fibers in the cat and monkey based on the myosin ATPase reaction. Can J Physiol Pharmacol 50：195-202

Peck D, Buxton DF, Nitz A, (1984) A comparison of spindle concentrations in large and small muscles acting in parallel combinations. J Morphol 180 : 243-252

Pedrosa-Domellöf F, Gohlsch B, Thornell LE, Pette D (1993) Electrophoretically defined myosin heavy chain patterns of single human muscle spindles. FEBS Lett 335 : 239-242

Pedrosa-Domellöf F, Virtanen I, Thornell LE (1995) Tenascin is present in human muscle spindles and neuromuscular junctions. Neurosci Lett 198 : 173-176

Pedrosa-Domellöf F, Hellstrom S, Thornell LE (1998) Hyaluronan in human and rat muscle spindles. Histochem Cell Biol 110 : 179-182

Pette D, Staron RS (1997) Mammalian skeletal muscle fiber type transitions. Int Rev Cytol 170 : 143-223

Radovanovic S, Day SJ, Johansson H (2006) The impact of whole-hand vibration exposure on the sense of angularposition about the wrist joint. Int Arch Occup Environ Health 79 : 153-160

Sahgal V, Subramani V, et al (1985) Morphology and morphometry of human muscle spindles, Stockton Press, New York

Sakai Y, Iwamura Y, Hayashi J, Yamamoto N, Ohkoshi N, Nagata H (1999) Acute exercise causes mitochondrial DNA deletion in rat skeletal muscle. Muscle Nerve 22 : 258-261

Schiaffino S, Reggiani C (1996) Molecular diversity of myofibrillar proteins : Gene regulation and functional significance. Physiol Rev 76 : 371-423

Smerdu V, Karsch-Mizrachi I, Campione M, Leinwand L, Schiaffino S (1994) Type II x myosin heavy chain transcripts are expressed in type II b fibers of human skeletal muscle. Am J Physiol 267 : C1723-1728

Soukup T, Pedrosa-Domellöf F, Thornell LE (2003) Intrafusal fiber type composition of muscle spindles in the first human lumbrical muscle. Acta Neuropathol (Berlin) 105 : 18-24

Stål P, Eriksson PO, Schiaffino S, Butler-Browne GS, Thornell LE (1994) Differences in myosin composition between human oro-facial, masticatory and limb muscles : Enzyme-, immunohisto-and biochemical studies. J Muscle Res Cell Motil 15 : 517-534

Staron RS (1997) Human skeletal muscle fiber types : Delineation, development, and distribution. Can J Appl Physiol 22 : 307-327

Swash M, Schwartz MS, Sargeant MK (1978) The significance of ragged-red fibres in neuromuscular disease. J Neurol Sci 38 : 347-355

Thomas CK, Johansson RS, Bigland-Ritchie B (1991) Attempts to physiologically classify thenar motor units. J Neurophysiol 65 : 1501-1508

Thornell LE, Lindström M, Renault V, Mouly V, Butler-Browne GS (2003) Satellite cells and training in the elderly. Scand J Med Sci Sports 13 : 48-55

第8章
頸肩部痛：血液微小循環，筋電図，心理社会的ストレスとの関係

Sven-Erik Larsson

リンシェーピン大学病院　整形外科，リンシェーピン市，スウェーデン

キーワード：慢性頸部痛，侵害受容性疼痛，微小循環，精神的ストレス，正/負のストレス

1　はじめに

慢性頸部痛といえば，たとえば頸や肩の局所性の疼痛や筋力低下を伴う筋骨格系疼痛症候群などがあげられるが，労働者はこの慢性頸部痛を理由によく仕事を休む．診察を行っても異常が発見されないことが非常に多い．そのため，筆者らはさらに詳細な本症の臨床研究プロジェクトを開始し，労働関連性僧帽筋筋痛症の患者において最も痛い部分の筋生検を行った（Larssonら 1988年）．その結果，形態学的には，タイプⅠ筋線維の割合が増加していることが判明した．さらに孤立したタイプⅠ筋線維には，ミトコンドリア機能障害の徴候であるragged-red fibers（「赤色ぼろ線維」）が，認められた．生化学的には，アデノシン三リン酸，ATPとアデノシン二リン酸，ADPのレベルが，筋痛症患者において減少している一方で，乳酸，ピルビン酸，グリコーゲンのレベルは正常であった．さらにホスホリルクレアチン，総クレアチンのレベルにも異常はなかった．これらの変化は，僧帽筋の最も痛む部位の微小循環血流量の低下により説明できる．

このカテゴリーの患者に対して，筆者らは切開生検を施行し，同時に露出した筋表面に直接2mmの大きさのレーザードプラー血流計のプローブを貼付して，血流量を測定した（Larssonら 1990年）．僧帽筋の微小循環は最痛部側において，低下していることが認められた．筋のこの領域において，筋生検にてragged-red fibersの有意な増加を示していた．これは，遅筋であるタイプⅠ筋線維に限定したミトコンドリア機能障害を示す形態学的所見である．筋血流量の減少は，筋線維の形態学的変化および慢性局所性疼痛の存在との間に，統計学的に有意な相関を示した（Larssonら 1990年）．しかしながら，この種の検査は，皮膚を切開して，筋を外科的に露出する必要がある．

2　方　法

これまでに，段階的に生理的負荷を増加させる時の僧帽筋の微小循環に関する研究を行ってきた．方法としては，臨床研究に採用した単一線維レーザードプラー法に基づく非侵襲的テクニックを利用したものである（図1）．標準化した疲労誘発性静的労働（EMG）を負荷した際の微小循環（LDF）を測定した．筋血流量は筋活動に相関していた．得られたデータはオンラインでコンピューター処理した（Larssonら 1993年a，b）．

患者：就労中に慢性神経筋疼痛症候群が発生するメカニズムを研究するために，300名の長期休業者を対象に検討した．これらの患者は，すべてスウェーデンにある国内のさまざまな施設からスウェーデンのトラナス国立保険病院に紹介された，医学的所見がほとんどみられないにもかかわらず，働くことのできない患者である．本研究の目的は，労働リハビリテーションの基礎とするため，さらに客観的な医学的情報を引き出すことにある．

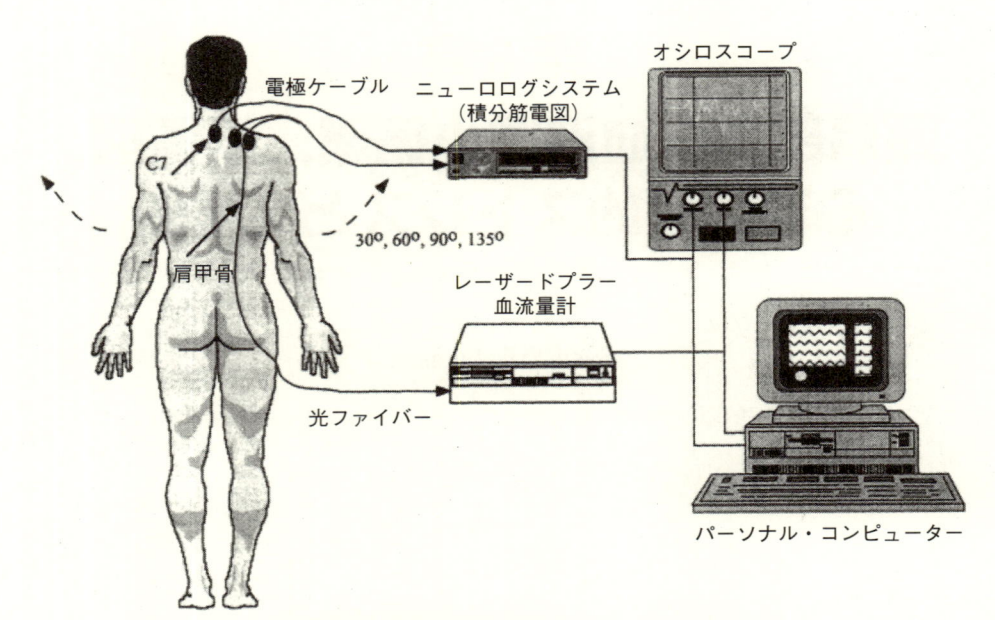

図1 レーザードプラー血流量計と筋電図の記録システムのセットアップ

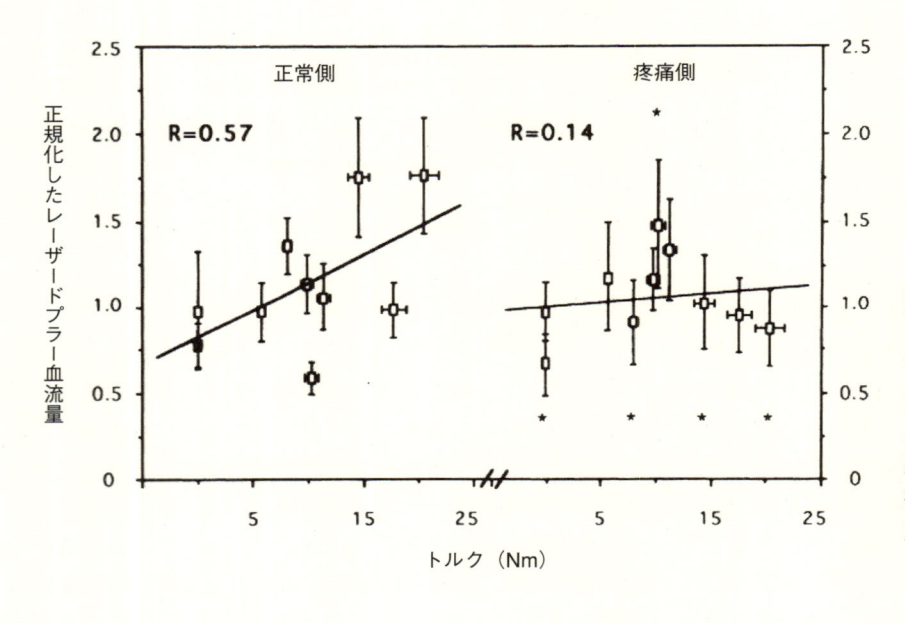

図2 僧帽筋における局所性の筋血流. 肩に加わるトルク (Nm) を計算し，対応する血流を25名の慢性頸肩部痛の患者において測定したもの．この頸肩部痛は，以前に受けた鞭打ち症による頸椎の軟部組織傷害に関連して発症したものである．痛みの側では，本来ならば筋活動に伴い増加すべき筋血流量の増加が阻害される (Larssonら 1994年より).

3 結 果

本研究結果から，痛みのメカニズムにより患者を，6つのカテゴリーに分類した.

1) 外傷性筋痛症：鞭打ち事故により引き起こされた労働性外傷で，その結果，鞭打ち関連性障害 WAD (whiplash associated disorders) を伴うものをいう．この鞭打ち関連性障害は，しばしば慢性頸部痛や長期持続性休業の原因として認められるものである．これらの患者の僧帽筋における微小循環の制御の阻害を認めた（図2）．長期持続性の局在性疼痛は，侵害受容性で自律性メカニズムにより維持されているようである (Larssonら 1994年).

2) 慢性僧帽筋筋痛症：筆者らが以前に調査した患者と同様のカテゴリーに属する女性従業員の慢性僧帽筋筋痛症で，長期継続性の，単調で，高度反復性の，細かい部品の組み立てに関連する筋肉痛でもある (Larssonら 1999年). 負荷筋における微小循環制御は阻害されている．筋電図振幅の二乗平均（いわゆる積分値）は，筋収縮中のみならず安静中にも，軽度に増加して

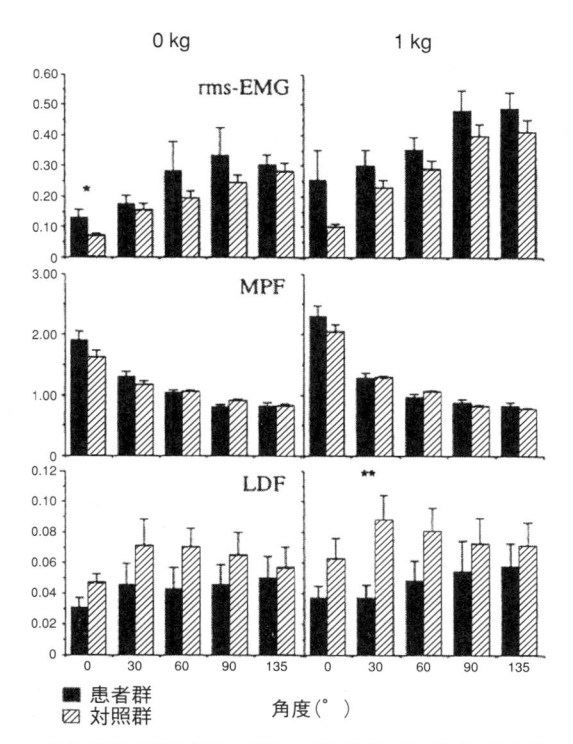

図3 慢性僧帽筋筋痛症．侵害受容性慢性局所性筋肉痛により長期病休中の76名の患者（46名の女性，30名の男性）における僧帽筋血流量（LDF）と筋活動（rms-EMG と MPF（中心周波数））．患者群は，正常対照群の20名の健康女性に比較して，持続的筋活動亢進と筋血流量の低下を認める．疼痛が強い側と反対側の比較では，両者の変化は明らかである（Larssonら1999年より）．〔訳者注：筋電図の①実効値（rms）は，筋活動の電気的パワーを定量的に表示する方法の一つで，発揮筋力との相関が高い．②中心周波数（MPF）は，メジアンパワー周波数ともいい，筋疲労による周波数の変化を測定する方法の一つ〕．

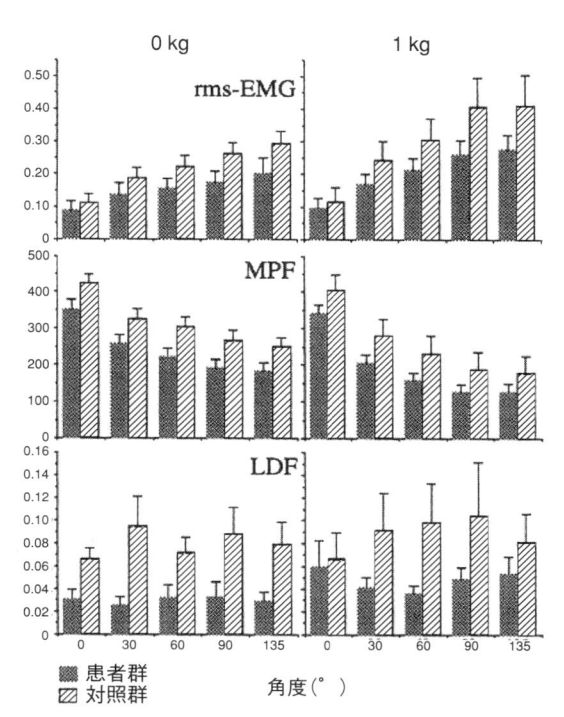

図4 慢性頸腕症候群．神経学的所見の認められない慢性頸肩疼痛による長期病休中の71名の患者（34名の男性と37名の女性）における僧帽筋血流量（LDF）と筋活動（rms-EMGとMPF）を示す．患者群は20名の正常対照群と比較して，筋活動の抑制と持続的な筋血流量の低下が認められる．疼痛が強い側と対側を比較すると，これらの変化は明瞭である．以上の結果は，神経原性慢性疼痛の結果と一致するが，慢性僧帽筋筋痛症の結果とは異なっていた（Larssonら1998年より）．

いた．これは筋の微小循環が障害され，それに伴う安静筋緊張がある程度増加していることを意味している（**図3**）．これは慢性筋肉痛を持続させる「悪循環」を引き起こす．患者は局所における侵害受容性の筋肉痛に悩まされることが最も多く，疲労の進展はさらに進む．このようにして筋肉痛は長期間自発的に持続するようである．

3）心因性慢性頸部痛：慢性頸部痛と心理社会的問題の関連を女性において検索した（Larssonら1995年a）が，直接の関係は認められなかった．すべての患者は主観的な頸肩痛を訴えたが，客観的な症候は，たび重なる診察を経ても認められなかった．ある程度低い筋血流量を除いて，通常の所見であった．ある程度筋血流が低いと，侵害感受性の高い個人では筋肉痛のリスクが増加するのかも知れない．

4）慢性頸腕症候群：上肢を挙上する仕事により，腕に放散する頸部痛と慢性頸腕症候群のリスクは増加する（Larssonら1998年）．患者は誰も頸部椎間板ヘルニアのような客観的な神経学的症候を示さなかった．局所筋の微小循環が阻害され，さらに筋活動賦活化の中枢性抑制による基礎筋緊張も抑制されていることが認められた（**図4**）．この型の疼痛症候群は，椎間孔の退行性変化に始まる狭窄によって，頸部神経根が慢性に刺激されるために生じる，神経原性の疾患であると考えられた．

5）神経根症状を伴う慢性頸部痛：本症は，神経根に対する直接圧迫によって生ずる．その圧迫は椎間板ヘルニアや椎間板膨隆によって起こるが，頸椎の磁気共鳴画像の断層写真により画像化できる．局所筋の微小循環（レーザードプラー法，LDF）と筋緊張（筋電図，EMG）の両者が抑制されることが認められた（Larsson

6）精神的ストレスによる慢性頸部痛：ストループ色名単語課題(stroop colour word task：CW課題)により健康人においても精神的ストレスを惹起することができる．ストレスの指標として，心拍数の増加と皮膚血流量の減少を測定した．CW課題は，連続する段階的な強さの筋収縮を負荷中の僧帽筋筋電図のRMS値積分値〔訳者注：実効値，筋電位の二乗平均平方根の値〕積を20％増加させることが判明した．この増加はすぐそのあとに，CW課題を負荷しなくとも同様の静的筋収縮中にも持続した．筋電図の平均パワー周波数に対する影響は認められなかった．この段階的筋収縮に加えられたCW課題は，皮膚血流量の低下を伴う心拍数の増加も引き起こした．その結果，静的収縮運動中の僧帽筋に対する筋血流量は，30％増加した(Larssonら1995年b)．これは「正のストレス」に対する正常の反応であると考えられるが，まだ長期継続的な「負のストレス」に対する労働者の反応は，検討していない．

これらのテクニックを，座位姿勢で高度反復性組み立て作業を行っている被験者のリアルタイムの解析に適用した．この作業は，作業関連性の頸肩部痛を訴える患者と同じ愁訴を誘発した．

4 考　察

筆者らの測定は，慢性頸部痛に一般的な客観的な現象として，僧帽筋の一部で微小循環が阻害されていることを示した．筋血流量の低下は長期持続性の侵害受容性疼痛を引き起こす．この疼痛は自律的なメカニズムによって，すなわち，筋血流量の低下が疼痛をまねき，さらにその疼痛が筋血流量を減少させるという悪循環的なメカニズムにより，維持されるようである．この説は，これまで筆者らが得た共通の頸部痛，たとえば慢性僧帽筋筋痛症，あるいは以前に受けた鞭打ち症障害と関連した慢性頸部痛(WAD：whiplash associated disorders，鞭打ち関連性障害)において得られた結果によって支持される．局所筋における筋血流量低下は，神経根に影響を及ぼす神経原性疼痛にも認められる．これらの患者は筋活動賦活化の中枢性抑制を示す．

筆者らの結果は，上部頸髄や脳幹部への持続的な痛み信号の流入により説明できる．この筋肉痛のシグナルは，神経ペプチドの2つの作用のバランス不均衡を招くと考えられる．1つは神経シグナルのシナプス伝達に関連した中枢性作用，もう1つは，通常では血管拡張性神経ペプチドの軸索分泌により局所性血管拡張を引き起こす末梢性作用である．神経ペプチドの中枢性の消費増加は，末梢性欠乏をまねき，それが末梢血管拡張作用の低下，ひいては末梢血管収縮につながり，慢性侵害受容性疼痛を引き起こしているのではないかという仮説である．健康者において生じた精神的ストレスは，ある程度の緊張を僧帽筋に引き起こしているが，筋血流量の減少は生じさせていない．長期間持続する「負のストレス」を継続的に受けている労働者は，また別の反応をすると考えられる．心因性ストレス要因，労働，および慢性頸部痛に対する感受性の間の相互作用には，さらなる解析が必要とされよう．

5 結　論

頸部の慢性筋骨格系疼痛症候群により長期間休業労働者では，慢性痛の客観的指標としての局所的な僧帽筋の微小循環が阻害されている．局所僧帽筋における筋血流制御の阻害は，関連する制御的神経ペプチド間のバランスの不均衡によるものと考えられる．この筋血流制御における阻害は，慢性頸部痛の症状とシナプス間に常にかわされる痛み情報により生じていると思われる．微小循環の減少は，細胞膜とミトコンドリアの障害を招き，結果として刺激物質の放出と局所痛を伴う侵害受容器発射活動の亢進を引き起こす．エネルギーを豊富に有するヌクレオチドであるATP(アデノシン三リン酸)やADP(アデノシン二リン酸)の産生が低下する．このような患者では局所筋の持久力が低下する．筋活動に関連する僧帽筋における筋血流量の制御阻害により，慢性頸部痛が引き起こされ，この慢性頸部痛自身が，筋血流量を減少させる自己発生的メカニズムにより，慢性痛状態を維持すると考えられる．この筋血流制御障害が最初に起こる生理的変化であり，それが一連の二次的な事象を引き起こし，さらには慢性頸部痛の発症につながると思われる．

文　献

Larsson R, Cai H, Zhang Q, Öberg PA, Larsson SE (1998) Visualization of chronic neck-shoulder pain：Impaired microcirculation in the upper trapezius muscle in chronic cervicobrachial pain. Occup Med (London) 48：189-194

Larsson R, Öberg PA, Larsson SE (1999) Changes of trapezius muscle blood flow and electromyography in chronic neck pain due to trapezius myalgia. Pain 79：45-50

Larsson S-E, Alund M, Cai H, Öberg PA (1994) Chronic pain

after soft-tissue injury of the cervical spine : Trapezius muscle blood flow and electromyography at static loads and fatigue. Pain 57 : 173-180

Larsson S-E, Bentsen A, Bodegård L, Hendrickson KG, Larsson J (1998) Muscle changes in work related chronic myalgia. Acta Orthop Scand 59 : 552-556

Larsson S-E, Bodegård L, Hendrickson KG, Öberg PÅ (1990) Chronic trapezius myalgia. Morphology and blood flow studied in 17 patients. Acta Orthop Scand 61 : 394-398

Larsson S-E, Cai H, Öberg PÅ (1993a) Continuous percutaneous measurement by laser-Doppler flowmetry of skeletal muscle microcirculation at varying levels of contraction force determined electromyographically. Eur J Appl Physiol 66 : 477-482

Larsson S-E, Cai H, Öberg PÅ (1993b) Microcirculation in the upper trapezius muscle during varying levels of static contraction, fatigue and recovery in healthy women. A study using percutaneous laser-Doppler flowmetry and surface electromyography. Eur J Appl Physiol 66 : 483-488

Larsson S-E, Cai H, Zhang Q, Larsson R, Öberg PÅ (1995a) Microcirculation in the upper trapezius muscle during sustained shoulder load in healthy women-an endurance study using laser-Doppler flowmetry. Eur J Appl Physiol 70 : 451-456

Larsson S-E, Larsson R, Zhang Q, Cai H, Öberg PÅ (1995b) Effects of psychophysiological stress on trapezius muscles blood flow and electromyography during static load. Eur J Appl Physiol 71 : 493-498

Löfgren H, Larsson R, Larsson SE (2001) Outcome of surgery for cervical radiculopathy evaluated by determination of trapezius muscle microcirculation and electromyography. Eur J Pain 5 : 39-48

第9章
低強度作業中の代謝的・機械的変化と作業関連性疼痛との関係*

Nina K. Vøllestad[1], Cecilie Røe[2]

[1] オスロ大学　健康科学部門，オスロ市，ノルウェー
[2] ノルウェー国立労働衛生研究所　生理学部門，オスロ市，ノルウェー

キーワード：慢性作業関連性筋痛症，虚血，代謝産物，電解質，炎症，交感神経活動，剪断力，筋活動，慢性疼痛

要旨：作業関連性筋痛症のメカニズムについての多くのモデルや仮説は，作業中の骨格筋の変化をもとに，提唱されている．本稿の目的は，本症発症にかかわる因子の最新の知識をレビューすることにある．特に，代謝要因と機械的要因に重点をおいて概説する．議論の中心となった要因の1つは，虚血と関連した事項である．しかし，痛みを訴える筋において，その部位の循環血液量の低下が報告されてきたにもかかわらず，局所循環血液量の低下が作業関連性筋痛症の進展の原因であるとして結びつける証拠はない．さらに，多くの労働現場でよくみられるような持続性の低強度作業負荷に関しても，その負荷が嫌気的代謝，炎症，または電解質異常にかかわるという確かな証拠は報告されていない．ヒトにおける筋交感神経活動に関する議論でも，静止筋からの記録でしかデータは得られておらず，これらの観察所見の評価も定まっていない．低レベル静的作業は，作業関連性筋痛症のリスクファクターの1つであるため，少なくとも，強度の高い作業負荷の場合と同じように，低強度の作業負荷の場合にも重要な影響を与える因子は何かを探すのは探究心をそそる課題である．筋線維間の剪断力は，そのような要因の1つとしてあげられるが，筋肉痛との関連では，ほとんど解明されていない．以上の探索とは全く異なるアプローチとして，筋肉痛を有する労働者が，どのように作業に反応するかを探索することがあげられる．標準化された作業を使用して，筆者らは，健康な対照に比較して，すでに筋肉痛がある労働者においては，痛みがより増加することを認めている．さらに，無症状の筋において，より強い痛みが誘発されることも報告されている．興味深いことに，最大収縮よりも持続性の最大下収縮〔訳者注：最大収縮力よりも弱い力で持続性のある収縮〕において，痛みはより増加していた．これらの知見は，痛み順応モデルに合致するといえよう．

1　はじめに

本書の他の章に記載されているように，作業負荷と作業関連性筋骨格系疼痛症の間には関連性があるということに関しては，多くの証拠がみいだされている．作業負荷においては，作業の強度だけでなく，時間の次元も重要であるということは，強調されてよい．したがって，長時間の持続性あるいは反復性の筋活動を伴う作業課題は，作業関連性筋骨格系疼痛症発症のリスクファクターとなりうる（Ariënsら 2000 年；Bernard 1997 年；Hoogendoornら 2002 年）．

＊原著注　本章は2000年春に最初に提出され，編集者のコメントをもとに2000年10月に改訂された．その後は，些細な変更しかなされていない．

これまでに筋肉痛を有する労働者と有さない労働者を，多くの方向から比較した研究がいくつか行われている（Ariënsら 2000年）．また，その予後的な研究も行われている（たとえば，Hoogendoornら 2002年）．予後的な研究デザインの方が因果関係を突き止めるにははっきりとするが，この2つのアプローチには，共通の限界がある．このようなデータは，特に作業負荷と訴えのレベルが簡単にはカテゴリー化することが難しいため，解釈が難しい．実験的研究においては，作業負荷が標準化されているので，この最初の問題は避けることができる．しかし，主観的症状の経験を測定するということに内在する固有の問題は，心に留めておかねばならない．

本総説の最初の目的は，低レベルの持続性あるいは反復性の作業に対する2つの重要なタイプの筋反応と，作業関連性筋骨格系疼痛症の発症に果たすその役割について，考察することである．特に，代謝的（電解質バランスを含む）および機械的側面に重点をおくことにする．さらに，慢性痛のある者とない者との間で，作業中に筋をどのように賦活化しているか，ということと，筋肉痛の症状をどのように感受しているか，ということに関して比較する．この慢性痛の有無による比較は，疼痛発症のメカニズムを理解する上である程度，役に立つが，慢性痛を有する労働者により経験される問題点の管理において，さらに重要である．

2 代謝メカニズム

筋内の侵害受容器は，多くの異なる刺激に反応し，そのうちのあるものは筋賦活刺激となりうる（Mense 1993年）．さらに侵害受容器賦活は，結局は痛み感覚に結びつく次々と起こる生理的反応の引き金ともなりうる．筋に関連して，痛みを生ずるような要因のうちで，最もよく議論されるのは，虚血，あるいは虚血に関連した病的過程と電解質バランスの乱れである．それに加えて，交感神経系の賦活化も議論されよう．多くの代謝的変化は，交感神経賦活化を通じて放出されるカテコールアミンと関連するからである．これらの要因がどのようにして軽度作業中の痛みの発症に役割を果たすかを議論する．軽度作業としては，手作業やキーボードによるデータ入力作業を選んだ．

低レベルの筋収縮や軽度の作業負荷中においては，筋線維のうち，非常に少数部分だけが賦活化されるということが昔から知られている（VøllestadとSejersted 1988年）．残りの筋線維は，賦活化されずに安静状態に

あり，筋内圧は低い．筋に力を加えると，その力に応じた数の筋線維が収縮し，筋内圧も上昇する．筋血流は通常はエネルギー需要に応じて増加するが，筋内圧の増加と他の要因により，血流量が不足する結果を招くと考えられる．

2.1 虚血は生じているのか

これまで長い間，研究者も臨床家も虚血は作業関連性筋骨格系疼痛症の発症の重要な要因と考えてきた．この考えは，強い力や作業姿勢が関与する作業課題については正しいと考えられる．骨格筋が収縮することにより血液灌流を阻止するからである．しかし，たとえ低レベルの収縮でも，虚血は認められると反論する研究者もいる（Larssonら 1999年；Travellら 1942年；Henrikssonら 1993年）．この観点の経験的な証拠は間接的で，以下に述べるように，この状況下で虚血を重要な要因とする見解に対する反論も多い．

虚血時には，痛みが増加するという経験に基づくメカニズムに関しては，多くの論文がある．筋虚血が起こると，作業を完了するエネルギーを産生するには，酸素供給が十分でないため，嫌気的代謝を通じてエネルギーを生み出すしかない．したがって，乳酸が産生され，低筋血流量のため，筋から代謝産物がなかなか除去されない状態となる．筋内のpHは低下し，侵害受容器はこの変化に反応し，求心性活動が増加する．また，筋虚血時には，他に数種類の代謝物質が放出され（たとえばブラディキニン），中には侵害受容器を刺激する物質もある（Mense 1993年）．問題は筋虚血とこれらの代謝物質の蓄積が，低レベルの持続的あるいは反復的作業課題時に生ずるかどうかということである．

2.1.1 嫌気的代謝－虚血状態の指標

筋を最大収縮力の20～30％の力のレベルで収縮した場合，収縮筋に対する筋血流供給量が不十分であるということは，十分に証明されている（Jensenら 1995年）．さらに，この20～30％という強さの収縮力レベルによる筋収縮は，数分間しか持続できないこともすでに判明している．もしこの筋収縮を，持続的でなく反復的に行うとすれば，持続収縮時間は20倍以上にまで延長可能である（VøllestadとSejersted 1988年）．たとえば，最大収縮力の30％の力で，6秒間だけ収縮し，後の4秒を休むという運動を，10秒ごとに繰り返すとすれば，その運動は1時間以上行うことができる．ところが，もし30％の

Nina K. Vøllestad, Cecilie Røe

力で持続的に筋収縮を行うとすれば，その運動は2〜3分しか持続できないであろう．さらに，この反復運動を行っている間に，筋内に産生される乳酸の量は，ほんのわずかでしかない．これはエネルギー産生が好気的過程によって行われていることを意味する．この反復運動中のグリコーゲン分解速度が遅いことは，嫌気的代謝が行われていないことを浮き彫りにしている（Bigland-Ritchieら1986年；VøllestadとSejersted1988年）．これらの知見は，筋血流量が短期間の筋収縮の間，途絶えたとしても，短期間の反復的な筋収縮の間の休止時に十分な酸素が供給され，嫌気的代謝物の蓄積とpHの低下が防止されることを示す．したがって，このときの筋収縮力が，ほとんどの作業で必要とされる力のレベルと比較して，非常に強いとしても，反復性筋収縮による作業は，筋虚血を生じさせずに，行い得ると考えられる．

持続性低レベル作業は，作業関連性筋骨格系疼痛症の発症と関連があると強調する研究は多い（Ariënsら2000年）．この種の作業に必要な筋力は，最大筋収縮力のたった数％でよい．この種の作業を，標準化された実験のセットアップで行った場合，持続時間は数時間にも及ぶ．この作業中の代謝産物反応は，ほとんど認められず，もしあったとしても乳酸の蓄積が，痕跡程度に認められるのみである（Sjøgaard1988年；Vøllestadら1988年）．また，グリコーゲンの分解速度も遅い．これらを総合すると，持続性低収縮力で収縮する筋に虚血が生じているという説は，疑わしい．

たとえ乳酸の蓄積が筋全体を平均した場合，ほんのわずかだとしても，局所的には筋虚血が生じている可能性があると主張する研究者もいる（Larsson本書第8章）．この可能性は，作業中の個別の筋線維の代謝解析からは確認されていない．もし局所的な筋虚血が生じているとすれば，嫌気的エネルギー産生を行うために，筋線維においてグリコーゲンが迅速に分解されることになる．反復性あるいは持続性静的筋収縮における実験的研究で，均一的で遅い速度でのグリコーゲン分解が，筋線維においてみられることが報告されている（Bigland-Ritchieら1986年；Sjøgaard1988年）．したがって，嫌気的代謝を伴った局所的な筋虚血が生じていることを支持するデータは得られていない．また，軽度の手作業に従事する労働者から得られた筋生検でも，均一的なグリコーゲンの分解が起こっていることを示している（図1）．

2.1.2 ブラディキニン：炎症物質の例

虚血は炎症および炎症過程と関連し，痛み発症に寄与すると考えられる．ブラディキニンはこれまでにも広く検討されてきた物質の中の一つで，作業中の筋に放出される．血液試料における測定をもとにして得られたデータにより，持続性の虚血性収縮時，あるいは強レベル力による収縮時における放出が指摘されている（Stebbinsら1990年）．そのデータは，筋内のブラディキニン濃度が，pHの減少と強く相関するということ，および乳酸の濃度が，低強度や反復性の筋収縮でなく，高強度の力による作業中においてその産生が促進されるという知見をさらに支持している（Stebbinsら1990年）．したがって，このような動物実験は，低強度の作業が筋内の炎症物質の生成に関連せず，疼痛発現物質として他のメカニズムが探求されなければならないことを意味している．しかしながら，さらに最近のデータは，新手法を用いて，ブラディキニンの血中濃度が必ずしも筋内濃度を反映していないことを示唆している．たとえば，Boixらは，2003年に，低強度の筋収縮により，少量の増加を報告している．このような炎症物質の研究結果の不一致に関しては，さらなる研究が必要とされるが，これまでの全体像を通してみると，虚血が低レベル作業中における労働関連性筋骨格系疼痛症の発症メカニズムの重要な要因となりうる強力な証拠はなさそうである．

2.2 電解質移動

電解質不均衡が筋肉痛の発症に寄与するかどうかに関しては，数人の研究者から示唆がある（SejerstedとVøllestad1993年；Edwards1988年）．最も注目を浴びているのは**カリウム**と**カルシウム**である．骨格筋賦活化時には，電気信号が筋線維を横切って伝播し，この過程は細胞外液へ放出されたカリウムに関連している．この電気的事象は特別な細胞内貯蔵部位からのカルシウムイオンの放出を引き起こす．細胞内カルシウム濃度の上昇により筋収縮が起こる．電気信号が停止すると，カルシウムイオンは，ポンプにより特別な貯蔵部位に戻され，収縮は終了する．

カリウムは疲労における重要な因子であると議論されている（VøllestadとSejersted1988年；Sjøgaard1988年）が，また痛みのメカニズムにも関与すると提唱されている（SejerstedとVøllestad1993年）．筋線維内の電解質変化は直接侵害受容器を刺激するわけでもないし，痛みを触発するわけでもない．痛みに関しては，細胞外液の変化が，最大の関心事である．筋細胞外の高濃度のカリウムは，侵害受容器の賦活化を通じて求心性活動を

増加させる（Mense 1993 年）．長時間運動時には，それが低レベルあるいは反復性収縮運動であろうと，外細胞性カリウム濃度の増加は，むしろ緩やかで痛みを誘発するには不十分であろうとされている（Sjøgaard 1998 年；Sejersted と Vøllestad 1993 年）．

　細胞内カルシウムが筋賦活化後に増加するかもしれないとする報告もいくつかある（Duan ら 1990 年；Lunde ら 1999 年）．近年の研究によれば，数時間持続する低強度筋収縮は，細胞外からのカルシウム取り込みを増加させるという（Gissel と Clausen 1999 年）．細胞内カルシウム濃度の増加により細胞損傷が引き起こされるということは，すでに示唆されている（Edwards 1988 年）．この細胞内カルシウム増加による細胞損傷には，ミトコンドリアへの特別な影響があるようで，このミトコンドリアの機能障害がカルシウム濃度増加の結果，起こることが提唱されている（Duan ら 1990 年）．もし長時間の反復性または持続性の低強度収縮が，細胞内カルシウムを増加させるとしたら，ミトコンドリアの機能変化から，ある強度の作業を行っている時のミトコンドリアにおけるエネルギー代謝回転の効率低下が予測できるであろう．ところが，エネルギー回転率の有効性を探求するために行われた実験は，この仮説を否定する証拠を示した（Vøllestad ら 1997 年）．この仮説が正しいとすれば，作業後には，異常構造の筋線維，特にミトコンドリア異常の筋線維数が増加する，ということになってしまう．伸張性収縮〔訳者注：遠心性収縮 eccentric contraction ともいい，筋肉が負荷によって受動的に伸張されながらも，張力を発揮しているような収縮形態で，アームカールでいえば，いったん巻き上げたバーベルを，重さに耐えながらゆっくり下ろすような動作．筋微小損傷を引き起こし，筋痛の原因となるが，筋発達に有効であると考えられている〕のみが，構造的変化をきたすと考えられている（Fridén と Lieber 1992 年）．結論として，今までに得られた知見からは，カリウムもカルシウムも，作業関連性筋骨格系疼痛症を誘発する重要な要因とはなり得ないことが示されたことになる．

2.3　交感神経活動

　交感神経活動は筋作業と密接に関係している．これまでの研究によれば，筋内の局所性要因と，運動指令と関連した中枢性のメカニズムの両方が，交感神経反応を決定する（Kjær ら 1987 年；Galbo ら 1987 年）．交感神経系が刺激されると，ノルアドレナリンが節後神経から，

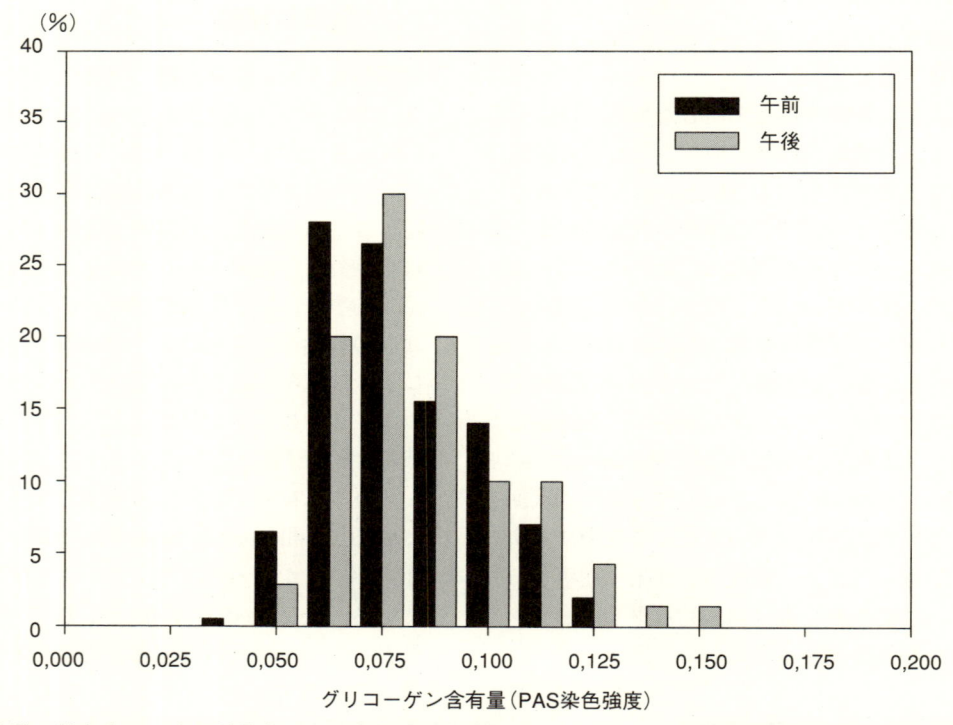

図1　主に軽度手作業に従事する一人の労働者における個々の筋線維におけるグリコーゲン含有量の分布．筋標本は，午前中に作業を始める前に僧帽筋より採取したもの（黒色で表示）と，7時間の作業の後に採取したもの（灰色で表示）．

アドレナリンが副腎髄質から，血流中に放出され，全身に影響を及ぼす．交感神経活動は作業強度と相関するが，低強度作業時にはほとんど増加しない．しかし，交感神経活動は，筋収縮の時間増加とともに，連続的に増加する．もし，低強度作業時に交感神経反応が認められるとすれば，職業としての作業課題は長時間に及ぶものであるため，副作用を起こさせるには十分な量のカテコールアミンが産生されることになる．

これまでにも，交感神経活動と筋骨格系疼痛を関連づける仮説がいくつか提唱されている．侵害受容性直接効果としての，ノルアドレナリンの侵害受容器活動に対する影響の証拠は，すでに報告されている（Shyu ら 1989 年；Roatta ら 本書第 22 章）．しかし，交感神経の賦活化は，ノルアドレナリンの他にも，プロスタグランディンのような侵害受容器活動に親和性のある物質を放出する（Mense 1993 年）．プロスタグランディンは侵害受容器に直接影響するが，ノルアドレナリンあるいは他の物質による賦活化に対する侵害受容器の感作を惹起する．したがって，筋内の交感神経とノルアドレナリンは，複雑なカスケード反応に関与しており，そのカスケード反応のトリガー因子は，特定困難と思われる．

交感神経系は，全身および局所血流量の制御に，多大な影響を及ぼす．**交感神経介在性疼痛発症**に対する仮説の 1 つは，交感神経の血管収縮効果に関連している（Larsson 本書第 8 章）．ほとんどの組織における交感神経介在性血管収縮と対照的に，作業中の骨格筋は主に局所性に制御されている（Åstrand ら 2003 年）．少なくとも高強度作業においては，代謝物による血管拡張性効果は，主に毛細血管前括約筋に作用する．さらにこのような状態下で，全身循環に放出されたアドレナリンは，収縮筋において血管拡張を引き起こす．低強度作業においては，血管収縮線維の影響が主であることが示唆されており（Vissing 1997 年），虚血は血管収縮による筋低灌流状況下で起こっていると提唱されている．しかしながら，上記でも議論したように代謝産物蓄積研究，および形態学的研究の両者ともに，低強度作業時における虚血を認めていない．ネコにおいては交感神経性の血管拡張線維が，アセチルコリンを放出する（Bell ら 1985 年）．しかし，そのような線維の存在はヒトでは確認されていない（Vissing 1997 年）．ヒトにおいては筋交感神経活動がマイクロニューログラフィーにより記録されているが，これまでの報告は，安静状態あるいは安静時筋を支配する筋交感神経活動においてである（Seals と Enoka 1989 年；間野 本書第 20 章）．したがって，低強度作業時においては，収縮筋に対する筋交感神経活動の純粋な影響は，いまだ確立していない．結論として，カテコールアミンの影響が，作業誘発性疼痛のメカニズムの一つであるという可能性はまだ残っているといえる．

3 機械的メカニズム

筋内圧は，多くの研究者により，筋肉痛の発症要因として重要であることが，提唱されている（Jensen ら 1995 年）．このメカニズムの妥当性は，血液供給が，高い筋内圧によって，制限されると考えられることにある．それによる虚血が，痛みを引き起こすメカニズムであろうと考えられるが，上述のように筆者らは低強度作業中の虚血の証拠は見いだせなかった．したがって筋内圧は，軽作業により誘発される疼痛発症のメカニズムの第一候補としては，ありえない．

剪断力は，筋内圧とは別の，比較的注目度が低い，痛み発症の機械的要因である．剪断力は，筋線維（あるいは腱線維）がお互いに別の方向に動くことによる摩擦により生ずる．低強度の筋収縮時や，あるいは注意を向けて収縮を行うときなどに，筋線維のうちのほんの少しの分画が収縮するだけであるということは，よく知られている事実である（Wærsted ら 1995 年；Fallentin ら 1993 年）．このような状況のもとで，各筋線維は等張性には収縮していないが，振動力を産生している（図 2）．このようにして，持続的低強度筋作業時には，筋線維間（あるいは腱線維間）に局在する侵害受容器は，連続的な機械的ストレスに曝露されることになる．剪断力は，作業時間が長くなるにつれて増加すると考えられる．振動の振幅は，長時間の反復収縮中には増加することが認められているからである（Vøllestad ら 1997 年）．

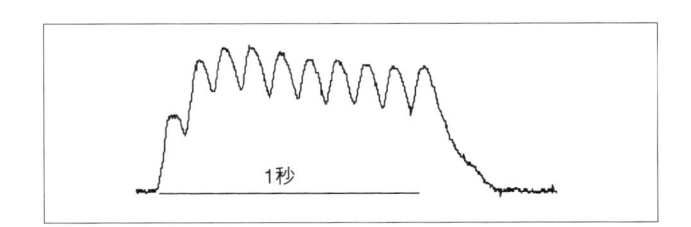

図 2 10 Hz 刺激に対する筋力反応．図は，筋あるいは筋線維が，10 Hz の電気刺激に対してどのように反応するかを示した力を表す．この筋収縮パターンは，低強度作業と注視-要求課題に共通のパターンである．力の曲線は，振動を明瞭に示しており，この振動は，正常の賦活化時における筋線維の互いの相対的な動きの可能性を示唆している．

興味深いことに，この機械的ストレスは，1秒程度の周期の動的収縮の関係する作業（たとえばサイクリングやリフティング）では，より低いのである．しかしながら，動的収縮中，筋肉の中には身体の部分を安定化するために関与するものもあり，上記の振動に曝露されると考えられる．日常の作業課題中に労働者から得られた筋電図記録は，筋賦活化パターンを示しているし，その賦活化パターンは，遷延化振動力の存在と矛盾しない（Westgaardら　1996年）．このタイプの賦活化は，頸部筋，肩筋，上腕筋，および背筋に典型的にみられる．これらの筋は，作業関連性筋骨格系疼痛症に最も頻回に侵される筋群である．したがって，低強度静的筋収縮を伴う作業より，大きな動的筋収縮を伴う作業のほうが，機械的剪断力が少ないためむしろ好ましいというのは，興味ある仮説である．以上の観点から，作業や職場の編成のあり方に関する論争を喚起することになりそうである．

力の振動は，低強度レベルの力の時が最大で，力のレベルが最大になると消失するということを強調する必要がある．したがって，今まで議論した他のメカニズムとは対照的に，剪断力を基礎とした痛みの発症のメカニズムは低強度作業において最大の影響をもたらすと思われる．高強度の力においては，本メカニズムの重要性は，無視できると思われる．

4　慢性痛を有する労働者の作業に対する反応

多くの患者は痛みを経験し，その痛みは主に慢性痛の性質を有する．疼痛がありながら，それでも労働者の多くは，仕事上の課題をやり遂げようと仕事をし続けてしまう．仕事を続けることで，筋収縮を介した長期にわたる求心性ニューロンの賦活化が起こり，その結果，中枢神経性処理の変容や，求心性入力を統合することにより，慢性痛に進展してしまう（Windhorst　本書第18章）．疼痛がない労働者に比べると，疼痛がある労働者では仕事に対する反応が違うかどうかを知ることは，重要である．慢性痛があると対応が異なるとすれば，慢性痛を誘発する原因またはメカニズムを反映すると考えられるが，必ずしもそうではないと思われる．反応の違いは，慢性疼痛を有するという経験に対する，二次的または三次的な反応であるか，適応現象を反映している可能性もある．慢性痛が持続するかどうかにおいて，これらの反応は重要であると考えられるが，また，ただ単に疼痛と関連す

るだけかもしれない．以下の議論では作業中における疼痛の存在が，主観的経験（一次性疼痛），作業パフォーマンス，および代謝性反応に及ぼす影響に焦点を絞る．

4.1　作業中の症状と知覚

仕事が，知覚機能に少なからず変化をもたらすかもしれないという事実は，よく知られている．たとえば，労作，疲労，疼痛に対する感じ方の変化である．特に興味深いのは，作業が痛みにもたらす変化である．それは痛みまたは類似症状が，疫学的研究において比較のために集団をグループに分類するパラメーターとして頻回に使用されるためである．しかしながら，もし慢性疼痛に苦しむ患者が，作業誘発性疼痛に対し，異なる反応を示したとしたら，そのような分類の有効性は低下する．このパラメーターは，実験的に誘発された疼痛が，たとえば作業を通じて，または痛み誘発候補物質の筋肉内注射により，慢性痛と同じタイプの痛みを誘発できるかどうかを，試験するために重要である．そのような情報は，慢性痛の発症に潜むメカニズムを理解するための実験的疼痛研究の有効性を評価するために重要である．さらに，慢性痛を有する作業誘発性疼痛と，有さない作業誘発性疼痛の比較は，仕事の管理と組織を最適化するために必要な知識ベースの改善に関連すると考えられる．

図3に，同じ職場の労働者に実施した，最近の実験から得たデータを示す（Røeら　2000年）．被験者にまず最大筋力（最大随意収縮）で筋を収縮させるように指示し，次に最大下の筋力（最大随意収縮力の25％）で，疲労困憊までできるだけ長く筋を収縮させた．被験者のうち，一方のグループは，片側性肩筋痛を有しており，他方は，有していないグループであった．筋痛群が片側性の苦痛を有するのにもかかわらず，筋収縮中の痛みは両側に等分に生じた．筋痛群の被験者の疼痛反応は健康者群の被験者に比較して明らかに大きかった．この反応の1つの説明として，慢性痛を有する患者においては，筋賦活化により生ずる刺激が，さらに大きな侵害受容器刺激を引き起こすか，あるいは中枢神経系によって異なって認知されているか，ということがあげられる．

4.2　作業中の筋活動

痛みにより筋のパーフォーマンスや動作パターンが，影響を受けるということは，臨床上，よく経験する（Graven-Nielsenら　本書第12章）．日常の仕事において，筋パー

Nina K. Vøllestad, Cecilie Røe

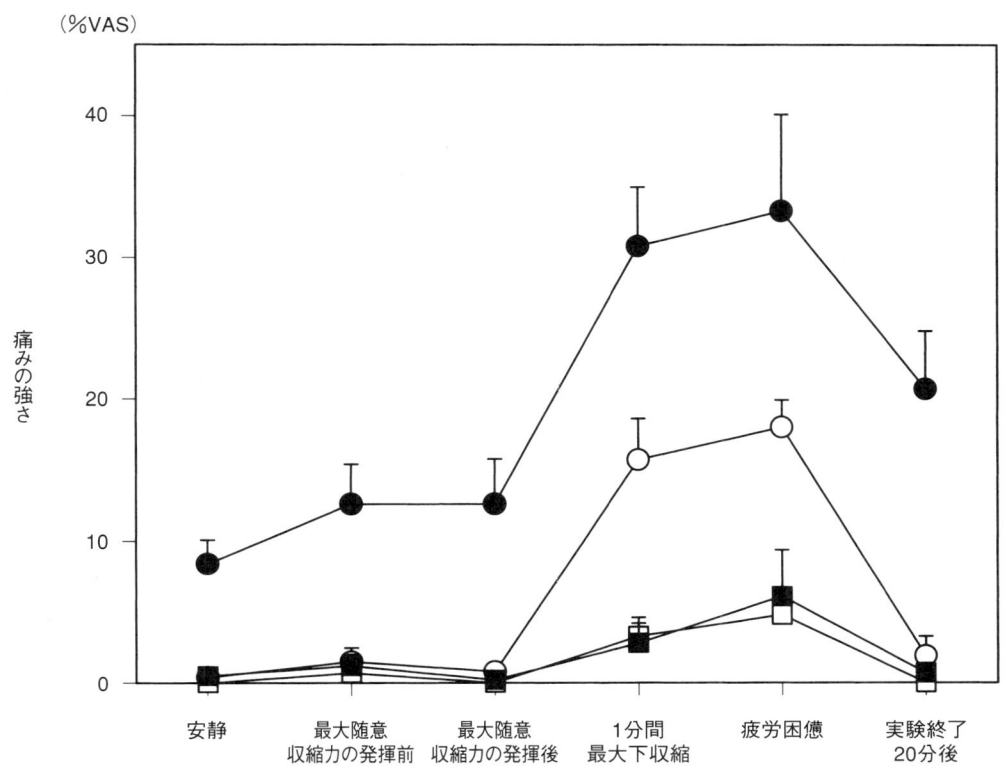

図3 実験室において行われた実験的収縮時における2群の労働者が評価した痛みの強さ．丸（○，●）は片側性肩筋痛症の患者群からのデータ，四角（□，■）は筋痛症を有さない健康群からのデータ．あるいは他に知られた筋骨格系症状の訴えを有するグループからのデータである．白抜き（○，□）は健側，黒（●，■）は患側を示し，両側とも痛みのない肩は，両健側とした．最大随意収縮力の25％の筋力で，最大下収縮を行わせると，非収縮時には患側しか痛みを感じていないのにもかかわらず，両肩に著明な痛みの増加が並行して認められた．対照的に，健康群においては痛みの増加は，ごくわずかであった．痛みの増加が，持続性最大下収縮時よりも短時間の最大収縮時に少ないことは，興味深い〔訳者注：痛みの強さは，相対的視覚的アナログスケール（％VAS，最大の痛みを100％とした場合の現時点での痛みをパーセント表示）で表してある〕．

フォーマンスの変化は，労働者の中でも認められるグループもあるが，認められない労働者グループもあると，示唆されている．そして個人レベルでは，痛みに対する筋の反応は，痛みの強さには密接には相関しないことが明らかになっている．この種の研究においては，作業課題の内容が大きく異なり，個人個人の反応に差異を生ずることが，結論を困難なものにしている．痛み存在下における動作パターンの変化は，慢性痛を有する患者においても，あるいは実験的に発生させた痛みのもとでも，動的作業中における筋賦活化の時間パターンを解析した研究から支持されている（Graven-Nielsenら 本書第12章）．疼痛のこれらの影響を解釈する仮説として，固有感覚情報変容説があげられる（Bergenheim 本書第13章）．したがって，持続的に作業課題の正確性と鋭敏性を維持するには，筋の動きを安定させる拮抗筋の動員が必要とされ，作業遂行のための高い努力感が感知されるようになる．

作業中に感知される，増大した努力感を説明するための異なるアプローチは，筋賦活と痛みとの間のオリジナルな「**悪循環**」仮説に由来する（Bergenheim 本書第13章）．この仮説によれば，疼痛の存在下における仕事中には，筋賦活化は増大していなければならない．しかしながら，現状では慢性痛の患者において日常の仕事中に，筋賦活化が増大しているとする明瞭な証拠はない（Lundら 1991年；Westgaardら 1996年）．肩の腱疾患の患者において行われた実験的研究によれば，最大筋賦活化能力と持続力の顕著な低下が，筋肉痛に伴って認められている（Broxら 1997年）．したがって，日常の仕事中における，最大筋力レベルのパーセント割合で表された，相対的筋賦活化（筋電図による）は，より高く表れる．しかしながら，この相対的筋賦活化は，最大筋賦活の阻害を反映するに過ぎず，筋賦活化や作業負荷が増加したわけではない．このように多様な結果をもとに仕事場へ介入したり，個人的なアドバイスをしたり，また持続す

る痛みに理解を示すことは，まだほど遠い先のことである．

4.3 代謝的反応

健常人と慢性筋肉痛に苦しむ患者における代謝要因を比較する大部分の研究は，静止筋において代謝状態を検討したものであった．静止筋におけるこれらの所見は，作業中での筋における仕事中の代謝過程に関する情報を推定するために利用されていた．ここで別方向からの，より直接的なアプローチをとることにし，低強度作業中の実際の反応に関する利用可能なデータを示す．

線維筋痛症（Thornell ら 本書第 7 章）の患者における好気的代謝能の変容が示唆されているため，線維筋痛症患者における反復性静的筋収縮に対する代謝的反応を研究してみた（Mengshoel ら 1995 年）．簡単に述べると，これらの実験においては，好気的代謝は健常人と同様であったが，乳酸産生は非常に少なく，健常人と同様であることを示した．細胞性外カリウム濃度にも健常人との差はなかった．

代謝産物と電解質の全く正常な反応と対照的に，線維筋痛症の患者においては，交感神経の顕著な賦活化低下が認められた．これらの実験において，血漿カテコールアミンの上昇は，全く認められず，交感神経の賦活化阻害あるいはカテコールアミンの分泌不全が示唆された．これらの所見は，線維筋痛症患者において悪化した交感神経反応は，痛みを生ずる上で重要な要因であるという意見とはあい入れない．むしろ，反対の説が提唱されているし，このようにして，交感神経活動の低反応性が，重要な役割を果たすかもしれないという別の仮説が提唱される可能性もある．

5 結論

日常の仕事において生ずる反復性持続性の筋賦活化パターンは，筋骨格系に局在する痛みの訴えと関連する．現状においては，筋痛症発症の生物学的メカニズムが，虚血，炎症，代謝不全であるという確固たる証拠はない．しかしながら，これらの筋収縮時において，筋力が振動することが，侵害受容器賦活化とその結果として疼痛を引き起こすことになる剪断力発生に寄与すると考えられる．

慢性痛を有する患者と有さない被験者とで，仕事に対する反応を観察すると，生理学的パラメーターには，ほとんど差がないようである．しかしながら，筋収縮により発症した痛みは，さらに大きな侵害受容器刺激を引き起こすか，あるいは筋賦活化の刺激信号が中枢神経系によって異なって認知されていることが原因と思われる．これらの刺激を引き起こすメカニズムは，たとえば筋線維の異なる動員パターンにより生ずる剪断力であると考えられる．

文　献

Ariëns G, Van Mechelen W, Bongers PM, Bouter LM, van Dieën JH（2000）Physical risk factors for neck pain. Scand J Work Environ Health 26：7-19

Åstrand P-O, Rodahl K, Dahl HA, Strømme S（2003）Textbook of work physiology. Physiological bases of exercise. 4th Ed, Human Kinetics, Champaingn

Bell C, Jänig W, Kummel H, Xu H（1985）Differentiation of vasodilator and sudomotor responses in the cat paw pad to preganglionic sympathetic stimulation. J Physiol（London）364：93-104

Bernard BP（1997）Musculoskeletal disorders and workplace factors. A critical review of epidemiologic evidence for work-related musculoskeletal disorders of the neck, upper extremity and low back., NIOSH Cincinnati, USA

Bigland-Ritchie B, Cafarelli E, Vøllestad NK（1986）Fatigue of submaximal static contractions. Acta Physiol Scand 128：137-148

Boix F, Rosenborg L, Røe C, Knardahl S（2003）Kinin peptides in human trapezius muscle during sustained contraction and its relation to perceived pain. Pain in Europe IV（4th Congress of EIFIC），Prague, p165

Brox JI, Røe C, Saugen E, Vøllestad NK（1997）Isometric abduction muscle activation in patients with rotator tendinosis of the shoulder. Arch Phys Med Rehabil 78：1260-1267

Duan C, Delp MD, Hayes DA, Delp PD, Armstrong RB（1990）Rat skeletal muscle mitochondrial［Ca^{2+}］and injury from downhill walking. J Appl Physiol 68：1241-1251

Edwards RHT（1988）Hypotheses of peripheral and central mechanisms underlying occupational muscle pain and injury. Eur J Appl Physiol 57：275-281

Fallentin N, Jørgensen K, Simonsen EB（1993）Motor unit recruitment during prolonged isometric contractions. Eur J Appl Physiol 67：335-341

Fridén J, Lieber RL（1992）Structural and mechanical basis of exercise-induced muscle injury. Med Sci Sports Exerc 24：521-530

Galbo H, Kjær M, Secher NH（1987）Cardiovascular, ventilatory and catecholamine responses to maximal dynamic exercise in partially curarized man. J Physiol（London）389：557-

Gissel H, Clausen T (1999) Excitation-induced Ca^{2+} uptake in rat skeletal muscle. Am J Physiol 276 : R331-R339

Henriksson KG, Bengtsson A, Lindman R, Thornell L-E (1993) Morphological changes in muscle in fibromyalgia and chronic shoulder myalgia. In : Værøy H, Merskey H (Eds) Progress in fibromyalgia and myofascial pain, pp61-73, Elsevier Science Publishers BV, Amsterdam

Hoogendoorn, WE, Bongers, PM, de Vet HCV, Ariëns GAM, van Mechelen W, Bouter LM (2002) High physical work load and low job satisfaction increase the risk of sickness absence due to low back pain : Results of prospective cohort study. Occup Environ Med 59 (5) : 323-328

Jensen BR, Jørgensen K, Huijing PA, Sjøgaard G (1995) Soft tissue architecture and intramuscular pressure in the shoulder region. Eur J Morphol 33 : 205-220

Kjær M, Secher NH, Bach FW, Galbo H (1987) Role of motor center activity for hormonal changes and substrate morbilization in humans. Am J Physiol 253 (22) : R687-R695

Larsson R, Oberg PA, Larsson S-E (1999) Changes of trapezius muscle blood flow and electromyography in chronic neck pain due to trapezius myalgia. Pain 79 : 45-50

Lund JP, Donga R, Widmer CG, Stohler CS (1991) The pain-adaptation model : A discussion of the relationship between chronic musculoskeletal pain and motor activity. Can J Physiol Pharmacol 69 : 683-694

Lunde PK, Verburg E, Vøllestad NK, Sejersted OM (1999) Skeletal muscle fatigue in normal subjects and heart failure patients. Is there a common mechanism? Acta Physiol Scand 162 : 215-228

Mengshoel AM, Saugen E, Førre Ø, Vøllestad NK (1995) Muscle fatigue in early fibromyalgia. J Rheumatol 22 : 143-150

Mense S (1993) Nociception from skeletal muscle in relation to clinical muscle pain. Pain 54 : 241-289

Røe C, Knardahl S, Vøllestad NK (2000) Muscle activation during isometric contractions in workers with unilateral shoulder myalgia. J Musculoskel Pain (Accepted)

Seals DR, Enoka RM (1989) Sympathetic activation is associated with increases in EMG during fatiguing exercise. J Appl Physiol 66 (1) : 88-95

Sejersted OM, Vøllestad NK (1993) Physiology of muscle fatigue and associated pain. In : Værøy H, Merskey H (Eds) Progress in fibromiyalgia and myofascial pain, pp41-51, Elsevier Science Publishers, Amsterdam

Shyu BC, Olausson B, Huang KH, Widerström E, Andersson SA (1989) Effects of sympathetic stimulation on C-fiber responses in rabbit. Acta Physiol Scand 137 : 73-84

Sjøgaard G (1988) Muscle energy metabolism and electrolyte shifts during low-level prolonged static contraction in man. Acta Physiol Scand 134 : 181-187

Stebbins CL, Carretero OA, Mindroiu T, Longhurst JC (1990) Bradykinin release from contracting skeletal muscle of the cat. J Appl Physiol 69/4 : 1225-1230

Travell JG, Rinzler S, Herman M (1942) Pain and disability of the shoulder and arm. JAMA 120 : 417-422

Vissing SF (1997) Differential activation of sympathetic discharge to skin and skeletal muscle in humans. Acta Physiol Scan (Suppl) 161 : 1-32

Vøllestad NK, Bahr R, Woods JJ, Sejersted OM, Bigland-Ritchie B (1988) Motor drive and metabolic responses during repeated submaximal voluntary contractions in man. J Appl Physiol 64 (4) : 1421-1427

Vøllestad NK, Sejersted OM, Saugen E (1997) Mechanical behavior of skeletal muscle during intermittent voluntary isometric contractions in humans. J Appl Physiol 83 : 1557-1565

Vøllestad NK, Sejersted OM (1988) Biochemical correlates of fatigue. A brief review. Eur J Appl Physiol 57 : 336-347

Wærsted M, Eken T, Westgaard RH (1995) Activity of single motor units in attention-demanding tasks : Firing pattern in the human trapezius muscle. Eur J Appl Physiol 72 : 323-329

Westgaard RH, Jansen T, Jensen C (1996) EMG of neck and shoulder muscles : The relationship between muscle activity and muscle pain in occupational settings. In : Kumar S, Mital A (Eds) Electromyography in ergonomics, pp227-249, Taylor & Francis, London

第 10 章
シンデレラ仮説

Göran M. Hägg

スウェーデン国立労働生活研究所　職業健康部門，ストックホルム市，スウェーデン

キーワード：筋肉痛, 運動単位動員（リクルートメント），ragged-red fibers（「赤色ぼろ線維」），EMG-gap（筋電図ギャップ，筋電図のとぎれ）

要旨：シンデレラ仮説は，今日では作業関連性筋痛症の根本に関わるメカニズムとして，よく知られている．本仮説では，筋肉痛は序列動員原理によって最初に動員（リクルート）され，最後に脱動員（デリクルート）される運動単位，つまり最も長く活動する運動単位の選択的過負荷により引き起こされるということが示唆されている．この選択的過負荷は，この負荷に関わる筋線維に ragged-red fibers（「赤色ぼろ線維」）の出現や，その他の代謝障害などの有害な結果をもたらす．しかし，この仮説は，このような筋線維に対する過負荷によりなぜ痛み感覚が生ずるかについてのメカニズムは説明できない．

シンデレラ仮説は筋痛症患者における，運動単位の序列動員と，多くの ragged-red fibers の所見，という 2 つの土台の上に成り立っている．序列動員原理に従う運動単位の動員順序は，ヒトにおける実験室レベルでの厳密な等尺性収縮によって早くから確立していた．しかしながら，近年の研究によれば，労働条件下で 10〜30 分もの長時間，活動する運動単位の存在が示されている．一方，運動単位がローテーションを組んで，互いに活動を交替する現象も，ときにみられる．

シンデレラ仮説のもう 1 つの土台である ragged-red fibers をはじめとする筋線維の異常所見が，筋痛症の患者の中で多くみられることに関しては，ここ 10 年ほどの間に，さらなる研究が進んだ．労働上の筋運動曝露に関連した各種の筋線維の異常については，各種の徴候が散見される．しかし，このような曝露を受けたあるグループ患者群では，筋肉痛があろうとなかろうと，系統立った病理的所見に差異は認められなかった．したがって，これらの障害が痛みの発生に果たす役割に関しては，まだ明らかになっていない．

シンデレラ仮説の結論は，「シンデレラ状態」にある運動単位を「救出」するためには，すべての骨格筋における弛緩が必要となる．この完全な筋弛緩状態とは，「筋電図ギャップ（とぎれ）」が出現する状態を意味する．Veiersted らは，古典的縦断的研究により，作業中の筋電図ギャップの欠損と，後の筋肉痛の発症との間に予測的関係を提示した．後に，縦断的研究で，この筋電図ギャップの欠損と筋肉痛の発症との関係をさらに確定した．しかし，Veiersted らのグループ以外では，この関係を証明することはできなかった．

シンデレラ仮説は，確かに作業関連性筋痛症を引き起こすすべての因果関係を説明するモデルとしては，粗雑過ぎる．しかし，このモデルは素人には理解しやすく，シンデレラとの比喩は，その評価を高める．したがって，このシンデレラ仮説のモデルは，筋痛症を予防するためには，作業を随時休んだり，負荷の強さに変化をつけたりする必要性を説明する優れた教育学的モデルを提供することになる．

1　背　景

シンデレラ仮説の力学的基礎は，最初はスウェーデン語で提唱され，発表された（Hägg 1988 年）．本仮説（以下参照）は，頸肩領域に一番多く発症する作業関連性筋

痛症に焦点を絞っている．そのようなタイプの，頚や肩がこる，といった障害は，Häggの発表の10年ほど前から，主に北欧や日本の研究者によって強調されていた（Bjelleら1979年；Kilbomら1986年；Kvarnström 1983年；Maeda 1977年）．これらの研究者により，作業関連性筋痛症に共通して重要な因果要因は，持続的静的筋負荷であることが報告されていた．主に説明されているモデルは，静的筋収縮に起因する血流阻害に基づくものであった（Hagberg 1984年）．血流量が十分でないと，酸素不足と代謝産物の蓄積を引き起こし，さまざまな経路を通じて，筋に害を及ぼす．このモデルを使用することによって，安全な静的筋負荷の上限が示唆されたが，この上限は，年々低減され，最後には最大筋収縮の2〜5％にまで下げられたことが報告されている（Jonsson 1982年）．

しかし，静的作業負荷を「安全レベル」にまで引き下げることによる筋痛症の予防法は，1980年代には広く行われたが，障害有病率に対する効果は限られたものであった．労働者に同一の作業をさせる場合，筋力の強い労働者では，その筋力に比べれば，作業で求められる筋負荷量は相対的に低値ですむために，筋力の弱い労働者よりも，障害発症の危険性が低くなる，というのがこの予防法のねらいであった．この関係を示そうとした研究は，多少は行われたが，すべてその証明に失敗していた（Häggら1990年；Kilbom 1988年；TakalaとViikari-Juntura 1991年；Wikerら1990年）ため，この予防法モデルに対する疑問が提唱された．そこで，これらの状況の下で，シンデレラ仮説に関する議論が行われた（Hägg 1991年a）．

本予防法モデル以外の予防法としては，作業中の筋電図における疲労の徴候が，これらの障害を予見するかどうかという仮説であったが，筆者らの縦断学的研究では，そのような予見力は，検出されなかった（HäggとSuurküla 1991年）．

したがって，数々の所見がこの古い予防法モデルに対して疑問を投げかけた．作業関連性筋痛症の患者において，その筋にragged-red fibersが過多に認められた所見（Larssonら1988年）と，それ以前から提唱されていた運動単位の序列動員（Hennemanら1965年）の知見が組み合わされて，シンデレラ仮説の構築となったのである．

2　シンデレラ仮説

シンデレラ仮説は，筋肉痛が運動単位の序列動員原理によって，選択的な過負荷が，最初に動員（リクルート）され，最後に脱動員（デリクルート）される運動単位にかかわっている，というもので，この活動が選択的にある特定の運動単位に最長時間にわたって負荷されてしまうため，この過負荷が関連する筋線維に障害をもたらし，ragged-red fibersの出現や代謝性障害をその筋に引き起こすというものである．しかしながら，本仮説はなぜこの筋線維障害が痛覚を発症するのか，というメカニズムを説明していない．

上述したように，本仮説の力学的基礎は，最初はスウェーデン語で提唱されて，発表された（Hägg 1988年）．シンデレラとの比喩は，Mats Bjurvaldにより提案され，広く認められた．その後，この名称はスカンディナビアでの出版で用いられ（Hägg 1991年c），ついで最初の国際的発表となった（Hägg 1991年b）．

3　2つの基盤

シンデレラ仮説は2つの土台の上に成り立っている．筋痛患者における運動単位の序列動員とragged-red fibersの所見である．この2つの現象を以下で説明し，議論することにする．

3.1　序列動員

Hennemanの提唱したサイズ原理（size principle, 運動単位の大きさ原理）は，ネコでの運動ニューロンの大きさと興奮性との関係という所見に基づいている（Hennemanら1965年）．この原理に続く運動単位の序列動員（ordered recruitment）は，後に多くの研究者によってヒトにおける実験室レベルでの厳密な等尺性筋収縮時*〔訳者注：次頁欄外参照〕に確認された（Freundら1975年；MasudaとDeLuca 1991年；Milner-Brownら1973年；Yemm 1977年）．

重要な問題は，作業課題でみられるよりも動的なタイプの筋活動を行っている間，長時間にわたって稼働する低閾値の運動単位が存在するかどうかということである．この意味からすれば，主要な関心はそのような運動単位が存在するのかということにあり，筋の全活動範囲にわたって序列動員原理を検証することにあるのではない，ということを強調する必要がある．言い換えれば，

ある「シンデレラ」運動単位が活動を維持している間，別の運動単位は，ローテーションを組んで交替で動員されているという可能性があるということである．

持続的収縮中の運動単位のローテーション動員に関する所見は，細いワイヤ電極を使用して報告され（Fallentinら 1993年），本書第11章にても考察されている．筋電図による運動単位の分離技術（decomposition technique）の急速な発展により，目的とする運動単位の活動を，長時間にわたって，制限された動的状態で，モニターすることが可能となった．このような持続性の単一運動単位活動は，肘関節の緩徐短縮性あるいは伸張性の屈曲・伸展運動時に上腕二頭筋において示されている（Søgaard 1995年；Søgaardら 1996年）．

シンデレラ運動単位は，上部僧帽筋においても，広範囲の肩関節運動時に認められている（Forsmanら 2001年；Kadeforsら 1999年）．Kitaharaらは，ある被験者で，3分間のキーボード入力中に，持続的に活動しているシンデレラ運動単位を上部僧帽筋に発見し，報告している（Kitaharaら 2000年）．Jensenらは2000年に，30°外転した上腕を30分静的に保持するという実験において，棘上筋において探索した運動単位のうち，筋収縮中に随時測定した8秒間の解析区間においてのみならず，30分にわたる安静の後に実施した試験収縮時においても，95%が活動したままであったことを報告し，このことは運動単位のローテーション動員がほとんどないことを意味するとした．1999年，WestgaardとDeLucaは，低レベルの静的収縮を10分間負荷する実験において，精神的負荷あるいはキーボード入力負荷中に，上部僧帽筋に全ての負荷時間中に活動した運動単位もあったが，入れ替ったものもあったことを報告した．興味深いことに，この入れ替わりには，全般的な筋電図活動における短時間の活動低下が先行した．この現象に関しては，以下の第4節「筋電図ギャップ」で，さらに検討する．

Zenarroらは，最近の研究で，30分間のコンピューター作業により，上部僧帽筋における継続的な運動単位の活動が，14名の被験者のうち，3名に認められたことを報告した（2003年）．また，2002年，Lundbergらは，同じ運動単位が力学的要求に合致するよう動員されることがしばしば起こり，これは心因性の活動であると報告した．

結論として，肩筋痛症に関係した労働作業中，各種タイプの，各種姿位で，僧帽筋の運動単位には30分にわたって，継続的な活動が生ずるものもある，という証拠が認められた．このことは，作業中に持続的に活動する運動単位が存在するという，シンデレラ仮説に必要な前提条件を立証するものである．しかしながら，そのような運動単位の活動がすべての被験者で認められるというわけではないことは指摘されなければならない．一方，活動するすべての運動単位の中では検索された運動単位は一部分にすぎず，その中で継続的な活動がみられなかったとしても，そのような活動が存在する可能性を否定できない．

3.2 筋線維に対する選択的影響

シンデレラ仮説を提唱したLarssonらによる2番目の文献の所見は，過剰なragged-red fibersが，作業関連性筋痛症を有する患者の上部僧帽筋に認められたという報告であった（Larssonら 1988年）．健康な対照群と患者群との差異は著しく，対照群では全然認められないragged-red fibersが，患者群においては10名中8名に認められたというものであった．最近の総説によれば，以後の研究で，さらに複雑で不明瞭な関係が判明した（Häggら 2000年）．その後，報告された状況と知見により，ragged-red fibersに関する問題点は，非常にわかりにくくなってしまった．問題の一つとしてragged-red fibersの厳密な定義が欠けており，後日，研究者はミトコンドリア障害の他の指標に焦点を絞ってしまった．それにはミトコンドリアの欠損（Kadiら 1998年a；Kadiら 1998年b；Larssonら 2000年）やチトクロームC酸化酵素（cytochrome C oxidase：COX）の過剰（Larssonら 2000年）などがあげられる．別の問題は，研究対象グループの選択と，そのグループの作業への曝露歴の分類である．現代社会においては，長期間低レベルの静的な作業負荷に曝露されたことのないグループを見つけることは困難である．さらに，これらの筋痛症状は，初期段階において少なくとも症状の出現パターンに時間的な

---

*訳者注　筋収縮の種類

静的収縮	等尺性収縮 isometric		筋がその長さを変えずに収縮する	張力は変化
動的収縮	等張性収縮 isotonic	短縮性収縮 concentric	筋がその長さを短くしながら収縮する	張力は一定
		伸張性収縮 eccentric	筋がその長さを長くしながら収縮する	張力は一定

リズムを示し，出現したり出現しなかったりすることがある（VeierstedとWestgaard 1993年）．その後の研究では，症状の出現しない，低レベル静的負荷に曝露されたグループを，別の研究対象グループとして分離した．多くの研究においては，痛み症状を有するグループと痛みの全くないグループとの間には，ほとんど違いは認められなかった．この研究により，筋線維の病理変化と痛み感覚との間の，直接的な関係に疑問が生ずるようになった．

結論として，職業性の静的負荷によりミトコンドリア障害が生ずるという証拠はあるが，ミトコンドリア障害が痛み感覚を起こすかどうかは，不明である（Hägg 2000年）．

4 筋電図ギャップ（とぎれ）

シンデレラ仮説の帰結は，シンデレラ運動単位の保護には，筋肉の総弛緩が必要であるというものである．そのような総弛緩というのは，筋電図の活動が，全くみられない状態を意味する．したがって，本仮説に基づけば，筋肉痛を予防するためには，筋電図活動が全くみられない状態が有用であろう，という予測が成り立つ．Veierstedらは，労働作業中の「筋電図ギャップ（EMG-gap）」（「筋電図活動のとぎれ」）と筋肉痛との関係について調査した（Veiersted ら 1990年）．この筋電図ギャップは，表面筋電図において最大筋収縮レベルの 0.5％以下に相当する筋活動が最低 1 秒間持続する区間，と定義される．この 0.5％と 1 秒間の設定条件は，実用的には筋電図の静止状態の基準から設定されたものである．Veierstedら（1993年）は，60 週にわたるチョコレート箱詰包装作業者の縦断的研究により，筋電図ギャップをより頻繁に生ずる作業者に比較して，ギャップがより少ない作業者では，後に筋肉痛を発症する危険性が有意に高いと報告しており，この結果は仮説と完全に一致していた．以降の横断的研究により，HäggとÅström（1997年）は，筋肉痛を有する医療秘書は，同じ作業を行っている健康な同僚より，作業時における筋電図でのギャップが少ないことを報告しているが，これも仮説を支持している．一方，Vasseljen と Westgaard は，手作業と事務作業を行っている健康なグループと筋肉痛グループの間で，同様の差異を証明できなかったと報告した（Vasseljen JrとWestgaard 1995年）．

シンデレラ運動単位の「保護」のための 1 秒の筋電図ギャップの意義は，疑問視されている．それは総負荷時間のうちの非常に少ない部分的な時間しか表していないからである．筋電図ギャップの意義の興味深い別解釈として，WestgaardとDeLuca（1999年）により指摘されたように，これが運動単位のローテーション動員の引き金として作用している，というものがある．同様の内容でHägg とÅström（1997年）により報告された興味深いもう 1 つの所見は，健康な医療秘書では，筋肉痛のある同僚に比べると，より頻回の短い表面筋電図のピークが認められたというものである．そのような表面筋電図の短期間収縮ピークは，その後に生ずる筋弛緩を促進するということが，以前に観察されている（Lundervold 1951年）．Hägg とÅström（1997年）により指摘された，さらにもう 1 つの興味深い所見は，健康な医療秘書においては，全観察時間の中で筋電図ギャップ出現の分布が，ゼロから最大で総積算時間の 45％にまで及ぶことであった（Hägg とÅström 1997年）．一方，筋肉痛グループでの筋電図ギャップの出現時間は，総積算時間の 18％未満に低く抑えられていた．これらの所見から考えられる解釈の 1 つとしては，ギャップの欠損，すなわち選択的タイプ I 筋線維の過負荷は収縮性筋肉痛の必要条件ではあるが十分条件ではないということである（Hägg とÅström 1997年）．

生体力学上の要求と個人的な作業テクニックに加えて，筋電図ギャップの発生は主に上部僧帽筋に認められる心因性の筋活動によって負の影響を受ける．これらの影響に関する知識の総論が最近出版された（Wærsted 2000年）．生体力学的および構成上の観点から，頻回な筋電図ギャップ発生の可能性を提供する作業課題は，心因性の活動を付加すると，筋電図ギャップ発生の頻度が減る．以上のように，機械的要求に合致するために動員される運動単位と，心因性賦活化により動員される運動単位は，同じ運動単位であることが多いことになる（Lundberg ら 2000年）．

5 シンデレラモデルの実際上の利点

人間工学の一般的概念によれば，少なくともスウェーデン社会では，まだ，作業関連性筋痛症は作業姿勢と負荷レベルだけに関係すると考えられている．主に社会教育として実施していかなければならないことは，筋骨格系障害を予防するためには，休憩することと作業負荷の大きさに変化を与えることの重要性を，一般社会に伝えていくことである．

シンデレラモデルがもたらした重大な結果は，予防的

作業においては，作業負荷の強度の側面よりも，先ず時間的側面が注目を浴びるべきであるということなので，本予防法モデルは優れた教育効果を一般市民に提供することになる．本モデルは単純であるため理解しやすく，シンデレラの比喩はこの意味でその価値を高めている．作業関連性筋骨格系障害に関するいくつかの疫学的文献では，前述したように筋力と障害発生との間に関連がないこと，負荷曝露時間と休憩の重要性などのように，納得できる力学的説明がなされている（たとえば，Bergqvistら 1995 年；Bernard ら 1994 年；Ohlsson ら 1989 年）．

6 結 論

シンデレラ仮説は，作業関連性筋痛症の科学的因果関係のすべての流れを科学的に十分に説明するには，明らかに粗雑なモデルである．本モデルは，筋線維の動員現象と過負荷状態を説明するに過ぎず，侵害受容メカニズムの説明がなされていない．本モデルの導入以来，ある運動単位が，作業状況により類似した状況において，活動し続けるという証拠が，多少なりとも発見されたに過ぎない．しかしながら，1日の労働時間中と実際の労働条件下において，単一運動単位の活動を追跡する方法論がいまだ欠けている．

単一筋線維過負荷が侵害受容にどのように関連するかという問題は，ragged-red fibers の所見や他の障害により，明らかにされようとしているが，本書の随所に記載されているようにいまだ推測の域を出ない．作業関連性筋痛症の発生に，心理社会的条件の寄与が確認されたことは，末梢性刺激に加えて中枢神経系過程の関与の重要性を示すものである．

科学的重要性に加えて，シンデレラ仮説は実務的な状況下でも有用であることが証明されている．それは，シンデレラ仮説が，職業的作業負荷において，ときどき休んだり，負荷の大きさを変えたりすることが重要である，ということを主張するのに非常によい説明的モデルを提供してくれるからである．

文 献

Bergqvist U, Wolgast E, Nilsson B, Voss M (1995) Musculoskeletal disorders among visual display terminal workers：Individual, ergonomic, and work organizational factors. Ergonomics 38：763-776

Bernard B, Sauter S, Fine L, Petersen M, Hales T (1994) Job task and psychosocial risk factors for work-related musculoskeletal disorders among newspaper employees. Scand J Work Environ Health 20：417-426

Bjelle A, Hagberg A, Michaelsson G (1979) Clinical and ergonomic factors in prolonged shoulder pain among industrial workers. Scand J Work Environ Health 5：205-210

Fallentin N, Jørgensen K, Simonsen EB (1993) Motor unit recruitment during prolonged isometric contractions. Eur J Appl Physiol 67：335-341

Forsman M, Birch L, Zhang Q, Kadefors R (2001) Motor unit recruitment in the trapezius muscle with special reference to coarse arm movements. J Electromyogr Kinesiol 11：207-216

Freund H-J, Büdingen HJ, Dietz V (1975) Activity of single motor units from human forearm muscles during voluntary isometric contractions. J Neurophysiol 38：933-946

Hagberg M (1984) Occupational musculoskeletal stress and disorders of the neck and shoulder：A review of possible pathophysiology. Int Arch Occup Environ Health 53：269-278

Henneman E, Somjen G, Carpenter DO (1965) Excitability and inhibitability of motoneurons of different sizes. J Neurophysiol 28：599-620

Hägg GM (1988) Ny förklaringsmodell för muskelskador vid statisk belastning I skuldra och nacke. Arbete Människa Miljö 1988-4：260-262

Hägg GM (1991a) Lack of relation between maximal force capacity and muscle disorders caused by low level static loads—A new explanation model. 11th Congress International Ergonomics Association〔Queinnec Y, Daniellou F (Eds)〕, 9-11, Paris

Hägg GM (1991b) Static work load and occupational myalgia—A new explanation model. In：Anderson P, Hobart D, Danoff J (Eds) Electromyographical Kinesiology, pp 141-144, Elsevier Science Publishers, Amsterdam

Hägg GM (1991c) Statisk belastning och muskelskada. Nordisk Ergonomi 1991：1：11-12

Hägg GM (2000) Muscle fibre abnormalities related to occupational load. Eur J Appl Physiol 83：159-165

Hägg GM, Suurküla J (1991) Zero crossing rate of electromyograms during occupational work and endurance test as predictors for work related myalgia in the shoulder/neck region. Eur J Appl Physiol 62：436-444

Hägg GM, Suurküla J, Kilbom Å (1990) Prediktorer för belastingsbesvär I skuldra/nacke. En longitudinell studie påkvinnliga montörer. Arbetsmiljöinstitutet Arbete och Hälsa 1990：10

Hägg GM, Åström A (1997) Load pattern and pressure pain threshold in the upper trapezius muscle and psychosocial factors in medical secretaries with and without shoulder/neck disorders. Int Arch Occup Environ Health 69：423-432

Jensen BR, Pilegaard M, Sjogaard G (2000) Motor unit recruitment and rate coding in response to fatiguing shoulder abduction and subsequent recovery. Eur J Appl Physiol 83: 190-199

Jonsson B (1982) Measurement and evaluationj of local muscular strain on the shoulder during constrained work. J Human Ergol 11: 73-88

Kadefors R, Forsman M, Zoega B, Herberts P (1999) Recruitment of low threshold motor-units in the trapezius muscle in different static arm positions. Ergonomics 42: 359-375

Kadi F, Hägg G, Håkansson R, Holmner S, Butler-Browne GS, Thornell L-E (1998a) Structural changes in male trapezius muscle with work-related myalgia. Acta Neuropathol 95: 352-360

Kadi F, Waling K, Ahlgren C, Sundelin G, Holmner S, Butler-Browne G, Thornell L (1998b) Pathological mechanisms implicated in localized female trapezius myalgia. Pain 78: 191-196

Kilbom Å (1988) Isometric strength and occupational muscle disorders. Eur J Appl Physiol 57: 322-326

Kilbom Å, Persson J, Jonsson BG (1986) Disorders of the cervico-brachial region among female workers in the electronics industry. Int J Indust Ergon 1: 37-47

Kitahara T, Schnoz M, Läubli T, Wellig P, Krueger H (2000) Motor-unit activity in the trapezius muscle during rest, while inputting data, and during fast finger tapping. Eur J Appl Physiol 83: 181-189

Kvarnström S (1983) Occurrence of musculoskeletal disorders in a manufacturing industry, with special attention to occupational shoulder disorders. Scand J Rehab Med Supplement 8: 1-114

Larsson B, Björk J, Henriksson KG, Gerdle B, Lindman R (2000) The prevalence of cytochrome C oxidase negative and superpositive fibres and ragged-red fibres in the trapezius muscle of female cleaners with and without myalgia and female healthy controls. Pain 84: 379-387

Larsson S-E, Bengtsson A, Bodegård L, Henriksson KG, Larsson J (1988) Muscle changes in work-related chronic myalogia. Acta Orthop Scand 59: 552-556

Lundberg U, Forsman M, Zachau G, Eklöf M, Palmerud G, Melin B, Kadefors R (2002) Effects of experimentally induced mental and physical stress on motor unit recruitment in the trapezius muscle. Work & Stress 16: 166-178

Lundervold AJS (1951) Electromyographic investigations of position and manner of working in typewriting. Acta Physiol Scand 24. Suppl 84: 1-171

Maeda K (1977) Occupational cervicobrachial disorder and its causative factors. J Human Ergology 6: 193-202

Masuda T, DeLuca CJ (1991) Recruitment threshold and muscle fibre conduction velocity of single motor units. J Electromyogr Kinesiol 1: 116-123

Milner-Brown HS, Stein RB, Yemm R (1973) The orderly recruitment of human motor units during voluntary isometric contractions. J Physiol (London) 230: 359-370

Ohlsson K, Attewell R, Skerfving S (1989) Self-reported symptoms in the neck and upper limbs of female assembly workers. Scand J Work Environ Health 15: 75-80

Søgaard K (1995) Motor unit recruitment pattern during low-level static and dynamic contractions. Muscle Nerve 18: 292-300

Søgaard K, Christensen H, Jensen B, Finsen L, Sjøgaard G (1996) Motor control and kinematics during low level concentric and eccentric contractions in man. Electroenceph Clin Neurophysiol 101: 453-460

Takala EP, Viikari-Juntura E (1991) Muscle force, endurance and neck-shoulder symptoms of sedentary workers. An experimental study on bank cashiers with and without symptoms. Int J Ind Ergonomics 7: 123-132

Vasseljen Jr O, Westgaard RH (1995) A case-control study of trapezius muscle activity in office and manual workers with shoulder and neck pain and symptom-free controls. Int Arch Occup Environ Health 67: 11-18

Veiersted KB, Westgaard RH, Andersen P (1990) Pattern of mascle activity during stereotype work and its relation to muscle pain. Int Arch Occup Environ Health 62: 31-41

Veiersted KB, Westgaard RH (1993) Development of trapezius myalgia among female workers performing light manual work. Scand J Work Environ Health 19: 277-283

Veiersted KB, Westgaard RH (1993) Electromyographic evaluation of muscular work pattern as a predictor of trapezius myalgia. Scand J Work Environ Health 19: 284-290

Wærsted M (2000) Muscle activity related to non-biomechanical factors in the workplace. Eur J Appl Physiol 83: 151-158

Westgaard RH, De Luca CJ (1999) Motor unit substitution in long-duration contractions of the human trapezius muscle. J Neurophysiol 82: 501-504

Wiker SF, Chaffin DB, Langolf GD (1990) Shoulder postural fatigue and discomfort. Int J Indust Ergon 5: 133-146

Yemm R (1977) The orderly recruitment of motor units of the masseter and temporal muscles during voluntary isometric contractions in man. J Physiol (London) 265: 163-174

Zennaro D, Läubli T, Krebs D, Klipstein A, Kreuger H (2003) Continuous, intermitted and sporadic motor unit activity in the trapezius muscle during prolonged computer work. J Electromyogr Kinesiol 13: 113-124

第11章
運動単位動員と筋肉痛発症との関係
（シンデレラ仮説）

Nils Fallentin

デンマーク国立労働健康研究所，コペンハーゲン市，デンマーク

キーワード：筋疲労，静的作業負荷，運動単位ローテーション，最大下収縮，交感神経系，血圧

1 はじめに：労働衛生学的展望

職業上での静的作業負荷は，人間工学的なリスクファクターの大きな要因の1つとして，筋骨格系障害のリスク増加と綿密に関連している．一定の姿位や不自然な作業姿位と，頸部や肩部の筋骨格系障害，すなわち緊張性頸部症候群（Bernard 1997年）との間には，因果関係の証拠が非常に多くの調査研究により示されている．職業上での静的作業において健康に反する影響をいかに抑止するかは，主にこのような作業に従事するレベルをどうやって減少させるか，という予防措置にかかっている．さらにこのような作業に曝露する危険なレベルと安全なレベルにどの程度の差が生ずるかという限界閾値の確立に努力を注いだ．この「静的」作業負荷の最大許容レベルが，最大随意筋収縮レベルの2～3％に相当することは，これまでにもしばしば指摘されていた（Jonsson 1978年）．

このように作業負荷レベルをコントロールしようとしても，その成功率はかんばしくない．これまでに指摘された制限閾値レベルを十分に下回るような作業負荷強度に押さえても，作業関連性筋骨格系障害の発症の頻度には大きな影響を与えなかったという．

2 シンデレラ仮説

シンデレラ仮説は，このパラドックスを説明し，予防努力の行き詰まりを打開するために，Häggにより示唆された概念である（Hägg 1989年，1991年；本書第10章）．これまでの調査から，患者が一定の姿位あるいは不自然な姿位で作業をしている負荷と，健康障害が発生する影響との間には，明らかな乖離があることが判明している．この乖離は，作業場所における姿勢負荷と，頸肩部の組織に及ぼす影響（この場合だと，感受性の高い運動単位における過負荷）との関係が，非線形であることから生じているのではないかと説明されていた．この非線形関係により，負荷がある一定以上の閾値を超えると，急速に最終的な健康障害を生ずるようになると考えられる．

シンデレラ仮説は，弱い収縮力（すなわち筋のほんの少数の運動単位だけの賦活化）の間，空間的に全体の運動単位が，一様には動員されないことを意味する．この賦活化される運動単位においては，比較的強い力を生ずるが，一方で，他の運動単位は沈黙を保つ．サイズ原理（サイズ・プリンシプル）に従って，型にはまった動員パターンと組み合わせて，シンデレラ仮説は，ある特定の，低閾値運動単位（シンデレラ運動単位）の一群が，総筋負荷がどうであろうと（たとえば最大随意収縮力の1％であろうと6％であろうと），それとは無関係に活動することを意味する．筋収縮が，長時間維持されているとすると，代謝的に過負荷を強いられている多数の筋線維が細胞内カルシウムイオンのホメオスターシスを喪失する

傾向と，その結果生ずる自己破壊の過程を活性化するという過程をたどり，最終的には筋肉痛と筋障害を引き起こす状態にまで発展すると考えられる（Armstrong 1990年）．

2.1 シンデレラ仮説を支持する実験

シンデレラ仮説は，以下のさまざまな実験により裏づけられている．

タイプⅠ筋線維における選択的過剰労作の間接的な裏づけは，多くの生検をもとにした研究により明らかにされている．作業関連性筋痛症の患者で，僧帽筋タイプⅠ筋線維のミトコンドリア機能不全を示唆する筋線維異常所見が，高率で認められるという（たとえば，Larssonら 1988年）．しかしながら，たとえばragged-red fibers（「赤色ぼろ線維」）の所見，あるいは筋線維のチトクロームCオキシダーゼ（酸化酵素）陰性所見のような筋線維障害と，職業的な作業負荷や作業関連性筋痛症との間の関係は，論争中である．論争の中心は，早期の研究において，研究対象群の人数が少なかったということと，健康な対照群に欠けているか，対応が不十分で対照群としての価値がない，という報告が散見されるという問題によるものである．しかしながら，最近のLarssonらの研究（2000年）によれば，掃除婦で筋肉痛を有する女性群と有さない女性群との比較調査で，健康対照女性と比較して，説得力のある結論を得たという．すなわち，ragged-red fibersではあるが，チトクロームCオキシダーゼ陰性線維ではない筋線維が，静的筋負荷（清掃作業課題）への従事，および僧帽筋における圧痛の発症に相関していることを認めたという．

同時に，動物実験により，筋線維への持続的な低レベル賦活化が，単一筋線維に対し，潜在的に障害をもたらすものであるという報告があった．慢性的に低周波刺激（1 Hzで240分間）を与えることにより，カルシウムイオンの集積，細胞整合性の喪失，細胞損傷などがラットの長指伸筋に形態学的に明瞭に認められたという（Gissel 2000年）．

ヒトの骨格筋においては，長期間にわたる労働従事の間，同じ低域値運動単位の持続的賦活化ということを示唆する筋線維の動員に関する研究はない．短期間の筋肉内筋電図記録の結果からは，広範囲の腕姿位を保持する際に，シンデレラ仮説に合うようなステレオタイプな動員パターンが，僧帽筋において観察されるという示唆が得られている（Kadeforsら 1999年）．さらに，同様の所見が，上腕二頭筋において，低レベルの静的筋収縮や，低速度の動的筋収縮を行う際にも認められている（Søgaard 1995年）．

2.2 実際的な影響

シンデレラ仮説を裏づける証拠が，主に間接的な証拠であろうと，状況証拠であろうと，本仮説は広く研究者の間で高い評価を得ており，作業関連性筋痛症の予防や制御の試みに大きな影響を与えている．作業関連性筋痛症の予防には，一定の姿勢保持を減らすだけでは，不十分である．多くのシンデレラ筋線維は，静的運動負荷時間を減らすだけでは，重い負荷から免れ得ない．このことを強調することで，シンデレラ仮説の結果，作業関連性筋痛症に対する予防措置の優先順位が，徐々に変化してきた．仕事構成の側面からみて，各種作業の時間配分と曝露時間を減らす重要性を強調することが，近年における多くの人間工学的プログラムやガイドラインの焦点となっている．たとえば，休憩時間の導入や別の作業内容を交替で行わせる，というようなことが重要視されるようになった．これによりシンデレラ筋線維の負荷を減弱することができるからである．

3 シンデレラ仮説の問題点

しかしながら，シンデレラ仮説の最大の問題点は，組織だった過負荷と単一筋線維の破壊を引き起こす筋線維の動員パターンに関する「筋肉の知恵」"muscular wisdom"（筋疲労時には運動単位の発射頻度が減少する）仮説〔訳者注：239頁の訳者注を参照〕を無視していることにある．この「筋肉の知恵」という防御機構はよく知られており，長期間にわたる低レベル静的筋収縮中の，運動単位のローテーション動員または代替動員が，運動単位を過疲労から保護する方法として，多くの研究において報告されている（Fallentinら 1993年；WestgaardとDeLuca 1999年；KamoとMorimoto 2001年）（図1）．シンデレラ動員パターンは，「正常筋機能」の一部とは思われない．

型にはまった筋線維動員パターンが，「システムの故障」や「運動制御の喪失」のような事例を代表するという可能性は高いように思われるし，そのような過程を開始する生理学的前提は何かということを確認することのほうが，重要な課題であると考えられる．

Nils Fallentin

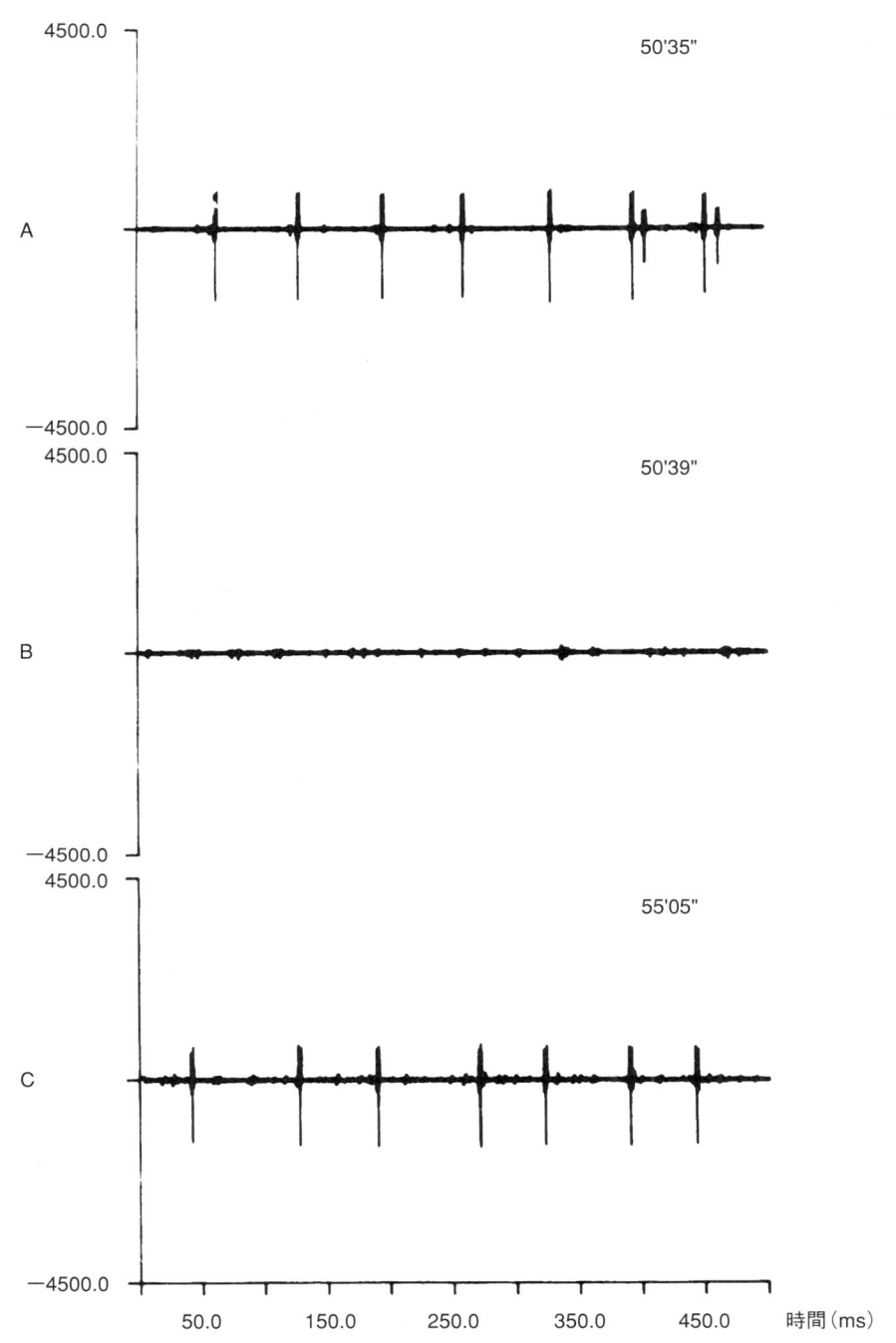

図1 肘関節を最大随意筋収縮力の10%の力で屈曲中に記録された単一運動単位電位(等尺性持続力の実験). 持久時間が2時間以上であった1人の被験者より得られた結果で,「運動単位ローテーション」を示唆している. A:筋収縮開始50分35秒後における記録. B:筋収縮開始50分39秒後における記録. C:筋収縮開始55分05秒後における記録. 記録された信号は,二次微分フィルターによりローカットした. 各図において横軸の長さは500 ms(ミリ秒)である(Fallentinら 1993年より).

3.1 筋求心性活動の情報

特定の状況において,保護メカニズムが明らかに働かないことがあり得る理由の重要な手がかりとしては,筋緊張と筋疼痛の発生と進行を説明するために JohanssonとSojkaにより提唱された「悪循環」説がある(Bergenheim 本書第13章).

本モデルは,作業中の筋において発生する反射や,筋

線維の動員や活性化に影響を及ぼす反射に重点をおく．シンデレラ仮説にJohansson-Sojkaモデルを組み合わせる考えは，興味深い．

残念なことに，「悪循環」説モデルにおける特定の要素をみいだす実験的研究は，結果が相反しており，一部は全く矛盾していることもある．しかしながら，異なるいろいろなシナリオを概説し，各シナリオを状況証拠で裏打ちすることは，難しいことではない．

本モデルのオリジナルな発表では，筋代謝産物により，筋紡錘の一次終末および二次終末からの求心性活動は増加し，反射を介した筋緊張は増大するとされていた．この筋紡錘求心性活動は，グループⅢ〜Ⅳの求心性線維を介して伝達され，またγ運動系にも作用する（Windhorst本書第17章）．α運動ニューロンプールに対する亢進した筋紡錘の補助のもとに，遅筋線維の動員に有利なように作用するため，結果的には，低域値運動単位の型にはまった持続的な動員を行うと考えられる．

そのかわり，運動単位動員の抑制により，骨格筋を過度の疲労と過剰運動から保護することが可能な通常の状況においては，悪循環の要素は，システムの一部として機能するとみることができる．このような関係からすると，これは不十分なあるいは不適当な運動単位動員の抑制が「シンデレラ型」の動員を引き起こすというシナリオは，システムの故障といえる．

疲労に至るまでの筋収縮中における筋求心性情報に通常期待される基本的な結果として，大径および小径の筋求心性線維発射活動による反射性抑制という理論を支持する証拠は，少なからずある．疲労時における運動ニューロン出力の反射性抑制が，筋収縮による代謝産物により，細径筋求心性活動を通じて引き起こすという考え方は，Bigland-Ritchieら（1986年）とGarland（1991年）によって示された．さらにMacefiledら（1991年）は，疲労時における筋紡錘のα運動ニューロンに対する促進効果が漸進的に低下することを証明し，Hagbarthら（1995）は疲労がヒト手指筋における伸張反射の低下を誘発することを示した．

ところが，多くの動物実験により，疲労時において筋紡錘求心性発射活動の増加が立証されており，それゆえ，「悪循環」モデルの最初の解釈を支持することに留意すべきであろうと主張されている（LjubisavljevicとAnastasijevic 1994年）．このように，疲労時における骨格筋運動出力の反射介在性成分が，増加するか減少するかについては，意見が対立している．

しかし，以下の議論では，長時間にわたる低レベル収縮が，本来は，有益であるはずの運動出力低下を延期するか，あるいは回避する状況をつくりだし，潜在的な感受性の高い運動単位に対する過負荷と損傷のリスクを伴う型にはまった動員パターンを結果として生ずるという示唆を前面に押し出すことにする．

4 モデル

これまでのモデルは，過負荷や潜在的な障害から筋を保護するうえでよく適しているメカニズムとして，筋疲労を確立しようとしていた．図2で提唱するモデルは，血圧上昇反射と筋疲労との関係に焦点を絞っている．

間質内のカリウム濃度の上昇がこのモデルの重要要素である．この「エラー信号」は，疲労筋における代謝障害の信号をグループⅡ〜Ⅳ求心性線維を活性化することにより伝達する．この「エラー」を除去できず，間質内

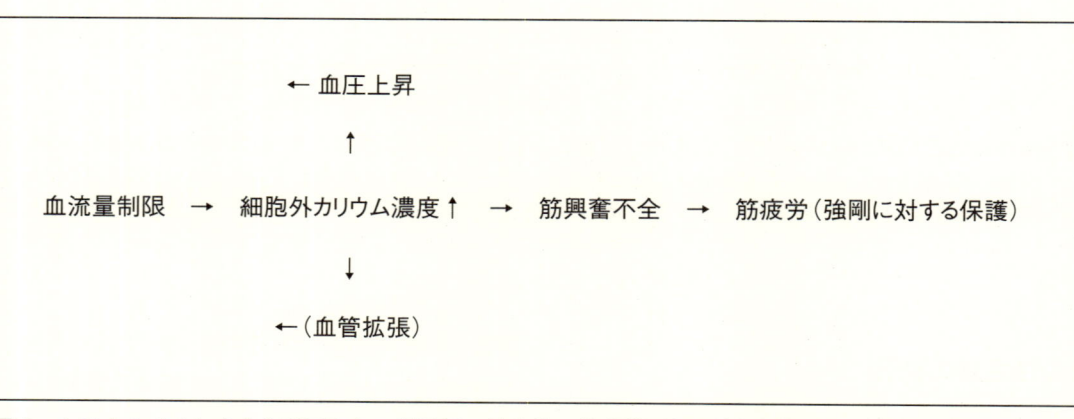

```
                    ← 血圧上昇
                         ↑
血流量制限  →  細胞外カリウム濃度↑  →  筋興奮不全  →  筋疲労（強剛に対する保護）
                         ↓
                    ←（血管拡張）
```

図2　カリウムイオンを中心要因とし，還流圧，筋血流，筋疲労の相互関係を説明するのに提唱されたモデル．（Fallentin 1991年より）

カリウムイオンが蓄積すると，必然的に筋興奮を起こせなくなり，筋収縮を継続できなくなるため，この「エラー信号」は同時に安全機構としても作動する．

明らかに本モデルはあまりにも単純である．カリウムイオンは関連する唯一の物質ではなく，アラキドン酸がより重要な役割を果たすのではないかと考えられている．そして，上記で概説したような防御の潜在的第一線，すなわち，筋興奮を起こせなくなる前に運動ニューロン出力が反射的抑制を受けることを考慮に入れていないことになる．

しかしながら，本モデルに運動単位動員における疲労誘発変化を導入することは可能である．

そのような長時間にわたる最大下静的筋収縮の精緻なモデルにおいては，グループⅢ・Ⅳ求心性活動は，作業筋に対する血流還流圧を増加させるための，血圧上昇を引き起こす反射に関連していると説明される．この反応が血流量および代謝反応を回復するのに十分でないときにのみ，グループⅢ・Ⅳ求心性活動を介する抑制性介在ニューロンに対する直接的な影響，または疲労によって誘発されるα運動ニューロンに対する筋紡錘の促進効果の低下，あるいはその両者により運動単位の動員が抑制される．そのようなシナリオの最終結果としては，疲労困憊した運動単位の活動低下であり，それは，脊髄より上位の中枢からの指令の増加と新たな運動単位の動員による一定量の力の出力のみが，ほんの短い時間だけ，維持できるということを意味している．もし他のシステム全部がうまく働かなかった場合には，図2に示したような筋興奮の不全が，次にバックアップとしての安全なメカニズムとして作用する．

しかし，重要なポイントは，このような安全メカニズムが，高レベル静的収縮時には効率的に機能するが，労働現場で曝露される低レベル静的筋収縮を行わせたときには，不十分である可能性があることにある．

この状況で，骨格筋における代謝障害の程度は低く，組織間隙中のカリウムイオンの蓄積による濃度上昇は，血圧上昇反射を引き起こすほどではない．グループⅢ・Ⅳ求心性線維を介した運動単位活性化は抑制されず，α運動ニューロンに対する筋紡錘の促進効果の低下もほとんどない．疲労は中枢神経内で感知されず，低閾値運動単位に賦活化は，絶えず起こっており，将来的にはこの賦活化により運動単位は自滅してしまうと考えられるが，それを防ぐ手だては何もない．

4.1 不適切な運動制御

Edwardsは，1988年，「不適切な運動制御」という概念を提唱した．これは多くの作業関連性筋痛症の原因として，その本質を記載しようとしたものである．本概念によるシナリオでは上述の状態は「不適切な運動制御」のただ1つの例であるということは強調されねばならない．この例は，長期間にわたる低レベル静的筋収縮時に特に限定され，その結果として運動単位に「シンデレラ」型の動員パターンを生ずるものである．その他の場合，主要な問題点は，おそらく筋紡錘求心性活動により伝達される情報の正確性が低下するために固有受容感覚の鋭敏性が失われてしまうことにあろう（Pedersenら1998年）．これにより作動筋と拮抗筋の同時収縮と，運動単位の好ましくない動員パターンを結果として生ずることになる．あるいは，動作を正確に行わねばならないという要求や他の生体力学的制約により，運動単位が交替したり，代わる代わるローテーションを組んだりすることを視野にいれない型にはまった動員パターンが生ずることになる（van Dieënら 本書第6章）．

固有受容感覚の正確性が低下すると，疲労筋のサーボ制御能力も低下し，同時に，たとえば，重い器具を持ち上げたり，操作したりする間に，疲労筋に対する急な負荷あるいは負荷解除に関連する危険が増加する．「不適切な運動制御」と不十分な固有受容感覚という考え方が，上肢障害に限局するわけではないということは，注意するに値する．近年になり腰痛研究の焦点は，変化した．反射メカニズムを強調し，「不十分な脊椎安定性」と「運動制御システムの適性の喪失」を手作業における着目すべきリスクファクターとして，焦点を絞ることに移行したのである（McGill 1999年）．

5　交感神経系

交感神経系はすべてのシステムにおいて，①血圧上昇反射の遠心性経路として，②運動制御の反射感度を順応させることにより，重要な役割を果たす（PassatoreとRoatta 本書第21章）．血圧制御と運動制御は，綿密な相互相関を有することに留意する必要がある．Fitzpatrikら（1996年），Wrightら（2000年）は，作業中における手の筋の出力する力が，身体血圧の生理的変化により強力に影響されることを発見し，この全身血圧上昇に対する筋パフォーマンスの向上という連鎖は，運動制御において，潜在的に重要であることを強調した．

骨格筋収縮中の筋交感神経活動の増加は，その筋に対する血流量の減少を招き，作動筋における代謝産物の蓄積が増加する（Johanssonら 1999年）ことが知られている．しかしながら，この現象は，おそらく代謝産物を洗い流すように働くという原則に反すると思われる．

一方では，多くの研究により反射性交感神経賦活化が活動している筋に対する血流量を代謝的に至適化することが示されている．「機能的交感神経遮断」，すなわち収縮筋における交感神経性血管収縮の低下は，代謝物質による血管拡張によるものであることが，ヒトにおいて繰り返し述べられている（Hansenら 1996年；TschakovskyとHughson 2003年）．ところが，Mittelstadtらは，1994年に動物実験で，局所性の血管コンダクタンスの低下にもかかわらず，筋の化学受容器反射が血圧上昇，ひいては筋血流量の増加を招くことを報告した．上記の両例ともに，筋化学受容器反射が作業筋に対する血流量を至適化し，筋交感神経活動の増加が，筋酸素供給に対する決定因子とはならないことを示している．

一方，疲労に至るまでの筋収縮中の交感神経系の機能的役割は，複雑である．交感神経の影響は，支配筋の収縮様式（つまり持続的静的，間欠的静的あるいは間欠的動的）や収縮強度に依存して，有益か有害かが決まる．一般的に，「正常状況下」で機能的に正しく働くシステムは，時に有害であることもある．興味深いことに機能的交感神経遮断は，最大随意収縮の10～15%を超過する筋収縮力を必要とする．これは，非常に低いレベルの筋収縮時における筋交感神経活動が，実際的には筋酸素供給を低下させる可能性を意味する（Hansenら 1996年；De-Loreyら 2002年）．

交感神経系を介した反射性制御は，運動中においては，運動に対応して，機能的に重要である．そして，体性運動出力と，脊髄の運動リズム・ジェネレーターを介した交感神経発射の強固な結びつきが，示されている（Chizhら 1998年）．一方，長時間にわたる静的活動に関しては，Passatoreら（1996年）により動物実験（PassatoreとRoatta 本書第21章）で観察された，交感神経誘発性の筋紡錘感受性の低下は，疲労時における固有受容感覚の正確性の低下と運動制御の障害における重要因子と考えられる．しかしながら，何度もいうように，この話題は非常に複雑であり，最近の論文は，交感神経系のヒト筋紡錘の感受性に対する直接効果という概念に疑問を呈している（MatreとKnardahl 2003年；Macefieldら 2000年）．

5.1 精神的ストレスと心理社会的職場要因

精神的ストレスと職場の心理社会的要因は，最初に侵される身体箇所として，肩，頸，頭の筋骨格系疼痛発症における顕著な危険因子である（Westgaard 1999年）．しかし，それと対照的に，適度なストレスレベルが負荷されている間，上肢に対する筋交感神経出力は，期待される程度には増加せず（Andersonら 1987年），精神的ストレス負荷により，明らかに上肢と下肢の交感神経活動に乖離が生じていることが報告されている．精神的負荷中の前腕の血管拡張と筋血流量の増加は，多くの研究で精神的ストレスに対する特徴的な反応として説明されている（Dietzら 1994年；Lindqvistら 1996年；Hamerら 2003年）．

そのかわり，精神的ストレスは，その影響を第一に中枢性指令経路を通じて下行し，皮膚交感神経活動を増加させ，おそらく「運動単位動員」指令を，固有の下行経路によって増強している（Vissing 1997年）．この視点から考えると，精神的ストレスは，実際に長期的低レベル静的筋収縮中の型にはまった「シンデレラ」動員パターンによる保護的システムの崩壊を，もっとも導き出しにくい要素であると考えられる．

6 結論

本章において提示されたJohansson-Sojkaモデルの解釈として，シンデレラ仮説は，Johansson-Sojkaモデルにおける重要要素が十分に活性化されていないために起こる「システム不良」として説明されることが示唆される．このシステム不良の直接の性質は，いまだ推測の域を出ないが，精神的ストレスあるいは心理社会的に欠陥のある作業場での作業が，感受性の強い個人において保護システムの崩壊をまねく最終的な要素であると考えられる．結論として，強いストレスに曝される環境，あるいはうまくシステム化されていない作業を伴う低レベル静的筋収縮に長期間曝露されると，筋骨格系障害を内在する，潜在的に破滅的な多くの事象を開始するリスクファクターを豊富に含む環境を作り出すと考えられる．

文献

Anderson EA, Wallin BG, Mark AL (1987) Dissociation of sympathetic nerve activity in arm and leg muscle during mental stress. Hypertension 9 (6 Pt 2)：III 114-119

Armstrong RB (1990) Initial events in exercise-induced muscular injury. Med Sci Sports Exerc 22 : 429-435

Bernard BP (Ed) (1997) Musculoskeletal disorders and workplace factors. A critical review of epidemiologic evidence for work-related musculoskeletal disorders of the neck, upper extremity, and low back. US Department of Health and Human Services, NIOSH, Cincinnati, USA

Bigland-Ritchie BR, Dawson NJ, Johansson RS, Lippold OCJ (1986) Reflex origin for the slowing of motoneurone firing rates in fatigue of human voluntary contractions. J Physiol (London) 379 : 451-459

Chizh BA, Headley PM, Paton JFAR (1998) Coupling of sympathetic and somatic motor outflows from the spinal cord in a perfused preparation of adult mouse *in vitro*. J Physiol (London) 508 : 907-918

DeLorey DS, Wang SS, Shoemaker JK (2002) Evidence for sympatholysis at the onset of forearm exercise. J Appl Physiol 93 : 555-560

Dietz NM, Rivera JM, Eggener SE, Fix RT, Warner DO, Joyner MJ (1994) Nitric oxide contributes to the rise in forearm blood flow during mental stress in humans. J Physiol 480 : 361-368

Edwards RHT (1988) Hypotheses of peripheral and central mechanisms underlying occupational muscle pain and injury. Eur J Appl Physiol 57 : 275-281

Fallentin N (1991) Cardiovascular adjustments to static exercise : Neural control mechanisms, muscle fiber composition and electromyographic activity. (Ph D-thesis), Copenhagen, University of Copenhagen and National Institute of Occupational Health

Fallentin N, Jørgensen K, Simonsen EB (1993) Motor unit recruitment during prolonged isometric contractions. Eur J Appl Physiol 67 : 335-341

Fitzpatric R, Taylor JL, and McCloskey DI (1996) Effects of arterial perfusion pressure on force production in working human hand muscles. J Physiol (London) 495 : 885-891

Garland SJ (1991) Role of small diameter afferents in reflex inhibition during human muscle fatigue. J Physiol (London) 435 : 547-558

Gissel H (1999) Ca^{2+} accumulation and cell damage during muscle contraction. In : Christensen H Sjøgaard K (Eds) PROCID Symposium, København (Copenhagen), pp145-149

Hagbarth K-E, Bongiovanni LG, Nordin M (1995) Reduced servo-control of fatigued human finger extensor and flexor muscles. J Physiol (London) 485 : 865-872

Hägg G (1989) Belastningsutlösta muskelskador i skuldra/nacke. Ett förslag till förslag till förklaringsmodell. 38. Nordiske Arbeidsmiljømøte, pp138-139, Sandefjord (in Swedish)

Hägg GM (1991) Static work loadsand occupational myalgia-A new explanation model. In : Anderson PA, Hobart DJ, Danoff JV (Eds) Electromyographical Kinesiology, pp141-144, Elsevier Science Publishers BV

Hamer M, Boutcher YN, Boutcher SH (2003) The role of cardiopulmonary baroreceptors during the forearm vasodilatation response to mental stress. Psychophysiology 40 : 249-253

Hansen J, Thomas GD, Harris SA, Parsons WJ, Victor RG (1996) Differential sympathetic neural control of oxygenation in resting and exercising human skeletal muscle. J Clin Invest 98 : 584-596

Johansson H, Sojka P (1991) Pathophysiological mechanisms involved in genesis and spread of muscular tension in occupational muscle pain and in chronic musculoskeletal pain syndromes. A hypothesis. Med Hypotheses 35 : 196-203

Johansson H, Sjölander P, Djupsjöbacka M, Bergenheim M, Pedersen J (1999) Pathophysiological mechanisms behind work-related muscle pain syndromes. Am J Ind Med Suppl 1 : 104-106

Jonsson B (1978) Kinesiology. With special reference to electromyographic kinesiology. In : Cobb WA, Van Duijn H (Eds) Contemporary Clinical Neurophysiology, pp417-428, Elsevier Scientific Publishing Company, Amsterdam

Kadefors R, Forsman M, Zoéga B, Herberts P (1999) Recruitment of low threshold motor-units in the trapezius muscle in different static arm positions. Ergonomics 42 : 359-372

Kamo M, Morimoto S (2001) Discharge properties of human motor units during sustained contraction at low force levels. J Electromyogr Kinesiol 11 : 255-261

Larsson B, Björk J, Henriksson K-G, Gerdle B, Lindman R (2000) The prevalence of cytochrome c oxidase negative and superpositive fibres and ragged-red fibres in the trapezius muscle of female cleaners with and without myalgia and of female healthy controls. Pain 84 : 379-387

Larsson S-E, Bengtsson A, Bodegård L, Henriksson KG, Larsson J (1988) Muscle changes in work-related chronic myalgia. Acta Orthop Scand 59 : 552-556

Lindqvist M, Davidsson S, Hjemdahl P, Melcher A (1996) Sustained forearm vasodilation in humans during mental stress is not neurogenically mediated. Acta Physiol Scand 158 : 7-14

Ljubisavljevic M, Anastasijevic R (1994) Fusimotor induced changes in muscle spindles outflow and responsiveness in muscle fatigue in decerebrate cats. Neurosci 63 : 339-348

Macefield G, Hagbarth K-E, Gorman R, Gandevia SC, Burke D (1991) Decline in spindle support to a motoneurones during sustained voluntary contractions. J Physiol (London) 440 : 497-512

Macefield VG, Sverrisdottir YB, Wallin BG (2003) Resting discharge of human muscle spindles is not modulated by increases in sympathetic drive. J Physiol 551 (Pt3) : 1005-1011

McGill SM (1999) Challenging biomechanical spine models to

enhance healthy backs. International Society of Biomechanics XVIIth Congress, Books of Abstracts, p37

Mittelstadt SW, Bell LB, O'Hagan KP, Clifford PS (1994) Muscle chemoreflex alters vascular conductance in nonischemic exercising skeletal muscle. J Appl Physiol 77：2761-2766

Passatore M, Deriu F, Grassi C, Roatta S (1996) A comparative study of changes operated by sympathetic nervous system activation on spindle afferent discharge and on tonic vibration reflex in rabbit jaw muscles. J Auton Nerv Syst 57：163-167

Pedersen J, Ljubisavljevic M, Bergenheim M, Johansson H (1998) Alterations in information transmission in ensembles of primary muscle spindle afferents after muscle fatigue in heteronymous muscle. Neurosci 84：953-859

Søgaard K (1995) Motor unit recruitment pattern during low-level static and dynamic contraction. Muscle Nerve 18：292-300

Tschakovsky ME, Hughson RL (2003) Rapid blunting of sympathetic vasoconstriction in the human forearm at the onset of exercise. J Appl Physiol 94：1785-1792

Vissing SF (1997) Differential activation of sympathetic discharge to skin and skeletal muscle in humans. Acta Physiol Scand 161：1-32

Westgaard RH (1999) Effects of physical and mental stressors on muscle pain. Scand J Work Environ Health 25, Suppl 4：19-24

Westgaard RH, De Luca CJ (1999) Motor unit substitution in long-duration contractions of the human trapezius muscle. J Neurophysiol 82：501-504

Wright JR, McCloskey DI, Fitzpatrick RC (2000) Effects of systemic arterial blood pressure on the contractile force of a human hand muscle. J Appl Physiol 88：1390-1396

第12章
筋肉痛と運動制御との間の相互作用

Thomas Graven-Nielsen[1], Peter Svensson[2], Lars Arendt-Nielsen[1]

[1]オールボー大学　感覚運動相互作用センター，実験的疼痛研究室，オールボー市，デンマーク
[2]オーフス大学　歯学部，臨床口腔生理学部門，オーフス市，デンマーク

キーワード：筋肉痛のモデル，感覚・運動相互作用，静的・動的筋活動

要旨：近年，筋肉痛のメカニズムに関する新しい実験的研究が開始された．筋骨格系疼痛障害の社会経済学的なインパクトは重要で，さらに本症の病態生理学的メカニズムに対する新しい見解が，慢性化を防ぐという意味で重要と考えられる．筋肉痛をヒトで引き起こし，評価するための数多くの実験的モデルが使用されてきた．さらに運動制御と筋肉痛との相互作用の研究にも多くの実験的モデルが使用された．しかし，筋肉痛が運動制御に与える影響に関しては，いまだに十分理解されているとはいえない．健康な被験者において誘発した実験的筋肉痛は，筋肉痛，筋活動，そして筋協調の間の基礎的な相互作用を理解する上で役立つと考えられる．

筋肉痛と運動制御との間の相互作用は，運動課題に依存する．この運動課題とは，安静，静的・動的な筋収縮を意味する．以前，筋肉痛は，筋の過活動により生ずるとする仮説が提案されたことがあった．しかし，このいわゆる「悪循環」説は，文献的に十分な科学的支持が得られなかった．さらに，食塩水を筋肉内に注射して引き起こす筋肉痛では，安静時の筋電図は亢進しない．筋肉痛により最大随意収縮力と最大下収縮時における収縮持続時間は減少する．さらに筋肉痛は，動的課題を遂行中の筋に協調の面で変化を起こす．拮抗筋活動を亢進させ，共同筋活動を低下させるのである．このパターンはいわゆる「疼痛順応モデル」（Lundら　1989年）に合致しており，筋肉痛による動作振幅および動作速度の減少をきたす．動的運動機能の疼痛誘因性変化における神経メカニズムは，運動ニューロンの抑制と興奮の交替性メカニズムと一番関連が深い．しかし，この調節を行う正確な経路は，いまだ明らかとなっていない．

ヒトにおける実験的筋肉痛研究より得られた新しい知見によって，筋肉痛の基本的な影響をより深く理解し，労働関連性筋骨格系疼痛のリスクを管理し，そしてそのリスクを減少させるためのよりよい戦略の発展，より多い証拠にのっとった戦略の発展を，もたらすことができる．

1　はじめに

筋肉痛が，運動パフォーマンスに対して，機能的な影響を及ぼすことは明らかである．日常生活において，関節や筋肉の痛みは，運動パフォーマンスや顔面表情にどれだけ影響を及ぼすかはよく知られている．ヒトは痛みを生ずる四肢や領域をかばおうとするのである．労働衛生学の分野では，同じ仕事をしているのに，なぜ筋骨格系疼痛を起こす労働者と起こさない労働者がいるのか，という疑問がある．

実験的疼痛研究は，経験に基づく治療戦略の基本的なメカニズムを研究するのに用いられる．例として，実験的手法は，外上顆の用手的理学療法により，どのようにして疼痛の影響を抑えるかというメカニズムを検索するために用いられる．この実験的手法は，下行性疼痛抑制システム（Windhorst　本書第18章）の，用手的療法による賦活化を意味している（Vicenzinoら　1996年）．他の研究においても，筋肉痛の実験的モデルは，受動的筋伸張の効果を評価するために用いられており（Lundら

1998 年),特に運動後筋肉痛の理学療法によく用いられている.実験的手法は,理学療法における体性感覚の感受性,痛みの強さなどの結果パラメーターの定量的測定を可能にすると考えられる.しかし,これらの手法は,あまり多用されない(Feine と Lund 1997 年).

ヒトにおいて筋肉痛を誘発するには,いろいろな手法が使用されるが(総説としては,Arendt-Nielsen 1997 年;さらに Graven-Nielsen ら 2001 年参照),本章では筋肉痛を誘発する主な方法と,筋協調に及ぼす実験的筋肉痛の基本的な影響について説明する.実験的筋肉痛と運動制御の変化の間の相互関連を,慢性筋肉痛の臨床現場へ直接に応用することはできないということを認識することは非常に重要である.ともあれ,腰痛,線維筋痛症,筋・筋膜側頭下顎痛(顎関節痛)のような慢性筋肉痛の患者は,筋協調の変化では実験的筋肉痛での観察と同じ変化を示す.実験的筋肉痛研究の重要な利点は,因果関係が知られていることにある.つまり,痛みの動作協調に及ぼす影響が説明可能である.したがって,実験的筋肉痛により,基本的な生物学的運動制御メカニズムを知ることができるわけであるが,そのメカニズムは筋肉痛により大きく影響される.この基本的生物学的運動制御メカニズムは,慢性筋肉痛発症に関与する可能性だけでなく,急性痛から慢性痛への移行に重要な役割を果たす可能性も示唆されている.

2 筋肉痛を誘発する実験手法

筋肉痛を誘発させるには,種々の方法があるが,内因性手法と外因性手法に大別される(Svensson と Arendt-Nielsen 1995 年 b).内因性手法とは,筋肉痛を自然刺激により発生させる方法で,たとえば筋虚血や,運動誘発性の筋肉痛がある(**表1**).外因性手法は,身体の外から刺激して筋肉痛を発生させる方法で,筋求心性線維への電気刺激や発痛物質の注射などが例としてあげられる.

2.1 内因性実験手法

1932 年,Lewis は,筋肉痛を虚血により誘発できることを提唱した.本法により,阻血した腕や脚の全体に,すなわち筋だけでなく皮膚,骨膜にも,くまなく痛みを誘発できるため,特定の筋のみに痛みを引き起こすことはできない.発痛物質の蓄積は,虚血性収縮を伴い,虚血性収縮は筋肉痛を生ずると考えられている(Moore ら 1934 年;Harpuder と Stein 1943 年).求心性筋収縮運動による運動誘発性筋肉痛は,通常,痛み持続時間が短く,運動中の筋血流障害の結果である.したがって,運動誘発性筋肉痛は,虚血性筋肉痛に類似すると考えられる(Vecchiet ら 1987 年;Newham ら 1994 年).一方,遠心性筋収縮運動は,しばしば筋収縮運動後,24〜48 時間を痛みのピークとする遅発性筋痛症を引き起こす.遅発性筋痛症(delayed onset muscle soreness:DOMS)の発症メカニズムは,おそらく超微細構造的損傷により発痛物質の放出が行われることによるものであろうと考えられている(Newham 1988 年;Howell ら 1993 年).この発痛物質により非ステロイド性抗炎症薬(non steroid anti inflammatory drug:NSAID)が有効である炎症反応が誘発されると考えられる.顎筋痛症のような症状が発症する(Svensson と Arendt-Nielsen 1995 年 a;Svenson ら 1997 年 d).しかしながら,Howell らは,1998 年に四肢筋の遅発性筋痛症には,非ステロイド性抗炎症薬が無効であることを報告した.遅発性筋痛症のもう 1 つの特徴は,安静時には痛みを生じないが,筋収縮時に痛みを生じたり,圧痛があったりすることである.これは自発性の筋肉痛が,外因性実験手法により引き起こされることと対照的である.一般的に,内因性実験手法は広汎に,筋肉および他の体構造に深部痛を引き起こす.しか

表1 筋肉痛の実験的モデル

	方法	メカニズム	発症・持続期間	欠点
内因性	虚血(筋収縮を伴う場合と,伴わない場合あり)	発痛性物質の蓄積(侵害受容器の化学的刺激)	急性	特異的組織に関連しない
内因性	遅発性筋痛症(過激な運動による)	炎症性反応を生ずる可逆的超微細構造的損傷(侵害受容器の化学的刺激)	遅延性(運動の翌日に最も痛み 3〜4 日持続する)	持続性の痛みではなく,収縮時痛や圧痛
外因性	筋肉内電気刺激	侵害受容器性神経線維の直接刺激	急性	筋単収縮を引き起こす
外因性	筋肉内発痛物質投与,例:高張性生食,カプサイシン	侵害受容器の化学的刺激	急性	侵害受容と無関係の他の受容器を刺激し得る

し，感覚発現研究や感覚運動相互作用研究においては，より特異的で局在的に実験的筋肉痛を誘発する手法が望まれる．それは，骨格筋以外の痛みのような，他の関連するメカニズムを除外するためである．

〔訳者注：求心性筋収縮（コンセントリック）と遠心性筋収縮（エキセントリック）．求心性筋収縮とは，筋収縮する力が動かす抵抗よりも強く実際に筋が収縮できている状態をいう．一方，遠心性筋収縮とは動かす抵抗が筋収縮しようとする力よりも強く，筋は収縮しようと活動しているが実際は伸ばされている状態をいう．〕

2.2 外因性実験手法

ヒトを対象とする研究においては，筋内電気刺激が，筋の感覚性を評価するのに用いられる（Meadows 1970年；Brucini ら 1981年；Duranti ら 1983年；Vecchiet ら 1988年；Kawakita ら 1991年；Ishimaru ら 1995年；Sörensen ら 1998年）．深部痛の基礎的側面を研究するため（Arendt-Nielsen ら 1997年；Svensson ら 1997年 a, b）や，マイクロニューログラフィー（微小神経電図法）により筋求心性神経の電気生理学的性質を探求するために使用されている（Torebjörk 1984年；Simone ら 1994年；Marchettini ら 1996年）．電気刺激は関連痛のような筋肉痛の感覚発現研究には，よいモデルとなる（Laursen ら 1997年, 1998年）．しかし，電気刺激による筋肉痛の誘発の欠点は，刺激による筋単収縮を引き起こすことである．したがって，筋活動に対する電気刺激誘発性筋肉痛の影響は，評価できない．

カプサイシンのような発痛物質の筋肉内注射は，ヒトにおいて筋肉痛を誘発する（Marchettini ら 1996年；Arima ら 2000年；Sohn ら 2000年；Witting ら 2000年）．他にもブラディキニンやセロトニン（Jensen ら 1990年；Babenko ら 1999年 a, b），カルシトニン遺伝子関連ペプチド（CGRP），ニューロキニン A，P 物質（Babenko ら 1999年 b；Pedersen-Bjergaard ら 1991年），塩化カリウム（Jensen と Norup 1992年），L-アスコルビン酸（Rossi と Decchi 1997年），グルタミン酸（Cairns ら 2001年；Svensson ら 2003年），高張性生理的食塩水などもヒトにおいて筋肉痛を誘発するために用いられる．一番よく用いられるのは，高張食塩水の筋肉内注射で，その理由として，安全・安価で，なおかつ痛みの質が，局所痛，連関痛のような臨床的に惹起される急性筋肉痛に類似しているからである（Kellgren 1938年；Lewis 1938年；Feinstein ら 1954年；Stohler ら 1994年, 1995年；Stohler と Kowalski 1999年）．高張食塩水の筋肉痛の感覚の特徴とは，筋クランプ様で，筋内にびまん性にうずくような痛みを生じ，体の遠隔部位に伝達される連関痛のような痛みであり，疼痛領域における表面あるいは深部知覚の変容と，交感神経反応をひきおこすものとされる（Kellgren 1938年；Hockaday と Whitty 1967年；Bonica 1990年）．これらの痛みの性質は，皮膚痛とは異なる．皮膚痛は，通常は表面的で傷口の周辺に生ずる焼けるような鋭い痛みである（Bonica 1990年）．Kellgren と Lewis の報告は，両者とも 1930年代の後半になされたもの（Kellgren 1938年；Lewis 1938年）で，食塩水を注射して起こす筋肉痛のはしりであった．本法の安全性は，1,000例以上の注射によっても，副作用の報告がないことからも，証明されている（Stohler ら 1994年）．本法のようなタイプの実験的モデルの手順は，一般的には筋肉内に少量（たとえば 0.5 ml）の高張食塩水を注射するか，持続的な高張食塩水の注入を行うかである（Graven-Nielsen 1997年 a, b, c, d, e, 1998年；Wang ら 2000年 a, b；Svensson ら 2001年 a；Wang ら 2001年 a, b；Graven-Nielsen ら 2001年；Matre ら 2002年；Graven-Nielsen ら 2003年；Svensson ら 2003年）．被験者は，持続的に食塩水誘発性筋肉痛の強さを，電子的ビジュアルアナログスケール（VAS）に記録できるようにしている〔訳者注：ビジュアルアナログスケールは，最強の痛みを10，無痛時を0としてその間のどのくらいの痛みであるかを，主観的に図示し，数値化する痛覚評価法〕．食塩水誘発性筋肉痛を起こしている前，間，後の期間に，標準化された運動を行う間の運動制御に関するパラメーター（たとえば筋電図学的な，運動学的な）を評価できるようにしてある．

高張食塩水は，おそらく非侵害受容性と侵害受容性筋求心性神経活動の非特異的な興奮を誘発すると考えられる（Mense 1993年）．動物実験では，高張食塩水はグループⅢ（Paintal 1960年；Kumazawa と Mizumura 1977年），およびグループⅣ（Kumazawa と Mizumura 1977年；Iggo 1961年；Serratrice 1978年）の筋求心性神経活動を亢進するとされてきた．高張食塩水の注入は，他の求心性神経活動にはこのような一貫した影響を及ぼさないと考えられている．というのも，高張食塩水の注入後に筋ストレッチに対する筋求心性神経活動の，反応性活動を亢進させる（Iggo 1961年），低下させる，あるいは変化させない（Paintal 1960年；Kumazawa と Mizumura 1977年）など様々に報告されているからである．したがって，高張食塩水の筋肉内注射は，数種の別のタ

イプの神経線維において，筋求心性発射活動を次々に発生させるが，その多くは侵害受容器発射活動と考えられる．さらに高張性食塩水の筋肉内注射は，直接的にせよ間接的にせよ，筋線維の興奮を生ずる．そうはいうものの，静止時筋肉内筋電図が高張食塩水の組織内浸透により，等張食塩水注入時よりも亢進したということは示されていない（Graven-Nielsen ら 1997 年 e；Svensson ら 1998 年 c）．食塩水注入による筋侵害受容変化の原因として，筋内圧の上昇という要因が議論の対象となったこともある．しかし，高張食塩水の注入後，筋肉痛を誘発するに十分な筋内圧の上昇は，感知できなかったと報告されている（Graven-Nielsen ら 1997 年 e）．さらに，食塩水注入による筋内圧の上昇は，せいぜい 120 mmHg であると報告され（Graven-Nielsen ら 1997 年 e）それは通常の運動時における筋内圧よりほんの少し高いだけであった（Crenshaw ら 1995 年；Jensen ら 1995 年）．さらに，等張食塩水の筋肉内注入を行って 400 mmHg まで筋内圧を上昇させても，筋肉痛は生じないことも判明した（Wolff と Jarvik 1965 年）．

　実験的筋肉痛は，たとえば，筋肉の痛覚過敏や関連痛など，筋肉痛による中枢神経系の変化を定量するときにも使用できる（総説として Graven-Nielsen と Arendt-Nielsen 2002 年を参照）．線維筋痛症（Sörensen ら 1998 年），鞭打ち症（Johansen ら 1999 年），変形性関節症（Bajaj ら 2001 年），側頭下顎骨障害（顎関節症）（Svensson ら 2001 年 b）などの疾患における患者で，食塩水注入による筋肉痛は，関連痛のパターンを定量化するのに使用される．関連痛の領域と強さは，正常対照群と比較して，患者群では増強していることが認められている．さらに，線維筋痛症の患者においては，筋肉内電気刺激は，痛み誘発性筋刺激の時間的加算の効率を評価するために用いられており，正常対照群と比較して線維筋痛症患者群は時間的加算がより強いことが認められた（Sörensen ら 1998 年）．このような患者群において，関連痛の領域が増加していることや，時間的加算の効果が増加していることは，このような患者群における中枢性侵害刺激認識過程の増幅度が増加していることを意味している（中枢性侵害刺激過敏．詳細は，Windhorst 本書第 18 章参照）．

　以上をまとめると，食塩水注入による筋肉痛は，筋肉痛感覚発現研究や感覚-運動相互作用研究には，安全で，信頼性があり，臨床的にも局所性の筋肉痛や関連痛と類似した痛みを誘発できるために，非常に有用である．しかしながら，侵害性受容器のみを，より特異的に活性化できるようなモデルを開発すべきであろう．

3　筋肉痛と関連した感覚：運動相互作用

　本節では，筋肉痛が筋コントロールにどのように影響を及ぼしているか，特に各種運動課題に依存して，別々の方法で，影響を及ぼしているのかについて述べる．

3.1　安静時筋活動と筋肉痛

　Ashton-Miller ら（1990 年）は，5％高張食塩水 5 ml を胸鎖乳突筋内に注入することで，安静時筋電図の軽度の上昇（最大随意筋収縮力の 1％未満）をみいだした．しかし，この筋における痛みは，顔面表情の変化と関連すると考えられ（Lund ら 1996 年），観察された筋電図活動の増加は，たとえば広頸筋からのクロストーク〔訳者注：測定中の筋電図に拮抗筋の電気活動が混入すること〕による可能性が高い．咬筋への食塩水誘発性筋肉痛の後に，基礎活動に比較して，安静時筋電図の増加が認められたが，偽痛を生じさせた場合に比較すると変化がなかった（Stohler ら 1996 年），これは，筋肉痛それ自体では筋電図の過活動が引き起こされるというわけではないことを意味する（Stohler ら 1996 年）．筆者らのこれまでの研究（Svensson ら 1998 年 c）では，食塩水注入により誘発した痛み発生中に，筋肉内に刺入したワイヤー電極と表面電極で記録した筋電図で，等張食塩水に比較して高張食塩水注入時において，一過性の筋電図増加が認められた．しかし，これは微小終板電位である可能性が最も高い．一方，全体で平均すると，安静時筋電図レベルにおいて，食塩水注入後と筋肉痛発症中の間には，有意な差は認められなかった．したがって，食塩水注入による筋肉痛発症自体は，筋電図活動の持続的な亢進を誘発するものではないと思われる．

　実験的筋肉痛は，反復性の最大随意筋収縮の間における安静時筋電図活動になんら変化を生じない（Graven-Nielsen ら 1997 年 a）．Elert らは 1989 年，線維筋痛症患者における筋収縮の間の安静時筋電図活動に増加を認めることを報告した．線維筋痛症患者の安静筋電図活動には，増加しないという報告もある（Zidar ら 1990 年）．このような安静時筋電図が増加しないという報告は，側頭下顎骨障害（顎関節症．Carlson ら 1993 年），腰痛症（Collins ら 1982 年；Ahern ら 1988 年）でもみられる．関連痛の起きる領域においてトリガーポイントへの刺激筋スパスムが認められることも報告されている（Travell

ら 1944 年).さらに,食塩水を注入することによる筋肉痛は,痛む筋よりも離れた場所に安静時筋活動の亢進を引き起こすことも報告されている(Simons ら 1943 年;Bogduk と Munro 1979 年)が,この所見は常に観察されるわけではなく,一部の限られた患者においてのみみられるようであるため,解釈が困難である.運動後筋肉痛に関しては,最大の筋痛時における筋活動は,亢進している(DeVries 1966 年),変化がない(Howell ら 1985 年)とさまざまに報告されている.

ヒトの筋電図活動が筋肉痛の生じている間に,亢進しているという証拠は弱い.このヒトでの実験結果は,動物実験では筋電図活動が亢進しているという結果と,全く反対である(Hu ら 1992 年).ともあれ,動物実験において観察された筋肉痛に対する筋電図活動亢進の最大の反応は,開口筋(下顎を開く筋)において認められ,閉口筋(下顎を閉じる筋)では,やや弱く認められた.このことは,筋肉痛に対して反射的に起こる反応が,下顎の動きを阻害することを意味する.

3.2 静的筋活動と筋肉痛

食塩水誘発性筋肉痛時における最大随意収縮力は,非誘発時をコントロールとして比較すると有意に低いことが報告されている(Graven-Nielsen ら 1997 年 a;Svenssen ら 1998 年 a).最近の研究によれば,実験的筋肉痛誘発時における最大随意収縮力の減弱は,筋線維の収縮様式の変化とは関係がなく,純粋に中枢神経性の影響であること,言い換えれば運動制御調節によるものであることが,報告されている(Graven-Nielsen ら 2002 年).疼痛のある筋の随意等尺性収縮中における筋力の低下は,臨床的に線維筋痛症の患者において認められている(Jacobsen と Danneskiold-Samsøe 1987 年;Bäckman ら 1988 年;Jacobsen ら 1991 年).同様の筋力低下は,側頭下顎障害(顎関節症.Molin 1972 年),腰痛症(Alston ら 1966 年;Thorstensson と Arvidson 1982 年)にも認められる.線維筋痛症の患者においては,筋力の低下は,運動単位の中枢神経による賦活化不足によるものと示唆されている.尺骨神経の最大上刺激による拇指外転筋の筋力は,患者と健常者で差を認めないからである(Bäckman ら 1988 年).侵害受容器発射活動が,運動ニューロンの発射活動を調節している可能性の高いことが,痛みの強さと筋電図変化との間の相関をもとに,報告されている(Graven-Nielsen ら 1997 年 a;Arendt-Nielsen ら 1996 年).

静的筋収縮時〔筋肉痛発症前における最大随意収縮力の 80%〕においては,実験的筋肉痛が生ずると収縮持続時間に有意な減少がみられる(Graven-Nielsen ら 1997 年 a).以前には,高張食塩水注入後,最大随意収縮力の 10% での筋収縮時の筋電図活動には影響を及ぼさないといわれていた(Ashton-Miller ら 1990 年).しかしながら,運動単位活動を直接測定すると,実験的筋肉痛誘発時には,運動単位発火頻度に低下を示すとのことである(Sohn ら 2000 年).片側性肩痛の患者において,僧帽筋の最大下収縮〔訳者注:最大随意収縮よりやや低下している程度の収縮〕により,筋収縮が継続している期間は,筋電図振幅に進行性の亢進を示すが,疼痛側と非疼痛側の筋電図記録は,同様であった(Hagberg と Kvarnström 1984 年).最大下収縮時と最大随意収縮時との間では,筋電図記録に差が認められる(Graven-Nielsen ら 1997 年 a)原因として,運動ニューロンに対する下行性の神経性駆動が変化するためと説明されている.下行性の神経性駆動を,最大随意収縮時に随意的に亢進することはできない.運動ニューロンを制御する抑制性メカニズムが最大随意収縮の低下を説明できると考えられる.最大下筋収縮が行われると,随意的神経性駆動は亢進し,これにより潜在的な抑制性メカニズムを補償すると考えられる.

実験的所見によると(Graven-Nielsen ら 1997 年 a),筋肉痛を有する患者群においては,最大下収縮を行わせた際の収縮持続時間が,年齢と性を一致させた対照群と比較して,低下すると報告されている(Clark ら 1984 年;Elert ら 1993 年;Bengtsson ら 1994 年;Gay ら 1994 年).筋肉痛発生時の最大下収縮が,随意的神経的駆動の増加によってより得られるならば,収縮持続時間の短縮は,さらに強い中枢神経性の疲労によるものと考えられる.臨床研究によれば,筋肉内における種々の生理学的要因(たとえば微小循環など)が,収縮持続時間に影響する可能性もある(Henriksson と Mense 1994 年)が,これは健康な被験者においては考えにくい.

3.3 動的筋活動と筋肉痛

腰痛患者では,腰の屈曲・伸展運動時において,通常は筋活動のみられない健康な対照者の最大伸展時よりも腰筋の筋電図がより高く発生していることが報告されている(Ahern ら 1988 年;Triano と Schultz 1987 年;Sihvonen ら 1991 年).さらに,筋活動は,腰痛患者において対照者と比較して,伸展相で低下しているのであ

る（Sihvonen ら 1991 年）．このことは，痛みによる筋活動の制限は，特定の筋機能（作動筋・拮抗筋の相）に依存することを意味している．この制限は，先行臨床研究においても散見される．レビューに関しては，Lund らの総説（1993 年）を参照されたい．腰痛患者および食塩水注入により誘発した腰痛時における腰筋筋電図活動は，①正常状態では筋電図活動が静止しているときに亢進しており，②対照者で筋電図活動の強い相においては，影響されないか，低下する（Arendt-Nielsen ら 1996 年）．動的な収縮時には，筋肉痛により作動筋相において，筋肉痛のある筋における筋電図活動が低下し（Stohler ら 1995 年；Svensson ら 1996 年，1997 年 c，1998 年 a；Lund ら 1991 年），拮抗筋相において筋電図活動が亢進する（Graven-Nielsen ら 1997 年 a；Lund ら 1991 年；Svensson ら 1996 年；Stohler ら 1985 年，1988 年）．筋肉痛を生じている筋と拮抗する筋においては，筋電図活動が作動筋相において低下し，拮抗筋相において亢進することが観察される（Graven-Nielsen ら 1997 年 a）．対になっているうちの一方において筋肉痛がみられる筋群においては，両者の作用が共同的な場合には，筋活動が低下し，その作用が拮抗的な場合には，筋活動が亢進することが一般化しているのではないかと考えられている（Graven-Nielsen ら 1997 年 a；Lund ら 1994 年）．

　腰痛の患者においては，動作の振幅が低下することが報告されており（Ahern ら 1988 年；Arendt-Nielsen ら 1996 年；Floyd と Silver 1955 年；Keefe と Hill 1985 年），同様に顎関節症（側頭下顎障害）の患者においても（Dworkin ら 1990 年），また食塩水注入誘発性の痛みを生ずるときにも（Graven-Nielsen ら 1997 年 a；Arendt-Nielsen ら 1996 年；Svensson ら 1996 年；Obrez と Stohler 1996 年；Madeleine ら 1999 年），動作の振幅低下が観察される．拮抗筋相で痛みを生じている筋に対する拮抗筋の筋電図活動が亢進し，作動筋相で痛みを生じている筋の筋電図活動が低下するのは，おそらく筋協調の運動制限に対する機能的順応によるものであろう（Stohler ら 1995 年）．この順応は，筋活動と収縮力を低下させることにより，痛みを生じている筋を保護するためと考えられる．同様の保護メカニズムは，痛みを生ずる筋が拮抗筋相においてその活動を亢進させるときにも働く（Graven-Nielsen ら 1997 年 a）．この場合，拮抗筋相における拮抗筋活動亢進による動作振幅の低下の結果として，筋伸張の減少が起こり，これが痛む筋を保護すると考えられる．この相依存性筋活動調節は，痛みと筋長との関連を示唆する．一方，作動筋と拮抗筋の機能は，筋長とは直接には関連しない．つまり，筋は短い筋長時でも長い筋長時でも，拮抗筋になりうるわけである．したがって，相依存性調節における筋長の役割は，あまり明瞭ではない．

　作業関連性筋痛症と筋活動との関係についての研究が，筋痛症が発症するかどうかを予測するための有用な指標を発見しようと，精力的に行われている．問題は，なぜ低レベルの力により作業を施行すると，作業者の中に筋肉痛を発症する人が出現するのであろうか，というところにある．低レベルの筋電図活動における無意識のギャップ（とぎれ）の出現頻度低下が筋痛症を発症する人の予測現象として，役立つのではないかと考えられた（Veiersted ら 1993 年）．低負荷で反復的な作業という労働条件を設定した筋肉痛の実験的モデルでは，食塩水誘発性の頸部痛が作業リズムを低下させ，保護的反応であると解釈できる筋協調の変化を起こさせることが示された（Madeleine ら 1999 年）．

　筋肉痛に対する慣れは，急性疼痛に対するものから慢性疼痛に対するものに変わることもある．ともあれ，このような慢性筋肉痛患者において認められる（Lund ら 1993 年）痛みによる慣れは，実験的急性筋肉痛に対して最初に生じる慣れと多くの共通点を有する．

4　神経生理学的メカニズム

　食塩水誘発性筋肉痛と運動制御との間の相互作用のモデルは，以下のような特徴を有する．①筋肉痛それ自体は静止時筋電図に変化を及ぼさない．②筋肉痛は最大随意収縮筋力を低下させる．③筋肉痛により作動筋の筋電図活動は低下し，拮抗筋の筋電図活動は亢進する．

　骨格筋の虚血による悪循環で誘発された筋の過活動は，筋肉痛の原因を説明する最初の理論であった（図1A）（Travell ら 1942 年）．筋の過活動は，反射－スパスムモデルやストレス－因果関係モデルにおいてもまた提唱されていた．両モデルはそんなに数の多くない実験的観察や文献のレビューをもとに提唱されていたため，体系的に研究されていなかったのである（DeVries 1996 年；Cohen 1978 年）．さらに，動物実験をもとにした生理学的モデルは，筋の過活動が，筋肉痛によるγ運動ニューロンの促通によるものであることを示唆した（図1B）（Schmidt ら 1981 年；Johansson と Sojka 1991 年）．この促通は筋緊張亢進の反射介在性の伝播と悪循環開始の可能性を引き起こすと思われる（Schmidt ら 1981 年；Johansson と Sojka 1991 年）．ヒトの筋肉痛の患者で

Thomas Graven-Nielsen, Peter Svensson, Lars Arendt-Nielsen

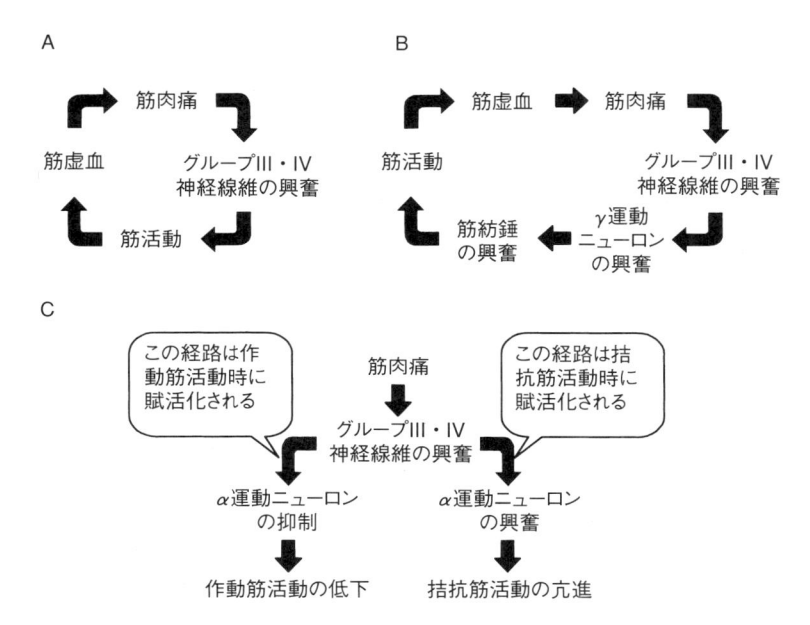

図1 感覚運動相互作用についての提唱モデル．A：筋過活動モデル．B：γ-運動系の促通に基づく筋過活動モデル．C：疼痛順応モデル．
（A：Travell ら 1942 年．B：Schmidt ら 1981 年；Johansson と Sojka 1991 年．C：Lund ら 1991 年．この図は Graven-Nielsen 1997 年より許可を得て掲載）

は筋活動の亢進が認められるという研究が少ないため筋の過活動は筋肉痛の原因として有力ではないとされている（Lund ら 1993 年）．過活動理論（Travell ら 1942 年；Schmidt ら 1981 年；Johansson と Sojka 1991 年）への反論として，実験的研究において，筋過活動が，安静時にも筋収縮時にも認められなかったとも報告されている（Graven-Nielsen ら 1997 年 a；Svensson ら 1998 年 c）．

Lund ら（1989 年，1993 年，1994 年）は，侵害受容性求心性活動，中枢性パターンジェネレーター，運動機能，および筋協調との間の連関を説明する**疼痛順応モデル**を示唆している（**図1C**）．この疼痛順応モデルは，筋肉痛時の，筋活動の拮抗筋相における亢進と，作動筋相における低下を，予測させる．このような連携は動作における振幅と速度の低下を引き起こすと考えられる．疼痛順応モデルには，機能的相（作動筋相と拮抗筋相）における疼痛筋支配の運動ニューロンの抑制と興奮も認められる．Graven-Nielsen ら（1997 年 a）は，疼痛順応モデルが，一方に疼痛を有する筋の一対にも適用されるということを示唆した．すなわち，筋肉痛は疼痛筋以外の筋にも順応性に影響するということである．筆者らの所見は筋肉痛による協調性の変化は，随意的ではなく反射性のものであるということを意味する．なぜなら，①筋肉痛は別の筋活動に影響したり，②筋肉痛は1運動サイクルにおいて，異なる方法で筋活動を調節する，からである．たとえば，歩行サイクルのある部分では筋活動を亢進させ，別の部分では低下させるような調節である（Graven-Nielsen ら 1997 年 a；Arendt-Nielsen ら 1996 年）．

過活動理論により，悪循環による筋肉痛の持続と筋活動の変化の可能性が予測できる．そのモデルの一部である，筋活動が筋肉痛を生じさせるというモデルは，強力な努力の下での収縮として容認できる．ところが，筋肉痛により生じた筋活動の実験的証拠はない．これは過活動理論のもう一方の部分である．それと対照的に，**疼痛順応モデルは，疼痛による筋活動の調節を説明できるだけで，筋肉痛が持続する理由を説明できない**．実験的所見によれば，筋肉痛の理由は，筋活動の変化の観点からは説明できそうにないが，神経系の他のメカニズムによるものと考えられる．たとえば，**筋侵害受容器の末梢性感作，神経原性炎症**または末梢入力の促通性中枢処理（**中枢性興奮性亢進**, Windhorst 本書第 18 章参照）などの，筋肉痛の病態生理学的メカニズムへの関与が推定されている．さらに**痙縮誘発性筋肉痛**（筋電図所見を伴わない）と**生化学的持続性筋肉痛**などが，筋肉痛の別の理由としてあげられよう．

侵害刺激入力中のウサギの三叉神経運動枝の神経回路におけるニューロンからの神経生理学的記録を行うこと

により，疼痛順応モデルが正しいことを示すことができる（Westbergら1997年）．疼痛順応モデルにより，反射を介した回路による運動機能に対する筋肉痛の影響が説明できる．つまり，意識下のヒトにおける随意的駆動は，疼痛順応モデルの重要な部分ではないと考えられる．最近の研究は，実験的筋肉痛は反射経路を変化させうることを明らかに示している．このような複雑な変化の本質は，活性化された求心性神経のタイプの特異性に依存し，反射が抑制性か興奮性であるかにも依存する（MatreとSvensson本書第14章；Matreら1998年；Svenssonら1998年b，1999年；Wangら1999年；SvenssonとGraven-Nielsen 2001年）．ともあれ，これらの反射所見は，筋肉痛が脊髄より中枢のメカニズムに関与することなく，反射性経路に強い影響を及ぼすことを示している．さらに，脊髄より中枢のメカニズムが，運動機能の疼痛依存性調節に関与することが，実験的研究（Le Peraら2001年）と臨床的研究（Ljubisavljevic本書第19章）により示されている．

5 結論

筋肉痛と運動制御との相互作用は，特異的な運動課題に依存する．筋肉痛により，安静時筋電図活動は亢進しないし，最大随意収縮力と最大下収縮の持続時間は減少する．さらに筋肉痛により，動的運動中の筋協調に変化が生じる．このことは疼痛順応モデルどおりである．この疼痛順応モデルというのは，筋肉痛存在下における動作振幅と動作速度の低下ということである．この疼痛順応モデルにおいては，一対の筋で一方が筋肉痛を有する場合，他方にも順応手段を使用して影響を及ぼすということに適用されると考えられる．まとめると，実験的筋肉痛の研究により，筋肉痛は，筋肉痛と変調した筋協調との関係をコントロールする神経生理学的メカニズムに影響を及ぼすことが明らかになった．これからは，筋肉痛と低振幅・高精度動作との間の相互作用に関するさらなる研究が，要求されよう．これらの要因は作業関連性筋痛症に対する重要な示唆を与えると考えられるからである．

謝 辞

本章執筆に関して，デンマーク国立研究所基金の援助を得ました．

文 献

Ahern DK, Follick MJ, Council JR, Laser-Wolston N, Litchman H (1988) Comparison of lumbar paravertebral EMG patterns in chronic low back pain patients and non-patient controls. Pain 34：153-160

Alston W, Carlson KE, Feldman DJ, Grimm Z, Gerontois E (1966) A quantitative study of muscle factors in the chronic low back syndrome. J Am Geriatr Soc 14：1041-1047

Arendt-Nielsen L (1997) Induction and assessment of experimental pain from human skin, muscle, and viscera. In：Jensen TS, Turner JA, Wiesenfeld-Hallin Z (Eds) Progress in pain research and management, pp393-425, IASP Press

Arendt-Nielsen L, Graven-Nielsen T, Svarrer H, Svensson P (1996) The influence of low back pain on muscle activity and coordination during gait：A clinical and experimental study. Pain 64：231-240

Arendt-Nielsen L, Graven-Nielsen T, Svensson P, Jensen TS (1997) Temporal summation in muscles and referred pain areas：An experimental human study. Muscle Nerve 20：1311-1313

Arima T, Svensson P, Arendt-Nielsen L (2000) Capsaicin-induced muscle hyperalgesia in the exercised and non-exercised human masseter muscle. J Orofac Pain 14：213-223

Asmussen E (1956) Observations on experimental muscular soreness. Acta Rheumatol Scand 2：109-116

Ashton-Miller JA, McGlashen KM, Herzenberg JE, Stohler CS (1990) Cervical muscle myoelectric response to acute experimental sternocleidomastoid pain. Spine 15：1006-1012

Babenko V, Graven-Nielsen T, Svensson P, Drewes AM, Jensen TS, Arendt-Nielsen L (1999a) Experimental human muscle pain and muscular hyperalgesia induced by combinations of serotonin and bradykinin. Pain 82：1-8

Babenko V, Graven-Nielsen T, Svensson P, Drewes AM, Jensen TS, Arendt-Nielsen L (1999b) Experimental human muscle pain induced by intramuscular injections of bradykin, serotonin, and substance. P Eur J Pain 3：93-102

Bajaj P, Graven-Nielsen T, Arendt-Nielsen L (2001) Osteoarthritis and its association with muscle hyperalgesia：An experimental controlled study. Pain 93：107-114

Bäckman E, Bengtsson A, Bengtsson M, Lennmarken C, Henriksson KG (1988) Skeletal muscle function in primary fibromyalgia. Effect of regional sympathetic blockade with guanethidine. Acta Neurol Scand 77：187-191

Bengtsson A, Bäckman E, Lindblom B, Skogh T (1994) Long term follow-up of fibromyalgia patients：Clinical symptoms, muscular function, laboratory test-An eight year comparison study. J Musculoskel Pain 2：67-80

Bonica JJ (1990) General considerations of acute pain. In：Bonica JJ (Ed) The management of pain, 2 Ed, pp159-179,

Lea & Febiger, Philadelphia, London

Bogduk N, Munro RR (1979) Experimental low back pain, referred pain and muscle spasm. [Abstract] J Anat 128 : 661

Brucini M, Duranti R, Galletti R, Pantaleo T, Zucchi PL (1981) Pain thresholds and electromyographic features of periarticular muscles in patients with osteoarthritis of the knee. Pain 10 : 57-66

Cairns BE, Hu JW, Arendt-Nielsen L, Sessele BJ, Svensson P (2001) Sex-related differences in human pain and rat afferent discharge evoked by injection of glutamate into the masseter muscle. J Neurophysiol 86 : 782-791

Carlson CR, Okeson JP, Falace DA, Nitz AJ, Curran SL, Anderson D (1993) Comparison of psychologic and physiologic functioning between patients with masticatory muscle pain and matched controls. J Orofac Pain 7 : 15-22

Clark GT, Beemsterboer PL, Jacobson R (1984) The effect of sustained submaximal clenching on maximum bite force in myofascial pain dysfunction patients. J Oral Rehabil 11 : 387-391

Cohen MJ (1978) Psychophysiological studies of headache : Is there similarity between migraine and muscle contraction headache? Headache 18 : 189-196

Collins GA, Cohen MJ, Nailboff BD, Schandler SL (1982) Comparative analysis of paraspinal and frontalis EMG heart rate and skin conductance in chronic low back pain patients and normals to various postures and stress. Scand J Rehab Med 14 : 39-46

Crenshaw AG, Karlsson S, Styf J, Bäcklund T, Fridén J (1995) Knee extension torque and intramuscular pressure of the vastus lateralis muscle during eccentric and concentric activities. Eur J Appl Physiol 70 : 13-19

De Vries HA (1966) Quantitative electromyographic investigation of the spasm theory of muscle pain. Am J Phys Med 45 : 119-134

Dworkin SF, LeResche L, Truelove E (1990) Epidemiology of signs and symptoms in temporomandibular disorders : Clinical signs in cases and controls. J Am Dent Assoc 120 : 273-281

Duranti R, Galletti R, Pantaleo T (1983) Relationships between characteristics of electrical stimulation, muscle pain and blink responses in man. Electroencephalogr Clin Neurophysiol 55 : 637-644

Elert JE, Dahlqvist SR, Almay B, Eisenmann M (1993) Muscle endurance, muscle tension and personality traits in patients with muscle or joint pain-A pilot study. J Rheumatol 20 : 1550-1556

Elert JE, Dahlqvist SBR, Henriksson-Larsén K, Gerdle B (1989) Increased EMG activity during short pauses in patients with primary fibromyalgia. Scand J Rheumatol 18 : 321-323

Feine JS, Lund JP (1997) An assessment of the efficacy of physical therapy and physical modalities for the control of chronic musculoskeletal pain. Pain 71 : 5-23

Feinstein B, Langton JNK, Jameson RM, Schiller F (1954) Experiments on pain referred from deep tissues. J Bone Joint Surg 36 : 981-997

Floyd WF, Silver PHS (1955) The function of the erectors spinae muscles in certain movements and postures in man. J Physiol (London) 129 : 184-203

Gay T, Maton B, Rendell J, Majourau A (1994) Characteristics of muscle fatigue in patients with myofascial pain-dysfunction syndrome. Arch Oral Biol 39 : 847-852

Graven-Nielsen T (1997) Sensory manifestations and sensory-motor interactions during experimental muscle pain in man. (PhD thesis), Aalborg University

Graven-Nielsen T, Arendt-Nielsen L, Svensson P, Jensen TS (1997a) Effects of experimental muscle pain on muscle activity and co-ordination during static and dynamic motor function. Electroencephalogr Clin Neurophysiol 105 : 156-164

Graven-Nielsen T, Arendt-Nielsen L, Svensson P, Jensen TS (1997b) Experimental muscle pain : A quantitative study of local and referred pain in humans following injection of hypertonic saline. J Musculoskel Pain 5 : 49-69

Graven-Nielsen T, Arendt-Nielsen L, Svensson P, Jensen TS (1997c) Quantification of local and referred muscle pain in humans after sequential i.m. injections of hypertonic saline. Pain 69 : 111-117

Graven-Nielsen T, Arendt-Nielsen L, Svensson P, Jensen TS (1997d) Stimulus-response functions in areas with experimentally induced referred muscle pain-A psychophysical study. Brain Res 744 : 121-128

Graven-Nielsen T, McArdle A, Phoenix J, Arendt-Nielsen L, Jensen TS, Jackson MJ, Edwards RHT (1997e) *In vivo* model of muscle pain : Quantification of intramuscular chemical, electrical, and pressure changes associated with saline-induced muscle pain in humans. Pain 69 : 137-143

Graven-Nielsen T, Babenko V, Svensson P, Arendt-Nielsen L (1998) Experimentally induced muscle pain induces hypoalgesia in heterotopic deep tissues, but not in homotopic deep tissues. Brain Res 787 : 203-210

Graven-Nielsen T, Arendt-Nielsen L (2002) Peripheral and central sensitization in musculoskeletal pain disorders : An experimental approach. Curr Rheumatol Rep 4 : 313-321

Graven-Nielsen T, Jensson Y, Segerdahl M, Kristensen JD, Mense S, Arendt-Nielsen L, Sollevi A (2003) Experimental pain by ischaemic contractions compared with pain by intramuscular infusions of adenosine and hypertonic saline. Eur J Pain 7 : 93-102

Graven-Nielsen T, Lund H, Arendt-Nielsen L, Danneskiold-Samsøe B, Bliddal H (2002) Inhbition of maximal voluntary contraction force by experimental muscle pain : A centrally mediated mechanism. Muscle Nerve 26 : 708-712

Graven-Nielsen T, Segerdahl M, Svensson P, Arendt-Nielsen L (2001) Methods for induction and assessment of pain in humans with clinical and pharmacological examples. In: Kruger L (Ed) Methods in pain research, pp264-304, CRC Press, Boca Raton

Hagberg M, Kvarnström S (1984) Muscular endurance and electromyographic fatigue in myofascial shoulder pain. Arch Phys Med Rehabil 65: 522-525

Harpuder K, Stein ID (1943) Studies on the nature of pain arising from an eschemic limb. Am Heart J 25: 429-448

Henriksson KG, Mense S (1994) Pain and nociception in fibromyalgia: Clinical and neurobiological consideration on aetiology and pathogenesis. Pain Rev 1: 245-260

Hockaday JM, Whitty CWM (1967) Patterns of referred pain in the normal subject. Brain 90: 481-496

Howell JN, Chilla AG, Ford G, David D, Gates T (1985) An electromyographic study of elbow motion during postexercise muscle soreness. J Appl Physiol 58: 1713-1718

Howell JN, Chleboun G, Conatser R (1993) Muscle stiffness, strength loss, swelling and soreness following exercise-induced injury in humans. J Physiol (London) 464: 183-196

Howell JN, Conatser RR, Chleboun GS, Karapondo DL, Chila AG (1998) The effect of nonsteroidal anti-inflammatory drugs on recovery from exercise-induced muscle injury. 2 Ibuprofen. J Musculoskel Pain 6: 69-84

Hu JW, Sessle BJ, Raboisson P, Dallel R, Woda A (1992) Stimulation of craniofacial muscle afferents induces prolonged facilitatory effects in trigeminal nociceptive brain-stem neurons. Pain 48: 53-60

Iggo A (1961) Non-myelinated afferent fibers from mammalian skeletal muscle. J Physiol (London) 155: 52-53

Ishimaru K, Kawakita K, Sakita M (1995) Analgesic effects induced by TENS and electroacupuncture with different types of stimulating electrodes on deep tissues in human subjects. Pain 63: 181-187

Jacobsen S, Danneskiold-Samsøe B (1987) Isometric and isokinetic muscle strength in patients with fibrositis syndrome. Scand J Rheumatol 16: 61-65

Jacobsen S, Wildschiødtz G, Danneskiold-Samsøe B (1991) Isokinetic and isometric muscle strength combined with transcutaneous electrical muscle stimulation in primary fibromyalgia syndrome. J Rheumatol 18: 1390-1393

James C, Sacco P, Jones DA (1995) Loss of power during fatigue of human leg muscles. J Physiol (London) 484: 237-246

Jensen BR, Jørgensen K, Huijing PA, Sjøgaard G (1995) Soft tissue architecture and intramuscular pressure in the shoulder region. Eur J Morphol 33: 205-220

Jensen K, Norup M (1992) Experimental pain in human temporal muscle induced by hypertonic saline, potassium and acidity. Cephalalgia 12: 101-106

Jensen K, Tuxen C, Pedersen-Bjergaard U, Jansen I, Olesen J (1990) Pain and tenderness in human temporal muscle induced by bradykinin and 5-hydroxytryptamine. Peptides 11: 1127-1132

Johansen MK, Graven-Nielsen T, Olesen AS, Arendt-Nielsen L (1999) Generalised muscular hyperalgesia in chronic whiplash syndrome. Pain 83: 229-234

Johansson H, Sojka P (1991) Pathophysiological mechanisms involved in genesis and spread of muscular tension in occupational muscle pain and in chronic musculoskeletal pain syndromes: A hypothesis. Medical Hypotheses 35: 196-203

Kawakita K, Miura T, Iwase Y (1991) Deep pain measurement at tender points by pulse algometry with insulated needle electrodes. Pain 44: 235-239

Keefe FJ, Hill RW (1985) An objective approach to quantifying pain behavior and gait patterns in low back pain patients. Pain 21: 153-161

Kellgren JH (1938) Observations on referred pain arising from muscle. Clin Sci 3: 175-190

Kumazawa T, Mizumura K (1977) Thin-fiber receptors responding to mechanical, chemical and thermal stimulation in the skeletal muscle of the dog. J Physiol (London) 273: 179-194

Laursen RJ, Graven-Nielsen T, Jensen TS, Arendt-Nielsen L (1997) Referred pain is dependent on sensory input from the peripheral-A human experimental study. Eur J Pain 1: 261-269

Laursen RJ, Graven-Nielsen T, Jensen TS, Arendt-Nielsen L (1998) The effect of differential and complete nerve block on referred pain-A psychophysical study. Pain 80: 257-263

Le Pera D, Graven-Nielsen T, Valeriani M, Oliviero A, Di Lazzaro V, Tonali PA, Arendt-Nielsen L (2001) Inhibition of motor system excitability at cortical and spinal level by tonic muscle pain. Clin Neurophysiol 112: 1633-1641

Lewis T (1932) Pain in muscular ischemia. Arch Int Med 49: 713-727

Lewis T (1938) Suggestions relating to the study of somatic pain. Br Med J 321-325

Lund H, Vestergaard-Poulsen P, Kanstrup IL, Sejrsen P (1998) The effect of passive stretching on delayed onset muscle soreness, and other detrimental effects following eccentric exercise. Scand J Med Sci Sports 8: 216-221

Lund JP, Donga R, Widmer CG, Stohler CS (1991) The pain-adaptation model: A discussion of the relationship between chronic musculoskeletal pain and motor activity. Can J Physiol Pharmacol 69: 683-694

Lund JP, Stohler CS (1994) Effect of pain on muscular activity in temporomandibular disorders and related conditions. In: Stohler CS, Carlson DS (Eds) Biological and psychological aspects of orofacial pain, pp75-91, Center for Human

Growth & Development, The University of Michigan, Ann Arbor

Lund JP, Stohler CS, Widmer CG (1993) The relationship between pain and muscle activity in fibromyalgia and similar conditions. In : Værøy H, Merskey H (Eds) Progress in fibromyalgia and myofascial pain, pp311-327, Elsevier Science Publishers, Amsterdam

Lund JP, Widmer CG, Schwartz G (1989) What is the link between myofascial pain and dysfunction? In : van Steenberghe D, De Laat A (Eds) EMG of jaw reflexes in man, pp427-444, Leuven University Press, Leuven

Madeleine P, Lundager B, Voigt M, Arendt-Nielsen L (1999) Shoulder muscle co-ordination during chronic and acute experimental neck-shoulder pain. An occupational pain study. Eur J Appl Physiol 79 : 127-140

Marchettini P, Simone DA, Caputi G, Ochoa JL (1996) Pain from excitation of identified muscle nociceptors in humans. Brain Res 740 : 109-116

Matre DA, Sinkjaer T, Svensson P, Arendt-Nielsen L (1998) Experimental muscle pain increases the human stretch reflex. Pain 75 (2-3) : 331-339

Matre D, Arendt-Nielsen L, Knardahl S (2002) Effects of localization and intensity of experimental muscle pain on ankle joint proprioception. Eur J Pain 6 : 245-260

Meadows JC (1970) Observations on muscle pain in man, with particular reference to pain during needle electromyography. J Neurol Neurosurg Psychiat 33 : 519-523

Mense S (1993) Nociception from skeletal muscle in relation to clinical muscle pain. Pain 54 : 241-289

Molin C (1972) Vertical isometric muscle forces of the mandible. Acta Odont Scand 30 : 485-499

Moore RM, Moore RE, Singleton AO (1934) Experiments on the chemical stimulation of pain-endings associated with small blood-vessels. Am J Physiol 107 : 594-602

Newham DJ (1988) The consequences of eccentric contractions and their relation to delayed onset muscle pain. Eur J Appl Physiol 57 : 353-359

Newham DJ, Edwards RHT, Mills KR (1994) Skeletal muscle pain. In : Wall PD, Metzack R (Eds) Textbook of pain, 3 Ed, pp423-440, Churchill Livingstone, Edinburgh, London, Madrid, Melbourne, New York, Tokyo

Obrez A, Stohler CS (1996) Jaw muscle pain and the effect on gothic arch tracings. J Prosthet Dent 75 : 393-398

Paintal AS (1960) Functional analysis of group III afferent fibers of mammalian muscles. J Physiol (London) 152 : 250-257

Pedersen-Bjergaard U, Nielsen LB, Jensen K, Jansen I, Olesen J (1991) Calcitonin Gene-Related Peptide, Neurokinin A, and Substance P : Effects on nociception and neurogenic inflammation in human skin and temporal muscle. Peptides 12 : 333-337

Rossi A, Decchi B (1997) Changes in Ib heteronymous inhibition to soleus motoneurones during cutaneous and muscle nociceptive stimulation in humans. Brain Res 774 : 55-61

Schmidt RF, Kniffki K-D, Schomburg ED (1981) Der Einfluss kleinkalibriger Muskelafferenzen auf den Muskeltonus. In : Bauer H, Koella WP, Struppler H (Eds) Therapie der Spastic, pp71-86, Verlag for angewandte Wissenschaft, München

Serratrice G, Mei N, Pellissier JF, Cros D (1978) Cutaneous, muscular and visceral unmyelinated afferent fibers : Comparative study. In : Canal N, Pozzaa G (Eds) Peripheral neuropathies, pp69-82, Elsevier, Amsterdam

Sihvonen T, Partanen J, Hänninen O, Soimakallio S (1991) Electric behavior of low back muscles during lumbar pelvic rhythm in low back pain patients and healthy controls. Arch Phys Med Rehabil 72 : 1080-1087

Simone DA, Marchettini P, Caputi G, Ochoa JL (1994) Identification of muscle afferents subserving sensation of deep pain in humans. J Neurophysiol 72 : 883-889

Simons DJ, Day E, Goodell H, Wolff HG (1943) Experimental studies on headache : Muscle of the scalp and neck as sources of pain. Assoc Res Nerv Ment Dis 23 : 228-244

Sohn MK, Graven-Nielsen T, Arendt-Nielsen L, Svensson P (2000) Inhibition of motor unit firing during experimental muscle pain in humans. Muscle Nerve 23 : 1219-1226

Sörensen J, Graven-Nielsen T, Henriksson KG, Bengtsson M, Arendt-Nielsen L (1998) Hyperexcitability in fibromyalgia. J Rheumatol 25 : 152-155

Stohler CS, Ashton-Miller JA, Carlson DS (1988) The effects of pain from the mandibular joint and muscles on masticatory motor behavior in man. Arch Oral Biol 33 : 175-182

Stohler CS, Kowalski CJ (1999) Spatial and temporal summation of sensory and affective dimensions of deep somatic pain. Pain 79 (2-3) : 165-173

Stohler CS, Lund JP (1994) Effects of noxious stimulation of the jaw muscles on the sensory experience of volunteer human subjects. In : Stohler CS, Carlson DS (Eds) Biological and psychological aspects of orofacial pain, pp55-73, Center for Human Growth & Development, The University of Michigan, Ann Arbor, USA

Stohler CS, Lund JP (1995) Psychophysical and orofacial motor response to muscle pain-validaton and utility of an experimental model. In : Morimoto T, Matsuya T, Takada K (Eds) Brain and oral functions, pp227-237, Elsevier Science BV, Amsterdam

Stohler CS, Yamada Y, Ash MM Jr (1985) Antagonistic muscle stiffness and associated reflex behaviour in the pain-dysfunctional state. Helv Odont Acta 29 : 13-20

Stohler CS, Zhang X, Lund JP (1996) The effect of experimental jaw muscle pain on postural muscle activity. Pain 66 : 215-221

Svensson P, Arendt-Nielsen L (1995a) Effect of topical NSAID on post-exercise jaw muscle soreness : A placebo-controlled experimental study. J Musculoskel Pain 3：41-58

Svensson P, Arendt-Nielsen L（1995b）Induction and assessment of experimental muscle pain. J Electromyogr Kinesiol 5：131-140

Svensson P, Arendt-Nielsen L, Houe L（1998a）Muscle pain modulates mastication：An experimental study in humans. J Orofacial Pain 12：7-16

Svensson P, Arendt-Nielsen L, Houe L（1996）Sensory-motor interactions of human experimental unilateral jaw muscle pain：A quantitative analysis. Pain 64：241-249

Svensson P, Beydoun A, Morrow TJ, Casey KL（1997a）Human intramuscular and cutaneous pain：Psychophysical comparisons. Exp Brain Res 114：390-392

Svensson P, Beydoun A, Morrow TJ, Casey Kl（1997b）Non-painful and painful stimulation of human skin and muscle：Analysis of cerebral evoked potential. Electroencephalogr Clin Neurophysiol 104：343-350

Svensson P, De Laat A, Graven-Nielsen T, Arendt-Nielsen L（1998b）Experimental jaw-muscle pain does not change heteronymous H-reflexes in the human temporalis muscle. Exp Brain Res 121：311-318

Svensson P, Graven-Nielsen T, Matre DA, Arendt-Nielsen L（1998c）Experimental muscle pain does not cause long-lasting increases in resting EMG activity. Muscle Nerve 21：1382-1389

Svensson P, Houe L, Arendt-Nielsen L（1997c）Bilateral experimental muscle pain changes electromyographic activity of human jaw-closing muscles during mastication. Exp Brain Res 116：182-185

Svensson P, House L, Arendt-Nielsen L（1997d）Effect of systemic versus topical nonsteroidal anti-inflammatory drugs on postexercise jaw-muscle soreness：A placebo-controlled study. J Orofac Pain 11：353-362

Svensson P, Cairns BE, Wang K, Hu JW, Graven-Nielsen T, Arendt-Nielsen L, Sessle BJ（2003）Glutamate-evoked pain and mechanical allodynia in the human masseter muscle. Pain 101：221-227

Svensson P, Graven-Nielsen T（2002）Craniofacial muscle pain：Review of mechanisms and clinical manifastations. J Orofac Pain 15：117-145

Svensson P, Macaluso GM, De Laat A, Wang K（2001a）Effects of local and remote muscle pain on human jaw reflexes evoked by fast stretches at different clenching levels. Exp Brain Res 139：495-502

Svensson P, List T, Hector G（2001b）Analysis of stimulous-evoked pain in patients with myofascial temporomandibular pain disorders. Pain 92：399-409

Svensson P, Miles TS, Graven-Nielsen T, Arendt-Nielsen L（2000）Modulation of stretch-evoked reflexes in single motor units in human masseter muscle by experimental pain. Exp Brain Res 132：65-74

Svensson P, Miles TS, KcKay D, Ridding MC（2003）Suppression of motor evoked potentials in a hand muscle following prolonged painful stimulation. Eur J Pain 7：55-62

Thorstensson A, Arvidson Å（1982）Trunk muscle strength and low back pain. Scand J Rehab Med 14：69-75

Torebjörk HE, Ochoa JL, Schady W（1984）Referred pain from intraneural stimulation of muscle fascicles in the median nerve. Pain 18：145-156

Travell J, Berry C, Bigelow N（1944）Effects of referred somatic pain on structures in the reference zone.［Abstract］APS 3：49

Travell JG, Rinzler S, Herman M（1942）Pain and disability of the shoulder and arm. JAMA 120：417-422

Triano JJ, Schultz AB（1987）Correlation of objective measure of trunk motion and muscle function with low-back disability ratings. Spine 12：561-565

Vecchiet L, Galletti R, Giamberardino MA, Dragani L, Marini F（1988）Modification of cutaneous, subcutaneous and muscular sensory and pain thresholds after the induction of an experimental algogenic focus in the skeletal muscle. Clin J Pain 4：55-59

Vecchiet L, Giamberardino MA, Marini I（1987）Immediate muscular pain from physical activity. In：Tiengo M, Eccles J, Cuello AC, Ottoson D（Eds）Pain and mobility, pp193-218, Raven Press, New York

Veiersted KB, Westgaard RH, Andersen P（1993）Electromyographic evaluation of muscular work pattern as a predictor of trapezius myalgia. Scand J Environ Health 19：284-290

Vicenzino B, Collins D, Wright A（1996）The initial effects of a cervical spine manipulative physiotherapy treatment on the pain and dysfunction of lateral epicondylalgia. Pain 68：69-74

Wang K, Arendt-Nielsen L, Svensson P（2001）Excitatory actions of experimental muscle pain on early and late components of human jaw stretch reflexes. Arch Oral Biol 46：433-442

Wang K, Arima T, Arendt-Nielsen L, Svensson P（2000a）EMG-force relationships are influenced by experimental jaw-muscle pain. J Oral Rehabil 27：394-402

Wang K, Svensson P, Arendt-Nielsen L（1999）Modulation of exteroceptive suppression periods in human jaw-closing muscles by local and remote experimental muscle pain. Pain 82：253-262

Wang K, Svensson P, Arendt-Nielsen L（2000b）Effect of tonic muscle pain on short-latency jaw-stretch reflexes in humans. Pain 88：189-197

Westberg KG, Clavelou P, Schwartz G, Lund JP（1997）Effects of chemical stimulation of masseter muscle nociceptors on trigeminal motoneuron and interneuron activities during fictive mastication in the rabbit. Pain 73：295-308

Witting N, Svensson P, Gottrup H, Arendt-Nielsen L, Jensen

TS (2000) Intramuscular and intradermal injection of capsaicin: A comparison of local and referred pain. Pain 84: 407–412

Wolff BB, Jarvik ME (1965) Quantitative measures of deep somatic pain: Further studies with hypertonic saline. Clin Sci 28: 43–56

Zidar J, Bäckman E, Bengtsson A, Henriksson KG (1990) Quantitative EMG and muscle tension in painful muscles in fibromyalgia. Pain 40: 249–254

第13章
作業関連性筋痛症の神経生理学的メカニズム：固有受容感覚と平衡機能

Mikael Bergenheim

イェーヴレ大学　筋骨格系研究センター，ウメオ市，スウェーデン
カールスタッド中央病院，カールスタッド市，スウェーデン

キーワード：筋紡錘求心性活動，化学感受性筋求心性線維活動，疲労，固有受容感覚，Johansson-Sojkaモデル

1　はじめに

　作業関連性筋痛症は，しばしば作業関連性慢性筋骨格系疼痛症候群とも称されるが，今日の欧米社会における最大の職業環境問題の1つである．筋肉痛を発症する職業性作業は，上腕挙上性，反復性，高度な精神的集中力，を特徴とする．作業は主に座位で，時間に追いまくられるストレスを伴う．詳細はKilbomら（1986年），Hagbergら（1995年）を参照されたい．

　今日でも，これらの慢性筋肉痛における病態生理学的メカニズムや病因論的背景に関する多くは不明である．作業関連性慢性筋痛症は，骨格筋疲労により発症すると考えている研究者は多い．この骨格筋疲労は，持続性の骨格筋活動，特に静的で反復性の性質を有する筋収縮により生じていると考えられている（Kilbomら1986年；HäggとSuurküla 1991年）．骨格筋の活性化パターンと慢性筋痛症との関係を支持する研究は多々見受けられる．多くの筋電図学的研究によれば，線維筋痛症や筋肉痛の患者においては，正常対照と比較して，より高レベルの静的筋活動が認められ，筋電図ギャップがほとんど認められないことが，反復性作業時において報告されている（Elertら1989年，1992年；Veierstedら1990年）．さらに反復性軽作業の従業員における前向き研究によれば，より高度な筋活動を呈し，筋電図ギャップの所見がより少ない従業員は，局所性僧帽筋筋痛症の症状を発症する可能性が高いことを報告している（Veierstedら1993年）．同様の前向き研究により，反復性作業時に典型的にみられる緊張性の高い動作パターンと筋骨格系障害発症の危険性との関係が認められている（KilbomとPersson 1987年）．Matreらの最近の研究（MatreとSvensson本書第14章）によると，ヒトにおける筋肉痛は，脊髄より中枢側の構造に影響を及ぼすことなく，明らかに反射径路に影響するとのことである．

　慢性頸部痛を有する患者は，頸部領域における固有感覚の低下と運動制御の障害をきたすことが報告されている（Revelら1991年）．さらにこれらの患者の多くでは，めまいや体位性反射の低下を発症していることが，報告されている．これらの症状は，異なる感覚器からの入力間におけるミスマッチの結果として生ずることが示唆されている．たとえば筋や関節の固有感覚と前庭系との間に生ずるミスマッチがこれに当たる（たとえば，Karlbergら1995年；MagnussonとKarlberg本書第16章参照）．

　本章は筋緊張と筋痛症の発症と進展，および作業関連性筋痛症患者の臨床的症状（たとえば固有感覚障害，運動制御障害，めまい）に関連した神経生理学的メカニズムの可能性について解説する．

2　筋紡錘

　筋紡錘は筋長と筋長の変化に感受性を有する機械受容器である（総説は，Hullinger 1984年参照）．筋紡錘の形

態は複雑である．部分的に包で覆われており，求心性・遠心性の神経支配を受ける数本の筋線維により構成されている．筋紡錘は錘外筋と平行して位置し，錘内筋線維の非収縮部において一次筋紡錘求心性線維（Ⅰa）と二次筋紡錘求心性線維（Ⅱ）という2種類のタイプの求心性線維による神経支配を受けている．筋紡錘は，また遠心性のγ運動ニューロン（筋紡錘運動ニューロンともよばれる），β運動ニューロンの支配を受けている．β，γ運動ニューロンは，錘内筋線維の収縮部を支配しており，それぞれ動的および静的運動ニューロンに分類される．一次筋紡錘求心性線維の筋長変化率による感受性は，二次筋紡錘求心性線維のよりも高く，動的感受性と称する．一方，二次筋紡錘求心性線維は，静的変化に感受性が高い（Hullinger ら 1977 年参照）．

筋紡錘の感受性は，交感神経系の影響下にあることが推定されている．Passatore と共同研究者（Passatore ら 1985 年；Passatore と Roatta 本書第 21 章）は，頸部交感神経の電気刺激が一次筋紡錘求心性線維発射の感受性に影響を及ぼし得ることを示した．

筋紡錘は，多くの重要な機能を有する．第一に，反射介在性筋硬直は，一次あるいは二次筋紡錘求心性線維の感受性に，大きく影響される（たとえば，Nichols 1989 年を参照）．第二に，一次筋紡錘求心性線維は，固有感覚と運動感覚（Roll と Gilhodes 1995 年参照），そして運動制御（Sainburg ら 1993 年；Sanes ら 1985 年）において重要な役割を果たす．さらに，頸部の固有感覚受容器からの入力は，平衡機能に重要（総説として，de Jong と Bles 1986 年参照）である．以上の 3 点からも，筋紡錘は，各種の重要な役割を果たしていることがわかる．

3 γ系は末梢受容器に影響される

γ運動ニューロンには，静的と動的の少なくとも2つの型がある．静的γ運動ニューロンは，一次および二次の両方の筋紡錘求心性発射活動の静的感受性を亢進させ，動的γ運動ニューロンは，一次筋紡錘求心性発射活動の動的感受性を亢進させる．静的および動的γ運動ニューロンの活動性は，α運動ニューロンの活動性とは独立した選択的中枢性制御のもとにある（たとえば，Hullinger 1984 年；Johansson 1988 年；Ribot-Ciscar ら 2000 年参照）．γ筋紡錘系における活動性は，皮膚や関節の感覚受容器求心性発射活動（総説については，Sjölander と Johansson 1997 年；Johansson ら 1997 年参照），化学受容器感受性のグループⅢ・Ⅳの求心性発射活動なの種々の末梢受容器からの反射に強力に影響される．作業関連性筋痛症との関連では，後者の化学受容器感受性のグループⅢ・Ⅳの求心性発射活動が特に重要である．このグループⅢ・Ⅳの求心性発射活動は，筋炎症や筋虚血，および持続性静的筋収縮中に，産生されたり遊離されたりする物質により，興奮する．これらの物質の例としては，塩化カリウム，乳酸，アラキドン酸，ブラディキニン，セロトニン，ヒスタミンがあげられる（たとえば，Kniffki ら 1978 年；Rotto と Kaufman 1988 年参照）．これらの求心性線維発射活動は，同名性（筋紡錘のある錘外筋と支配するγ運動ニューロンが同じ筋：Jovanovic ら 1990 年；Johansson ら 1993 年），異名性（筋紡錘のある錘外筋と支配するγ運動ニューロンが異なる筋：Johansson ら 1993 年；Djupsjöbacka ら 1994 年 b）のγ運動ニューロンの両者に反射的影響を及ぼす．

4 神経生理学的メカニズム

4.1 Johansson-Sojka モデルの概要

慢性筋痛症と筋緊張障害の病態生理学的モデルは，Johansson と Sojka により 1991 年に発表された．簡単に説明すると，本仮説は，化学受容器感受性のグループⅢ・Ⅳ求心性発射活動，関節受容器求心性発射活動，またはある下行路が，活性化されている環境のもとでは（たとえば反復性静的作業中のグループⅢ・Ⅳ求心性発射活動），一次および二次筋紡錘求心性発射活動は，γ運動ニューロン型反射（上記参照）により亢進するというものである．

本モデルは，結果として，少なくとも三段階で進行する．

第一段階として，γ筋紡錘系における活動亢進は，その大部分を一次筋紡錘求心性発射の活動性に支配されているため（上記参照），筋硬直の反射介在性成分を増加させる．このようにして正のフィードバックループが活性化される．すなわち，筋代謝産物の産生→筋紡錘求心性発射活動の増加→筋硬直の増加→代謝産物の産生増加，のループの活性化である．

第二段階は，一次筋紡錘求心性発射における活動の変化が，固有感覚と運動制御に影響を及ぼす可能性があるということである．この影響は，好ましくない作業テクニックにつながり，それはたとえば作動筋と拮抗筋の共同収縮（van Dieën ら 本書第 6 章参照）を引き起こし，静止時期が十分でないため，代謝産物の産生をさらに誘

発する可能性がある．

第三段階として，代謝産物レベルの増加は，化学受容器過敏性グループⅢ・Ⅳ求心性線維を介した交感神経系の興奮を誘発する可能性がある（Passatore と Roatta 本書第 21 章）．この交感神経活動の亢進は，筋の血流量を減少させ，その結果，筋からの代謝産物の除去が遅延する，というような，別の悪循環が形成されてしまう．興味深いことに，Larsson は，僧帽筋における微小循環の変化は，僧帽筋における慢性痛発症に潜む重要なメカニズムであることを示唆する結果を示している（Larsson 本書第 8 章）．

特に興味深いのは，γ 運動ニューロンと二次筋紡錘求心性ニューロンにより形成される強力な正のフィードバックループである．本ループは，筋硬直が進行することに関与する可能性に加えて，慢性筋硬直亢進状態を完成してしまう経過に重要な役割を果たすと考えられる．γ 運動ニューロンへの反射性入力がポリモーダルつまり，多様的な性質を有することに基づいて，反射性 γ 運動ニューロンによる二次筋紡錘求心性線維の賦活化には，なんらかの「閾値」が存在することが示唆される．この「閾値」を越えると，上述の正のフィードバックループが開始され，γ 筋紡錘システムへの入力の影響をさらに促進することになる．

4.2 Johansson-Sojka モデルの実験的支援

ここ 2〜3 年の間に，筆者らは上記に記載した病態生理学的モデルの評価と有用性についての非常に多くの実験を行ってきた．最初の実験系はネコの後肢での実験モデルにおいてである（たとえば，Djupsjöbacka ら 1994 年 a，b 参照）．さらに最近になって，ネコの頸筋におけるモデルを開発した．これらの実験の設定により，両者とも病態生理学的モデルを実質的に支持することを見いだしたが，本章においては頸筋を使用した実験設定から得られたデータに焦点を絞る．

ネコの後肢を使用した最初の研究（Pedersen ら 1997 年）の目的は，単一筋内におけるブラディキニンの筋内濃度が上昇した場合，その筋の同側あるいは対側筋からの一次，二次の筋紡錘求心性発射活動に，筋紡錘運動反射を介して，影響を及ぼすかどうかを検証することにあった．同側の僧帽筋と板状筋に対して正弦状の伸展を負荷し，同時に 2〜3 個の筋紡錘求心性発射活動を記録した．α クロラロースにより麻酔した成猫において，板状筋および僧帽筋からの筋紡錘求心性発射活動を記録した．5〜10 μg/ml のブラディキニンをヒトの側頭筋に注射すると，筋肉痛を生ずることが判明しているため，同量（0.5 ml）のブラディキニン（6〜86 μg/ml）を同側および対側の板状筋および僧帽筋に筋肉内注射した．筋紡錘求心性発射活動の増加は，対側僧帽筋で 86％，対側板状筋で 87.5％ であった．筋紡錘求心性発射活動に対する効果を，動的・静的で比較すると，静的反応において優位であった．効果の持続時間は平均 3.5〜4 分間であったが，中には 15 分以上も持続する場合があった．これらの効果は，常に注射筋を支配する神経を切断することにより，消失した．筋紡錘求心性発射活動の大部分は，タイロード液（リンゲル液にブドウ糖を加えた疑似体液）筋内注射に対しては，無反応であった．タイロード液筋注に反応した求心性活動は，ブラディキニン注射時に比較して，その効果が常に小さく，反応持続時間も短かった．

したがって，ブラディキニンの筋内濃度増加は，筋紡錘運動反射を介して，同側および対側の筋からの一次，二次筋紡錘発射活動を，興奮させると考えられた．この興奮は，おそらく筋肉内の化学受容器感受性発射活動を賦活化することによるものであると思われた．

第二の実験シリーズでは（Wenngren ら 1998 年），同様の実験セットアップで，ネコの頸筋からの一次，二次筋紡錘求心性発射活動を検討した．この実験で，対側の板状筋および僧帽筋は，1）露出後，ブラディキニンを筋内注射し，2）伸展し，3）ブラディキニン曝露中に伸展するか，あるいは 4）ブラディキニン曝露後に伸展した．ブラディキニン 0.5 ml（6〜86 μg/ml）を対側板状筋および僧帽筋に注射し，対側板状筋と僧帽筋の伸展は，生理的筋長における静的伸展とした．その結果，ブラディキニン筋注，筋伸展の両者ともに，筋紡錘運動反射を介した対側一次，二次の筋紡錘求心性発射活動を興奮させることが判明した．これらの影響は，筋紡錘求心性発射活動の静的変化に優位であることが推定された．組合せ刺激の相互作用の影響は，板状筋に対しては促通性であったが，僧帽筋に対しては抑制性であった．筋伸展の影響はブラディキニン注射後に増加した．

4.3 固有感覚，運動制御，平衡機能の影響

すでに述べたように，作業関連性筋痛症の患者は，固有感覚の低下，運動制御機能の障害，平衡機能の低下を示す（Revel ら 1991 年；Graven-Nielsen ら 本書第 12 章；Magnusson と Karlberg 本書第 16 章）．その症状の

背後に潜むメカニズムは十分明らかにされていない．

当研究室では，これらの臨床症状発症のメカニズムに光を当てるための実験を行ってきた．さらに詳細に述べると，筋疲労の固有感覚に及ぼす影響についての動物実験と，意識下のヒトを対象とする実験の，2つの流れの実験を行った．

動物モデルにおける実験（Pedersen ら 1999 年 a）の目的は，筋疲労が，筋伸張に関する情報を伝達する一次筋紡錘求心性活動の総合調和能力に及ぼす影響を，検索することにあった．この筋疲労と固有感覚とは非常に関連が深い．というのも，この一次筋紡錘求心性発射活動が伝達する種々の筋情報の総合的な解釈は，固有感覚において非常に重要であるからである（たとえば Roll と Ghilhodes 1995 年；Bergenheim ら 2000 年；Roll ら 2000 年；Ribot-Ciscar ら 2002 年，2003 年参照）．これらの実験は α クロラロース麻酔下の成猫において行い，非常に多くの外側腓腹筋からの一次筋紡錘求心性発射活動を記録した．記録においては，3～10 本の求心性発射活動を総合調和的に記録した．「筋求心性発射活動の総合調和における刺激識別定量化のための主要素解析およびアルゴリズムに基づいた方法」を，筋疲労を同側の内側腓腹筋に誘発する前，直後，そして5分以上後に，適用した（方法の詳細は，Johansson ら 1995 年；Bergenheim ら 1995 年参照）．結果として，内側腓腹筋が疲労したときには，種々の異なる振幅の筋伸張を識別するための，同側の外側腓腹筋からの筋紡錘求心性神経活動における総合調和能力の明瞭な低下を認めた．この結果は，おそらく化学受容器感受性グループⅢ・Ⅳ求心性発射活動の，外側腓腹筋の筋紡錘に投射する γ 運動ニューロンに対する反射介在性の影響と考えられた．

一次筋紡錘求心性発射活動が，固有感覚と運動感覚において，重要な役割を演ずることは，すでに確立している．したがって，同側筋の疲労が，一次筋紡錘求心性発射活動の総合調和により伝達される情報の正確性を低下させるということは，同時に骨格筋における固有感覚と運動感覚に対する影響を示唆する．さらに，固有感覚求心性発射活動によるフィードバックは，最適運動制御の必要要因であるため，運動制御における神経性能力は，筋疲労により影響され変容することが示唆される．この筋疲労による固有感覚および運動感覚の低下，という仮説は，いくつかの示唆を与えてくれる．その中の1つとして，運動能力の正確性の低下があり，それが骨の折れる仕事に従事する際に生じる障害のリスク増大につながっている．

以下のヒトを対象とする研究においては（Pedersen ら 1999 年 b），上述のようにヒトにおける固有感覚能力に対する筋疲労の影響の重要性を評価しようとした．したがって，これらの実験の目的は，ヒトの利き腕側の肩で局在性筋疲労中における動作感覚の正確性の変容について，検討するものであった．14 名（男 8 名，女 6 名）の健康な志願被験者（平均年齢 23±2 歳）を対象とした．被験者の利き手側の肩で，与えた基準速度と異なる動作速度とを識別する能力を，以下の 2 つの実験条件において評価した．

① 軽作業：肩のレベルでの反復性等速水平屈曲伸展運動を，前額面に対して 85° から 20° の範囲で，最大随意収縮力の 10％ の力で行う．
② 重労働：軽作業と同様の作業を，最大随意収縮力により行う．

結果として，軽作業に比較して重労働条件では，被験者における動作速度の識別能低下を有意に認めた（$p<0.001$）．また，性差を比較すると，女性被験者では男性被験者に比べ，有意な識別能の低下を示した．本研究により，上記の動物実験で詳細に研究されたメカニズムを介する，筋疲労の末梢筋受容器に対する効果により，固有感覚能は影響されると結論づけられた．求心性のフィードバックメカニズムは，至適運動パフォーマンスに重要であるため，筋受容器からの固有感覚情報，特に筋紡錘からの情報伝達障害は，運動パフォーマンスを低下させ，激しい筋活動中の傷害発生のリスクを増加させる可能性が考えられる．

5　結　論

ここで紹介した研究は，Johansson-Sojka 仮説（1991 年）を実験的に支持するものである．最初の研究は，ブラディキニン感受性筋求心性線維活動の賦活化が，有意に頸部異名筋の筋紡錘求心性活動を増加させることを示し，それによって慢性筋骨格系疼痛症候群の背後に潜む病態生理学的メカニズムにおける γ 筋紡錘システムの関与を示唆した．さらに，ブラディキニン注射後において，筋伸展の筋紡錘出力への影響が起きていることは，ブラディキニン濃度の筋肉増加が最近起きているということを示唆するとともに，増加により，受動的に伸展させられた筋からの筋紡錘運動システムへの入力が，増加していることを意味している．

動物実験では，頸部筋の固有受容器からの入力途絶により，平衡機能と運動協調が著しく障害される結果とな

ることが判明している（総説は，de Jong と Bles 1986 年参照）．したがって，本研究の知見は，固有感覚と平衡感覚の低下メカニズム，および慢性頸部痛を有する患者に頻発する回転性めまいおよび非回転性めまいのメカニズムの解明に寄与するものと思われる（Revel ら 1991 年；Karlberg ら 1995 年）．このめまいが，異なる種々の感覚系からの実際の入力が収束する状態と，予期された感覚パターンとのくい違いにより生ずる可能性を示唆し，これらの症状が「感覚ミスマッチ」という概念により生じていると考えられている．したがって，頸部筋の筋紡錘からの情報が，頸部の固有感覚に大きく寄与しているため，これらの筋紡錘の感受性の阻害あるいは変化により，頸部の固有感覚入力を欠損する結果となると思われる（Karlberg ら 1995 年；Magnusson と Karlberg ら 本書第 16 章）．

最後に述べた 2 つの一連の実験は，固有感覚に対する疲労の影響を研究したものである．近隣する筋の疲労後には一次筋紡錘求心性発射活動の総合調和により伝達される情報が低下することと，筋疲労時にはヒトにおける動作感覚の正確性が低下することは，運動制御が筋疲労時と筋疲労後において影響されることを示唆するものと思われる．この示唆は，いろいろなことを意味しているが，その中でも，運動パフォーマンスの正確性の低下により，激しいスポーツ活動や労働時における外傷リスクが増加するという仮説は興味深い．もしこの仮説が正しければ，最後の研究における男女差は，男性よりも女性がスポーツ外傷を起こしやすいことを意味するかもしれない．興味あることに，この仮説を支持する研究も報告されている（de Loes 1995 年参照）．

最後に，仮説を提唱しようと思う．それは，筋疲労時および筋痛時における固有感覚能の低下が，運動パフォーマンスの障害をきたす．それが作動筋と拮抗筋の同時賦活化の亢進を引き起こし（van Dieën ら 本書第 6 章参照），関与する筋全体における作業負荷が増加するというものである．たしかに筋痛時における運動制御に対しては，明らかな影響を示す結果が認められている（Graven-Nielsen ら 本書第 12 章参照）．このことは，筋緊張と筋痛の発症，および全身へ広がるリスクをさらに増大させると思われる．

文　献

Bergenheim M, Johansson H, Pedersen J (1995) The role of the γ-system for improving information transmission in populations of Ia afferents. Neurosci Res 23：207-215

Bergenheim M, Ribot-Ciscar E, Roll J-P (2000) Proprioceptive population coding of 2-D limb movements in humans. I Muscle spindle feedback during spatially oriented movements. Exp Brain Res 134：301-310

de Jong JMBV, Bles W (1986) Cervical dizziness and ataxia. In：Bles W, Brandt T (Eds) Disorders of posture and gait, pp185-206, Elsevier, Amsterdam

de Loes M (1995) Epidemiology of sports injuries in the Swiss organization "Youth and Sports" 1987-1989. Injuries, exposure and risks of main diagnoses. Int J Sports Med 16：134-138

Djupsjöbacka M, Johansson H, Bergenheim M (1994a) Influences on the γ-muscle-spindle system induced by increased intramuscular concentrations of arachdonic acid. Brain Res 663：293-302

Djupsjöbacka M, Johansson H, Bergenheim M, Sjölander P (1994b) Influences on the γ-muscle-spindle system from contralateral muscle afferents stimulated by KCl and lactic acid. Neurosci Res 21：301-309

Elert JE, Rantapää-Dahlqvist SB, Henriksson-Larsén K, Gerdle B (1989) Increased EMG activity during short pauses in patients with primary fibromyalgia. Scand J Rheumatol 18：321-323

Elert JE, Rantapää-Dahlqvist SB, Henriksson-Larsén K, Lorentzon R, Gerdle BUC (1992) Muscle performance, electromyography and fiber type composition in fibromyalgia and work-related myalgia. Scand J Rheumatol 21：28-34

Hagberg M, Silverstein B, Wells R, Smith MJ, Hendrick HW, Carayon P, Pérusse M (1995) In：Kuorinka I, Forciers L (Eds) Work related musculoskeletal disorders (WMSDs)：A reference book for prevention, Taylor & Francis, London

Hägg GM, Suurküla J (1991) Zero crossing rate of electromyogram during occupational work and endurance tests as predictors for work related myalgia in the shoulder/neck region. Eur J Appl Physiol 62：436-444

Hullinger M (1984) The mammalian muscle spindle and its central control. Rev Physiol Biochem Pharmacol 101：1-110

Hullinger M, Mathews PBC, Noth J (1977) Static and dynamic fusimotor action on the response of Ia fibers to low frequency sinusoidal stretching of widely ranging amplitude. J Physiol (London) 267：811-838

Johansson H (1988) Rubrospinal and rubrobulbospinal influences on dynamic and static δ-motoneurons. Behav Brain Res 28：97-107

Johansson H, Sojka P (1991) Pathophysiological mechanisms involved in genesis and spread of muscular tension in occupational muscle pain and in chronic musculoskeletal pain syndromes：A hypothesis. Medical Hypotheses 35：196-203

Johansson H, Bergenheim M, Djupsjöbacka M (1997) Peripheral afferents of the knee: Their effects on central mechanisms regulating muscle stiffness, joint stability and proprioception and coordination. In: Lephart SM, Fu FH (Eds) Proprioception and neuromuscular control in joint stability, pp5-22, Human Kinetics Pub, Harper Collins Publlishers, New York

Johansson H, Bergenheim M, Djupsjöbacka M, Sjölander P (1995) A method for analysis of encoding of stimulus separation in ensembles of afferents. J Neurosci Methods 63: 67-74

Johansson H, Djuspjöbacka M, Sjölander P (1993) Influences on the γ-muscle spindle system from muscle afferents simulated by KCl and lactic acid. Neurosci Res 16: 49-57

Jovanovic K, Anastasijevic R, Vuco J (1990) Reflex effects on γ-fusimotor neurons of chemically induced discharges in small-diameter muscle afferents in decerebrate cats. Brain Res 521: 89-94

Karlberg M, Persson L, Magnusson M (1995) Reduced postural control in patients with chronic cervicobrachial pain syndrome. Gait Posture 3: 241-249

Kilbom Å, Persson J (1987) Work technique and its consequences for muculoskeletal disorders. Ergonomics 30: 273-279

Kilbom Å, Persson J, Jonsson BG (1986) Disorders of the cervicobrachial region among female workers in the electronics industry. Int J Ind Ergon 1: 37-47

Kniffki K-D, Mense S, Schmidt RF (1978) Responses of group IV afferent unit from skeletal muscle to stretch, contraction and chemical stimulation. Exp Brain Res 31: 511-522

Nichols TR (1989) The organization of heterogenic reflexes among muscles crossing the ankle joint in the decerebrate cat. J Physiol (London) 410: 463-477

Passatore M, Grassi C, Fillippi GM (1985) Sympathetically induced development of tension in jaw muscle: The possible contraction of intrafusal muscle fibers. Pfluegers Arch 405: 297-304

Pedersen J, Ljubisavljevic M, Bergenheim M, Johansson H (1999a) Alterations in information transmission in ensembles of primary muscle spindle afferents after fatigue in heteronymous muscle. Neurosci 84: 953-959

Pedersen J, Lönn J, Hellström F, Djupsjöbacka M, Johansson H (1999b) Localized muscle fatigue decreases the acuity of the movement sense in the human shoulder. Med Sci Sports Exerc 31: 1047-1052

Pedersen J, Sjölander P, Wenngren BI, Johansson H (1997) Increased intra-muscular concentrations of bradykinin increases the static fusimotor drive to muscle spindles in neck muscles of the cat. Pain 70: 83-91

Revel M, Andre Deshays C, Minguet M (1991) Cervicocephalic kinesthetic sensibility in patints with cervical pain. Arch Phys Med Rehab 72: 288-291

Ribot-Ciscar E, Bergenheim M, Roll J-P (2002) The preferred sensory direction of muscle spindle primary endings influences the velocity of two dimensional limb movements in humans. Exp Brain Res 145: 429-436

Ribot-Ciscar E, Bergenheim M, Roll J-P (2003) Proprioceptive population coding of limb position in humans. Exp Brain Res 149: 512-519

Ribot-Ciscar E, Rossi-Durand C, Roll JP (2000) Increased muscle spindle sensitivity to movement during reinforcement manoeuvres in related human subjects. J Physiol (London) 523: 271-282

Roll J-P, Bergenheim M, Ribot-Ciscar E (2000) Proprioceptive population coding of 2-D limb movements in humans. II. Muscle spindle feedback during "drawing-like" movements. Exp Brain Res 134: 311-321

Roll J-P, Gilhodes J (1995) Proprioceptive sensory codes mediating movement trajectory perception. Can J Physiol Pharmacol 73: 295-304

Rotto DM, Kaufman MP (1988) Effect of metabolic products of muscular contraction on discharge of group III and IV afferents. J Appl Physiol 64: 2306-2313

Sainburg RL, Poizner H, Ghez C (1993) Loss of proprioception produces deficits in interjoint coordination. J Neurophysiol 70: 2136-2147

Sanes J, Mauritz K-H, Dalakas MC, Evarts EV (1985) Motor control in humans with large-fiber sensory neuropathy. Human Neurobiol 4: 101-114

Sjölander P, Johansson H (1997) Sensory endings in ligaments: Response properties and effects on proprioception and motor control. In: Yahia LH (Ed) Ligaments and ligamentoplasties, pp39-83, Springer, Heidelberg

Veiersted KB, Westgaard RH, Andersen P (1990) Pattern of muscle activity during stereotyped work and its relation to muscle pain. Int Arch Occup Environ Health 62: 31-41

Veiersted KB, Westgaard RH, Andersen P (1993) Electromyographic evaluation of muscle work pattern as a predictor of trapezius myalgia. Scand J Work Environ Health 19: 284-290

Wenngren BI, Pedersen J, Sjölander P, Bergenheim M, Johansson H (1998) Increased levels of intramuscular bradykinin combined with muscle stretch affect muscle spindle output in contralateral neck muscles of the cat. Neurosci Res 32: 119-129

第14章
実験的筋肉痛がH反射と伸張反射に及ぼす影響

Dagfinn Matre[1], Peter Svensson[2]

[1] ノルウェー国立職業健康研究所　生理学部門，オスロ市，ノルウェー
[2] オーフス大学　歯学部，臨床口腔生理学部門，オーフス市，デンマーク

キーワード：Hoffmann反射（H反射），伸張反射，感覚運動相互作用，シナプス前抑制，実験的筋痛，運動ニューロン興奮性

1　はじめに

　精力的な研究にもかかわらず，慢性筋骨格系疼痛症候群の発症と継続のメカニズムに関する知見は十分には解明されていない．従来の知識によれば，筋肉痛は筋の過活動と不適切な収縮に関連し，筋骨格系疼痛に対する通常の説明は，「過活動モデル」とされ，これまで「この筋肉痛は，骨格筋の持続的なスパスム（強力な収縮）の結果である」(Travellら1942年）という概念が正しいと思われていた．後に，ある環境下においては，γ筋紡錘系が自己維持的な「悪循環」の一部であり，この「悪循環」モデルのもとでは，筋肉痛と筋活動は，相反的に関連しているという病態生理学的モデルが提唱された (Schmidtら1981年；JohanssonとSoika 1991年．つまりこの後者のモデルとは，前章のJohansson-Soikaモデルを意味している）．このモデルJohansson-Sojkaモデルを，図1に簡略化した図式として示した．この悪循環モデルによると，筋の侵害受容器が筋収縮に伴って生じる代謝産物と低pH状態により賦活化されて，γ運動ニューロンに対して興奮性に作用する．亢進したγ活動性は，筋紡錘の発射活動を増加させ，固有感覚と平衡機能に影響を及ぼす．その変化により，α運動ニューロン集団の興奮性は増加する．これにより増加した筋の「こり」は，血流量を減少させ，代謝産物の産生を増加させる．こうして悪循環が開始される，と説明されている．

　悪循環モデルを構成する要因は，数少ない動物実験によって説明されている．すなわち，関節および骨格筋における侵害受容器求心性発射活動の電気的および化学的賦活化により，γ運動ニューロン活動が亢進し，その結果として筋紡錘のIa求心性線維の感受性が増大するのである (Appelbergら1983年；Johanssonら1993年；Djupsjöbackaら1995年；Hellströmら2000年；Hellströmら2002年；Thunbergら2001年；RoとCapra 2001年）．α運動ニューロンの興奮性，筋電図活動の増加，および筋の「こり」の関連は，健康な動物やヒトでの実験ではこれまでに解明されていない．H反射と伸張反射は悪循環モデルの一環を占め，ヒトにおける本モデルの間接的な解明の一助となる可能性がある．両反射はα運動ニューロンプールの興奮性に依存しており，それにはシナプス前抑制，シナプス後抑制が関与している．さらに伸張反射は筋紡錘の感受性にも依存している．最近，実験的に誘発した筋痛がH反射および伸張反射を調節しているかどうかを検討することを目的とする研究が行われている (Matreら1998年，1999年；Rossiら1999年；Svenssonら1998年，2000年，2001年；Wangら2000年，2001年，2002年；Zedkaら1999年）．

　本章においては，筋痛発症にどのようなメカニズムが寄与しているかということに関する総説を簡単に紹介し，議論を交わすことにする．最終的な結果はヒトの実験的痛み研究からは導き出せないが，ヒトの侵害受容性入力と運動機能の感覚運動統御の複雑なメカニズムの重要な視点を，高度に標準化した状態で研究できると思われる．動物実験とヒトの実験的痛み研究，さらには臨床研究の組合せにより，慢性筋骨格系疼痛症候群の病態生

第 14 章　実験的筋肉痛が H 反射と伸張反射に及ぼす影響

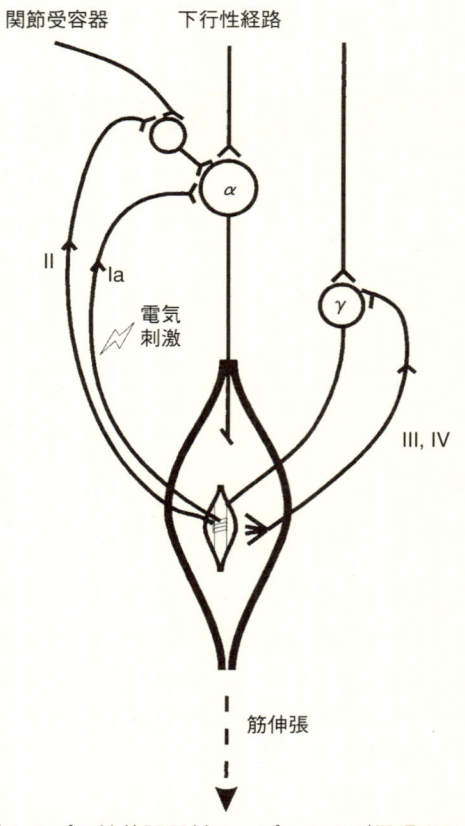

図1　単シナプス性伸張反射ループ，および提唱された悪循環に関連する経路の簡略図．伸張反射は迅速な筋伸張により誘発される．H 反射は，筋紡錘求心性線維への電気的刺激により誘発される（Johansson と Sojka 1991 年による）．

理が解明されると考えられる．

1.1　筋痛の誘発

　実験的筋痛を健康な被験者において誘発する手法は，ヒトにおける筋痛と運動制御の感覚運動相互関係の研究へのアプローチとして，有用であるとされている（Bonica 1990 年；Graven-Nielsen ら 本書第 12 章）．実験的筋痛を他の系には影響を及ぼさないように 1 つかあるいは数少ない系に選択的に操作することは可能である．慢性痛の患者においては，1 日のうちで，その痛みの強さおよび場所が変動する．さらに診断基準が欠如していたり，不明瞭であったりする．同様の臨床症状を呈する患者においても，その基盤には異なる病態が潜んでいたりすることがある．実験的誘発性筋痛は，痛みの強さをある程度のレベルに保持したり，運動機能に影響するような十分な期間，保ったりすることも可能である．さらに，実験的に誘発する痛みは再現可能で，臨床的な慢性筋骨格系疼痛症候群と，痛みの質や，関連痛の起こり方，近傍の領域や組織への痛みの広がり方など多くの共通な特徴を有していることが示されている．明らかに短期持続性の疼痛（15 分まで）と慢性痛（週，月，あるいは年の単位での）の間には，情動面や動機付けの面での反応に差はあろうが，ともあれ，ヒトにおける実験的誘発疼痛モデルを使用することにより，覚醒意識下のヒトにおける侵害受容器求心性発射活動が運動機能の種々の側面に及ぼす急性影響について，高度に標準化した説明が可能になるものと思われる．

　ヒトにおいては，筋痛は種々の方法で誘発可能である（Svensson と Arendt-Nielsen 1995 年）．通常，よく行われている方法は，本書でもよく使用されているが，少量の無菌高張食塩水を筋内に注射する方法である（Stohler と Lund 1994 年）．高張食塩水の注射により，深部のずきずきした痛みを注入した筋に誘発できる．注射する速度を変えることにより，持続的な一定の強さの痛みを数分にわたって生ずることができる．この痛みの性質は，筋虚血や労働関連性筋痛症のときに生ずる痛みと似通っている（Stoler と Lund 1994 年；Madeleine ら 1998 年）．最近は，ヒトの被験者にカプサイシンや興奮性アミノ酸のグルタミン酸など数種の発痛性物質を注射する方法も用いられている．

1.2　H 反射と伸張反射の誘発

　H 反射と伸張反射は，筋紡錘求心性神経と α 運動ニューロンの間の反射ループにより形成される単シナプス反射経路を賦活化する．この反射の一方か，両方における変化を比較することにより，変化が α 運動ニューロンに起こったのか，筋紡錘の感受性に起こったのかを，知ることができる．

　H 反射は，1918 年，Hoffmann 反射ともよばれる本反射を，最初に記載した Hoffmann の頭文字に由来する．H 反射は，運動ニューロンプールの興奮性を評価できるもので，一次筋紡錘求心路に対する非常に短い電気刺激により誘発される．この一次筋紡錘求心性神経の刺激は，同名筋支配の運動ニューロンプールを単シナプス性に興奮させる役割を果たす（Hoffmann 1918 年；Schieppati 1987 年）．H 反射により複合活動電位が生成されるが，この活動電位の振幅は運動ニューロンプールの興奮性に直接依存する．H 反射は電気的に誘発した求心性入力の有効性に直接依存するため，本反射はまた I a 求心性線

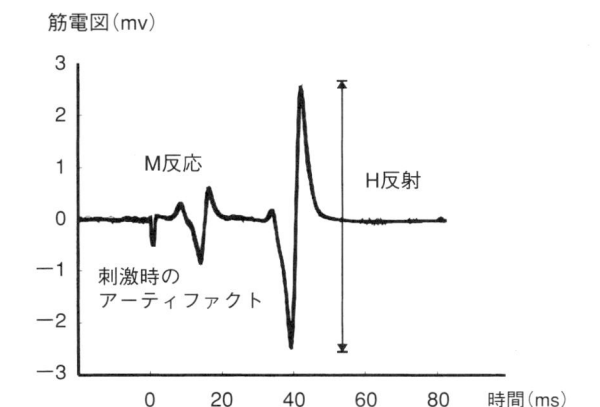

図2 ヒラメ筋におけるH反射の例．H反射は，膝窩における脛骨神経の短い電気刺激（刺激時のアーティファクトの時点）により誘発され，α運動ニューロンを直接刺激することによる筋電図（M反応）と長潜時の反射性のH反射により構成される．

維のシナプス前抑制にも依存する（Schieppati 1987年）．図2は，膝窩部において，短い1ms（ミリ秒）の電気パルスを脛骨神経に与えた後の，ヒラメ筋の筋電図反応を示す．短潜時成分（潜時約5ms）は，α運動ニューロン軸索の直接刺激によるものでM反応と呼ばれ，長潜時成分（潜時約35ms）は，反射に由来するものであって，H反射と名づけられた（MagladeryとMcDougal 1950年）．

伸張反射は，電気刺激によるH反射と異なり，筋紡錘求心路を筋の伸張や腱叩打によって機械的に刺激することにより誘発されるものである．一次および二次筋紡錘求心性発射活動（グループⅠおよびⅡ）は，求心性バーストとして反応し，そのバーストが十分大きければ対応するα運動ニューロンの脱分極と，それに引き続いて起こる筋収縮を引き起こす．これにより筋紡錘の感受性，および間接的にγ運動ニューロンにも依存している伸張反射が惹起される．図3は，ヒラメ筋において伸張反射を誘発した例を示したものである．上から下に順に，Aにおいて足関節の軽度の背屈を起こすと，伸張反射が誘発されるのであるが，その様子はBの筋電図とCの機械的なトルクにより測定される．筋電図反応は2つの成分から構成される．1つは短潜時成分（M1）であり，もう1つは中潜時成分（M2）である（Toftら 1991年）．M1はグループⅠa求心性線維により伝達され，一次性の単シナプス反射を介したものである（Nielsenら 1998年）．M2はより複雑な起源で，より遅いグループⅡ求心性線維（下肢）あるいはグループⅠa求心性線維と介在ニューロン（上肢）により伝達されると考えられている（Dietz 1992年）．ときおり，長潜時のM3成分が観察されるが，これは大脳皮質を経由する経皮質性の反応と考えられている（Sinkjærら 1995年）．

α運動ニューロン活動が一定に保たれれば，「筋痛が筋紡錘の感受性を亢進させるか，α運動ニューロンの興奮性を増加させる」という悪循環モデルにおいて説明される仮説を実証することが可能となる．α運動ニューロンプールを一定に活動させるためには，筋を随意収縮させて，筋電図レベルを一定に保持すればよい．α運動ニューロンプールの活性化に，脊髄内伝達のゲイン変化と筋紡錘感受性の変化がどれくらい寄与しているかという相対的寄与率を評価するためには，同様の随意的筋電図レベル下において誘発されるH反射と伸張反射を，注意深く比較することにより，間接的に評価できると思われる（Enokaら 1980年）．H反射と伸張反射を比較する場合，時間的経過，Ⅰa求心性活動の振幅，およびシナプス前抑制の感受性が両者の間では異なるため，方法論的な差異が存在することを忘れないことが重要である（Moritaら 1998年）．

2 実験的筋肉痛がH反射および伸張反射に及ぼす影響

H反射および伸張反射は，顎，腰，脚，足の筋における実験的筋痛において探究されている．これらの所見を，**表1**（160頁）にまとめる．

2.1 H反射

ヒトのH反射研究からは，食塩水注入時におけるα運動ニューロンプールの興奮性の変化については，ほとんど証拠が得られていない．実験的に誘発した顎筋の痛みは，異名筋，つまり食塩水を注入した顎筋とは異なる側頭筋のH反射に変化を生じなかった（Svenssonら 1998年）．ヒラメ筋のH反射は，同名筋，すなわちH反射を誘発する筋への食塩水注入により，変化を生じなかった．同様の結果は，ヒラメ筋の拮抗筋である前脛骨筋への食塩水注入により誘発した筋痛によっても得られている（Matreら 1998年）．下肢筋の弛緩時と軽度収縮時においても，同様の結果が認められている．しかしながら，下腿においては異なる結果が得られている．それは，L-アスコルビン酸により誘発した足の細い短趾伸筋の痛みが，ヒラメ筋のH反射を抑制した（Rossiら 1999年）知見による．興味深いことに，経頭蓋磁気刺激による運

第14章　実験的筋肉痛がH反射と伸張反射に及ぼす影響

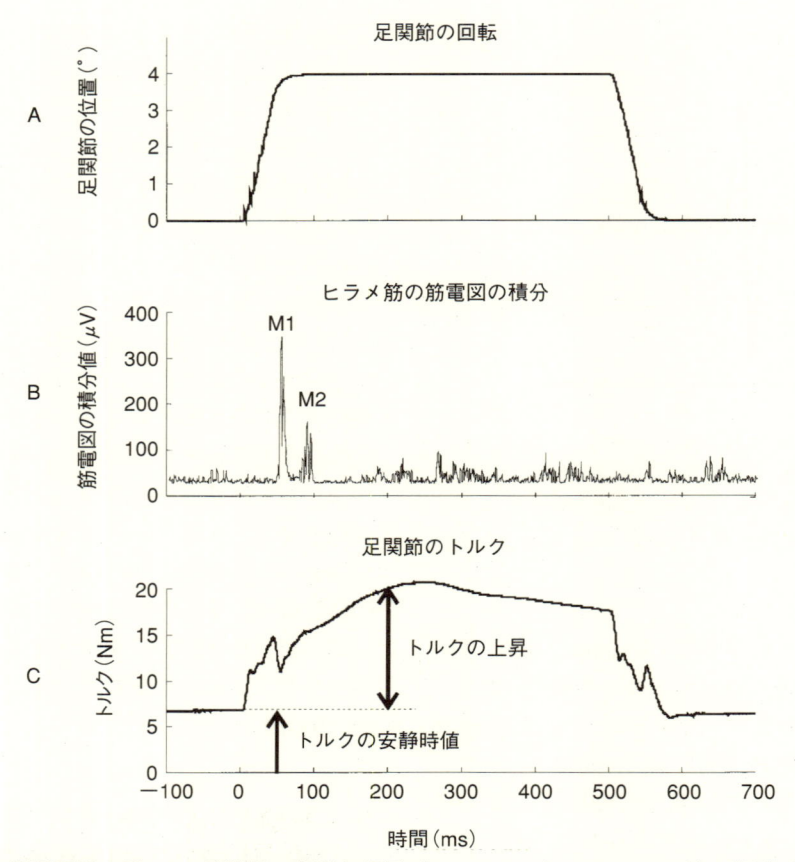

図3　ヒラメ筋における伸張反射の例．A：足関節の急激な背屈（50 msで4°）．B：ヒラメ筋の筋電図の平均整流積分図で，短潜時成分のM1と中潜時成分のM2を示す．C：足関節のトルク．9回の測定を平均したもの．

動誘発電位に重きをおいた最近の別の研究によると，手根屈筋において高張食塩水注入により誘発した痛みのピーク直後には同筋のH反射の有意な振幅抑制が認められたという（LePeraら2001年）．この筋肉痛によるH反射抑制は，手根屈筋における運動誘発電位の抑制とも関連があり，筋痛が運動系に対して抑制を及ぼすことを示唆すると考えられている．

骨格筋以外の痛み感覚はH反射に影響を及ぼさないと考えられている．カプサイシンにより誘発した焼けるような皮膚痛は，ヒトでH反射に影響を及ぼさなかった（GrönroosとPetrovaara 1993年）し，膝の痛みの緩和は，大腿四頭筋の浅部に誘発したH反射に影響を及ぼさなかったという（Lerouxら1995年）．手の皮膚に与えた熱痛もH反射に影響しないことが報告されている（Willerら1989年）．

2.2　伸張反射

筋肉痛の伸張反射に及ぼす影響については，筋の弛緩時，静的収縮時，動的収縮時において検討されている．

2.2.1　安静時，静的収縮時における測定

筋伸張反射は，一般的に顎筋や下腿筋に痛みを誘発した場合に，収縮の強さにある程度依存して，増強される．しかしながら，単一運動単位活動が咬筋から記録された場合，抑制性影響が観察される（Svenssonら2000年）．

弛緩した咬筋では，痛みが生じている状態でも，伸張反射に変化を認めない．ところが，収縮中（最大随意収縮力の10％，15％，30％の収縮）においては，伸張反射は痛みにより増強される（Wangら2000年；Svenssonら2001年）．ヒラメ筋においては，以上の所見は逆転する．痛みを生じている状態では，伸張反射はヒラメ筋が弛緩時にもっとも顕著で，収縮時には低下する（Matreら1998年）．最大随意収縮力のおおよそ10％までの収縮力による等張性ランプ収縮*においては，痛み関連性伸張反射の増強は，随意収縮力の強さとの間に逆相関を示す．弛緩筋においては50％の増強であるが，収縮時にお

いては5%の増強に低下する（Matreら1999年）.

ときには，実験的筋痛は近隣の非疼痛筋における伸張反射に，影響を及ぼすこともあるし，拮抗筋の伸張反射に影響を及ぼすこともある．咬筋の痛みにより，同側の側頭筋における伸張反射は亢進することもある（Wangら2000年）し，対側の咬筋においても同様に亢進する（Wangら2001年）．ヒラメ筋における伸張反射は，筋痛が同側あるいは対側の前脛骨筋に誘発された場合に増強される（Matreら1998年，1999年）．しかしながら，伸張反射が影響を受けるためには，痛みは局所性である必要がある．下肢筋における痛みは，咬筋の伸張反射には影響を及ぼさない（Svenssonら2001年）.

背筋における伸張反射は，腰部脊柱起立筋の叩打により誘発される．筋電図では，同名性の脊柱起立筋に短潜時性（単あるいは寡シナプス性）および長潜時性（多シナプス性）の反射成分が観察される（Taniら1997年）．食塩水誘発性筋肉痛は，収縮中の脊柱起立筋における短潜時および長潜時の伸張反射成分に，影響を及ぼさない．しかし，皮膚に対して電気刺激あるいは化学刺激を与えることによる皮膚痛を生じさせると，長潜時成分は増強される（Zedkaら1999年）．咬筋においては，伸張反射の長潜時成分は，筋痛により促通される（Wangら2001年）．多シナプス反射の経路における相互作用の解釈は，本章の目的ではない．しかし，上記の差異により，関連する痛みと筋の種類によっては，別々の伸張反射経路があることが示唆される.

最後になるが，実験的グルタミン酸誘発性筋痛による顎筋の伸張反射の調節に性差があるのではないか，ということが指摘されたのは，つい最近のことである（Cairnsら2003年）．この実験は，男性の被験者において，顎筋伸張反射の痛み関連性増強が，認められたというもので，女性では認められなかったという．この所見は，多くの慢性筋骨格系疼痛症候群が女性に多いということを，理解する上では重要であろう．さらに，筆者らは頸筋（板状筋）におけるグルタミン酸誘発性疼痛と，咬筋における顎筋伸張反射の有意な増強との関連を示唆する未発表のデータを有している（Wangら2003年）．これは，三叉神経と頸運動神経系との間の密接な感覚運動相互作用を実証するのではないか，と考えられる.

2.2.2 自然な動作中**の測定

労働衛生上の観点からは，自然な動作中の測定から得られる所見は，最も興味深いものである．可搬性のストレッチ器具により歩行中のヒラメ筋における伸張反射を導出することが可能となる（AndersenとSinkjær1995年）．足の踏み出しの一歩中に，ヒラメ筋の運動ニューロンプールは，上位中枢からの下行性駆動と求心性筋紡錘フィードバックの変化に伴って非常に大きく変動する．歩行サイクルの3つの段階である①初期立脚相（踵接地直後），②中期立脚相（踵離地から趾尖離地までの間），③遊脚相（足を地面から持ち上げる間）の際に，痛みを伴っている条件下で伸張反射を調べた研究での（Matreら1999年）主な知見は，筋痛は短潜時および中潜時伸張反射を，どの相においても変化させないということであったが，これはヒラメ筋の収縮・伸張におけるどの強さにおいても伸張反射に変化はないということを意味する〔訳者注：通常は，立脚相と遊脚相に二分するが，本書では，立脚相を，初期立脚相（踵接地直後）と中期立

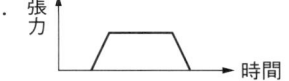

＊訳者注　等張性ランプ収縮．右図のように張力が台形になるような収縮をいう．

＊＊訳者注　右下肢の歩行サイクルとその位置（図は，David J Magee著，陶山哲夫監訳（2006）『運動器リハビリテーションの機能評価 II』p357，エルゼビアジャパン，より改変して転載）

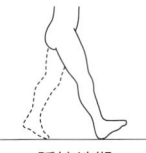

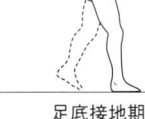

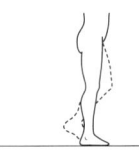

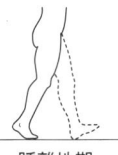

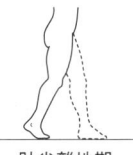

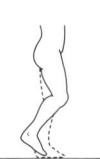

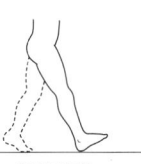

| 踵接地期 heel-strike | 足底接地期 full forefoot load | 立脚中期 midstance period | 踵離地期 heel lift | 趾尖離地期 toe off | 遊脚中期 mid swing | 踵接地期 heel-strike |

立脚相 stand phase（歩行周期の62%）	遊脚相 swing phase（歩行周期の38%）
＊立脚中期は足底接地から踵離地までとする．＊立脚相を，接地初期（踵接地），荷重応答期（足底接地），立脚中期，立脚終期（踵離地）に分ける分類もある．	＊遊脚相を，遊脚初期（加速期），遊脚中期，遊脚終期（減速期）とする分類もある．

脚相（踵接地から趾尖離地までの間）に分けている］．

実験的筋痛の筋電図H反射および伸張反射に及ぼす影響は，以下のようにまとめられる．

H反射
- 咬筋に痛みが生じても側頭筋の反射筋電図振幅は変化しない．
- ヒラメ筋または前脛骨筋（ヒラメ筋の拮抗筋）に痛みが生じても，ヒラメ筋の反射筋電図の振幅には変化がない．
- 短趾伸筋に痛みが生ずると，ヒラメ筋の反射筋電図の振幅が低下する．

伸張反射
- 咬筋またはヒラメ筋に痛みが生ずると，痛みが生じた筋の反射筋電図の振幅が増加する．
- 非痛筋の対側あるいは同側の反射筋電図の振幅は，ある状況の下では増加する．
- 遠隔痛は，咬筋の反射筋電図振幅を増加させない．
- ヒラメ筋でみられた痛み関連性反射亢進は，随意の静的（ランプ収縮）および動的（歩行時）な収縮では消失する．
- 咬筋でみられた痛み関連性反射亢進は，随意収縮の増加時に増加する．
- 痛みを生じている脊柱起立筋の反射筋電図振幅は，変化しない．
- グルタミン酸誘発筋肉痛においては，反射筋電図振幅は，男性では増加するが，女性では変化しない．

3　神経生理学的メカニズム

筋侵害性求心性発射活動がH反射と伸張反射の経路

表1　顎，腰，下腿筋における誘発筋痛の短潜時伸張反射，H反射に及ぼす影響

発表者と発表年	記録型/筋	注入物質/筋	筋の収縮状態	結果（実験中 vs 発痛前）
顎				
Svensson ら 1998年	表面筋電図，側頭筋	5%食塩水両側咬筋	弛緩	H反射に変化なし
Svensson ら 2000年	単一運動単位記録	5%食塩水咬筋	不明	短潜時伸張反射の抑制
Wang ら 2000年	表面と筋内筋電図，両側側頭筋	0.9%および5.8%食塩水/咬筋	最大随意収縮の15%	短潜時伸張反射の促通
Wang ら 2001年	表面と筋内筋電図，両側側頭筋	154 mMと1Mの食塩水/咬筋	最大随意収縮の15%	早期および後期短潜時伸張反射の促通
Svensson ら 2001年	表面筋電図，両側咬筋，両側側頭筋	5.8%の食塩水/咬筋と前脛骨筋	最大随意収縮の0%，15%，30%，45%	15%，30%咬筋収縮時に短潜時伸張反射の促通，しかし前脛骨筋注入時には変化なし
Wang ら 2002年	表面筋電図，両側咬筋，両側側頭筋	0.1 ml，100 μg/ml のカプサイシン/咬筋	最大随意収縮の10%	筋痛時に伸張高速度で短潜時伸張反射の促通
Cairns ら 2003年	表面筋電図，両側咬筋，両側側頭筋	0.2 ml，1.0 M グルタミン酸/咬筋	最大随意収縮の15%	男性の筋肉痛時に短潜時伸張反射の促通，しかし女性では変化なし
腰				
Zedka ら 1999年	表面筋電図，脊柱起立筋	5%食塩水/脊椎起立筋	静的収縮時	短潜時伸張反射に変化なし
下腿				
Matre ら 1998年	表面筋電図，ヒラメ筋	0.9%食塩水/ヒラメ筋と前脛骨筋	弛緩と静的収縮時	短潜時伸張反射の促通とH反射の無変化
Matre ら 1999年	表面筋電図，ヒラメ筋	0.9%と5%食塩水/ヒラメ筋	弛緩	短潜時伸張反射の促通
		0.9%と5%食塩水/ヒラメ筋	静的ランプ収縮	短潜時伸張反射に変化なし
		5.8%の食塩水/ヒラメ筋	自然運動（歩行）	短潜時伸張反射に変化なし
Rossi ら 1999年	表面筋電図，ヒラメ筋	L-アスコルビン酸/短趾伸筋	弛緩	H反射の抑制

に関連する要素に及ぼす潜在的影響をすべて記載するのは，とうてい無理な話である．以下の解説は，反射調節を行う最も可能性の高い2つの仮説に焦点を絞ることにする．その2つの仮説とは，①α運動ニューロンの興奮性(シナプス前，シナプス後効果と内因性性質を含む)，②γ-筋紡錘系，である．

3.1 α運動ニューロン興奮性に対する影響

H反射と伸張反射の振幅は，基本的にα運動ニューロンの興奮性を意味し，シナプス前調節，シナプス後調節の両者にかかわっている．

3.1.1 シナプス前Ia抑制の変化

H反射の研究は，痛みがシナプス前Ia抑制に影響するかどうかに関する明確な答を出してはいない．前脛骨筋，ヒラメ筋，または咬筋内に食塩水を注入して誘発した痛みの発症中に，H反射が変化しないことと，シナプス前Ia抑制に変化がないことは，矛盾するようである．一方，L-アスコルビン酸注入誘発性の痛みを足(短趾伸筋)に誘発した際に，H反射が減弱したことは，シナプス前抑制が痛みにより誘発されることを意味するとRossiらは1999年に報告している．これらの異なる結果には，原因がいくつかあると考えられる．最大の原因は，痛みを発症する筋，痛みの強さ，そして痛みの質，さらに痛みを誘発した化学物質の違いである．短趾伸筋に対するL-アスコルビン酸注入時に，被験者は「圧迫するような痛み」を，視覚的アナログスケール(visual analog scale：VAS)で10を最大とした場合に，6と8の間の大きさの痛みを生じたと報告している．一方，高張性食塩水を前脛骨筋やヒラメ筋に注入した場合には，「突っ張ったような」とか，「不愉快な」感じの，視覚的アナログスケールでおおよそ3くらいの強さの痛みであった．また，L-アスコルビン酸は筋の侵害受容器のpHを低下させることにより刺激すると考えられているのに対し，食塩水により誘発する痛みがなぜ筋侵害受容器を刺激するかという正確なメカニズムは，十分に判明していない．

顎反射研究により，なぜ伸張反射の亢進がシナプス前抑制の変化により生ずるものではないということについて別の説明がなされている．これらの研究(Wangら2000年，2001年)では，被験者は有痛性の咬筋からの視覚フィードバックにより，一定の運動ニューロンの興奮を保つように指示されている．痛みを生じている間は，咬筋反射の振幅増加が，非有痛時に比較して，両側性に亢進していることが観察された．もし顎筋反射亢進が持続性に減弱したIaシナプス前抑制により生じているとしたら，刺激前筋電図を一定のレベルに保つために，下行性駆動における代償的低下が必要となるであろう(Wangら2000年)．これらの筋の随意的制御は，両側性優位である(Cruccuら1989年)ため，低下した下行性駆動は，対側の筋にも影響を及ぼすはずであるが，これは観察されなかった．その代わり，対側の咬筋における刺激前活動は，低下しているというより亢進していた．それは，痛みを生じている咬筋に対する，両側性下行性の駆動亢進を反映しているためである．このように亢進した下行性駆動は，もし持続的に疼痛性の求心性入力が持続性の抑制性入力を同名筋支配の運動ニューロンに引き起こしているとすれば，標的とする筋電図に到達するのに必要となる(Wanら2000年)．これらの所見は，減弱するシナプス前抑制が，痛みを生じている間における伸張反射の説明となりえず，むしろ，疼痛順応モデルと一致すると解釈されよう．このモデルにより，筋が共同筋として活動する場合における抑制性経路の増強を予測できることになる(Lundら1991年)．

まとめとして，シナプス前抑制が痛み関連性反射制御に関与するならば，その制御機構はα運動ニューロンの興奮性に関しては，むしろ抑制性に，作用すると思われる．したがって，他の研究における痛み発症時に観察される伸張反射機能の亢進は，おそらく他のメカニズムによるものと考えられる．

3.1.2 シナプス後抑制の変化

H反射と伸張反射の振幅は，シナプス前性の変化ばかりでなく，シナプス後性の変化レベルに対しても非常に敏感である．シナプス後抑制の低下により，運動ニューロンの入力・出力関係のゲインは増加する，と考えられている．筋侵害受容性入力に影響を及ぼす3つのメカニズムの可能性が示されている．①Ib二シナプス性抑制，②反回性抑制，③後過分極，の3つである．これらの2つの反射刺激により誘発された求心性神経発射斉射は，その時間的性質の違いにより(Burke 1983年)，伸張反射は，H反射の経路における痛み関連性変化よりも，おそらく感受性が高いと考えられている．ゴルジ腱器官からのIb求心性神経は，二シナプス性に同名筋支配の運動ニューロンに対して抑制作用を有する．さらに短指伸筋における持続性の痛みは，このIb抑制性経路を抑制する(RossiとDecchi 1997年)．動物実験では，化学的に賦活化されたグループⅢ・Ⅳ求心性神経は，α運動

ニューロンプールの反回性抑制を低下させ（Windhorst ら 1997 年 b），後過分極を低下させる（Windhorst ら 1997 年 a）ことが示されている．反回性抑制と Ib 抑制の動的抑制性制御は，H 反射に効力を及ぼすには，遅すぎるが，伸張反射に対してはおそらく有効であろうと考えられている．もし，Rossi ら（1999 年）が示したように，痛みにより Ib 抑制が減弱するならば，このことにより伸張反射は，増強されやすくなると思われる．後分極と反回性抑制の低下は，伸張反射反応の増強という同様の効果を引き起こすと考えられている．

3.1.3　α運動ニューロンの興奮性に関するまとめ

α運動ニューロンの興奮性に関する多くの研究において，異なった実験条件のもとでの，運動ニューロンへの各種の興奮性あるいは抑制性の入力が，同じであるかどうかを知ることはできない．1 つの入力の強さが変化すると，他の入力が変化することによりバランスをとるからである．ヒラメ筋の H 反射と伸張反射は，基本的には同じ経路により伝達されると考えられているが，この 2 つの反射は，少なくとも 1 つの観点から異なっている．つまり，求心性発射斉射の構成と時間的分散である．H 反射においては，電気刺激は，時間的分散がほとんどない発射斉射を誘発するが，比較的緩徐な筋展張時には（伸張反射），同様の求心性発射が数回誘発され，さらには脊髄に到達する時間は，かなり大きな分散を有していると考えられるのである（Burke 1983 年）．Morita ら（1998 年）によれば，これらの現象により伸張反射は H 反射よりも，シナプス前抑制に対する感度が低いという．シナプス前効果の相対的強度（H 反射はより低感度）とシナプス後効果の相対的強度（伸張反射はより高感度）の差により，筋痛誘発時における H 反射と伸張反射の差を説明できると思われる．

3.2　γ-筋紡錘系に対する影響

動物実験から，筋侵害受容器性入力は筋紡錘からの発射活動を有意に変化させ得ることが知られている．その機序として可能性の一番高いのは，筋紡錘運動駆動を変化させることによるものであろうと考えられている（Jovanovic ら 1990 年；Djupsjöbacka ら 1995 年；Pedersen ら 1997 年；Hellström ら 2000 年；Capra と Ro 2000 年；Ro ら 2001 年）．動物実験標本の差，麻酔の差，侵害刺激の差により，動物実験とヒトの実験を直接比較することは困難である．また，ネコとの対比で，ヒトには重要な筋紡錘運動駆動がないこと，弛緩筋時において筋紡錘求心性活動には，基礎活動がほとんどないことが知られている（Prochazka と Hullinger 1998 年）．いまだに γ-筋紡錘系の痛み誘発性変化が，ヒラメ筋と咬筋の伸張反射増強の説明として，もっとも有力であることが示唆されている（Matre ら 1998 年，1999 年；Svensson ら 2001 年；Wang ら 2000 年，2001 年，2002 年）．伸張反射の亢進は，筋紡錘感度の増加，あるいは運動ニューロンへの持続的な筋紡錘入力の増加を必要とすると考えられている．この所見は高張食塩水をネコの咬筋へ注入後における Capra と Ro の顎の動きに反応する尾状核ニューロンの平均発射頻度に有意な変化が生ずるという知見（2000 年）と一致する．静的ニューロンにおいては，抑制が観察されたが，痛みを生じている間，動的-静的ニューロンの平均発射頻度は増加した．単一運動単位記録中における，痛みを生じている間の伸張反射の減弱（Svensson ら 2000 年）は，筋紡錘伸張感受性の減弱と矛盾せず，それはその影響が純粋に興奮性ではないことを意味している．

随意的収縮時に，痛みを生じている間のヒラメ筋と脊柱起立筋の伸張反射に変化がなかったことは，計画課題を遂行する上で最適と判断された場合，中枢指令が脊髄反射機構よりも強く働くためと解釈できる（Matre ら 1999 年；Zedka ら 1999 年）．中潜時伸張反射に変化がないことは，二次筋紡錘求心性活動にもあてはまることを示唆する（Matre ら 1998 年）．咬筋伸張反射が，筋収縮中に増強され，筋弛緩中には変化がなかったこと（Svensson ら 2001 年）は，骨格筋の異なる機能であるとか，筋紡錘の密度や侵害受容器終末の相対的神経支配のような解剖学的な違いと関連していると思われる．

まとめると，ある状態下では，ヒトの筋においては，伸張反射が増強されていることにより示唆されるように，筋痛は γ-筋紡錘系を制御すると考えられる．単一運動単位記録から，影響は純粋に興奮性ではないことは，明らかである．

4　結　論

誘発性筋痛が H 反射と伸張反射に及ぼす影響を調査検討した．さらに運動ニューロンの興奮性と筋紡錘の感受性の変化に関連して考察を加えた．痛みに関連した影響は，画一的ではなく，相対的興奮性変化や相対的抑制性変化がおそらく試験刺激（H 反射と伸張反射の違い）の間の方法的相違に関係していると思われる．反射に使

用される骨格筋間の解剖学的，機能的相違もまた関連すると考えられる．これらの知見は，すべてがα運動ニューロンの興奮性の変化やγ運動ニューロンの活動性の変化に関連しているわけではなく，むしろ異なるメカニズムの組合せに依存していると思われる．これまでに共通にみられる知見では，深部構造の筋痛は，痛みを有する筋のみならず同側や対側の痛みのない筋にも影響している．このことは，痛みを有する筋以外の筋における侵害受容性入力は，痛みを有する筋と共通の介在ニューロンに投射していることを意味する．

脊髄反射機構に対する長期持続性慢性痛の影響に関して，現在の急性短期持続性の痛み研究から結論を引き出すのは適切ではない．Mense と Skeppar の研究は，γ運動活動が興奮から抑制に替わってから 30 分後にスイッチが入ることを示したものであるが，短期持続性の侵害受容性の入力と長期持続性の侵害受容性入力が，運動系に対して逆に作用することを明らかに示している．

痛みを生じている間に反射に変化を生ずることは，機能的な意義を有しているのであろうか．弛緩筋における筋電図活動の持続的亢進に関しては，ほとんど証拠がないにもかかわらず痛みを生じている弛緩したヒラメ筋，および収縮している咬筋において，伸張反射が亢進していることは，これまで述べている「悪循環モデル」の予測と一致している．機能的に活動している脊柱起立筋やヒラメ筋において，伸張反射が亢進していないということは，随意的運動課題の遂行中には，最も重要な中枢性指令によりこの脊髄反射メカニズムの重要性が減弱することを意味する．これは随意的収縮の間にも伸張反射増強が観察される咬筋においては成立しない．痛みの生じている間における伸張反射の促通が，高次反射により介在される筋の硬直（こり）に対応しているとしても，この伸張反射の増強が，必ずしも筋電図として感知できるほどα運動ニューロンの安静時活動を亢進させているのではなく，保護的反射として可動性を減弱していると解釈することもできる．

文 献

Andersen JB, Sinkjær T (1995) An actuator system for investigating electrophysiological and biomechanical features around the human ankle joint during gait. Trans Rehab Engineering 3：299-306

Appelberg B, Hulliger M, Johansson H, Sojka P (1983) Actions on gamma-motoneurones elicited by electrical stimulation of group I muscle afferent fibres in the hind limb of the cat. J Physiol 335：237-253

Bonica JJ (1990) General considerations of chronic pain. In：Bonica JJ (Ed) The management of pain, pp180-196, Lea & Febiger, Philadelphia, London

Burke D (1983) Critical examination of the case for of against fusimotor involvement in disorders of muscle tone. In：Desmedt JE (Ed) Motor Control Mechanisms in Health and Disease, pp133-150, Raven Press, New York

Cairns BE, Wang K, Hu JE, Sessle BJ, Arendt-Nielsen L, Svensson P (2003) Glutamate-evolked masseter muscle pain facilitates the human jaw-stretch reflex and the facilitation is greater in men than in women. J Orofac Pain 17：317-325

Capra NF, Ro JY (2000) Experimental muscle pain produces central modulation of proprioceptive signals arising from jaw muscle spindles. Pain 86：151-162

Cruccu G, Agostino R, Inghilleri M, Manfredi M, Ongerboer de Visser BW (1989) The masseter inhibitory reflex is evoked by innocuous stimuli and mediated by A beta afferent fibres. Exp Brain Res 77：447-450

Dietz V (1992) Human neuronal control of automatic functional movements：Interaction between central programs and afferent input. Physiol Rev 72：33-69

Djupsjöbacka M, Johansson H, Bergenheim M, Sjölander P (1995) Influences on the gamma-muscle spindle system from contralateral muscle afferents stimulated by KCl and lactic acid. Neurosci Res 21：301-309

Enoka RM, Huttton RS, Eldred E (1980) Changes in excitability of tendon tap and Hoffmann reflexes following voluntary contractions. Electroencephalogr Clin Neurophysiol 48：664-672

Grönroos M, Petrovaara A (1993) Capsaicin-induced central facilitation of a nociceptive flexion reflex in humans. Neurosci Lett 159：215-218

Hellström F, Thunberg J, Bergenheim M, Sjölander P, Djupsjöbacka M, Johansson H (2002) Increased intra-articular concentration of bradykinin in the temporomandibular joint changes the sensitivity of muscle spindles in dorsal neck muscles in the cat. Neurosci Res 42：91-99

Hellström F, Thunberg J, Bergenheim M, Sjölander P, Pedersen J, Johansson H (2000) Elevated intramuscular concentration of bradykinin in jaw muscle increases the fusimotor drive to neck muscles in the cat. J Dent Res 79：1815-1822

Hoffmann P (1918) Über die Beziehungen der Sehnenreflexe zur willkürichen Bewegung und zum Tonus. Zeitschrift für Biologie 68：351-370

Johansson H, Djupsjöbacka M, Sjölander P (1993) Influences on the gamma-muscle-spindle system from muscle afferents stimulated by KCl and lactic acid. Neurosci Res 16：49-57

Johansson H, Sojka P (1991) Pathophysiological mechanisms involved in genesis and spread of muscular tension in occupational muscle pain and in chronic musculoskeletal pain syndromes: A hypothesis. Med Hypotheses 35: 196-203

Jovanovic K, Anastasijevic R, Vuco J (1990) Reflex effects on gamma-fusimotor neurons of chemically induced discharges in small-diameter muscle afferents in decerebrate cats. Brain Res 521: 89-94

LePera D, Graven-Nielsen T, Valeriani M, Oliviero A, Di Lazzaro V, Tonali PA, Arendt-Nielsen L (2001) Inhibition of motor system excitability at cortical and spinal level by tonic muscle pain. Clin Neurophysiol 112: 1633-1641

Leroux A, Bélanger M, Boucher JP (1995) Pain effect on monosynaptic and polysynaptic reflex inhibition. Arch Phys Med Rehabil 76: 576-582

Lund JP, Donga R, Widmer CG, Stohler CS (1991) The pain-adaptation model: A discussion of the relationship between chronic musculoskeletal pain and motor activity. Can J Physiol Pharmacol 69: 683-694

Madeleine P, Voigt M, Arendt-Nielsen L (1998) Subjective, physiological and biomechanical responses to prolonged manual work performed standing on hard and soft surfaces. Eur J Appl Physiol 77: 1-9

Magladery JW, McDougal DB Jr (1950) Electrophysiological studies of nerve and reflex activity in normal man. I. Identification of certain reflexes in the electromyogram and the conduction velocity of peripheral nerve fibres. Bull Johns Hopkins Hosp 86: 265-290

Matre DA, Sinkjær T, Knardahl S, Anderson JB, Arendt-Nielsen L (1999) The influence of experimental muscle pain on the human soleus stretch reflex during sitting and walking. Clin Neurophysiol 110: 2033-2043

Matre DA, Sinkjær T, Svensson P, Arendt-Nielsen L (1998) Experimental muscle pain increases the human stretch reflex. Pain 75: 331-339

Mense S, Skeppar P (1991) Discharge behaviour of feline gamma-motoneurones following induction of an artificial myositis. Pain 46: 201-210

Morita H, Petersen N, Christensen LOD, Sinkjær T, Nielsen J (1998) Sensitivity of H-reflexes and stretch reflexes to presynaptic inhibition in humans. J Neurophysiol 80: 610-620

Nielsen J, Sinkjær T, Baumgarten J, Andersen JB, Toft E, Christensen LOD, Ladoceur M, Morita H (1998) Modulatoin of the soleus stretch reflex and H-reflex during human walking after block of peripheral feedback. Neuroscience abstracts 24: 2103

Pedersen J, Sjölander P, Wenngren BI, Johansson H (1997) Increased intramuscular concentrations of bradykinin increases the static fusimotor drive to muscle spindles in neck muscles of the cat. Pain 70: 83-91

Prochazka A, Hullinger M (1998) The continuing debate about CNS control of proprioception. J Physiol (London) 513: 315

Ro JY, Capra NF (2001) Modulation of jaw muscle spindle afferent activity following intramuscular injections with hypertonic saline. Pain 92: 117-127

Rossi A, Decchi B (1997) Changes in Ib heteronymous inhibition to soleus motoneurons during cutaneous and muscle nociceptive stimulation in humans. Brain Res 774: 55-61

Rossi A, Decchi B, Ginanneschi F (1999) Presynaptic excitability changes of group Ia fibers to muscle nociceptive stimulation in humans. Brain Res 818: 12-22

Schieppati M (1987) The Hoffmann reflex: A means of assessing spinal reflex excitability and its descending control in man. Prog Neurobiol 28: 345-376

Schmidt RF, Kniffki K-D, Schomburg ED (1981) Der Einfluss kleinkalibriger Muskelafferenzen auf den Mukeltonus. In: Bauer H, Koella WP, Struppler H (Eds) Therapie der Spastik, pp71-86, Verlag für angewandte Wissenschaft, München

Sinkjær T, Nielsen J, Toft E (1995) Mechanical and electromyographic analysis of reciprocal inhibition at the human ankle joint. J Neurophysiol 74: 849-855

Stohler CS, Lund JP (1994) Effects of noxious stimulation of the jaw muscles on the sensory experience of volunteer human subjects. In: Stohler CS, Carlson DS (Eds) Biological and psychological aspects of orofacial pain, pp55-73, Center for Human Growth and Development, The University of Michigan, Ann Arbor, USA

Svensson P, Arendt-Nielsen L (1995) Induction and assessment of experimental muscle pain. J Electromyogr Kinesiol 5: 131-140

Svensson P, DeLaat A, Graven-Nielsen T, Arendt-Nielsen L (1998) Experimental jaw-muscle pain does not change heteronymous H-reflexes in the human temporalis muscle. Exp Brain Res 121: 311-318

Svensson P, Macaluso GM, DeLaat A, Wang K (2001) Effects of local and remote muscle pain on human jaw reflexes evoked by fast stretches at different clenching levels. Exp Brain Res 139: 495-502

Svensson P, Miles TS, Graven-Nielsen T, Arendt-Nielsen L (2000) Modulation of stretch-evoked reflexes in single motor units in human masseter muscle by experimental pain. Exp Brain Res 132: 65-71

Tani T, Yamamoto H, Ichimiya M, Kimura J (1997) Reflexes evoked in human erector spinae muscles by tapping during voluntary activity. Electroencephalogr Clin Neurophysiol 105: 194-200

Thunberg J, Hellstrom F, Sjolander P, Bergenheim M, Wenngren B, Johansson H (2001) Influences on the fusimotor-muscle spindle system from chemosensitive nerve endings in cervical facet joints in the cat: Possible implication for whiplash induced disorders. Pain 91: 15-22

Toft E, Sinkjær T, Andreassen S, Larsen K (1991) Mechanical and electromyographic responses to stretch of the human ankle extensors. J Neurophysiol 65: 1402-1410

Travell J, Rinzler S, Herman M (1942) Pain and disability of the shoulder and arm. Treatment by intramuscular infiltration with procaine hydrochloride. J Am Med Assoc 120：417-422

Wang K, Arendt-Nielsen L, Svensson P (2001) Excitatory actions of experimental muscle pain on early and late components of human jaw stretch reflexes. Arch Oral Biol 46：433-442

Wang K, Arendt-Nielsen L, Svensson P (2002) Capsaicin-induced muscle pain alters the excitability of the human jaw-stretch reflex. J Dent Res 81：650-654

Wang K, Sessle BJ, Svensson P, Arendt-Nielsen L (2003) Experimental neck pain and jaw muscle pain facilitate the human jaw streth reflex. Clin Neurophysiol (submitted)

Wang K, Svensson P, Arendt-Nielsen L (2000) Effect of tonic muscle pain on short-latency jaw-stretch reflexes in humans. Pain 88：189-197

Willer JC, De Broucker T, Le Bars D (1989) Encoding of nociceptive thermal stimuli by diffuse nocxiou inhibitory controls in humans. J Neurophysiol 62：1028-1038

Windhorst U, Kirmayer D, Soibelman F, Misri A, Rose R (1997a) Effects of neurochemically excited groupIII-IV muscle afferents on motoneuron afterhyperpolarization. Neurosci 76：915-929

Windhorst U, Meyer-Lohmann J, Kirmayer D, Zochodne D (1997b) Renshaw cell responses to intra-arterial injection of muscle metabolites into cat calf muscles. Neurosci Res 27：235-247

Zedka M, Prochazka A, Knight B, Gillard D, Gauthier M (1999) Voluntary and reflex control of human back muscles during induced pain. J Physiol (London) 520：591-604

第 15 章
固有感覚に対する身体作業負荷の影響

Mats Djupsjöbacka

イェーヴレ大学　筋骨格研究センター，ウメオ市，スウェーデン

キーワード：固有感覚，運動制御，反復労働，筋肉痛，筋疲労，筋求心系，筋紡錘，炎症物質，虚血

要旨：労働生活において，慢性筋骨格系障害と一般的な身体的要因との間に関連があることは，疫学研究により明らかになってきている．この身体的要因には，反復動作，痛みや疲労を生ずるような姿勢，一定の力での筋収縮の維持，さらに重い荷物の取扱などがある．臨床研究によっても，筋骨格系障害は，固有感覚，姿勢維持，運動協調などの障害と関連することが判明してきた．

本章においては，身体労働負荷要因による作業関連性の慢性筋痛症の発症メカニズムの可能性について論ずる．本筋痛症の患者にみられる臨床症状も，このメカニズムにより説明できると思われる．端的にいえば，筋紡錘からの求心性情報への，筋の化学受容器と侵害受容器からの賦活化の影響と，その賦活化が以降の運動制御に及ぼす影響についてのメカニズムを提唱したい．

筋化学感受性求心路の賦活化の条件と，それが筋紡錘からの求心性情報に及ぼす影響について概説し，同時に身体的労働負荷の固有感覚と運動制御に対する影響についても論ずる．最後に，なぜ運動制御の攪乱が慢性筋骨格系障害の発症のリスクファクターとなりうるか，について述べる．

1　はじめに

疫学的調査により，慢性筋骨格系障害と，反復動作，痛みや疲労を生ずるような姿勢，一定の力での筋収縮の維持，さらに重い荷物の取扱いなどの労働生活における一般的身体要因の間に，関連があることが明らかになった（Punnett と Gold 本書第 3 章参照）．

ヨーロッパ生活労働状態向上財団 European Foundation of for Improvement of Living Conditions により行われた調査によると，1990〜2000 年の期間におけるヨーロッパ連合（EU）内の労働人口の，これらの一般的身体リスクファクターへの曝露は，不変（反復動作）か，あるいは増加（痛みや疲労を生ずるような姿勢，重量負荷）であったと報告されている（Paoli と Merllié 2001 年）．したがって，ヨーロッパにおいて，これらのリスクファクターに曝露される人数は，たしかに増加しているのである．また，2000 年における最新の結果により，労働における反復性動作と筋骨格系の痛みとの関連が確められた．

作業関連性の慢性筋肉痛に苦しむ患者（すなわち作業関連性筋痛症患者）における共通症状は，筋の痛みや不快感以外に，痛みの生じている筋の「こり」の感覚と疲労感で，静的な労働負荷や反復性の動作により悪化する，というものである．患者はよく罹患筋の圧痛を訴え，その周囲の筋にも同様の症状があると訴える．

さらに頸肩領域や腰に慢性痛を有する患者は，よく固有感覚（動作感覚，位置感覚），姿勢制御，運動協調に障害を有することがある．したがって，頸部痛を有する患者では，頭部の位置決め（ポジショニング課題）能力における障害を認める（Revel ら 1991 年）．また，慢性頸肩部痛を有する患者においては，立位バランスのさまざまな障害が認められる（Karlberg ら 1995 年；Bränström ら 2001 年；Michaelson ら 2003 年）．一方，腰痛症の患者では体幹部回旋位置の検出閾値の上昇や

(Taimela ら 1999 年)，仙骨傾斜角度のマッチング能力の低下（Brumagne ら 2000 年）を認める．

2　目　的

本章の目的は，以上の身体リスクファクターへの曝露による慢性筋痛症の発症メカニズムの1つを提唱することである．また，慢性筋骨格系疼痛患者における臨床所見の中にもこのメカニズムによるものが含まれる可能性がある．端的に述べると，本メカニズムは，筋化学受容器と筋侵害受容器の賦活化が筋紡錘からの求心性情報に及ぼす影響と，それに続く運動制御に対する結果から構成される．

3　筋化学受容器の賦活化

細径筋求心性神経線維，つまり A-δ 線維と C 線維，またの記載方法をグループⅢとグループⅣ求心性線維ともよばれるが，この神経線維は，強度の筋収縮，筋の炎症，筋虚血により産生される物質により強力に刺激される（文献に関しては，Vøllestad と Røe 本書第9章参照）．

最大収縮力の 20％以上の力での静的な筋収縮時，または高度に強力な動的筋収縮時には，活動筋に虚血状態が起こりやすい．したがって，手作業の重労働や無理な姿勢での労働（たとえば，Palmerud ら 2000 年）は，関連する骨格筋において，代謝産物や炎症物質の集積を起こしやすいと考えられている．

軽度の組み立て作業（Mathiassen と Winkel 1996 年）やコンピューターステーション作業（Hermans と Spaepen 1995 年）などの，軽度の筋活動を用いる作業課題に関しては，長期の作業従事により僧帽筋の表面筋電図の変化が起こる．これは筋肉のホメオスターシスが変化したことを意味するものである．これまでの研究からは，いまだにそのような軽度作業時における，虚血に関連する代謝産物や，炎症物質の有意な蓄積に関する証拠は得られていない．したがって，軽度反復作業と慢性筋痛症との関連に対する生物学的解釈の一部としての A-δ 線維と C 線維の賦活化の可能性に対する疑問が投げかけられている．しかしながら，軽度反復作業と静的筋収縮が A-δ 線維と C 線維を賦活化するメカニズムは，どうやら別に存在するようである．たとえば，軽度の筋収縮に関連した運動単位の低頻度の賦活化により侵害受容性筋求心路を賦活化したり，その感受性を増加したりする筋細胞の間に剪断力が生ずる．また，長期軽度筋収縮の結果としての，筋交感神経線維からのカテコールアミン放出は，重要である（Vøllestad と Røe 本書第9章参照）．

しかし，最近の実験動物モデルによるデータにより，前肢の軽度反復動作に曝露した結果，炎症反応が発症するという直接的な証拠が示されている（Barbe ら 2003 年）．この比較実験研究においては，ラットに前肢を伸ばして細いチューブの中の食物ペレットをつかむように訓練し，訓練後の 8 週間の実験期間において，ラットに週に 3 日間，1 日 2 時間，1 分に 4 回の前肢を伸ばす運動をさせた．6 週間後，ラットの固定標本で，異なる段階において得られた前肢の組織を比較したところ，対照に比較して伸ばした前肢に，マクロファージの有意な増加を認めた．さらに，血清中のインターロイキン-1α のレベル上昇を，訓練開始 8 週間後に有意に認めたという．

したがって，Barbe らの研究結果は，長期軽度反復作業への曝露と組織における炎症反応との間の強い因果関係を示唆し，この炎症反応が結果として化学的筋求心路を賦活化すると思われる．

4　筋求心性線維の化学的賦活化の影響

筋肉中の炎症物質放出は，A-δ 線維と C 線維を賦活化する．さらに当然，直接に筋痛と筋不快感を起こすと考えられる．しかし，この炎症物質は，慢性筋痛症発症過程の一部となり得る，二次的な現象の引き金となる可能性を有している．そのような二次的現象に関与すると思われるメカニズムは非常に多い（本書の，Graven-Nielsen 第 12 章；Bergenheim 第 13 章；Matre と Svensson 第 14 章；Fallentin 第 11 章；Windhorst 第 17 章，第 18 章；Passatore と Roatta 第 21 章参照）．

以下の節で，筋における A-δ 線維と C 線維の賦活化が，どのように固有感覚（つまり動作感覚，位置感覚）に影響を及ぼすか，そして結果的には運動制御にも影響を及ぼすかを概説する．最後に，なぜ運動制御の攪乱が，慢性筋痛症の発症のリスクファクターとなり得るかを考察する．

5　γ-筋紡錘系

筋紡錘は筋内にある機械受容器である．筋紡錘の構成は，特化した筋線維で，「通常の」筋線維とは異なりγ運動ニューロンにより制御されている．γ運動ニューロンには，静的なものと動的なものの2種類がある．さらに2種類の求心性線維，一次筋紡錘求心性線維と二次筋紡

錘求心性線維が，筋紡錘から中枢神経系に情報を伝達する．一般的に動的γ運動ニューロン活動が亢進すると，筋長の変化に対する一次筋紡錘求心性線維の感受性が増加する．静的γ運動ニューロン活動が亢進すると，二次筋紡錘求心性線維の平均発射頻度と，その線維の筋長に対する感受性が増加するが，一方，筋長の変化に対する一次筋紡錘求心性発射活動の感受性は抑制される．筋紡錘の分布は一様ではない．四肢の関節における分布を例にとると，近位関節においてその数は最大となり，遠位に行くほどその数は減少する（Scott と Loeb 1994 年）．したがって，筋紡錘の数は，身体の中では，頸椎と腰椎において最大となる．

5.1 筋紡錘求心性情報の役割

中枢神経系は，筋紡錘からの求心性情報を，種々の異なる機能として利用する．筋硬直（筋のこり）の制御における反射介在性の部分もその1つである．ヒトにおける実験において，筋の「こり」の制御の反射介在性部分により，手関節と足関節の周囲筋における全般的な「こり」は最大100％まで増加することが報告されている（文献に関しては，Johansson と Sjölander 1993 年参照）．本書においては，Bergenheim による第13章と Matre と Svensson による第14章で，筋肉痛の発症メカニズムにおける「こり」制御の役割の可能性について論じているので参照されたい．

筋紡錘からの求心性情報が，身体の部分におけるお互いの位置感覚と運動感覚の知覚に不可欠であることは，すでに確立している（総説に関しては，McCloskey 1978 年；Johansson と Sjölander 1993 年；Roll と Gilhodes 1995 年参照）．外界からの刺激ではなく自分自身の身体の中からの刺激による感覚を，通常，固有感覚と呼ぶ．

筋紡錘求心性情報は，また，運動制御にも，非常に重要である．筋紡錘からの情報は，運動の直接フィードバック制御にも用いられるし，運動指令の形成に重要な内的モデルのリキャリブレーション〔訳者注：どこの位置に手や足があるかということを，筋や関節の固有感覚により知り，そのパターンが再生できるように運動を行うこと〕にも用いられる．したがって，多関節性で，手を伸ばして物をつかむというような動きが，全く新しい状況に順応するとき（Lackner と DiZio 2000 年）や，四肢の部分部分が動くときの慣性力が変化した場合（Ghez と Sainburg 1995 年；Sainburg ら 1999 年）には，その動きの主体を固有感覚求心性情報に依存していることが，示

されている．大径有髄性求心性線維の固有感覚脱失障害患者における研究では，多関節運動の制御擾乱が結果として生ずるような求心性情報の欠落のみならず，単純な手を伸ばして物をつかむような課題においても，拮抗筋が亢進して同時収縮してしまうような動きを生じてしまう結果となることが，報告されている（Ghez と Sainburg 1995 年）．さらに，視覚を部分的に使用するパーフォーマンスにおいても，視覚情報は喪失した固有感覚求心性情報を補えないことを示した．

5.2 化学受容器感受性筋求心性発射活動が筋紡錘系へ及ぼす影響

急性の動物実験モデルの結果により，化学受容器感受性および侵害受容器感受性の筋求心性発射活動の賦活化が筋紡錘感受性に大きな影響を与えることが明らかになっている．したがって，下肢筋を支配する動脈内にカリウムイオン，乳酸，および炎症物質（ブラディキニン，アラキドン酸，セロトニン）をワンショットで注入すると，注入された筋や同肢の他の筋からの一次，二次筋紡錘求心神経に大きな影響が及ぼされる（Johansson ら 1993 年；Djupsjöbacka ら 1994 年 a；Djupsjöbacka ら 1995 年）．一般的にその影響には，筋紡錘求心神経の平均発射頻度の増加とそれに伴う筋紡錘伸張感受性の低下がある．

これらの所見は，四肢筋に特異的ではない．実際，頸肩部における骨格筋内への炎症物質濃度の増加は，同様の結果を示している．したがって，ブラディキニンの僧帽筋や板状筋への注入は，強力に同側あるいは対側の僧帽筋や板状筋への筋紡錘求心性発射活動に影響する（Pedersen ら 1997 年）．筋代謝物を僧帽筋や板状筋に注射することによる影響は，四肢筋に注射することの影響よりも，より強く表れるようである．この代謝物の注射は，筋紡錘の静的感受性に，より選択的に作用する．また，ネコの急性実験においては，Ro と Capra は，2001 年に咬筋侵害受容器の賦活化が，顎筋群の固有感覚の特性に中枢神経メカニズムを介した有意な変容をきたすことを報告し，これらの所見は，口腔運動機能や口腔運動感覚に悪影響を及ぼす，と推測している．

しかしながら，上記の結果からは，筋紡錘により伝達される固有感覚情報の質についての化学受容器および侵害受容器からの筋求心性神経の賦活化の影響に関する結論はなんら得られないと思われる．この疑問に答えるべく，筆者らは同時記録した複数の筋求心性神経の情報内容を

研究する新しい方法を開発した．この新しい方法により，12 個までの筋紡錘からの発射活動を同時記録できる（Djupsjöbacka ら 1994 年 b）うえ，客観的で定量的な方法により，異なる振幅の筋電図を有する別々の筋が，別々の筋伸張を受けた場合における求心性発射パターンの調和調整能力を測定できる（Johansson ら 1995 年）．これらの方法を用いて，Pedersen らは，1998 年，急性動物実験をモデルとして，電気刺激により筋疲労を誘発した筋を用いて実験を行った．その実験では，異なる振幅の筋電図を有する別々の筋に，別々の筋伸張を行わせ，それぞれの筋紡錘からの多線維求心性発射活動パターンを同時記録することにより，その発射活動のパターンを観察した．結果として，筋疲労により固有感覚情報の質は大幅に減少することが判明した．すなわち，この効果は，筋求心性の細径線維からのγ運動ニューロンに対する反射性効果であることが判明したわけである．

5.3 筋紡錘系のまとめ

これらの結果から，筋紡錘求心神経からの感覚情報の質は，筋肉痛感覚発現の状態や筋化学受容器が賦活化するような仕事においては低下する可能性があることが判明した．

6 固有感覚情報の測定

異なるタイプの仕事が，ヒト筋紡錘からの固有感覚情報に悪影響を及ぼさないかどうかを評価するために，いろいろな方法が用いられている．

6.1 マイクロニューログラフィー（微小神経電図法）

本法は末梢神経の軸索から，直接神経活動を記録する方法である．本法には各筋紡錘からの反応特性が直接測定できるというメリットがある．しかし，テクニックには重要なデメリットがある．まず，施行上，1 回に 1 つの筋紡錘しかモニターできないということがある．固有感覚情報は，数種の筋紡錘求心性線維発射活動にパターン的に符号化されることで伝達されるため，単独での筋紡錘求心性発射活動は，必ずしもこの調和したパターンを代表するものではないということに関しては，確固たる証拠が存在する（Bergenheim ら 1995 年；Verschueren ら 1998 年；Tock ら 2003 年）ため，マイクロニューログラフィーで得られたデータは，固有感覚情報の変化に関しては，解釈を難しくする．次にマイクロニューログラフィーの記録テクニックでは，同じ姿勢を長く被験者に強いて，被験者の動きが制限されたり，測定にも長時間がかかってしまうことにも問題がある．

6.2 運動制御テスト

運動制御は固有感覚情報に大きく依存するため，運動機能のテストは，固有感覚情報を測定する間接的な手段となり得る．本試験においては，固有感覚情報入力の障害に対する高い感受性を有する運動課題をデザインすることが肝要である．また，どのような課題が使用されるとしても，結果は固有感覚情報以外の多くの要因に依存する．その要因には，たとえば，疲労筋における収縮特性の変化や精神的な集中力の変化などがあげられる．本法のメリットは，比較的簡単に実施できる運動機能テストが多いことであろう．

6.3 固有感覚テスト

身体の動作感覚や位置感覚（たとえば手や足）は，被験者に目隠しをした場合に，末梢機械受容器に高度に依存することになる．したがって，固有感覚情報入力の障害への感受性は，この種のテストを行うためには良好である必要がある．ところが，やはり，注意力，記憶，認知力，被験者に与える合図など，固有感覚情報以外の多くの要因に結果が依存してしまう．したがって，テストのデザインをしたり，テストの器具を選択したりする際には，注意深く行うことが必要となる．

7 筋活動が固有感覚に及ぼす影響

7.1 高度集中的作業の影響

最大収縮力の 20％を超える静的筋収縮中，あるいは激しく動的に筋収縮を行わせた場合，作動筋には虚血状態が起こる可能性がある（文献については，Vølestad と Røe 本書第 9 章参照）．筋が虚血状態になると，代謝産物質や炎症物質が集積し，筋化学受容器を強力に賦活化することになる．ヒトの筋に強く疲労する運動をさせた際における固有感覚についての研究が数篇報告されている．まず，このような筋疲労が膝の固有感覚の正確性を減少させるという研究（Skinner ら 1986 年；Lattanzio

ら1997年）や，そのような固有感覚の減少が肩においても起こるという研究（Carpenterら1998年；Pedersenら1999年）がある一方で，Sternerらによるなんら影響を及ぼさないとする研究（1998年）もある．Taimelaら（1999年）は，腰の疲労後に体幹回旋の探知力が低下していることを認めた．足関節に関しては，下腿筋疲労により受動的に足関節を背屈・底屈する際における，リポジショニング（足関節をある位置において，その後に同じ位置に持って来させる課題）のエラーが増加することをみいだしている（Forestier 2002年）．

7.2 長期軽度作業の影響

筋疲労による筋虚血が固有感覚に及ぼす影響に関する研究とは対照的に，ヒトの長期軽度作業が固有感覚に及ぼす影響についての研究は，あまり進んでいない．このことを明らかにするため，26名の被験者に対して反復性軽度腕作業を行わせ，主観的疲労と対応させる研究を実施した（Björklundら2000年）．被験者はテーブルに向かって座り，右手に持った重量300gの金属性卓上グリップ（マニピュランダム，ハンドル付きおもり）で，テーブル上に置かれたピストンを押し，次に同じくボタンを押すという，反復動作を行った＊．作業課題は，組立ライン作業でその前か後に休みを入れる連続作業エピソードを模倣する作業である．ピストンを1回押した後に，ボタンを押すのが，1作業行程となる．被験者は30回/分の頻度で少なくとも10分は作業に従事し，頸腕筋の疲労度が0から10までの視覚的アナログ目盛り（VAS）で7になるまで続けた．サブグループに対し僧帽筋，前部，中部の三角筋の表面筋電図を記録して，その活動をモニターした．作業課題を行っている間，筋電図振幅は，最大振幅の12〜19％で，三角筋の筋電図の周波数のパワースペクトルに有意の低下を認めたが，僧帽筋においては認めなかった．

作業課題の前後で，肩関節のリポジショニングエラー（筋固有感覚を用いて，同じ位置に手を持っていった場合の，前回との差）を，固有感覚をテストするための自作の機器を使用して強制的な右肩関節の水平外転と内転を行うことにより測定した（Lönnら2000年）．その測定の結果は，被験者に対する反復性課題の後に，絶対的誤差〔訳者注：指示された内外転角度と実際の測定位との差の絶対値のこと〕が有意に増加するというものであった（Björklundら2000年；Björklundら2003年）．

さらに最近の研究により，同様の反復作業課題ではあるが，さらに軽いマニュピュランダムを使用した実験で，作業時間を最大60分に渡って行わせた際における固有感覚に対する影響について検索したところ，予備実験の結果ではあるが，反復作業課題後の位置マッチング実験において，生体にとって好ましくない影響が出るという結果が再び得られている（Djupsjöbackaら2002年）．

この内容に関連して，すでに上記に述べたBarbeらの研究（2003）において（化学受容器感受性筋求心神経の賦活化についての章を参照），長期的反復作業曝露の運動制御に与える影響について，興味ある結果が得られている．その研究の結果は，反復作業課題により組織の炎症反応が起こるということを明らかにしただけでなく，時間経過とともに運動制御の攪乱が緩徐に惹起されるということも示した．把握運動の成功頻度を視覚的に分類したり，運動のストラテジーを分類したりすると，時間経過に伴って起こる組織の炎症反応と並行して，運動パフォーマンスの緩徐な攪乱が起きることが判明した．

まとめると，上記の実験結果は，強度の高い筋活動と持続する反復作業のどちらでも，固有感覚の障害を来す可能性があることを示した．前述のように，筋紡錘からの情報は，中枢神経系で直接，動作のフィードバックコントロールにも，運動指令を形成するための内的モデルの連続的なリキャリブレーション〔訳者注：169頁の訳者注を参照〕としても使用される．したがって，GhezとSainburgの所見（1995年）によれば，筋紡錘求心性入力の質の低下は，運動制御の正確性を低下させる．そ

＊訳者注　反復性軽度腕作業の模式図．
Aは上方より，Bは側方より見たもの．①被験者は300gのマニピュランダム（ハンドル付きおもり）をBのように持ち，まずは右前のピストンを前方へ押す．②次に，腕を水平内旋させ，ボタンの上へマニピュランダムを移動させ，ボタンを下方向へ押す．（図は，Björklund, M (2000) Position sense acuity is diminished following repetitive low-intensity work to fatigue in a simulated occupational setting. Eur J Appl Physiol 81：361-367より改変して転載）

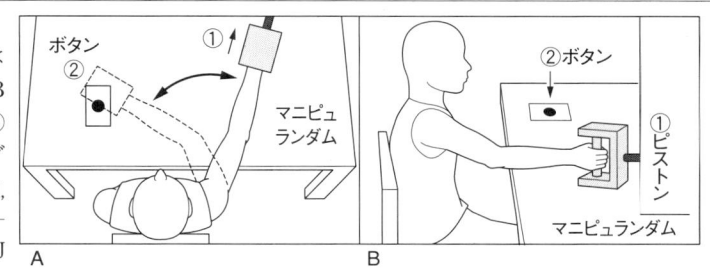

の低下は特に多関節運動の正確性の低下を引き起こし，それを補うため，作動筋と拮抗筋の同時活動が促進される．

8 リスクファクターとしての運動制御の攪乱

したがって，運動制御の攪乱は，慢性筋痛症のリスクファクターになり得るだろうかという疑問は，以下の所見を考察することにより，解決される．

作動筋と拮抗筋の同時活動の場合，疑いなく関連する筋における弛緩期の減少を引き起こす．この現象をリスクファクターと位置づけている研究もある．特に筋肉痛と筋の賦活化徴候，または弛緩期の欠落との関連性が，報告されている（たとえば，Veierstedら1990年；Vasseljenとwestgaard 1995年）．さらに重要なことは，反復作業中の僧帽筋の筋電図活動におけるとぎれ（筋電図ギャップ）が出現しないことと，僧帽筋筋痛症の発症との間に因果関係が示されていることである（Veierstedら1993年）．

また，さらに一般的なレベルでは，個々の運動行動が，リスクファクターとして同定されている．客観的テクニックを使用するビデオ画像からの定量化により，姿勢と作業テクニックの面から，運動ストラテジーをモニターしてみると，同一の作業を行う労働者において，中立的姿勢で，リラックスした作業テクニックを使用した者の方が有意に筋痛症発症のリスクが低かったことが報告されている（KilbomとPersson 1987年）．

同様の内容で，別の興味深い所見は，Kadiらの報告である（2000年）（Thornellら 本書第7章も参照）．その研究においては，①上半身筋力トレーニング，②上半身持続力トレーニング，③コーディネーショントレーニング，の3種類のトレーニングを僧帽筋筋痛症の女性に負荷し，トレーニング効果を検証した．全般的に，10週間のトレーニング期間後には，上記3種のトレーニングを施した女性すべてにおいて，VASスケールにより評価した筋肉痛が，対照群よりも減少していることが判明した．トレーニング期間の前後で，僧帽筋の筋生検を行ったところ，筋力トレーニングと持続力トレーニングを施した群において，毛細血管の密度増加，チトクロームCオキシダーゼ（COX）陰性筋線維（ミトコンドリア機能異常の指標）の減少，が認められた．コーディネーショントレーニング群においては，タイプⅠ筋線維面積の21％に及ぶ減少，さらにCOX陰性筋線維の減少が認められた．

これらの形態学的変化は，トレーニング前の筋痛症の被験者から採取した筋断面積データや，症状のない対照群から採取したデータと比較して，解釈したものである．このベースラインとなるデータは，僧帽筋筋痛症の被験者が，トレーニング前の症状のない被験者に比較して，有意に多くのCOX陰性筋線維を有し，タイプⅠ筋線維の断面積が有意に大きいことを示している．さらに，筋痛症群では，COX陰性線維の数と筋支配の毛細血管の密度増加が，筋痛のVASによる評価レベルと関連していた（Kadiら1998年）．したがって，一般的に筋トレーニングは，筋肉痛と関連した筋形態学的変化を正常化する傾向にあったといえる．

コーディネーショントレーニングに関しては，本トレーニングが座位と立位の両者における自由運動から構成されており，力を生ずる筋の良好なバランスと，最小の筋力の利用が強調されているため，筋の形態学的特徴に対するもっとも適切な解釈は，被験者がよりリラックスした，そしてより「経済的な」運動パターンを学び，僧帽筋に対するストレスを減弱することにあると思われる．このことから，運動制御の攪乱が筋痛症のリスクファクターを構成するという考えは，ありうると思われる．

9 結論

ヒトにおける実験と動物モデルにおける実験の双方の結果から，強度の高い筋活動においても持続性で強度の低い静的または反復的な筋活動時においても，固有感覚の正確性が低下することに対しては，文献による確実な支持がある．さらに，直接的，間接的観察所見は，運動制御の攪乱が，慢性筋痛症発症のリスクファクターとなり得ることを実証した．

上記の結論に基づき，慢性筋痛症の発症に寄与するメカニズムを以下のように考える．

身体作業を行うと，炎症物質あるいは代謝物質が筋肉内に蓄積する．その蓄積が筋のA-δ線維とC線維を賦活化する．反射性にγ運動ニューロンを介して，この賦活化により，筋紡錘からの固有感覚情報の正確性が低下する．一方，この正確性低下により，運動制御が低下し，作動筋と拮抗筋の同時共同収縮や，筋弛緩期の減少が生ずる．そして，さらなるA-δ線維とC線維の賦活化が引き起こされる．

本モデルは「悪循環」モデルに分類されるものではないし，個々の筋活動が休止期に活動するわけではないため，「過活動モデル（たとえば，Graven-Nielsenら 本書

第 12 章参照）」にも関連しないことは，銘記すべき重要な事柄である．本モデルが予測することは，筋の経済的な活動や，その時間的な活動パターンが，負の影響を受けるということである．

最後に，本書に述べられた他の考えられる数通りのメカニズム（たとえば，Graven-Nielsen ら 第 12 章；Bergenheim 第 13 章；Matre と Svensson 第 14 章；Fallentin 第 11 章；Windhorst 第 17 章，第 18 章；Passatore と Roatta 第 21 章；Roatta ら 第 22 章参照）が，本モデルと並行して作用し，相互作用もありうることは，強調されてよい．

文　献

Ahlgren C, Waling K, Kadi F, Djupsjöbacka M, Thornell L-E, Sundelin G (2001) Effects on physical performance and pain from three dynamic training programs for women with work-related trapezius myalgia. J Rehabilitation Med 33：162-169

Barbe MF, Barr AE, Gorzelany I, Amin M, Gaughan JP, Safadi FF (2003) Chronic repetitive reaching and grasping results in decreased motor performance and widespread tissue responses in a rat model of MSD. J Orthopaedic Res 21：167-176

Bergenheim M, Johansson H, Pedersen J (1995) The role of the gamma-system for improving information transmission in populations of Ia afferents. Neurosci Res 23：207-215

Björklund M, Crenshaw AG, Djupsjöbacka M, Johansson H (2000) Position sense acuity is diminished following repetitive low-intensity work to fatigue in a simulated occupational setting. Eur J Appl Physiol 81：361-367

Björklund M, Crenshaw AG, Djupsjöbacka M, Johansson H (2003) Position sense acuity is diminished following repetitive low intensity work to fatigue in a simulated occupational setting. A critical comment. Eur J Appl Physiol 88：485-486

Brumagne S, Cordo P, Lysens R, Verschueren S, Swinnen S (2000) The role of paraspinal muscle spindles in lumbosacral position sense in individuals with and without low back pain. Spine 25：989-994

Bränström H, Malmgren-Olsson EB, Barnekow-Bergkvist M (2001) Balance performance in patients with whiplash associated disorders and patients with prolonged musculoskeletal disorders. Advances in Physiotherapy 3：120-127

Carpenter JE, Blasier RB, Pellizzon GG (1998) The effects of muscle fatigue on shoulder joint position sense. Am J Sports Med 26：605

Djupsjöbacka M, Johansson H, Bergenheim M (1994a) Influence on the gamma-muscle spindle system from muscle afferents stimulated by increased intramuscular concentrations of arachidonic acid. Brain Res 663：293-302

Djupsjöbacka M, Johansson H, Bergenheim M, Sandström U (1994b) A multichannel hook electrode for simultaneous recording of up to 12 nerve filaments. J Neurosci Methods 52：69-72

Djupsjöbacka M, Johansson H, Bergenheim M, Wenngren BI (1995) Influences on the gamma-muscle spindle system from muscle afferents stimulated by increased intramuscular concentrations of bradykinin and 5-HT. Neurosci Res 22：325-333

Djupsjöbacka M, Sandlund J, Björklund M, Hamberg J, Crenshaw A, Johansson H (2002) Effects of pain and fatigue on shoulder proprioception. Humans in a Complex Environment. Proceedings of the 34th Annual Congress of the Nordic Ergonomics Society, October 2002, Vol I 193-197, University of Linköping, Kolmården, Sweden

Forestier N, Teasdale N, Nougier V (2002) Alteration of the position sense at the ankle induced by muscular fatigue in humans. Med Sci Sports Exerc 34 (1)：117-122

Gandevia SC, McCloskey DI, Burke D (1992) Kinaesthetic signals and muscle contraction. Trends in Neurosci 15：62-65

Ghez C, Sainburg R (1995) Proprioceptive control of interjoint coordination. Can J Physiol Pharmacol 73：273-284

Hermans V, Spaepen A (1995) Perceived discomfort and electromyographic activity of the upper trapezius while working at a VDT station. Int J Occup Saf Ergon 1(3)：208-214

Johansson H, Sjölander P (1993) Neurophysiology of joints. In： Wright V, Radin EL (Eds) Mechanics of Human Joints Physiology, Pathophysiology, and Treatment, pp243-290 Marcel Dekker Inc, New York

Johansson H, Djupsjöbacka M, Sjölander P (1993) Influence on the gamma-muscle spindle system from muscle afferents stimulated by KCl and latic acid. Neurosci Res 16：49-57

Johansson H, Bergenheim M, Djupsjöbacka M, Sjölander P (1995) A method for analysis of encoding of stimulus separation in ensenmbles of afferents. J Neurosci Methods 63：67-74

Kadi F, Ahlgren C, Waling K, Sundelin G, Thornell L-E (2000) The effects of different training programs on the trapezius muscle of women with work-related neck and shoulder myalgia. Acta Neuropathologica 100：253-258

Kadi F, Waling K, Ahlgren C, Sundelin G, Holmner S, Butler-Browne GS, Thornell L-E (1998) Pathological mechanisms implicated in localized female trapezius myalgia. Pain 78：191-196

Karlberg M, Persson L, Magnusson M (1995) Reduced postural control in patients with chronic cervicobrachial pain syndrome. Gait & Posture 3：241-249

Kilbom Å, Persson J (1987) Work technique and its consequences for musculoskeletal disorders. Ergonomics 30：

273-279

Lackner JR, DiZio PA (2000) Aspects of body self-calibration. Trends in Cognitive Sciences 4：279-288

Lattanzio P-J, Petrella RJ, Sproule JR, Fowler PJ (1997) Effects of fatigue on knee proprioception. Clin J Sport Med 7：22-27

Lönn J, Crenshaw AG, Djupsjöbacka M, Johansson H (2000) Reliability of position sense testing assessed with a fully automated system. Clin Physiol 20：30-37

Mathiassen SE, Winkel J (1996) Physiological comparison of three interventions in light assembly work：Reduced work pace, increased break allowance and shortened working days. Int Arch Occup Environ Health 68 (2) 94-108

McCloskey DI (1978) Kinesthetic sensibility. Physiol Rev 58：763-820

Michaelson P, Michaelson M, Jaric S, Latash ML, Sjölander P, Djupsjöbacka (2003) Vertical posture and head stability in patients with chronic neck pain. J Rehabilitation Medicine 35：229-235

Palmerud G, Forsman M, Sporrong H, Herberts P, Kadefors R (2000) Intramuscular pressure of the infra- and supraspinatus muscles in relation to hand load and arm posture. Eur J Appl Physiol 83 (2-3)：223-320

Paoli P, Merllié D (2001) Third European survey on working conditions 2000, European Foundation for the Improvement of Living and Working Conditions

Pedersen J, Ljubisavljevic M, Bergenheim M, Johansson H (1998)：Alterations in information transmission in ensembles of primary muscle spindle afferents after muscle fatigue in heteronymous muscle. Neurosci 84：953-959

Pedersen J, Lönn J, Hellström F, Djupsjöbacka M, Johansson H (1999) Localized muscle fatigue decreases the acuity of the movement sense in the human shoulder. Medicine and Science in Sports and Exercise 31：1047-1052

Pedersen J, Sjölander P, Wenngren BI, Johansson H (1997) Increased intramuscular concentration of bradykinin increases the static fusimotor drive to muscle spindles in neck muscles of the cat. Pain 70：83-91

Revel M, Andre Deshays C, Minguet M (1991) Cervicocephalic kinesthetic sensibility in patients with cervical pain. Archives Physical Med Rehabilitation 72：288-291

Ro JY, Capra NF (2001) Modulation of jaw muscle spindle afferent activity following intramuscular injections with hypertonic saline. Pain 92：117-127

Roll JP, Gilhodes JC (1995) Proprioceptive sensory codes mediating movement trajectory perception：Human hand vibration-induced drawing illusions. Can J Physiol Pharmacol 73：295-304

Sainburg RL, Ghez C, Kalakanis D (1999) Intersegmental dynamics are controlled by sequential anticipatory, error correction, and postural mechanisms. J Neurophysiol 81：1045-1056

Scott SH, Loeb GE (1994) The computation of position sense from spindles in mono- and multiarticular muscles. J Neurosci 14：7529-7540

Skinner HB, Wyatt MP, Hodgdon JA, Conard DW, Barrack RL (1986) Effect of fatigue on joint position sense of the knee. J Orthopaedic Res 4：112-118

Sterner RL, Pincivero DM, Lephart SM (1998) The effect of muscular fatigue on shoulder proprioception. Clin J Sport Med 8 (2)：96-101

Taimela S, Kankaanpaa M, Luoto S (1999) The effect of lumbar fatigue on the ability to sense a change in lumbar position. A controlled study. Spine 24：1322-1327

Tock Y, Steinberg Y, Inbar GF, Ljubisavlievic M, Thunberg J, Windhorst U, Johansson H (2003) Estimation of muscle spindle information rate by patern matching and effects of the fusimotor system. Proceedings of the 1st International IEEE EMBS Conference on Neural Engineering, pp.51-54

Vasseljen O, Westgaard RH (1995) A case-control study of trapezius muscle ativity in office and manual workers with shoulder and neck pain and symptom-free controls. International Archives of Occupational and Environmental Health 67：11-18

Veiersted KB, Westgaard RH, Andersen P (1990) Pattern of muscle activity during stereotyped work and its relation to muscle pain. International Archives Occupational Environ Health 62：31-41

Veiersted KB, Westgaard RH, (1993) Development of trapezius myalgia among female workers performing light manual work. Scandinavian J Work Environ Health 19：277-283

Veiersted KB, Westgaard RH, Andersen P (1993) Electromyographic evaluatoin of muscular work pattern as a predictor of trapezius myalgia. Scand J Work Environ Health 19：284-290

Verschueren SM, Cordo PJ, Swinnen SP (1998) Representation of wrist joint kinematics by the ensemble of muscle spindles from synergistic muscles. J Neurophysiol 79：2265-2276

第16章

めまいの発症メカニズムとヒトの頸部が頭位方向性を決めるのに果たす役割

「頸性めまい」の原因と頸部セグメントにおける方向性感受と筋緊張との相互作用に関する仮説

Måns Magnusson, Mikael Karlberg

ルンド大学　耳鼻咽喉科学，ルンド市，スウェーデン

キーワード：めまい，固有感覚，感覚フィードバック，頸部前庭相互作用，姿勢制御

要旨：ヒトの頸部は運動機能と感覚機能の両方を受け持っている．頸部筋は，生活上，頭を動かし，さらには動きに対する支えを機械的に受けとめる一方で，体幹と頭部の間の位置感覚と動作感覚という固有感覚情報も伝達する．方向感覚は，頭部を「発信場所」とする受容器の存在する視覚情報（眼）や前庭感覚情報（耳石，三半規管）にその多くを依存する．このような情報を姿勢制御や方向感覚の感知に利用するため，体幹の頭部に対する相対的な位置を，常に位置決めする必要がある．したがって，ヒトの方向感覚の感知や姿勢制御は，頸部の固有感覚に依存することになる．

反対に前庭刺激は頸部筋の非対称的なトーヌスを引き起こす．つまり，頸部運動機能と頸部感覚機能とは，相互に依存していることになる．

方向感覚において，間違った入力は，それがどの種類の感覚でも，他の種類の正しい感覚と衝突し，いわゆる，「感覚ミスマッチ」を引き起こす．これがひいては「めまい」の原因となり，身体にとって強い警告信号感覚となる．めまいは，それ自体では，不安を誘発し，身体に体性自律神経反応を引き起こす．

「頸性めまい」は，議論の余地のある概念ではあるが，本章においては頸部に原因を有する姿勢反応および方向感覚反応についての研究，さらには問題の「めまい」に関する研究についても概説する．これらの報告および考察をもとに，頸部感覚機能と頸部運動機能との間の複雑な相互作用依存を有し，精神状態も加味した仮説的モデルを提唱する．

◆以下より本論

ヒトの姿勢制御は，運動出力の感覚性フィードバックにより，保持されている．空間における頭部の動きは，前庭系により察知される．視覚受容器と固有感覚および機械感覚受容器により，身体の部分の相対的運動と，身体部分と視覚的周囲，さらには身体を支える地面の情況（支持表面）との間の相互作用について知ることができる．直立したヒトが，姿勢制御で視覚受容器，前庭受容器からの情報を利用するには，体幹部分に対する頭部の相対的な位置に関する情報を取得しなければならない（Mergnerら 1983年；Karlberg 1995年）．この情報は，多かれ少なかれ，頸部セグメントからの固有感覚入力に依存しており，前庭反射と頸部反射との間に，相互作用が存在すると考えられている．たとえば，健康な被験者が5日間頸部のカラーを装着すると，方向感覚反応は障害され，眼球運動と姿勢反射の障害となって表れる

(Karlbergら 1991年).ある決まった角度に頭部を回転させると,視覚誘導性眼振の誘発が非対称的に低下する(KarlbergとMagnusson 1996年).ガルバニック刺激(乳様突起に対する直流電気刺激)により誘発した姿勢障害の方向は,耳間軸(両耳をつなぐ軸,水平方向軸,Gy軸方向)の方向感覚に依存する.すなわち,頸部セグメントの回転に依存することになる(LundとBroberg 1983年).頭部を肩の方向に傾けると,耳石の乗っている水平面が傾くことになり,前庭誘発性姿勢反応が,頸部の固有感覚により修正を受ける.最近になって我々は,前庭反射が頭部位置のみならず,頸部筋の賦活化にも依存することを認めた.頭部が中間位置にあると,被験者が,この位置を保持するために,能動的に保持するか,受動的に保持するかで,ガルバニック前庭刺激により誘発した傾きの方向に有意差が認められた(Franssonら 2000年).頭部が中立の位置で前向きの場合や,頭の位置が頸部筋の活性化により保持されているか,外部の支持により受動的に保持されているかどうかには関係なく,頭部を最大にひねっている場合には,この限りではない.このような所見は,頭部の位置だけでなく,ひねりや,あるいはおそらく頸部筋への運動司令が,姿勢反応や姿勢バランスとの相互作用を起こすことを示唆している.このような所見は,また,ヒトの頸部と姿勢バランスとの間の,深く複雑な相互作用を意味している.この相互作用は,また,頭部の回旋と筋のひねりの動的な成分にも依存している.

頸部セグメントからの固有感覚情報は,このように方向感覚(オリエンテーション)と外乱に対する姿勢反応に寄与している.しかし,局所的な頸部疾患それ自身が,めまいを起こしうるか,ということが議論の対象となっている.現在のヒトにおける回転性のめまいや非回転性のめまいの原因に関する統一的な見解は,このような感覚はすべて「感覚ミスマッチ」という概念の上に成りたっている.この「感覚ミスマッチ」の概念においては,異なる感覚系求心性の情報が一致しないと,その結果として「ミスマッチ」が空間的な方向感覚喪失(ディスオリエンテーション)やめまいを引き起こすことになる.このようなミスマッチ感覚が強く引き起こされると,乗り物酔い(動揺病)として知られる,不快感や自律神経症状が発症する(Reason 1978年;Watt 1983年).

たしかに方向感覚反射が,躯幹の上の頭部の位置に関して,頸部セグメントからの情報に依存するのなら,そのような情報の邪魔になるような不快感は,一方で固有感覚の,もう一方で前庭感覚情報と視覚情報との間のミスマッチを引き起こす.このようなミスマッチ状況下においては,視覚情報や前庭感覚情報により察知された動作に対する反射的反応が障害される.したがって,頸部損傷により,めまいや姿勢障害をきたすのは,このようなメカニズムによる可能性がある.ところが,この可能性に関しては,これまでに意見が対立していた.

従来,頸部損傷を平衡障害やめまい症状と結びつける研究はほとんどなかった.しかし,筆者らのグループは,一連の研究を行って,頸部損傷と平衡障害やめまい症状との間の相関を証明してきた(Karlberg 1995年).その研究では,頸部筋膜痛とめまいの合併患者,あるいは頸部椎間板ヘルニアの患者を対象とし,これらの被験者における姿勢障害の発症メカニズムは健康な被験者や他のメカニズムがよく判明しているめまい障害を有する被験者のものとは,異なることが示された(Karlbergら 1995年a,b,1996年).これらの患者においては,筋膜痛や椎間板ヘルニアの治療をすることにより,客観的な姿勢制御障害が改善されたと報告されている(Perssonら 1996年).

頸部と前庭感覚との間に,本来の非常に基本的なレベルで,相互作用が存在する可能性が証明されている.正常の球形嚢(直線加速度を検知する器官,特に水平方向の直線加速度を検知する)を有する被験者に対して大音量でのクリック音を聴かせると,胸鎖乳突筋に13～23ミリ秒以内に反応性活動が誘発される(ColebatchとHalmagyi 1992年;WatsonとColebatch 1998年).上述したように,正常の迷路器官を有する被験者においては,前庭神経に対する電気刺激により,耳間軸に平行な平面上に身体の傾きが生ずる(LundとBroberg 1983年;Franssonら 2000年).すでにMagnus(1924年)とFukuda(1957年)は,姿勢保持に重要な筋の緊張の変化が,頭部の位置に依存していると説明している.この現象は,動物と新生児の両者において明らかになっている.Fukudaはまた随意運動,特にスポーツにおける同様の行動の傾向を認めている.

関与する感覚系からの身体運動に関するどんな感覚情報も,他の方向感覚情報と比較することにより,感覚ミスマッチを引き起こす(Reason 1978年;Watt 1983年).このミスマッチが強力である場合,めまいが引き起こされ,ときには不快感(悪心,嘔気)にも進行する.めまい感覚は,ヒトの身体に対する強い警告を発している(Magnusson 1986年)し,患者にとっても不快な感覚である.長期持続性のめまいは,パニック障害やうつの発症原因となり得ることも示唆されている(Eaggerら

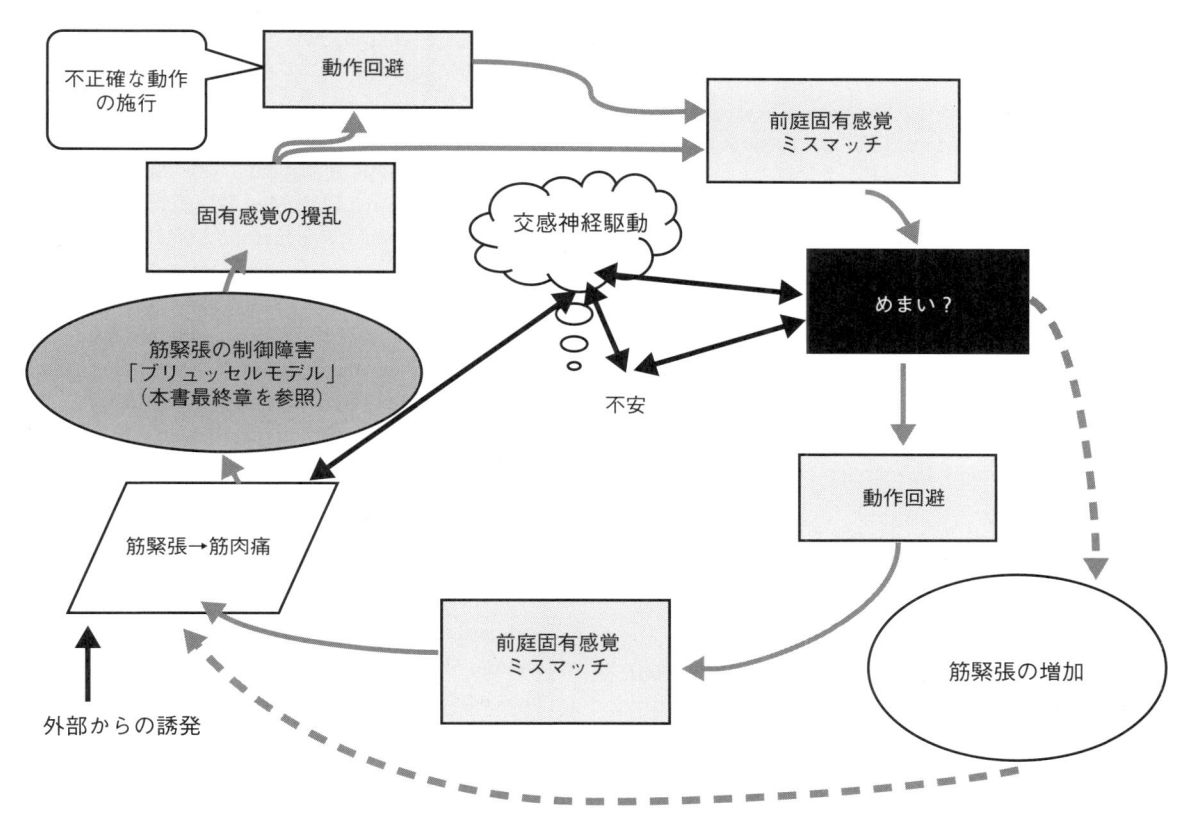

図1 「頸性めまい」発症に関する悪循環の仮説

1992年)．痛みや，おそらく不安の警告を発せられた状態では，交感神経系が賦活化される．交感神経系の賦活化は，骨格筋を緊張させ，おそらく障害筋におけるフィードバックを阻害すると思われる（Passatore ら 1985 年；Passatore と Roatta 本書第 21 章）．この筋紡錘のパターン化して発射する「調和」レベルの障害は，筋からの固有感覚情報の攪乱を引き起こし，ひいては筋緊張の亢進（Grassi と Passatore 1988 年；Pedersen ら 1998 年）と感覚ミスマッチの増強につながる．固有感覚の障害は，感覚ミスマッチの形成に寄与し，さらにその障害が強力であるとおそらく方向感覚障害（ディスオリエンテーション）に進行することも考えられる．一方で，前庭感覚の欠損や，前庭感覚に対する刺激により，被験者はめまいを避けようと頭部の動きを制限しようとするため，筋緊張の亢進をまねく．ところが，最近のデータによると，前庭刺激により交感神経活動は促進する（Yates 1992 年，1996 年；Cui ら 1997 年）ようであるし，前庭刺激誘発性の不快感により，筋交感神経活動や血中ノルアドレナリンレベルは低下しない（Costa ら 1995 年）とも報告されている．さらに，前庭器官や頸部器官から

の求心性線維が他の重要な自律神経機能，たとえば呼吸機能に，収束した作用を及ぼすことも明らかになっている（Bolton ら 1998 年）．

さてここで，方向感覚と筋の活性化と緊張に関する関連の仮説を提案してみよう（図1）．この相互作用は筋痛，感覚ミスマッチ，めまいの症状を，どの症状が先行するかとは無関係に，増幅する．頸部筋の筋痛が存在する状況においては，動作遂行の低下や固有感覚の障害が起こっていると思われ，この両者共に方向感覚障害を引き起こすと考えられる．この状態においては，より強力な筋症状の増強に伴うさらなる動作制限とともに，めまいが誘発される．一方では，前庭障害により，動作制限と感覚ミスマッチが惹起され，同時に交感神経活動の亢進により筋紡錘も賦活化され，これらの症状によりさらに感覚ミスマッチが増強される．このようなメカニズムすべてにより，周囲から知覚する情報の不安定さによって，ますます不安状態が強められ，これら事象の悪循環が増強されることになる．

文 献

Bolton PS, Kerman IA, Woodring SF, Yates BJ (1998) Influences neck afferents on sympathetic and respiratory nerve activity. Brain Res Bull 47：413-419

Colebatch JG, Halmagyi GM (1992) Vestibular evoked potentials in human neck muscles before and after unilateral vestibular deafferentation. Neurology 42：1635-1636

Costa F, Lavin P, Robertson D, Biaggioni I (1995) Effect of neurovestibular stimulation on autonomic regulation. Clin Auton Res 5：289-293

Cui J, Mukai C, Iwase S, Sawasaki N, Kitazawa H, Mano T, Sugiyama Y, Wada Y (1997) Response to vestibular stimulation of sympathetic outflow to muscles in humans. J Auton Nerv Syst 66：154-162

Eagger S, Luxon LM, Davies RA, Coelho A, Ron MA (1992) Psychiatric morbidity in patients with peripheral vestibular disorder：A clinical and neurootological study. J Neurol Neurosurg Psychiatry 55：383-387

Fransson P-A, Karlberg M, Bertilsson T, Magnusson M (2000) Direction of galvanically induced vestibulo-postural responses during active and passive neck torsion. Acta Otorhinolaryngologica (Stockholm) 120：500-503

Fukuda T（福田精）(1957) 運動と平衡の反射生理，医学書院，東京〔English translation by Ushio N & Okubo J (1983), Statokinetic Reflexes in Equilibrium and Movement, University of Tokyo Press〕

Grassi C, Passatore M (1988) Action of the sympathetic system on skeletal muscle. Ital J Neurol Sci 9：23-28

Johansson H, Sjolander P, Djupsjobacka M, Bergenheim M, Pedersen J (1999) Pathophysiological mechanisms behind work-related muscle pain syndromes. Am J Ind Med Suppl 1：104-106

Karlberg M (1995) The neck and human balance. Thesis, Lund University

Karlberg M, Johansson R, Magnusson M, Fransson P-A (1995a) Dizziness of suspected cervical origin distinguished by posturographic assessment of human postural control. J Vest Res 6：37-47

Karlberg M, Magnusson M (1996) Asymmetric optokinetic after-nystagmus inducedby active or passive sustained head rotations. Acta Otolaryngol (Stockholm) 116：647-651

Karlberg M, Magnusson M, Johansson R (1991) Effects of restrained cervical mobility on voluntary eye movements and postural control. Acta Otolaryngol (Stockholm) 111：664-670

Karlberg M, Magnusson M, Malmström E-M, Melander A, Moritz U (1996) Postural and symptomatic improvement after physiotherapy in patients with dizziness of suspected cervical origin. Arch Phys Med 77：874-882

Karlberg M, Persson L, Magnusson M (1995b) Reduced postural control in patients with cervico-brachial pain syndrome. Gait & Posture 3：241-249

Lund S, Broberg C (1983) Effects of different head positions on postural sway in man induced by a reproducible vestibular error signal. Acta Physiol Scand 117：307-309

Magnus R (1924) Körperstellung, Berlin, Julius Springer

Magnusson M (1986) Effect of alertness on the vestibule-ocular reflex and on the slow rise in optokinetic nystagmus in rabbits. Am J Otolaryngol 7：353-359

Mergner T, Nardi GL, Becker W, Deecke (1983) The role of canal-neck interaction for the perception of horizontal trunk and head rotation. Exp Brain Res 49：198-208

Passatore M, Grassi C, Filippi GM (1985) Sympathetically-induced development of tension in jaw muscles：The possible contraction of intrafusal muscle fibres. Pfluegers Arch 405：297-304

Pedersen J, Ljubisavljevic M, Bergenheim M, Johansson H (1998) Alterations in information transmission in ensembles of primary muscle spindle afferents after muscle fatigue in heteronymous muscle. Neuroscience 84：953-959

Persson L, Karlberg M, Magnusson M (1996) Effects of different treatmenton postural performance in patients with cervical root compression. A randomized prospective study assessing the importance of the neck in postural control. J Vestib Res 6：439-453

Reason JT (1978) Motion sickness adaptation：A neural mismatch model. J R Soc Med 71：819-829

Watson SR, Colebatch JG (1998) Vestibulocollic reflexes evoked by short-duration galvanic stimulation in man. J Physiol 513 (Pt2)：587-597

Watt DG (1983) Sensory and motor conflict in motion sickness. Brain Behav Evol 23：32-35

Yates BJ (1992) Vestibular influences on the sympathetic nervous system. Brain Res Brain Res Rev 17：51-59

Yates BJ (1996) Vestibular influences on the autonomic nervous system. Ann NY Acad Sci 781：458-473

第17章
筋求心性グループⅢ・Ⅳ神経線維が脊髄ニューロンの バイアスとゲインに及ぼす短期的影響

Uwe Windhorst

イェーヴレ大学 筋骨格系研究センター，ウメオ市，スウェーデン
ゲッチンゲン大学 生理学・病態生理学センター，ゲッチンゲン市，ドイツ

キーワード：グループⅢ・Ⅳ筋求心性線維，脊髄，介在ニューロン，シナプス前抑制，Ⅰb抑制，反回抑制，α運動ニューロン，γ運動ニューロン，紡錘運動反射，悪循環

要旨：損傷を受けた組織からの情報は，痛み感覚を生じ，さらには侵害刺激から逃れる準備をしたり，逃走したりするのに役立つ．侵害警告は，非常に多くの方法により，動作や姿勢を構成する運動系に影響を及ぼす．グループⅢ・Ⅳの筋求心性線維は，脊髄灰白質後角あるいは三叉神経脊髄路核に終止する．続いて情報は脊髄より中枢からさらに上位に伝達されるか，介在ニューロンを介して分節レベルに留まる．これらの介在ニューロンは節前交感神経ニューロン，骨格筋運動ニューロン（α運動ニューロン，β運動ニューロン），紡錘運動ニューロン（β運動ニューロン，γ運動ニューロン）に神経活動を伝達する．すべてではないが，多くの介在ニューロンは感覚求心性線維からの伝達を受け，脊髄より中枢のニューロン，あるいは脊髄ニューロンへ情報を伝達するが，さらにグループⅢ・Ⅳ求心性ニューロンからの入力を受ける．このようにして，介在ニューロンは多くの神経回路からの信号伝達を調節する（図1）．本章においては，このようなニューロン伝達について概説する．

1 はじめに

痛みは，自覚，記憶，情動に関与する主観的な経験であり，その個人差は非常に大きく，部分的には遺伝的な基盤の上に成り立っている（Mogil 1999年；Mogilら 2000年）．痛みは差しせまった障害，あるいは実際に組織が傷害（これらを noxes と称する）を受けている警告感覚である．急性の痛みは傷害を受けている組織より発せられる神経情報により伝達されるが，さらに付加的な情報が，血流により脳に伝達される．この血流により伝達される物質は，炎症物質であり，最終的には熱，全身の筋・関節の痛み，食欲不振，倦怠感などの，疾病反応を引き起こす（Bartfai 2001年）．ここでは神経信号のみについてのみ述べることにする．

傷害を受けた組織から発せられた神経警告情報は，自覚的な痛み感覚以外の他の作用を生ずる．侵害刺激からの逃避や，傷害をうけた組織の治癒促進のための休息を，準備したり実行したりする．身体に起こる作用としては，血圧，心拍数，呼吸の深さと数に対する影響などがあげられる．さらに，脊髄や脳幹の反射レベルではすでに，侵害警告情報は，動作や姿勢を形成する運動系に影響する．本章は侵害刺激情報が姿勢に及ぼす影響について述べる．

多くの場合，痛み感覚を最初に感知するのは，痛み感覚に特化した末梢受容器である．これを「侵害受容器」と称し，小径求心性神経線維の感覚終末である．神経線維の分類でいうと，グループⅢあるいはⅣであり，別の伝導速度をもとにした分類ではそれぞれ Aδ と C に相当する．多くのグループⅢ・Ⅳ求心性線維は，筋代謝産物や炎症物質により，化学的に賦活化，あるいは感化さ

れる (Mense 1993 年；Le Bars と Adam 2002 年；Decherchi と Dousset 2003 年). グループⅣ筋求心性線維が筋疲労によっても賦活化されることは重要なことで，この筋疲労は後に筋肉痛のもとになると思われる．この場合，賦活化は，乳酸と炎症物質の放出を介して行われると考えられている (Darques ら 1998 年).

グループⅢ・Ⅳ筋求心性線維は，脊髄灰白質の後角，あるいは三叉神経脊髄路核に終止する (**図1**). このように脊髄下行路あるいは脊髄より中枢の神経系のいかなる作用もシナプス後ニューロンを介して伝達される．この

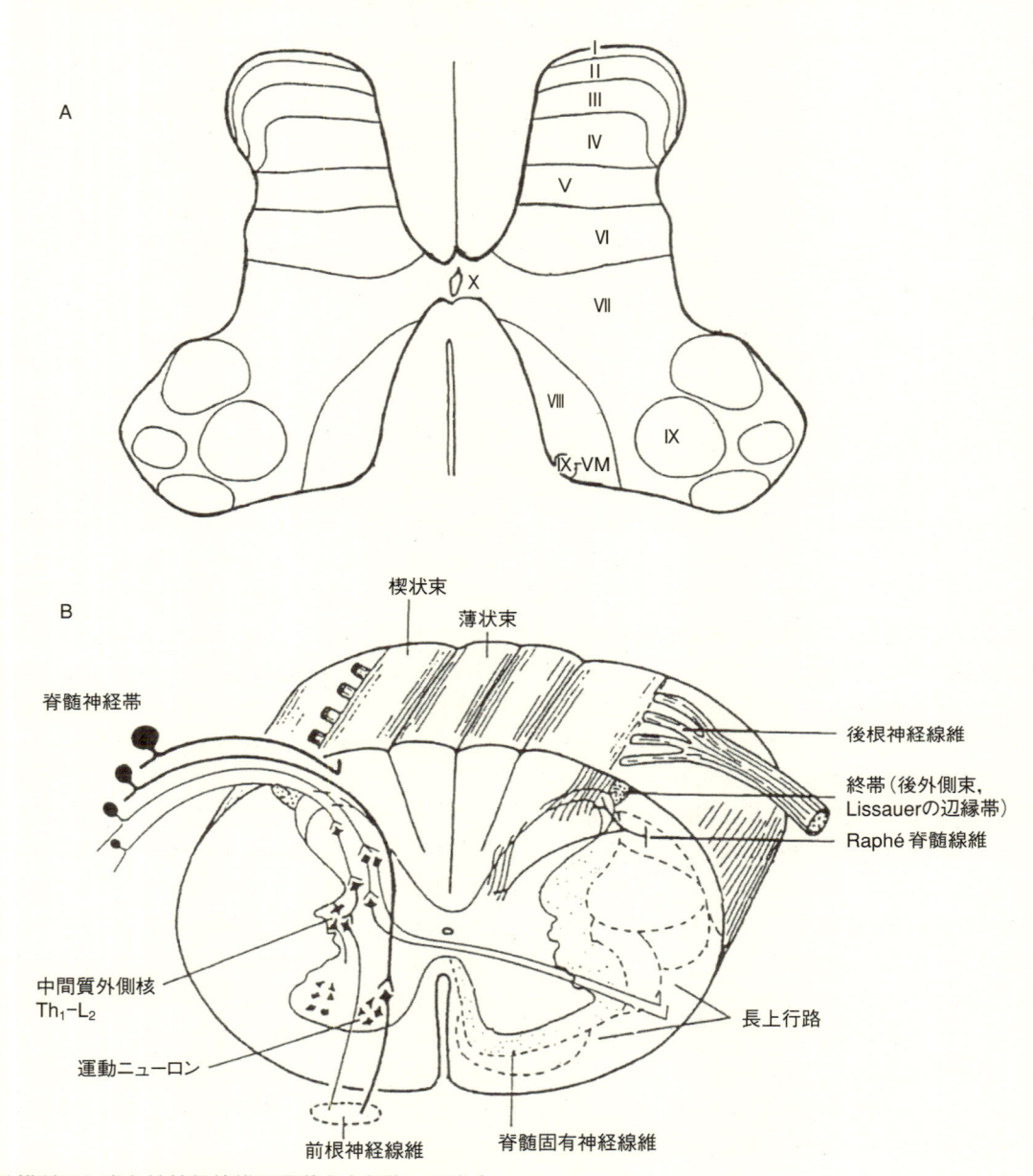

図1 脊髄横断面と求心性神経線維の運動出力細胞への出力．
A：脊髄灰白質の横断面と Rexed による層の分類．B：脊髄の横断面と求心性・遠心性神経線維．
求心性神経線維は，その神経細胞体を脊髄後根神経節に有し，灰白質後角に入り，脊髄後角の神経細胞，中間質外側核の交感神経節前神経細胞，中間質核の他の神経細胞，灰白質前角の神経細胞にシナプス結合する．筋紡錘一次終末からのグループⅠa線維のみ，およびより少ない筋紡錘二次終末からのグループⅢ線維が運動出力細胞，つまり脊髄前角の第Ⅸ層に細胞体を有する骨格筋支配の運動ニューロンに直接的に単シナプス結合する．他のすべての感覚入力から運動出力（骨格筋への運動ニューロン，α運動ニューロン，筋紡錘への運動ニューロン，γ運動ニューロン）への結合は，介在ニューロンにより中継される．これらの結合は非常に複雑である（A，B とも，Brodal 1981 年を改変）．

シナプス後ニューロンには，脊髄より中枢のレベルあるいは脊髄よりかなり末梢レベルへの賦活化情報を伝達する投射ニューロンがある．その他にも髄節レベルにおける介在ニューロンもこのような作用を伝達する．グループⅢ・Ⅳ求心性ニューロンは，脊髄より中枢の運動制御系に影響を及ぼす（Ljubisavljevic 本書第 19 章参照）．ここではまず髄節レベルにおける作用について述べる．

グループⅢ・Ⅳ求心性ニューロンにより賦活化される介在ニューロンからの作用は，交感神経節前ニューロン，骨格筋運動ニューロン（α 運動ニューロン，β 運動ニューロン），錘内筋運動ニューロン（β 運動ニューロンと γ 運動ニューロンを含むが，ここでは簡単に γ 運動ニューロンとする）に及ぶ．同様に，他の感覚求心性ニューロンから，脊髄より中枢あるいは脊髄ニューロンへの情報を受ける多くの介在ニューロンは，さらにグループⅢ・Ⅳ求心性ニューロンからの付加的な入力を受ける（**図 1**）．このようにして，介在ニューロンは神経回路を介した調節を行う（Jankowska 1992 年；Schomburg 1990 年；Schomburg ら 1999 年）．介在ニューロンにより成立する神経回路において，収束したり，拡散したりする結合パターンは，高度に複雑で可塑的なネットワークを構成する．このネットワークの内容は，生体が現在行っている課題，活動の履歴，そしていくつかの下行性調節情報に依存している（Windhorst 本書第 18 章参照）．したがって，介在ニューロンについての，手短で簡単な，しかしわかりやすい説明を行うことは困難に近い．とはいっても，作業関連性筋痛症における筋骨格系障害の運動面を理解し治療するためには，その発症と増悪に関与していると考えられる介在ニューロンの脊髄レベルにおけるメカニズムを明らかにすることが重要である．

2 用語解説

介在ニューロンのこのような作用を考察する上で，発射活動の基礎頻度（バイアス）と与えられた刺激に対する感度（ゲイン）の区別は重要である．さらに，静的効果と動的効果も区別しなければならない．まず，静的な入力―出力関係をみてみよう．つまり，安定した状態での関係である．

図 2 に示すように，まずフィードフォワードシステムを，入力を x，出力を y として，考えてみよう．もし，入力 x がある安定したレベルから別のレベルに変化すると，通常出力 y も変化する．この安定した入力と出力の関係を静的出入力特性といい，それには多くの形がある．簡単にこのシステムが線形で，入出力特性が直線で与えられ，数学的に $y=a+bx$ で表されるとしよう（**図 2C**）．ここで x は独立変数で，入力を表し，座標軸の x 軸にプロットされる．一方，y は，従属変数で，出力を表し，座標軸の y 軸にプロットされる．また，a は y 切片に相当する定数，b は傾きであり，システムの静的感度，またはゲインに相当する定数となる．例を**図 2C** に示す．さて，x 軸に刺激の強さを，y 軸に反応をプロットする感覚システムを記述するとすれば，直線 #1 で示す入出力特性の x 切片は，閾値（T と書かれた矢印）に相当する．つまり，この刺激の強さよりも低いレベルの刺激では，感覚系は応答しないということになる．この静的特性は，a や b などのパラメーターを変化させることにより，神経系への他の（「調節的な」）入力によって変化する（たとえば，Binder ら 1993 年；Matthews 1972 年；Hullinger 1984 年参照，以下も参照）．この式において，a のみを変化させることにより，入出力特性の直線は上下にシフトする．この図は，**図 2C** において，直線 #1 を直線 #2 に変化させることになる．ここで定数 a はその増減によって負から正に増加したり，あるいは正から負に減少したりする．この場合，感度，すなわちゲインである b は変化しない．この変化を行う「調節的」入力を「バイアス」という．**図 2C** に示されているように，調節的入力が感度 b を変化させた場合は，直線 #2 は直線 #3 の位置に移動する．この時，切片 a は変化しない．最後に，調節的入力は，a も b も同時に変化させ，**図 2C** の直線 #1 を直線 #3 変化させる場合もある．これらすべての変化は，実際に神経系において調節的入力の作用により起こる．そのような変化には，やはり**図 2C** に示すようにもう 1 つの側面がある．他のどんな生物学的システムとも同様に，神経系は入力と出力に一定の範囲がある．したがって，**図 2C** には，この出力の制限は y 軸上には太線で示してあり，さらに水平線には破線で表した部分に相当する．これはある一定の入力範囲に対してのみ反応し，ある一定範囲に限られることを示す．たとえば，直線 #1 に関しては，広い入力範囲が y 軸上に示される，つまり，閾値 T から一番右の点線で交わる垂直線に対する入力範囲は，広範囲の y 軸出力に対応する．直線 #2 に関しては，入力範囲は，x 軸の 0 から，直線が中途で破線と交わる範囲までに減少している．一方，直線 #3 の入力範囲は劇的に減少している．有効な出力範囲の決定に関与する入力範囲の減少は，好ましくない結果を生ずるかも知れない．大多数の情報処理システムのように，神経情報信号には誤差（エラー）すなわ

第 17 章　筋求心性グループⅢ・Ⅳ神経線維が脊髄ニューロンのバイアスとゲインに及ぼす短期的影響

神経系は，図 2A に示すような単純なフィードフォワードシステムのみで構成されているわけではなく，多くの閉鎖ループを有しているため，ここでは図 2B で図示されているようなネガティブフィードバックシステム（負帰還系）を考えることにしよう．ネガティブフィードバックシステムは，内的および外的な阻害を抑止するのに役立つ．図 2B においては，x は入力信号であり，y は出力信号，そして d は入力段階でシステムに働くと仮定した外的阻害信号である．F と R は，それぞれフィードフォワードシステム，フィードバックシステムの伝達関数である．単純化のため，定係数と仮定してみると，以下の簡単な数式により計算できる．

$$y = F \cdot (x+d) - F \cdot R \cdot y$$
$$(1+F \cdot R) \cdot y = F \cdot (x+d)$$
$$y = \frac{F}{1+F \cdot R} x + \frac{F}{1+F \cdot R} d \qquad (1)$$

これらの調節には，付加的な可能性があることは，明らかである．重要な点として，以下の 2 点がある．
1）外的阻害信号 d の影響を減らすため，$F \cdot R$ の積は，開ループゲインであるが，フィードフォワードゲインの F よりも大きい必要がある．これはフィードバックゲインである R の増加をすることにより達成できる．
2）F を定数と仮定すると，R の増加は全体のゲインを減少させる．これにより x は y に影響し，y も x に影響する．

静的状態から動的状態へスイッチする，すなわち，時間により変化する入力を仮定すると，システムの感度は，入力値の絶対的変化のみならず変化の速さにも依存する（つまり，これは時間依存変数ということになる）．この場合，システムは動的感度（ダイナミックセンシティビティ）を有することになる．したがって，このシステムを記述する場合上記の入出力方程式において，第三項を加えてみる．

$$y = a + bx + c\,(dx/dt)$$

ここで最終項は，入力信号が時間的変化に依存していることを示している．多くのシステムは，時間により変化する入力変化，つまり，周波数の変化に対する反応として，動的感受性（ダイナミックセンシティビティ）を有している．たとえば，もし入力が時間に依存して変化する正弦関数である（正弦波）とすると，線形系の出力は，また，正弦波である．入力正弦波の振幅に対する出

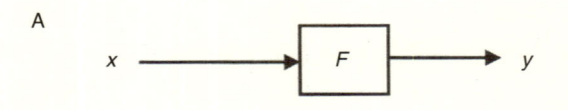

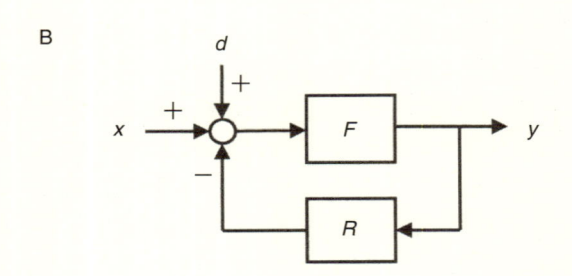

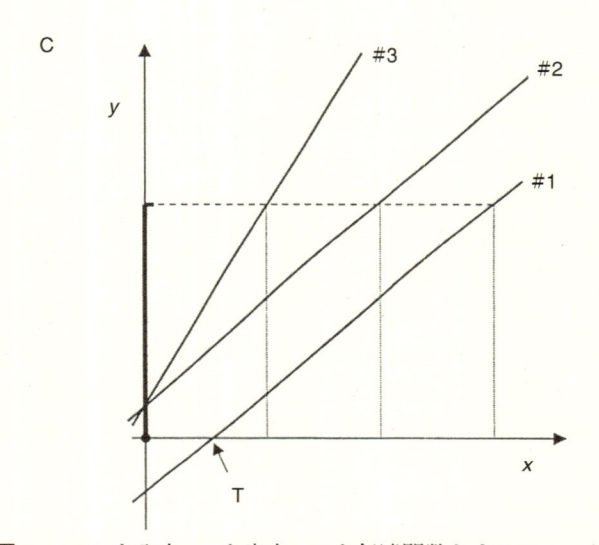

図 2　A：x を入力，y を出力，F を伝達関数とするフィードフォワードシステムの図示．x を入力，y を出力，B：d を阻害信号，F を伝達関数とするフィードバックシステムの図示．x と y との関係を記述する総合的な伝達関数に関しては，本文中の方程式（1）を参照のこと．C：静的入出力関係とそのバイアスとゲインの変化．調節性入力の変化により影響される．x 軸と y 軸との交点は原点である．これらのプロットが感覚系を記述するならば，刺激強度が x 軸，反応が y 軸にプロットされ，直線 #1 における x 切片は，閾値（矢印 T）を表す．閾値とはそれ以下の刺激では，反応しないことを意味する．詳細は本文参照．

ち雑音（ノイズ）が含まれると仮定してみる．このような入力エラーは，図 2C に示す 3 種類の異なる出入力特性により，異なって増幅される．有効な出力範囲を規定する入力範囲が小さければ小さいほど，出力をが形成される際に固有の入力エラーの影響が大きく影響するようになる（以下参照）．

力正弦波の振幅の比は，これを動的ゲイン（ダイナミックゲイン）と定義すると，入力正弦波と出力正弦波との間の位相相関も同様であるが，周波数により異なることが知られている．この正弦曲線を描く変化が，異なる平均バックグラウンドレベルに生ずる可能性を示しており，これを静的特性における作用点（セットポイント）と定義する．このセットポイントは，図2Cにおける直線#1〜3の交点に相当する．

3　脊髄ニューロンに対する化学感受性グループⅢ・Ⅳ筋求心性線維の作用

図3には，重要な神経筋要素とその結合をまとめて図示してある．この回路の一部は，フィードバック回路を形成しているので，図ではそれを網掛け線で示した．

①単シナプス性伸張反射弓

α運動ニューロンは骨格筋線維を神経支配し，賦活化に伴って，骨格筋を収縮させ，力が発生する．錘外筋線維 extrafusal muscle fiber には，錘内筋線維とそれを支配する神経終末から形成される筋紡錘 muscle spindlesが埋もれている．（紡錘 spindles は，ラテン語では fusus という．これは形態的に長い棒を表し，これが錘外筋線維 extrafusal muscle fiber, 錘内筋線維 intrafusal muscle fiber などの語に用いられている．図3ではやや長い棒として表示している）感覚神経終末には，グループⅠa求心性線維の一次終末があり，脊髄へ投射され，単シナプス性にα運動ニューロンに接続する．その他にも感覚神経終末には，二次終末があり，ここから二次求心性グループⅡニューロンが，脊髄に向かうが，この図3には簡略化のため示していない．このグループⅡ求心性ニューロンは，広範で複雑な脊髄反射作用を有する（Schomburg 1990年；Jankowska 1992年）．この脊髄反射回路は，ネガティブフィードバックループとして作用する．たとえば，下腿筋を伸張すると（ハンマーでアキレス腱を叩いたりすると），埋めこまれている筋紡錘も伸張され，グループⅠa求心性線維を賦活化する．このグループⅠa求心性線維の賦活化により，α運動ニューロンを単シナプス性に興奮させ，これに伴って筋収縮を誘発し，もとの筋長に戻そうとする．ここで，閾値，作用のセットポイント，およびこの反射のゲインは，γ運動ニューロン活動により調整可能である．γ運動ニューロンは，筋紡錘の錘内筋線維を神経支配し，それによって筋紡錘のバイアスおよび伸張に対する感度を変化させる．γ運動ニューロンには，静的と動的の2つの種類があり，それぞれ筋長変化に対する筋紡錘の反応時の対応が異なる（たとえば，Matthews 1972年；Hullinger 1984年）．大ざっぱにいうと静的γ運動ニューロンは，グループⅠa線維のバックグラウンド発射頻度（バイアス）を上昇させ，筋伸張に対する動的反応（ダイナミックゲイン）を低下させる．動的γ運動ニューロンは，バックグラウンド発射頻度には影響をほとんど及ぼさないが，筋伸張に対する動的反応を増加させる．グループⅢ・Ⅳ筋求心性線維の賦活化（図3における上部の網掛け線で表されている）は，α運動ニューロン，γ運動ニューロン両者の，バイアス，ゲインを，ともに変化させる（以下参照）．

②力の制御における二シナプス性，三シナプス性フィードバック

ゴルジ腱器官は，筋線維を収縮させることにより，非常に簡単に賦活化できる（Jami 1992年）．図3に示されているように，ゴルジ腱器官からのⅠb求心性発射は，静的な立位時に，同名筋，共同性伸筋のα運動ニューロンを寡シナプス性に抑制する．しかし，歩行の立位相において，長い脊髄内経路によって促通が起こると思われるが，ここでは示していない．このループは，したがってある状況下において，力の制御におけるネガティブフィードバックシステムとして作用する．そのバイアスもゲインも，反射経路に挿入された介在ニューロンに対するグループⅢ・Ⅳ求心性線維活動（図3における上部の網掛け線により示されている）の作用により変化する（以下参照）．

③シナプス前抑制

グループⅠaとⅠb求心性線維のフィードバックのゲインを調節する他の方法として，シナプス前抑制がある．シナプス前抑制は，グループⅠaとⅠb（その他に関しては，以下参照）求心性線維のシナプス後標的に対するシナプス有効性を，特異的介在ニューロンの作用により低下させる（図3におけるPS）．特異的介在ニューロンの抑制効果は，グループⅢ・Ⅳ求心性線維（図3の上部網掛け線により図式化）の賦活化により変化を受ける．

④反回抑制

α運動ニューロンは，レンショウ細胞（Renshaw cells：RC）を通じて反回性に自身を抑制する．この抑制はγ運動ニューロンにも及び，他の脊髄ニューロンをも抑制する（たとえば，Windhorst 1996年）．グループⅢ・Ⅳ筋求心性線維（図3の上部網掛け線により図式化）の賦活化は，レンショウ細胞のバイアスとゲインを変化させる（以下参照）．

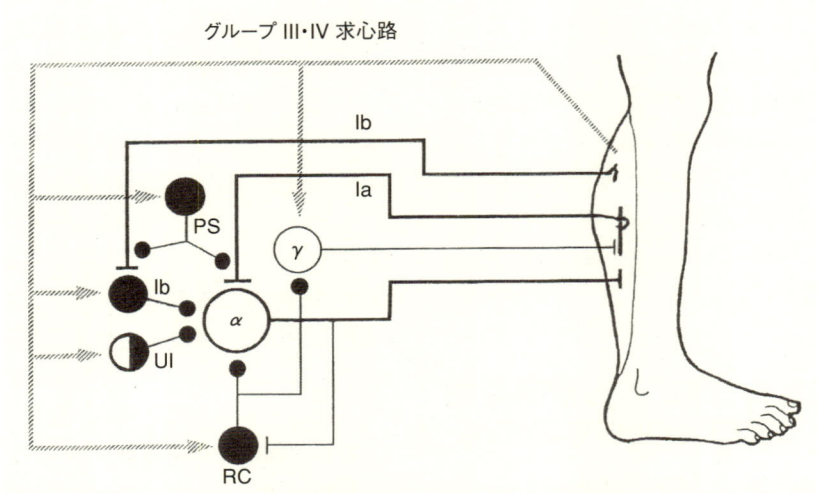

図3 下腿筋に関連した脊髄内ニューロン回路の簡略図．α運動ニューロンとγ運動ニューロンは，それぞれ錘外筋線維と錘内筋線維に神経支配を行っている．錘内筋線維は，図の下腿筋内では長い太線で示してある．錘内筋線維周囲の感覚終末からのグループIa求心性線維は，α運動ニューロンを単シナプス性に興奮させる．ゴルジ腱器官からのグループIb線維は，安静立脚相において，寡シナプス性に同名筋および共同伸筋のα運動ニューロンを抑制する（しかし歩行時においては，より長い脊髄内経路を経て抑制性ではなく興奮性に働くと考えられるが，ここでは示していない）．α運動ニューロンは，レンショウ細胞を介して，反回性に自己の活動を抑制する（RC）．この抑制は，γ運動ニューロンや他の脊髄ニューロンにも作用する．グループIII・IV筋求心性発射活動（上部の網掛け線で示してある）は，α運動ニューロンに対して，興奮性あるいは抑制性の影響を興奮性あるいは抑制性の介在ニューロンを介して及ぼす（この図では半分白，半分黒の円でUIとして示してある）．この活動は，またγ運動ニューロン，レンショウ細胞，そしてたとえばグループIa線維やグループIb線維などへのシナプス前抑制を仲介する介在ニューロンにも作用する．

ニューロン間連絡パターンを明らかにするために，ヒトおよび動物実験において非常に多くの研究がなされており，上記に概略を示した（総説については，Jankowska 1992年；Schomburg 1990年）．紙数に限りがあるため，ここではわずかな事例しか検討できない．

4 化学感受性グループIII・IV筋求心性線維のα運動ニューロン平均発射頻度と膜電位に対する作用

化学感受性グループIII・IV筋求心性発射活動の賦活化は，介在ニューロンを含む多シナプス性経路により，α運動ニューロン，γ運動ニューロンに対して影響を及ぼす．この複雑な影響には，運動ニューロンに対する興奮性，抑制性のバイアスや，ゲインの変化などがある．このゲインの変化は，入力抵抗やスパイク後過分極（after-spike hyperpolarization：AHP）等の内在性特性の影響により仲介される（9節参照）．

①伸筋支配のα運動ニューロン

除脳ネコにおいて，自発性のあるいは反射的に誘発された伸筋支配のα運動ニューロンの発射活動は，ブラディキニン，塩化カリウムなどの発痛物質を同側の下腿三頭筋支配の局所血流へ動脈を介して注入した際に賦活化される化学感受性グループIII・IV筋求心性発射活動により，優位に抑制される．抑制の時間経過は，グループIII・IV筋求心性発射活動の賦活化の時間経過を反映しており，塩化カリウムでは潜時と持続時間が短いが，ブラディキニンではより長い（Schmidtら 1981年）．これらの結果はα運動ニューロンの細胞内記録により証明されている．脊髄除脳ネコにおいて，皮膚および高閾値筋求心性発射（おもに伸筋支配のα運動ニューロン）により，抑制性シナプス後電位（IPSPs）を受ける腰部α運動ニューロンの大多数は，化学感受性グループIII・IV筋求心性発射活動に反応して，過分極する．この過分極は，シナプス後抑制により誘発されたものである（Kniffkiら 1981年；Schomburgら 1999年）．テトロドトキシンに対し感受性のないグループIV求心性線維は，このような影響をほとんど及ぼさないと考えられている（Shombergと Steffens 2002年）．

②屈筋支配のα運動ニューロン

対照的に，皮膚と高域値筋求心性発射活動への電気刺激に対するほとんどの興奮性シナプス後電位（EPSP）を受けるα運動ニューロン（おもに屈筋支配のα運動ニューロン）は，同側性化学感受性グループIII・IV筋求

心性ニューロンの賦活化により脱分極し，シナプス性ノイズを発生する（Schmidt ら 1981 年；Schomburg ら 1999 年）．これらの効果がシナプス後性であることは Kniffki ら（1981 年）により証明されている．テトロドトキシンに対し感受性のないグループⅣ求心性線維は，このような影響をほとんど及ぼさないと考えられている（Shomberg と Steffens 2002 年）．

③まとめ

上記のα運動ニューロンに対する効果は，屈筋反射パターンに合致するものである．同側屈筋の賦活，同側伸筋の抑制と，対側伸筋の賦活である．しかしながら，例外として別の反射経路の可能性を示唆する所見が，化学感受性グループⅢ・Ⅳ筋求心性発射活動から，同側のα運動ニューロンに至る経路として認められている（Kniffki ら 1981 年）．

5　γ運動ニューロンに対する化学感受性グループⅢ・Ⅳ筋求心性線維の作用

α運動ニューロンへ影響を及ぼす間接的経路として，いわゆる「γループ」がある．つまりγ運動ニューロンから，筋紡錘，およびα運動ニューロンへ至る経路である（図3）（Bergenheim 本書第13章参照）．γ運動ニューロンへのいかなる作用も，これら紡錘運動反射を通じて起こり，最終的にはα運動ニューロンの出力に影響を及ぼす．

5.1　γ運動ニューロンへの作用

α運動ニューロンとは対照的に，発痛物質の動脈内注入によりγ運動ニューロンはほとんど画一的に興奮する．その性質はγ運動ニューロンが伸筋を支配しようと屈筋を支配しようと同様である（Schmidt ら 1981 年；Javanovic ら 1990 年）．有効な発痛物質としては，塩化カリウム，ブラディキニン（Schmidt ら 1981 年；Javanovic ら 1900 年），ヒスタミン，セロトニン，乳酸（Javanovic ら 1990 年）などがあげられる．繰り返しになるが，γ運動ニューロンの発射頻度の時間経過による変化は，グループⅢ・Ⅳ求心性発射活動を反映する．塩化カリウムの影響は短いが，その他の物質の効果は長時間持続する（Schmidt ら 1981 年）．

しかしながら，クロラロースで麻酔したネコの外側腓腹筋-ヒラメ筋にカラゲナン（含 硫黄多糖類）を注射することにより誘発した人工的筋炎（カラゲナン筋炎）において，内側腓腹筋を神経支配しているγ運動ニューロンの発射活動は上昇せず，強力に抑制されることが認められ，静止時活動も，電気および自然刺激に対する反応の興奮性も，低下することが報告された（Mense と Skeppar 1991 年）．腓腹筋の拮抗筋である前脛骨筋（屈筋）を支配するγ運動ニューロンは，異なる発射活動を示した．この前脛骨筋支配のγ運動ニューロンは，通常，静止時活動を示さず，自然刺激に対して反応せず，さらに腓腹筋・ヒラメ筋の筋炎に対して反応するが，腓腹筋・ヒラメ筋の人工筋炎誘発時においては，ただ単に電気刺激に対する反射の閾値が，低下した程度にとどまった．

人工的筋炎と，ブラディキニンやセロトニン（上記参照）などの動脈注射により誘発した結果が異なる理由として，おそらく，賦活化される受容器の群が異なるためではないかと考えられている．ブラディキニンとセロトニンは，侵害受容器のみではなく，非侵害性の，低閾値機械刺激感受性の受容器も，グループⅢ・Ⅳ求心性線維を通じて，賦活化する（Mense 1977 年）．ところが，カラゲナンもまた，侵害受容器求心性発射の静止時活動は当然のこととして，これのみならず，非侵害性ユニットの静止時活動をも亢進させる．その結果として，引きつづいて起こる炎症により，各種物質を遊離する．その遊離される物質とは，セロトニン，ヒスタミン，およびブラディキニンがあげられ，これらの物質には他の受容器を刺激するものもある（Mense 1993 年）．ともあれ，これらの2つの状況，人工的筋炎と発痛物質の動脈注射は，グループⅢ・Ⅳ求心神経の賦活化における異なるパターンを誘発する可能性がある．これらの異なるパターンが，上記にあげたような伸筋支配のγ運動ニューロン賦活と抑制という大きく異なる紡錘運動反射を誘発するとしたら，入力パターンのわずかな違いに対する，脊髄神経システムの感受性は非常に高いということになる．

5.2　筋紡錘に対する紡錘反射の作用

最近の研究によれば，①化学感受性グループⅢ・Ⅳ筋求心神経の脊髄反射に対する作用は，動的γ運動ニューロンと静的γ運動ニューロンでは異なり，静的γ運動ニューロン優位である，②これらの紡錘運動出力における変化により，グループⅠaおよびグループⅡ筋紡錘求心性神経発射の平均発射頻度と筋伸展に対する感度は，変化する，ということが判明している．

特に，クロラロース麻酔ネコから記録されるグループ

Ⅰaおよびグループ Ⅱ 筋紡錘求心性発射活動は，正弦様の筋ストレッチ（おおよそ 1 Hz, ピーク間振幅が 2 mm の筋伸張）に対する変化や，筋内に注射する代謝物質に対する反応に，以下のような影響が観察される．

1）塩化カリウムや乳酸を下腿筋に注入する場合

外側腓腹筋，足底筋，ヒラメ筋（以上 GS と記載）からと，二頭筋，半腱様筋（以上 PBSt と記載）からの両タイプの筋紡錘求心神経の反応における変化は，静的γ運動ニューロンが優位の反射性賦活化と同様であった（Johansson ら 1993 年）．したがって，これらの紡錘運動反射作用は，同名筋（GS）にも異名筋（PBSt）にも分布した．さらに，これらの反射の影響は，わずかに異なるパターンではあるが，対側の筋紡錘終末にも誘発される（Djupsjöbacka ら 1995 年 a）．両グループにおいては，GS と PBSt 両筋グループからのグループ Ⅰa とグループ Ⅱ 求心性発射活動に対する，多くの影響は興奮性であった．グループ Ⅱ 求心性発射活動は，静的紡錘運動入力に対して，増加した．グループ Ⅰa においては，混合性の影響であった．ここで紡錘運動入力は，純粋に静的なもの，純粋に動的なもの，および静的と動的の混合性のものに分類された．

2）アラキドン酸，ブラディキニン，セロトニン

塩化カリウムや乳酸により誘発した発痛作用は，アラキドン酸（Djupsjöbacka ら 1994 年）やブラディキニン（Djupsjöbacka ら 1995 年 b）をネコの筋局所血流循環に注射した際の作用により誘発したものに類似した．ところが，セロトニンの場合，興奮性静的紡錘運動効果を誘発した．この場合，紡錘運動抑制効果は認められなかった（Djupsjöbacka ら 1995 年 b）．

3）ブラディキニンを頸筋に注入する場合

ブラディキニンをネコの板状筋や僧帽筋に注射した場合，それぞれ同側，対側筋からのグループ Ⅰa および Ⅱ 筋紡錘発射活動に影響した．この影響は主に静的紡錘運動ニューロンを介する（Wenngren ら 1998 年）．筋伸張の影響は，ブラディキニン投与後に有意に増強された．これは，頸筋内の筋伸張に感受性の高い神経終末が，ブラディキニンにより感受性を増加させたことを示唆する所見である（Wenngren ら 1998 年）．

4）ブラディキニンを咬筋に注入する場合

ブラディキニンをネコ咬筋内に注入すると，僧帽筋および板状筋の筋紡錘に対する静的紡錘運動駆動が増加した（Hellström ら 2000 年）．

5）高張食塩水

5% の高張食塩水を筋内に注射すると，同名性および異名性の後肢筋のグループ Ⅰa および Ⅱ の筋紡錘求心性発射活動に紡錘運動反射を介した影響を及ぼした．ほとんどの反応は，静的γ運動ニューロンに対する反射作用と同様であったが，中には静的および動的の混合性紡錘運動作用を示す反応もあった（Ljubisavljevic ら 1999 年）．閉口筋への高張食塩水の注入により，さらに多くの混合性反射の影響が筋紡錘求心性発射に及ぼされた（Ro と Capra 2001 年）．

6　Ⅰb 抑制性介在ニューロンへの作用

ゴルジ腱器官からは Ⅰb 求心性発射が起きる（図3）．この Ⅰb 求心性発射は広範囲で複雑な脊髄反射作用をもたらす（Schomburg 1990 年；Jankowska 1992 年）．この脊髄反射の中には，同名性で共同筋の運動ニューロンに対する自己性 Ⅰb 抑制があり，Ⅰb 抑制性介在ニューロンを介する（図3では Ⅰb と示してある）．この抑制は，関連する介在ニューロンの一部が，グループ Ⅰa 線維からの単シナプス性入力をも受けているため，非相反性グループ Ⅰ 抑制と称されている（Jankowska 1992 年）．末梢受容器を化学的に賦活化されたグループ Ⅲ・Ⅳ 筋求心性線維が，非相反性グループ Ⅰ 抑制に及ぼす影響は，動物実験およびヒトにおける実験において研究されている（Schomburg ら 1999 年；Rossi と Decchi 1997 年；Rossi ら 1999 年 a）．

除脳ネコ〔訳者注：中枢神経をあるレベルで切断したネコで，通常上丘と下丘の間で切断する〕と脊髄ネコ〔訳者注：延髄と脊髄の間で切断したネコ〕における実験では，化学的に賦活化された下腿筋からのグループ Ⅲ・Ⅳ 筋求心性発射は，腓腹筋・ヒラメ筋から伸筋運動ニューロンへの Ⅰb 求心性発射活動により，非相反性グループ Ⅰ 抑制を促通した（Schomburg ら 1999 年）．これと対照的に，ヒトでは，内側腓腹筋を支配する神経のグループ Ⅰ 線維への刺激により，ヒラメ筋α運動ニューロンにおいて生じた抑制は，足背への L-アスコルビン酸 0.3 ml, 60 mg の局所注射により誘発された侵害受容性皮膚および筋求心性発射活動の賦活化により調節されることが報告された（Rossi と Decci 1997 年）．皮膚への刺激は Ⅰb 抑制の促通を引き起こした．一方，筋への刺激は，反対の結果，すなわち，標的のα運動ニューロンに脱抑制をもたらした．グループ Ⅲ・Ⅳ 筋求心性発射活動による Ⅰb 抑制の低下は，おそらくα運動ニューロン過分極により起こされるのではないようであるが，Ⅰb 介在ニューロンの直接抑制，および/またはグループ Ⅰ 求心

性線維のシナプス前抑制の促通の結果であるという可能性がある（Rossi ら 1999 年 a, b；以下参照）．

機能的解釈

動物実験とヒトにおける実験で，反対の結果が得られた理由としては，実験パラダイムが異なっていたこと，すなわち覚醒度，中枢神経系の調節性，試験されたグループ Ib 経路に関連したグループ III・IV 求心神経の賦活化される場所が，動物実験とヒトにおける実験では異なっていたこと，などがあげられよう．これらの差異により，複雑な反射経路における「脊髄状態（脊髄がどのような状態にあるのか）ということの」影響の重要性は低くなる．

7　シナプス前抑制を中継する介在ニューロンへの作用

脊髄感覚求心性ニューロンが，シナプス後性脊髄ニューロンへ最初に接合するポイントの直前において，シナプス前抑制はその中枢性効果を制御する（たとえば，Rudomin と Schmidt 1999 年；Willis 1999 年参照）．たとえば，図 3 に描かれているように，筋紡錘からのグループ Ia 求心性線維と，ゴルジ腱器官からのグループ Ib 求心性線維の，中枢性接続末端は，介在ニューロン（図では PS と示されている）により抑制され，この介在ニューロンは，上記神経終末からの神経伝達物質の遊離を減少させる．これらの PS 介在ニューロンは，非常に多種類の脊髄下行路および節性求心性ニューロン，たとえばグループ III・IV 求心性発射活動により，制御や調節を受ける（図 3）．Rossi ら（1999 年 b）の最近の研究によると，L-アスコルビン酸を足の短趾伸筋に注射することにより誘発される筋侵害受容性発射活動は，ヒラメ筋支配の α 運動ニューロンにおいて，筋紡錘からの大径グループ Ia 線維発射活動による興奮を抑制することが判明している．彼らは，誘発された侵害受容器発射活動は，ヒラメ筋支配の Ia 線維のシナプス前抑制に関与する経路に含まれる介在ニューロンを促通すると結論づけている．シナプス前抑制の賦活化は，ヒトの筋疲労時に起こることが示唆されている（Avela ら 2001 年）．同様のシナプス前抑制は，ラットでも観察され，これはカプサイシン感受性グループ III・IV 求心性発射活動の賦活化によると説明されている（Pettorossi ら 1999 年）．また，ネコでも腓腹筋・ヒラメ筋に疲労誘発性の活動をさせて同様のシナプス前抑制が観察されている（Kalezic ら 2004）．

機能的解釈

化学受容器感受性グループ III・IV 筋求心性発射活動の賦活化によりシナプス前抑制が亢進すると，筋紡錘からのグループ Ia 求心性発射活動とゴルジ腱器官からの Ib 求心性発射活動からの固有感覚性入力作用は，減弱する（図 3 参照）．この効果により，筋紡錘からの Ia，ゴルジ腱器官からの Ib の求心性発射活動による信号伝達のゲインは低下し，α 運動ニューロンへの興奮性 Ia 信号の入力範囲は縮小する．これは，図 2 の観点からいえば，グループ Ia 入力信号 x が，シナプス前抑制がないと横軸の範囲をカバーできないことを示す．すなわち，これは縦軸 y の出力範囲をもまた，制限することになる．この制限によりいかなる入力に対しても運動制御の精密度が低下する．つまり，運動制御はより粗雑となり，運動出力の正確性は低下することになる．

シナプス前抑制がまたシナプス前に終末を形成するグループ III・IV 求心性ニューロンにも働く可能性があることは興味深い（Cervero と Laird 1996 年；Willis 1999 年）．この抑制は，シナプス前終末を脱分極することにより部分的に作用することになる（一次求心性脱分極，primary afferent depolarization：PAD）．この脱分極は，求心性ニューロンを逆行性に下行性伝播する活動電位の発生を促進すると考えられている．これらの求心性ニューロンは，終末においてサブスタンス P，および末梢において炎症性反応を促進する他の物質を放出し，神経原性炎症を引き起こす．したがって，これらのメカニズムを通じて，グループ III・IV 筋求心性神経の賦活化は，自己の賦活化を促進すると考えられ，この反応は制御様式としてポジティブフィードバックとなる．これらのシナリオが正しいかどうかについては，実験的検証が必要とされよう．

8　反回抑制への作用

脊髄介在ニューロンの中で，一番よく研究されているニューロンの 1 つにレンショウ細胞（Renshaw cells：RC）があり，図 3 に図示されているように，γ 運動ニューロンや γ 運動ニューロンなど，他のニューロンの反回抑制を仲介する．反回抑制の機能には，いまだよくわかっていないことが多いが（Windhorst 1996 年参照），1 つの

解釈として，図2Bの模式図に示されるようにネガティブフィードバック系を形成すると考えるのが妥当である．

これまでの多大な実験的証拠が示すように，反回抑制には多くの末梢からの求心性あるいは下行性の神経系からの影響が，潜在的に調節を及ぼしていると考えられている．しかしながら，これらの影響は，上記に定義された「バイアス」および「ゲイン」の観点から見て定量的に決定されることは非常にまれである（Windhorst 1988年；KatzとPierrot-Deseilligny 1999年参照）．ヒトにおいては，反回抑制は持続性最大随意収縮中（Kukulkaら1986年），およびグループⅢ・Ⅳ筋求心性ニューロンの化学的賦活時（Rossiら2003年）には，より強く働くことが推測されたが，持続的疲労誘発性最大下筋収縮時には，低下していることが報告された（Löscherら1996年）．予備実験の結果によると，ネコの腓腹筋・ヒラメ筋の疲労誘発されるまで賦活化した後，同名筋，共同筋に対する反回抑制は減少したという（Kalezicら2004）．これらの影響は，おそらく筋収縮に伴う代謝物と，炎症性物質の筋間質内への集積により，賦活化された，グループⅢ・Ⅳ筋求心神経の中枢性作用により生じていると考えられる．そのような物質が，レンショウ細胞の発射特性を調節可能であることは，Windhorstら（1997年b）により報告されている．

これらの影響は，ネコにおいて，レンショウ細胞の自然発射活動と，反回性運動軸索側枝への逆行性活動電位伝播によるレンショウ細胞を興奮させるような運動神経軸索の電気刺激に対する反応を記録することにより研究されている（図3参照）．これらの活動が，発痛物質，たとえばブラディキニン，セロトニン，乳酸，塩化カリウムなどをネコの同側下腿筋の局所循環内へ動脈内注入することにより，化学受容器感受性グループⅢ・Ⅳ筋求心性発射活動を賦活化する前，中，後において記録された．一般的に，そのような注入は，一過性に，自然発火頻度を増加させるか減少させ，ほとんど常に運動軸索刺激に対する反応を低下させた．これは，グループⅢ・Ⅳ求心性発射の賦活化増強中においては，α運動ニューロンによるレンショウ細胞興奮は，より少ないことを示唆している．より定量的な方法を用いると，グループⅢ・Ⅳ求心神経の賦活化は，α運動ニューロンからレンショウ細胞に対する信号伝達（シグナルトランスミッション）のゲインを低下させることが判明した（Windhorstら1997年b）．これらの変化は，図2Bに示すようなネガティブフィードバック系の観点から機能的に解釈できよう．

機能的解釈

1）バイアス

ただ単にバイアスを変化させるだけで，ゲインを変化させない場合，つまり方程式（1）において，Rを定数とみると，運動ニューロンに対するバイアスは，符号が逆転することにより，関連して変化するが，すべてのゲインすなわち$F/(1+F\cdot R)$は変化しない．図2Cにおいて，直線#1は，バイアスが負値となって上方に移動する（たとえば直線#2）か，あるいは正値となって下方に移動する．このとき，傾きは変化しない．実際，レンショウ細胞の背景活動，すなわちバイアスは，化学受容性グループⅢ・Ⅳ筋求心性発射の賦活化の間は，顕著に減少する．このバイアスの減少によりα運動ニューロンの脱抑制が引き起こされる（すなわち入力出力直線の上方への移動）．この変化は，図2Cにおける直線#1から直線#2への移動を意味している．

2）ゲイン

これらの調節が，レンショウ細胞のゲインRに影響を及ぼすとしたら，総合的なシステムゲインも当然変化するが，その変化は$F/(1+F\cdot R)$にみられるように，ゲインとは逆数として変化する．この現象は化学受容性グループⅢ・Ⅳ筋求心性発射の賦活化によっても起こり，したがってα運動ニューロンのゲインも変化する．この変化は図2Cにおいて，直線#2から直線#3へのさらなるシフトに対応する．

別のメカニズムを介したα運動ニューロンのゲインに対する別の影響もある．レンショウ細胞のα運動ニューロンに対する抑制性作用が減少すると，α運動ニューロンの入力抵抗は増加し，これによりα運動ニューロンの興奮性入力に対する反応は亢進する．興味深いことに，レンショウ細胞の抑制作用は，他の抑制性入力へ影響するよりも特別な興奮性入力に特異的に働く．それは抑制性入力の有効性は，シナプス後ニューロンの細胞体樹状突起において，シナプスが存在する場所に大きく依存するためである．たとえば，相反抑制を介在するⅠa抑制性介在ニューロンのシナプス前終末は，α運動ニューロンの細胞体近傍に接合する．つまり，樹状突起にほとんどの興奮性入力を伝達するのに都合のよい位置に，このような介在ニューロンはシナプス接合部位を占めている（Burkeら

1971 年).これと対照的に,レンショウ細胞の抑制性シナプスは,樹状突起よりかなり遠い位置にシナプスを形成しており,この場所は興奮性 Ia 線維のシナプス接合位置でもある (Fyffe ら 1991 年;生理学的論拠に関しても,Burke ら 1971 年参照).つまり,レンショウ細胞による抑制は,樹状突起の中において,より局所的に行われていることになる.

文献による様々な結果の報告や,上記の簡単な要約から明らかなように,筋疲労とグループⅢ・Ⅳ求心神経の賦活化による反回抑制の調節は,シナプス前抑制よりさらに変化に富むと考えられる (7 節参照).この主な理由として,次の 2 つが考えられる.1 つはレンショウ細胞が,主な興奮性入力を運動ニューロン軸索の側枝から受けとることと,もう 1 つはこの結合が下行性運動指令に依存していることによることである (Hultborn と Pierrot-Deseilligny 1979 年).これらの事実により,反回抑制は運動課題に高度に依存することになる.たとえば,Rossi ら (1979 年) のヒトにおける実験によれば,グループⅢ・Ⅳ求心性発射活動の賦活化は,安静時 (筋収縮を行わない条件) における反回抑制を変化させないが,筋収縮を弱く行うと,反回抑制を増強する.このとき,運動ニューロンはレンショウ細胞を興奮させ,下行性運動指令は潜在的にレンショウ細胞を促通するからである (Hultborn と Pierrot-Deseilligny 1979 年).ところが,持続的最大随意収縮時において,レンショウ細胞は,下行性運動指令により抑制され得る (Hultborn と Pierrot-Deseilligny 1979 年) と考えられるため,この解釈は,反回抑制は持続的最大随意収縮時において増強されるという Kukulka ら (1986 年) の示唆と合致しない.対照的に,持続的で疲労性誘発性の最大下収縮の場合,筋収縮の緩徐な増加活性化と下行性指令,およびレンショウ細胞抑制の潜在的増加と関連して,反回抑制は抑制される (Löscher ら 1996 年).これらの例は,反回抑制の強さとその運動課題に対する作用が,運動ニューロンによる興奮と下行性および節求心性の調節性信号との微妙なバランスの上に成り立っていることを,よく示している.

9 骨格筋運動ニューロン後過分極への作用

α運動ニューロンに作用するもう 1 つのネガティブフィードバックは,α運動ニューロンの活動電位と,それに続いて一過性に生じるα運動ニューロンの興奮性減少という形で起こる後過分極である.もし,後過分極が,他の反回抑制のように,化学受容性グループⅢ・Ⅳ筋求心神経の賦活化により調節されるとしたら,α運動ニューロンのゲインも影響を受けるのではないだろうか.この疑問は Windhorst ら (1997 年 a) により,提唱された.

ネコの腓腹筋の動脈内に,局所血流にブラディキニン,セロトニン,塩化カリウムなどの発痛物質を注入して,化学受容性グループⅢ・Ⅳ筋求心神経を賦活化した場合に,同側のα運動ニューロン後過分極特性は,変化を受ける.そのような賦活化は,α運動ニューロンのシナプス雑音の,中程度から強度の増加 (Kniffiki ら 1981 年参照),α運動ニューロン入力抵抗の減少,α運動ニューロン後過分極の振幅と面積 (すなわち後過分極の時間積分) の減少をきたす.

機能的解釈

α運動ニューロン後過分極の振幅と時間経過により,α運動ニューロンの入出力関係と,ゲインが,共に決定される.この共同決定は,セロトニンを含む神経調節系について最も明瞭に示されてきた.この神経調節系が後過分極を変化させるのである (一般的考察については,Binder ら 1993 年,1996 年参照).

1) バイアス

セロトニンによる後過分極の低下により,発射頻度と脱分極入力電流との関係は,左方へシフトする.これは,電流値が低下することを意味する (Hounsgaard ら 1988 年).この関係の変化は,図 2C において,直線 #1 から #2 へシフトすることと考えてよい.

2) ゲイン

セロトニンによる後過分極の低下により,発射頻度と脱分極入力電流との関係では,傾き (ゲイン) が大きくなる (Hounsgaard ら 1988 年).これは,図 2C における,直線 #2 から #3 への付加的な変化に相当する.そのような効果は,上述のような発痛物質によるグループⅢ・Ⅳ求心性発射活動の賦活化に伴う後過分極の振幅と面積の低下からも期待できる.一方,α運動ニューロン入力抵抗の低下により,α運動ニューロンの入力/出力ゲインは低下する.もし,このような後過分極変化が,入力抵抗の変化を凌駕すると,α運動ニューロンの入力/出力ゲインは増加することになるが,このことは実験により実証する必要がある.

10 悪循環モデル

慢性筋痛症という現象は，非常に多くの推定を生んだ．有力な説明は，上記に要約した実験的事実に基づくもので，慢性筋痛症が，悪循環により維持されるというものである．

10.1 筋クランプと慢性筋痛症における悪循環モデル

明白な悪循環仮説が提唱されたのは，1981年，Schmidtによってであった．その仮説は，γ運動ニューロンは化学受容性グループⅢ・Ⅳ筋求心神経に興奮させられる（5節5.1参照），という所見に基づくものであった．亢進したγ運動ニューロン活動は，グループⅠおよびⅡ筋紡錘求心性発射頻度を増加させる．その結果，α運動ニューロン出力は亢進し，さらに筋トーヌスは増強する．筋トーヌスの増強は，おそらく血液量減少も加わって，筋代謝物の放出をさらに増加させる．そしてグループⅢ・Ⅳ求心性線維の活動や感受性も増加させる．Schmidtら（1981年）は，もともとこのモデルを筋クランプの説明のために用いたが，やがて筋痙縮のモデルとして考えた．

上記のモデルは慢性筋痛症が悪循環により生ずると示唆したMense（1991年）により初めて本質的に提唱された．この悪循環は障害を受けた組織において局所的に作用するか，筋侵害受容器の生化学的環境を変えるような脊髄反射を介して作用すると考えた．しかしながら，人工的筋炎においてγ運動ニューロン発射活動は抑制されている（5.1節参照）ため，MenseとSkeppar（1991年）は，これらの結果が悪循環モデルを支持しないかもしれないが，そのかわり筋力低下と，慢性例では障害筋の反射性萎縮を説明できるのではないかと示唆した．

慢性作業関連性筋痛症を説明するために，より複雑な悪循環モデルが，多くの時間をかけて，デザインし，十分に検討されてきた（詳細は，Bergenheim本書第13章，序章および終章参照）．

10.2 悪循環と屈筋反射

上述した化学受容性グループⅢ・Ⅳ筋求心性入力の脊髄ニューロンに対する影響は，比較的短時間（10～20秒くらい）に，代謝物質や炎症物質を注入するだけで得られている．しかし，α運動ニューロンの優勢なパターンは，ネコの下腿伸筋（腓腹筋）に発痛物質を注入したKniffkiら（1981年）の論文にみられるように，古典的な屈曲反射のパターンであった（4節参照）．このことは，覚醒ネコにおける実験により裏づけられた．Schmidtらは，1981年に塩化カリウムを，覚醒している立位ネコの下腿筋に短い時間でも注射すると，同側伸筋を抑制し，同側屈筋と対側伸筋を興奮させることを報告した．これは屈筋反射のパターンを抑制していることを示している．

事実，Schmidtらは，1981年に，同側伸筋における悪循環が出現するためには，系統発生的に確立されていて，同側伸筋が抑制されている屈筋反射を乗り越える必要があると結論づけている．この屈筋反射を乗り越える方法については，詳細は不明であるが，1つの可能性として，伸筋における長期持続性，すなわち慢性の侵害受容器の活性化が，感覚運動系の構造において連続した変化を引き起こすスイッチを入れ，最終的に悪循環を確立させてしまう方法があるのではないかと考えられる．侵害刺激が持続的にもたらされると，感覚受容器と脊髄ニューロンに多種多様の可塑的な変化が起こることになる．この成立のメカニズムについて述べることが，次章のトピックとなる（Windhorst本書第18章参照）．

11 結論

1）化学受容器感受性グループⅢ・Ⅳ筋求心性入力は，脊髄において複雑に作用する．多様な介在ニューロンと，これらの介在ニューロンを介して，αおよびγ運動ニューロンが影響を受ける．

2）簡単に述べると，グループⅢ・Ⅳ筋求心神経を化学的に刺激した際における純粋な影響は，さらに分化したバイアスの変化に重ね合わせた運動出力の段階でのゲインの増加で，これらの影響は，非常に多くの異なるメカニズムの結果であると考えられている．

3）Matreら（1998年）の述べた，ヒトにおいて高張食塩水の筋肉内注射で誘発した実験的筋肉痛により足関節伸張反射が亢進するという結果は，上記のメカニズムにより，部分的に説明できる（MatreとSvensson本書第14章参照）．

4）短期間持続性の発痛物質を筋肉内注射することは，上記のヒトと動物の実験的研究に，よく用いられているが，優先的に静的γ運動ニューロンを賦活化すると考えられている．静的紡錘運動ニューロンの影響は，グループⅠa筋紡錘求心性ニューロン発射活

動の伸張反射に対する動的感受性を低下させる（Hullinger ら 1984 年）．したがって，実験的筋痛症を発症している間，ヒトの伸張反射は亢進する（Matre ら 1998 年；Matre と Svensson 本書第 14 章参照）が，この亢進は動的紡錘運動駆動（γ 運動ニューロンによる）の亢進による筋紡錘感受性の増加ということで説明できる．

5）短期的（ワンショットの）発痛物質の筋肉内注射は，それが急性実験でも慢性実験でも，単純な反射パターン，たとえば，古典的屈曲反射を優勢的に引き起こすと考えられている．慢性悪循環の背後に潜む可能性のある過程を研究する実験的方法としては，この方法は適していないとされ，このようなパラダイムにより得られた結果の悪循環に関する解釈には十分な注意が必要である．

6）慢性筋痛症に関していえば，悪循環は，末梢受容器レベルと中枢性ニューロンレベルにおける感作過程に関与していると考えてよいであろう（Windhorst 本書第 18 章参照）．

文　献

Avela J, Kyröläinen H, Komi PV (2001) Neuromuscular changes after long-lasting mechanically and electrically elicited fatigue. Eur J Appl Physiol 85：317-325

Bartfai T (2001) Telling the brain about pain. Nature 410：425-427

Binder MD, Heckman CJ, Powers RK (1993) How different afferent inputs control motoneuron discharge and the output of the motoneuron pool. Curr Opin Neurobiol 3：1028-1034

Binder MD, Heckman CJ, Powers RK (1996) The physiological control of motoneuron activity. In：Rowell LB, Shepherd JT (Eds) Handbook of physiology, Sect 12：Exercise：Regulation and integration of multiple systems, pp3-53, Oxford University Press, New York, Oxford

Brodal A (1981) Neurological anatomy. In relation to clinical medicine, 3rd Ed, Oxford University Press, New York

Burke RE, Fedina L, Lundberg A (1971) Spatial synaptic distribution of recurrent and group Ia inhibitory system in cat spinal motoneurones. J Physiol (London) 214：305-326

Cervero F, Laird JMA (1996) Mechanisms of touch evoked pain (allodynia)：A new model. Pain 68：13-23

Darques JL, Decherccchi P, Jammes Y (1998) Mechanisms of fatigue-induced activation of group IV muscle afferents：The roles played by lactic acid and inflammatory mediators. Neurosci Lett 257：109-112

Decherchi P, Dousset E (2003) Le rôle joué par les fibres afférénts métabosensibles dans les mécanismes adaptifs neuromusculaires. Can J Neurol Sci 30：91-97

Djupsjöbacka M, Johansson H, Bergenheim M (1994) Influences on the γ-muscle-spindle system from muscle afferents simulated by increased intramuscular concentrations of arachidonic acid. Brain Res 663：293-302

Djupsjöbacka M, Johansson H, Bergenheim M, Sjölander P (1995a) Influences on the γ-muscle-spindle system from contralateral muscle afferents stimulated by KCl and lactic acid. Neurosci Res 21：301-309

Djuspsjöbacka M, Johansson H, Bergenheim M, Wenngren B-I (1995b) Influences on the γ-muscle spindle system from muscle afferents stimulated by increased intramuscular concentrations of bradykinin and 5-HT. Neurosci Res 22：325-333

Fyffe REW (1991) Spatial distribution of recurrent inhibitory synapses on spinal motoneurons in the cat. J Neurophysiol 65：1134-1149

Hellström F, Thunberg J, Bergenheim M, Sjölander P, Pedersen J, Johansson H (2000) Elevated intramuscular concentration of bradykinin in jaw muscle increases the fusimotor drive to neck muscles in the cat. J Dent Res 79：1815-1822

Hounsgaard J, Hultborn H, Jespersen B, Kiehn O (1988) Bistability of alpha-motoneurones innervating hindlimb muscles in cats. J Physiol (London) 405：345-367

Hullinger M (1984) The mammalian muscle spindle and its central control. Rev Physiol Biochem Pharmacol 101：1-110

Hultborn H, Pierrot-Deseilligny E (1979) Changes in recurrent inhibition during voluntary soleus contractions in man studied by an H-reflex technique. J Physiol (London) 297：229-251

Jami L (1992) Golgi tendon organs in mammalian skeletal muscle；Functional properties and central actions. Physiol Rev 72：623-666

Jankowska E (1992) Interneuronal relay in spinal pathways from proprioceptors. Prog Neurobiol 38：335-378

Johansson H, Djupsjöbacka M, Sjölander P (1993) Influences on the γ-muscle spindle system from muscle afferents stimulated by KCL and lactic acid. Neurosci Res 16：49-57

Jovanovic K, Anastasijevic R, Vuco J (1990) Reflex effects on gamma fusimotor neurons of chemically induced discharges in small-diameter muscle afferents in decerebrate cats. Brain Res 521：89-94

Kalezic I, Bugajchenko LA, Kostyukov AI, Pilyavskii AI, Ljubisavljevic M, Windhorst U, Johansson H (2004) Modulation of the monosynaptic reflexes of the gastrocremius-soleus muscle after their fatiguing stimulation in decerebrate cats. J Physiol 556. 1：293-296

Katz R, Pierrot-Deseilligny E (1999) Recurrent inhibition in humans. Prog Neurobiol 57：325-355

Kniffki K-D, Schomburg ED, Steffens H (1981) Synaptic effects from chemically activated fine muscle afferents upon α-motoneurones in decerebrate and spinal cats. Brain Res 206：361-370

Kukulka CG, Moore MA, Russell AG (1986) Changes in human alpha-motoneuron excitability during sutained maximum isometric contractions. Neurosci Lett 68：327-333

Le Bars D & Adam F (2002) Nocicepteurs et médiateurs dans la douleur aiguë inflammatoire. Ann Fr Anesth Réanim 21：315-335

Ljubisavljevic M, Thunberg J, Djupsjöbacka M, Johansson H (1999) Effects of intramuscular injections of hypertonic saline on the γ-muscle spindle system. Fifth IBRO World Congress of Neuroscience, Jerusalem, Israel, July 11-15. Abstr 196

Löscher WN, Cresswell AG, Thorstensson A (1996) Recurrent inhibition of soleus alpha-motoneurons during a sustained submaximal plantar flexion. Electroencephalogr Clin Neurophysiol 101：334-338

Matre DA, Sinkjær T, Svensson P, Arendt-Nielsen L (1998) Experimental muscle pain increases the human stretch reflex. Pain 75：331-339

Matthews PBC (1972) Mammalian muscle receptors and their central actions. Edward Arnold, London

Mense S (1977) Nervous outflow from skeletal muscle following chemical noxious stimulation. J Physiol (London) 267：75-88

Mense S (1991) Considerations concerning the neurobiological basis of muscle pain. Can J Physiol Pharmacol 69：610-616

Mense S (1993) Nociception from skeletal muscle in relation to clinical muscle pain. Pain 54：241-289

Mense S, Skeppar P (1991) Discharge behaviour of feline gamma-motoneurones following induction of an artificial myositis. Pain 46：201-210

Mogil JS (1999) The genetic mediation of individual differences in sensitivity to pain and its inhibition. Proc Natl Acad Sci USA 96：7744-7751

Mogil JS, Yu L, Basbaum AI (2000) Pain genes? Natural variation and transgenic mutants. Annu Rev Neurosci 23：777-811

Pettorossi VE, Della-Torre G, Bortolami R, Brunetti O (1999) The role of capsaicin-sensitive muscle afferents in fatigue-induced modulation of the monosynaptic reflex in the rat. J Physiol (London) 515：599-607

Ro JY, Capra NF (2001) Modulation of jaw muscle spindle afferent activity following intramuscular injection with hypertonic saline. Pain 92：117-127

Rossi A, Decchi B (1997) Changes in Ib heteronymous inhibition to soleus motoneurones during cutaneous and muscle nociceptive stimulation in humans. Brain Res 774：55-61

Rossi A, Decchi B, Dami S, Della Volpe R, Groccia V (1999a) On the effect of chemically activated fine muscle afferents on interneurones mediating group I non-reciprocal inhibition of extensor ankle and knee muscles in humans. Brain Res 815：106-110

Rossi A, Decchi B, Ginanneschi F (1999b) Presynaptic excitability changes of group Ia fibers to muscle nociceptive stimulation in humans. Brain Res 818：12-22

Rossi A, Mazzochio R, Decchi B (2003) Effect of chemically activated fine muscle afferents on spinal recurrent inhibition in humans. Clin Neurophysiol 114：279-287

Rudomin P, Schmidt RF (1999) Presynaptic inhibition in the vertebrate spinal cord revisited. Exp Brain Res 129：1-17

Schmidt RF, Kniffki K-D, Schomburg ED (1981) Der Einfluβ kleinkalibriger Muskelafferenzen auf den Muskeltonus. In： Therapie der Spastik, Bauer Hj, Koella WP, Struppler A (Eds), pp71-84, Verlag für angewandte Wissenschaften, München

Schomburg ED (1990) Spinal sensorimotor system and their supraspinal control. Neurosci Res 7：265-340

Schomburg ED, Steffens H (2002) Only minor spinal motor reflex effects from feline group IV muscle nociceptors. Neurosci Res 44：213-223

Schomburg ED, Steffens H, Kniffki K-D (1999) Contribution of group III and IV muscle afferents to multisensorial spinal motor control in cats. Neurosci Res 33：195-206

Wenngren BI, Pedersen, J, Sjölander P, Begenheim M, Johansson H (1998) Bradykinin and muscle stretch alter contralateral cat neck muscle spindle output. Neurosci Res 32：119-129

Willis WD (1999) Dorsal root potentials and dorsal root reflexes：A double-edged sword. Exp Brain Res 124：395-421

Windhorst U (1988) How brain-like is the spinal cord? Interacting cell assemblies in the nervous system, Springer Verlag, Berlin, Heidelberg, New York, London, Paris, Tokyo

Windhorst U (1996) On the role of recurrent inhibitory feedback in motor control. Prof Neurobiol 49：517-587

Windhorst U, Kirmayer D, Soibelman F, Misri A, Rose R (1997a) Effects of neurochemically excited group III-IV muscle afferents on motoneuron afterhyperpolarization. Neurosci 76：915-929

Windhorst U, Meyer-Lohmann J, Kirmayer D, Zochodne D (1997b) Renshaw cell responses to intra-arterial injection of muscle metabolites into cat calf muscles. Neurosci Res 27：235-247

第18章
神経可塑性と慢性疼痛の調節

Uwe Windhorst

イェーヴレ大学　筋骨格系研究センター，ウメオ市，スウェーデン
ゲッチンゲン大学　生理学・病態生理学センター，ゲッチンゲン市，ドイツ

キーワード：神経可塑性，感作化，シナプス可塑性，疼痛過敏性，異痛症（アロディニア），疼痛調節

要旨：侵害受容器の感作化と中枢神経の感作化は，それぞれ一次性疼痛過敏症と二次性疼痛過敏症の発症の陰に潜む原因と考えられている．異痛症（アロディニア）は，通常は不快感覚を与えない触圧覚などの刺激により生ずる疼痛感覚であるが，中枢神経の感作およびニューロンの分類タイプの変化が関与していると思われる．このニューロン分類タイプの変化とは，タイプⅠ～Ⅲなどの性質から，タイプⅣの性質に神経化学的に変化してしまうことであると考えられる．後角ニューロンの神経可塑性変化は，グループⅣ線維，つまりＣ線維の入力を必要とする．末梢性感作化と中枢性感作化の両者共に神経栄養因子により賦活化される．さらに，中枢性可塑性は，下行性の侵害受容に拮抗する経路および疼痛促通性経路により，共同で形成される．この疼痛促通性経路は，脊髄よりも上位の中枢からの，情動性や，ストレスに関連する影響，および他の影響を受けて経路が開かれることになる．ここではこれらの問題について検討することにする．

1　はじめに

痛みは差し迫った障害，あるいは実際に組織が損傷を受けているという警告感覚である．痛みは生存に不可欠である．というのも，すべての生物は，侵害刺激に対して反応できるようにしなければならないし，この痛み感覚が何を意味するかということを覚えておかねばならない．この疼痛誘発性刺激を感知し記憶する必要性が，可塑性を有する神経系が発達するよう進化のきっかけを与えたのかも知れない（Woolf と Salter 2000 年）．

2　痛みの型

痛みは，異なる側面を強調することによって，多種類に分類される．痛みの分類については，Coderre と Katz（1997 年），Woolf と Costigan（1999 年），Woolf と Salter（2000 年），Moore ら（2000 年）を参照されたい．
1) 侵害受容性（生理学的）疼痛
　本疼痛は，組織損傷を生ずる危険のある刺激により誘発される通常の急性感覚である．
2) 臨床的疼痛
　本疼痛は,持続する侵害刺激を与えずに生ずる痛みで，自発痛と疼痛過敏症がある．自発痛が侵害受容器だけを賦活化することにより生ずるのに対して，疼痛過敏症は侵害受容器の変化だけでなく，脊髄ニューロンの活動依存性神経可塑性変化の結果として，生ずる．
3) 慢性疼痛
　本疼痛は，多様な原因により生ずる．以下の2種の実験的モデルについて，とりわけ詳細な検討がされている．
　(1) 炎症性疼痛：組織の炎症の結果として生ずる痛み
　(2) 神経原性疼痛：神経損傷のある型の結果として生ずる痛み
　これらの慢性疼痛には，非常に多くのメカニズムが関与している．このメカニズムにより，侵害受容器の求心性感覚機能とその中枢神経における結合が変化している

可能性がある．実際，非常に多様な因子が，短期間から長期的なスパンにおける「侵害受容性信号の伝達と処理における可塑的変化」を開始し，維持すると考えられている．末梢侵害受容機能の可塑性は，急性・慢性炎症性疼痛や末梢神経障害性疼痛に伴う中枢神経機能の可塑性の発生と維持に不可欠とされる（Koltzenburg 1995 年）．圧痛，疼痛過敏症，異痛症（アロディニア）などの臨床症状は，ある部分では侵害受容器の可塑性に，またある部分では中枢神経系の可塑性に基づいている．ここでいう侵害受容器における可塑性とは，中枢神経系における可塑性のただ1つの重要なイニシエーター（開始要因）というべきものであろう．一次性疼痛過敏症は侵害受容器の感作によるものと考えられるが，二次性疼痛過敏症発症には，中枢神経系の感作が加わっていると推測されている（以下参照）．中枢神経系の可塑性のもう1つの臨床症状として，異痛症（アロディニア）があげられるが，これは触圧刺激のように，通常は非侵害性の刺激によって生ずる痛み感覚を指す．異痛症は障害や炎症の起きている側だけでなく，対側の対応する部位にも起こり得る．これを鏡像異痛症とよぶ．詳細は Milligan ら（2003 年）を参照されたい．異痛症においては，中枢神経系の感作とニューロンのタイプ変化が起こる．このタイプ変化とは，グループⅠ〜Ⅲ神経線維がグループⅣ神経線維に特徴的な神経化学的性質を獲得することである（Woolf と Doubell 1994 年；Woolf と Costigan 1999 年；Woolf と Salter 2000 年）．

以下の節においては，痛みの型ではなく，どのような異なるメカニズムが関与しているかという視点に基づいて，考察する．

3 侵害受容感受性の調節

組織の損傷や炎症のような多様な病態生理学状態においては，皮膚や皮下組織の侵害受容器の感受性は，変化していると考えられる．侵害受容器感作は，以下のメカニズムにより顕在化する．
1）侵害受容器発射活動における自発性発射頻度の増加
2）賦活化に対する閾値の低下（賦活化されやすくなる）
3）閾値を超えた刺激に対する反応の増加と延長
4）化学的刺激や熱刺激に対する感作
5）新たな受容様式への反応性の獲得（たとえば，通常は非侵害性の機械的刺激への反応）
6）受容野の拡大
7）以前は反応しなかった（眠っていた）侵害受容器に対する反応誘発

3.1 炎症における感作

炎症を起こしている組織は，炎症物質を産生し，その濃度が増加するため，その組織中の含有物質は劇的に変化する．その含有物質をまとめて**炎症スープ**とよぶ（Julius と Basbaum 2001 年）．したがって，この炎症スープの多くの構成物質は，直接的あるいは間接的に侵害受容器を感作することになる．間接的な感作は，肥満細胞，白血球，線維芽球などの細胞を介する．

感作物質の内容

1）プロトン（水素イオン）：プロトンは，皮膚のグループⅣ機械熱受容器を，機械的刺激に反応するように感作する．
2）アデノシン三リン酸（ATP）．
3）ブラディキニン：ブラディキニンは，侵害受容器を熱あるいは機械的刺激に反応するように感作する（Levine ら 1993 年；Julius と Basbaum 2001 年）．ブラディキニンに感作された侵害受容器は，収縮，伸張，圧力など異なる様式の刺激への機械的閾値が低下する．ブラディキニンは組織細胞や交感神経節後線維からプロスタグランディン E_2 を放出する．これはポジティブフィードバックということになる（Levine ら 1993 年；Mense 1993 年）．ブラディキニンにより，新生ラットのカプサイシンとプロトンに反応する後根神経節ニューロンのサイズは，増加する（Stucky ら 1998 年）．
4）P 物質，サブスタンス P（SP）：P 物質は，炎症物質に対し侵害受容器を感作化し，その結果として痛覚過敏症（Mense 1993 年）を誘発する．すなわち，炎症により感覚ニューロンや中枢神経系において，P 物質の発現はアップレギュレーション〔訳者注：ホルモンや神経伝達物質が不足すると受容体数が増加し感受性が高まること〕される（Hunt と Mantyh 2001 年）．
5）インターロイキン 1（IL-1）：インターロイキン-1 は，強力な痛覚過敏性物質である（Levine ら 1993 年）（6.4 節参照）．
6）ロイコトリエン B4（LTB4）：ロイコトリエン B4 は，侵害受容器を感作化し，痛覚過敏性を誘発する．その作用は他のリポキシゲナーゼ酸性物を放出する白血球に依存する（Levine ら 1993 年）．

7) 好中球遊走ペプタイド（Levine ら，1993 年）．
8) セロトニン：セロトニンは，ブラジキニンの感作化に関連する（Mense 1993 年）．
9) プロスタグランディン（特にプロスタグランディン E_2：PGE_2）：PGE_2は，シクロオキシゲナーゼ酵素（COX）の作用によりアラキドン酸から生成される．このシクロオキシゲナーゼは，アスピリンにより阻害される．PGE_2は，サブスタンス P により滑液細胞から放出されるし，また，ノルアドレナリンにより交感神経線維により放出される（Mense 1993 年）．PGE_2とPGI_2は，侵害受容器に直接作用し，サイクリック AMP をセカンドメッセンジャーとして，侵害刺激に対してこれら侵害受容器を感作する（Pitchford と Levine 1991 年）．PGE_2は，またテトロドトキシン抵抗性ナトリウムチャネル（TTX-R Na channel）をも標的にすると考えられている（Julius と Basbaum 2001 年）．
10) **神経成長因子（nerve growth factor：NGF）**：神経成長因子は，胎児性ニューロンの生存と一次感覚侵害受容器の発生に不可欠である．成人において NGF は，損傷および炎症部位の肥満細胞，線維芽細胞，および他の細胞から放出され，温熱過敏性を助長する（Julius と Basbaum 2001 年）．NGF が欠落すると，一次求心性侵害受容器の感受性は低下し，上皮への神経支配も低下する．すなわち，成人の生体中において内因性の NGF は，特異的に無髄神経線維終末の樹状化と一次求心性侵害受容器の温熱および化学的刺激に対する感受性を調節することが示された（Bennett ら 1998 年）．皮膚の炎症性損傷の後，NGF は上方制御（アップレギュレーション：受容体を増やして感受性をよくすること）され，熱・機械性疼痛過敏症を引き起こす．また，NGF は，培養細径後角ニューロンのカプサイシンに対する反応を急性に調整する．これは NGF が，感覚ニューロンの熱に対する反応を感作化するのに重要である可能性を示唆している．この過程はカプサイシン受容体である VR1 を介して作用すると考えられている．同様に**脳由来神経栄養因子**（brain-derived neurotrophic factor：BDNF）とニューロトロフィン 4 および 5 に対する TrkB（tropomyosine receptor kinase B）受容体のリガンド〔訳者注：特定の受容体に特異的に結合する物質のこと．たとえば蛋白質に結合する物質，たとえば酵素の基質，補酵素．細胞膜などに存在する受容体に結合するホルモンや神経伝達物質などのシグナル伝達物質やその受容体など〕は，熱侵害性の侵害受容器求心性線維を，NGF と同様に肥満細胞依存性の方法によって，急性に感作する．したがって BDNF は，ニューロトロフィン誘発性疼痛過敏症の発症に関与する重要な末梢構成因子になり得ると考えられている（Shu と Mendell 1999 年）．さらに，BDNF は，中枢神経の感作にも役割を果たす可能性がある（Pezet ら 2002 年）．一方，**グリア由来の神経因子**（glia-derived nerve factor：GDNF）も，慢性疼痛状態の成立に関与するのではないかと推測されている．
11) **温度上昇**：温度上昇により，ブラジキニンに対する侵害受容器は感作される（Mense 1993 年）．熱刺激により，Aδ 線維を求心性ニューロンとする皮膚機械受容器をも感作し，熱に対しても感受性を有するようになる（Willis 1996 年）．

末梢性痛覚消失剤

侵害受容器を脱感作する物質もある．

1) **IL-1 のトリペプチド**：インターロイキン-1 のトリペプチドは，末梢性の鎮痛作用を有する物質である（Levine ら 1993 年）．
2) **アデノシン**：炎症状態においては，アデノシンが末梢や脊髄において多種多様の細胞から放出され，侵害受容性伝達に対して抑制的な影響を及ぼす（Sawynok と Liu 2003 年）．
3) **オピオイド**：〔訳者注：オピオイドは合成および内因性のモルヒネ様物質の総称で，鎮痛，鎮静効果を有する．〕炎症時には，オピオイドが末梢性グループ IV 線維に沿って出現する．この内因性のオピオイドペプチドは，免疫細胞機能に関連していると考えられている（Dickenson 1997 年）．オピオイドは侵害受容器を脱感作し，ブラジキニンによる脱感作を防止する（Levine ら 1993 年）．
4) **コルチコトロピン放出ホルモン**（副腎皮質刺激ホルモン放出ホルモン，corticotropin releasing hormone：CRH）：CRH は，ストレス性刺激に対する身体の反応において，視床下部-下垂体系のみならず，中枢神経系の外においても，重要な役割を果たす．CRH の末梢組織に対する効果は，まだよくわかっていないが，CRH とその受容体は，炎症性疼痛状態において，たとえば，免疫細胞に対する反応のようにアップレギュレートされる．局所的に発現された CRF は，これらの免疫細胞内に生成されたオピオイドペ

プチドの放出を誘発する．これらのオピオイドは，次に末梢感覚神経のオピオイド受容体に作用し，痛み刺激の伝達を抑制することになる．
5）**アセチルサリチル酸（ASA）**：アセチルサリチル酸はブラディキニンに対するプロスタグランディン E_2 の感作作用を防止する．そのメカニズムは，おそらくプロスタグランディン生成に対するシクロオキシゲナーゼを抑制することによるものと考えられている（Mense 1993 年）．

3.2 神経障害痛における感作

神経損傷の後には，侵害受容器機能の，長期持続性あるいは不可逆性の変化が起こり，神経障害痛（以前は神経障害性疼痛と呼ばれていたが，変更された）という痛みを生ずる．

この変化は以下の原因により無髄求心神経線維の発射活動を増加させる（Koltzenburg 1995 年，1997 年；Fields ら 1998 年参照）．
1）**慢性熱感作**：熱性痛覚過敏の原因となる．
2）**異所性発射活動**の原因には，以下のものがある．
　（1）**神経管の炎症**：マクロファージの賦活化とサイトカインである腫瘍壊死因子（TNF）の産生により誘発される．
　（2）**ナトリウムイオンコンダクタンスの変化**（ナトリウムイオンチャネル産生のアップレギュレーション）．
　（3）**カリウムイオンコンダクタンスの低下**．
　（4）**交感神経系の影響**（侵害受容性求心神経発射における興奮性アドレナリン作動受容体のアップレギュレーション）（以下参照）．
　　これには，3 つの重要な作用場所がある．
　　①再生中の侵害受容性求心神経の軸索先端
　　②非損傷性無髄求心神経の受容終末
　　③後根神経節
　（5）神経ペプチド Y を介した交感神経系の影響
3）**内因性神経栄養因子**（上記参照）

3.3 侵害受容器の交感神経性調節

交感神経系あるいはその末梢神経伝達物質は，種々の受容器の発射活動を調節している．この受容器には，たとえば触圧受容器，伸張受容器，侵害受容器があり，その調節メカニズムには，神経線維の膜特性を変化させることが考えられている．すでに末梢のレベルで，交感神経系は，潜在的に，運動機能その他の種々の反射を調節可能とするわけで，さらにこれに中枢レベルの変化も加わることになる．神経障害性および炎症性疼痛に対し，交感神経節後線維は，侵害受容器およびその求心性線維に感作の影響を及ぼす．これらの影響に関する潜在的メカニズムの詳細に関しては，Roatta ら 本書第 22 章を参照されたい（Jänig と Häbler 2000 年も参照）．

4　中枢神経系過敏性

中枢神経系過敏に反映される「**侵害受容性記憶**」という概念は，動物界に広く分布する．この侵害受容性記憶は，系統的にその発生（すなわち進化的先祖）を脊椎動物よりはるか祖先に求めることができる（Woolf と Walters 1991 年）．

中枢神経系の感作の潜在的メカニズムは，末梢神経性感作よりさらに複雑である．後角ニューロンにおける神経可塑的変化は，グループ IV 神経線維からの入力の，強力で持続的な変化を必要とする．そしてそのような骨格筋からの求心性入力は，皮膚からの求心性入力よりさらに有効であることが知られている（Mense 1993 年）．

4.1 中枢神経系過敏の潜在的メカニズム

脊髄ニューロンの興奮性亢進（**中枢神経系感作**）は，短期および遷延化末梢神経性損傷および炎症の結果として生ずるが，種々の形により顕現化する．それには以下の形がある．
1）同じ大きさの刺激に対しての，**後角ニューロンの閾値低下**．
2）以下の各種組織損傷に反応して，**発射頻度および発射持続時間が増加**．
　（1）**熱損傷**　（2）**化学的損傷**　（3）**多発関節炎**
3）脊髄ニューロンの受容野の変化．

中枢神経系感作は，脊髄運動ニューロン，視床，体性感覚皮質にもみられる（Coderre と Katz 1997 年）．

この感作による中枢神経系過敏の促進は，多くの潜在性メカニズムに基づいている（Woolf と Doubell 1994 年；King と Thompson 1995 年；Coderre と Katz 1997 年；Baranauskas と Nistri 1998 年；Moor ら 2000 年；Sandkühler 2000 年；Woolf と Salter 2000 年；Vrinten ら 2001 年；Zimmermann 2001 年）．上記で述べた感覚処理の変化の原因として，3 つの異なる種類の病態生理

学的プロセスがあげられる．

1）**ニューロンの興奮性の亢進**（これは狭義での中枢性感作といえる）．
2）**構造的再構成**．
3）**抑制低下**．

4.1.1 長期増強と長期抑制

　神経損傷と炎症に伴う痛覚過敏症と異痛症（アロディニア）は，部分的には感覚求心性ニューロンと脊髄ニューロンの間の「**シナプス有効性の使用依存性変化**」によるものである．シナプス有効性の長期増強と長期抑制に関しては，すでに述べた．長期増強に必要とされるものは，興奮性アミノ酸（EAAs）やペプチドなどの複数の神経伝達物質と，NMDA 受容体，代謝性グルタミン酸受容体，P 物質に対する NK1 受容体，そしてニューロキニン A に対する NK2 受容体などの複数のシナプス後受容体の間の複雑な相互作用である．さらに長期増強は，種々の他の物質にも影響される．たとえば，脊髄ニコチン様アセチルコリン受容体の賦活化により，後角ニューロンシナプスの長期増強は亢進する（Genzen と McGhee 2003 年）．

　後角ニューロンは 2 種類の神経伝達物質に対し，迅速反応と緩徐反応を示す．後角ニューロンの**迅速反応**は，興奮性アミノ酸であるグルタミン酸，アスパラギン酸などの神経伝達物質のシナプス前放出に関与する（Dickenson 1997 年；Moore ら 2000 年）．このような興奮性アミノ酸は，シナプス後性に 3 タイプの受容体に結合する．①代謝向性受容体，②α-アミノ-3-ヒドロキシ5メチルイソキサゾール（AMPA）受容体，③N-メチル-D-アスパラギン酸（NMDA）受容体，である．AMPA 受容体は，急性の侵害受容性刺激だけでなく，非侵害性求心性発射活動からの無害の刺激にも反応して，賦活化される．一方 NMDA 受容体は，知覚過敏が関与するような持続性の痛み状態に，重要な役割を果たす（Dickenson 1997 年）．NMDA 受容体のチャネルが作用するためには，そのチャネルからマグネシウムイオンを除去するために，非 NMDA 誘発性脱分極が必要とされる（Dickenson 1997 年；Urban ら 1994 年）．このような脱分極は，たとえば，興奮性ペプチド（たとえばサブスタンス P）がグループⅣ線維終末から放出されるような炎症時にみられる．

　実際，グループⅣ線維には，グルタミン酸を神経伝達物質とする線維と，グルタミン酸とともに侵害刺激に対して放出されるペプチドを神経伝達物質とする線維の両者が含まれている．臨床的な痛み状態では，タキキニン（またはニューロキニン），サブスタンス P，およびニューロキニン A（NK A），さらにはカルシトニン遺伝子関連ペプチド（CGRP）などが，活動的なグループⅣ線維から放出される（Dickenson 1997 年；Levine ら 1993 年；Schaible 1996 年；Vrinten ら 2001 年）．侵害受容性後角ニューロンにおいて，放出されたサブスタンス P は，反覆により容易に蓄積可能な緩徐遅延性の脱分極を誘発する（Dickenson 1997 年；Levine ら 1993 年）．

　したがって，長期増強は，グループⅣ求心性線維発射活動により誘発された，緩徐なシナプス後性電位（持続時間が 20 秒にも達する）により開始される．これらのシナプス後電位は，蓄積され，高電位の脱分極を生ずる．この脱分極は，電位開閉性のカルシウムイオンチャネルを開き，N-メチル-D-アスパラギン酸（NMDA）開閉性のチャネルをマグネシウムイオンにするブロックから解放する．カルシウムイオンチャネルが開くと，カルシウムイオン流入が増大する．このカルシウムイオン流入は，次に細胞内現象のカスケードの引き金となり，結局は長期増強につながっていく（Sandkühler 2000 年）．

　この過程は**一酸化窒素**と**アラキドン酸**により増強される．一酸化窒素は NMDA 受容体の賦活化により産生される拡散性の気体で，フィードバックにより求心性神経伝達物質の放出も増強する．アラキドン酸もまた脊髄において，グループⅣ線維発射活動の刺激により産生され，一酸化窒素と同様に求心性神経伝達物質の放出を促進する（Dickenson 1997 年；Zimmermann 2001 年）．アラキドン酸はプロスタグランディン（たとえば PGE_2）の前駆物質で，侵害受容器性伝達を促進する作用があると考えられている（Moore ら 2000 年；Ito ら 2001 年）．

　つまり，興奮性アミノ酸（EAAs）とペプチド，さらに別の物質との複雑な相互作用が，**二次性疼痛過敏症**と**異痛症**（アロディニア）における中枢神経系感作に潜むと考えられている．

　NMDA 受容体の賦活化も，脊髄内の抑制性介在ニューロンに影響を及ぼす．NMDA の過剰な賦活化は，中枢神経系において興奮毒性を誘導するため，抑制系の引き金を引くことは，過剰興奮，ひいては細胞死を防止する 1 つの方法であると考えられる（Dickenson 1997 年）．慢性疼痛状態（以下参照）における抑制の欠如は，NMDA 興奮性メカニズムに拮抗できなくなる可能性をもたらし（Woolf と Doubell 1994 年），この状態が神経障害痛の発症に部分的に寄与すると思われる．

　とくに興味深いことは，高度反覆性低強度運動課題を

行うように訓練されたラットの後角において，サブスタンスP受容体とNMDA受容体の増加が観察されたことである（Barbeら 2000 年）．この所見は，脊髄における過剰興奮を増強するメカニズムの一部といえるかもしれない．

神経障害痛においては，もう 1 つのメカニズムが触圧覚性異痛症（アロディニア）の原因となり得る．このメカニズムには，たとえば脊髄内ミクログリア中のATPのように，このミクログリアを「過剰活動性ミクログリア」に変えるといった，プリンに対するP2X$_4$受容体のアップレギュレーションが関与する．脊髄内ミクログリアが過剰活動性ミクログリアに変化すると，カルシウムイオンの流入が起こり，前炎症性サイトカイン（腫瘍壊死因子，インターロイキン-1，インターロイキン-6）が放出され，シナプス伝達が増強されると考えられている（Tsudaら 2003 年；また，WatkinsとMaier 2002 年；Abbadieら 2003 年；Milliganら 2003 年も参照）．これは，これまでに過小評価されていた慢性痛み状態における免疫系の重要性を示す例である．さらに一般的には，様式や機能にかかわらず，すべての神経とニューロンは，免疫系およびグリアの賦活化による影響を受けるようである（WatkinsとMaier 2002 年）．

4.1.2 神経成長因子

末梢神経系および中枢神経系における感作は，両者共に神経成長因子（NGF）により賦活化される（Mendell 1994 年；Lewin 1995 年）．他の栄養因子で，**脳由来神経栄養因子（BDNF）**は，脳内でシナプス効果を制御する因子であるが，侵害受容器求心性発射活動により生成され，中枢神経で放出される．BDNFは，また，後角ニューロンの興奮性を亢進させ，炎症状態で，NGF依存性に著しくアップレギュレートされる．このようにして，BDNFは，とくに炎症性疼痛状態における感作を調節する役割を果たす（Mannionら 1999 年；Thompsonら 1999 年；Mooreら 2000 年；Pezetら 2002 年）．

4.1.3 脊髄内における構造的再構成

脊髄内のニューロン回路結合パターンも構造的に変化する．

末梢神経損傷は，一次感覚ニューロンに萎縮性および再生性の両方の変化を起こす．この一次感覚ニューロンは，その中枢神経性のシナプス結合に再構成と再回路生成をうながすことになる（Fieldsら 1998 年；WoolfとDoubell 1994 年；Mooreら 2000 年；WoolfとSalter 2000 年；Vrintenら 2001 年）．末梢神経線維の損傷は，中枢神経ニューロンへの求心性入力を減少あるいは消滅させる結果をまねく．通常，第II層（後角の膠様質）のニューロンは，小径グループIIIおよびIV求心性線維（それぞれAδとC）からの直接入力を受ける．神経損傷において，グループIV線維の変性が起きると，脊髄後角の第II層へのシナプス結合が失われ，その空隙スペースはグループII（Aβ）求心性線維の発芽により浸潤され，占拠されることになる．正常な場合には，このグループII求心性線維の終末領域は，さらに深い層にあるべきものである．このグループII求心性線維と第II層ニューロンとの間の新しいシナプス結合が，部分的ではあるが，機械的異痛症（アロディニア）の原因となる．

たとえば，腕神経叢の引き抜き損傷（Fieldsら 1998 年）のように，グループIV線維の除神経が大幅に起きると，中枢神経系の侵害受容性ニューロンは，自発性過剰活動を示すようになる．その理由の詳細は明らかではないが，シナプス入力が喪失した後のシナプス後性神経過敏が関与している可能性がある（Vrintenら 2001 年；Zimmermann 2001 年）．

4.1.4 回路図の再構成

通常，脊髄ニューロンの**受容野**は，**発火帯**と**閾値下帯**から構成されている．**発火帯**は，末梢刺激が活動電位反応を引き起こす場所で，**閾値下帯**は，シナプス電位は誘発されるが，有意な活動電位が惹起されない場所である．グループIV線維の賦活化により誘発された中枢神経系感作化により，以前に設定された閾値下の入力でも，脊髄ニューロンからの出力が可能となる（WoolfとDoubell 1994 年）．

脊髄ニューロンの受容野は，感覚入力が変化すると，変化する（Wall 1988 年；KoerberとBrown 1995 年）．したがって，皮膚熱損傷の部位を隣接した受容野にもつ後角神経は，その受容野を損傷の領域に拡大してしまう（McMahonとWall 1984 年）．同じような受容野の拡大は，機械的，化学的，炎症性損傷時，および多発関節炎発症時に観察される．このような受容野の拡大は，視床腹側基底核のニューロンにおいても起こることが知られている（文献に関しては，CoderreとKatz 1997 年参照）．

背後に潜むメカニズムは，完全には明らかになっていないが，以下のメカニズムが考えられている（Wall 1988 年）．

1）**側板発芽**（あるいは側副発芽）
2）**休止シナプスの活性化**

3）シナプス前抑制，シナプス後抑制の低下
4）シナプス後性感受性の変化

受容野の拡大は，「遠隔部の発芽」によるよりも，「存在はしていたがそれまで無効であったシナプス（休止シナプス）の賦活化」の結果である可能性が高い（Devor と Wall 1981 年；Wall 1988 年；Moore ら 2000 年；Sandkühler 2000 年）．また，脊髄後角ニューロンに対するシナプス結合の広汎な活性化は，新しい受容野を出現させることにもなると予測される（Hoheisel ら 1993 年）．この仮説を証明するため，Hoheisel らは 1993 年にラットにおいて脊髄後根ニューロン受容野の外の筋肉内にブラディキニンを注射し，新しい受容野の出現を 21 個の侵害受容器性後角ニューロンのうち，9 個に認めた．この新しい受容野は，すべて組織の奥深くに存在し，高い機械的閾値を有していた．これらの後角ニューロンの以前の受容野は，組織深部か皮膚内に存在していた．刺激部位に関する情報を，実際，侵害受容性後角ニューロン発射活動が伝達する場合に，新しい受容野の出現は，痛みの原因となる部位の情報を誤って伝達することになるかもしれない（Hoheisel ら 1993 年）．

4.1.5 抑制低下

広範囲ダイナミックレンジニューロンは，大径求心性線維（グループⅡ）により，興奮するだけでなく，抑制性介在ニューロンにより抑制される．この抑制現象は，経皮的電気刺激（transcutaneous electric stimulation, TENS）と脊髄背側核への刺激が，脊髄侵害受容性伝達（6.1 節参照）を抑止することを，うまく説明する．大径求心性線維の選択的喪失により，この抑制は崩壊する．

この抑制は通常，侵害抑制性情報の脊髄内伝達を抑止する．ところが，特に，**末梢神経障害**においては，この抑止は低下する．そのメカニズムには以下の 4 つが考えられている（Woolf と Doubell 1994 年；Woolf と Salter 2000 年；また，Fields ら 1998 年；Zimmermann 2001 年；Coull ら 2003 年も参照）．

1）**抑制性介在ニューロンの特異的変性**（アポトーシス）：おそらく求心性入力の喪失によるものであろうと推測される．
2）**抑制性介在ニューロン内の抑制性神経伝達物質**（γ-アミノ酪酸：GABA，あるいはグリシン）**含有量の低下**．
3）**GABA あるいはグリシン受容体の密度低下**：この低下が中枢端の終末において，軸索を遮断された軸索の終末で生ずる．その結果，シナプス前抑制が起こる．
4）脊髄灰白質第Ⅰ層において，**膜を介しての陰イオン勾配が，シナプス後性シフトを受ける**．通常では抑制性の陰イオン電位が，興奮性に転じ，細胞内電位の興奮性が強化される（Coull ら 2003 年）．

異痛症（アロディニア）を伴う神経障害痛においては，たとえば，脊髄の虚血性損傷の後には，後角における GABA の含有量が減少し，GABA 作動性シナプス前抑制が妨げられ，オピオイドは無効になる．オピオイドの無効性は，おそらく損傷を受けた一次求心性ニューロンから放出されるコレシストキニン（cholecystokinin：CCK）によるものであろうとされている．コレシストキニンは，モルヒネの効力に抑制性の効果を有しているからである（Levine ら 1993 年；Wiesenfeld-Hallin ら 1997 年）．これと対照的に，**末梢性炎症**においては，脊髄内のコレシストキニンは減少し，これがモルヒネの劇的有効性の原因とされている（Dickenson 1997 年）．

末梢組織損傷および炎症時，後角深部層における広範囲ダイナミックレンジ脊髄視床路ニューロンの感作化は，一酸化窒素（NO）が関与するメカニズムによるものである（Lin ら 1999 年）．これらの末梢性（たとえば，皮膚の）損傷により，多数の反応がつぎつぎとカスケード状態で起こる．まず脊髄内の興奮性アミノ酸と神経ペプチドの放出増加が起こる→シナプス後性カルシウムイオンの流入→NO 合成酵素の活性増加→NO の放出→後角ニューロンの感作，という変化である．この感作は，部分的には，グリシンと GABA を介する脊髄視床路ニューロンの抑制を NO が減弱させることによるものと考えられている．それにより，二次性疼痛過敏症と異痛症が，部分的に，この脱抑制によりもたらされるものと思われる（Lin ら 1999 年）．

4.1.6 後根反射の亢進

末梢性局所侵害性刺激により，ペプチド作動性（サブスタンス P およびカルシトニン遺伝子関連ペプチド；CGRP 含有性）グループⅣ線維が，その終末よりペプチドを放出する（Hunt と Mantyh 2001 年）．このようにして，各種の病態生理学的過程を引き起こし，神経原性炎症に寄与する．たとえば，サブスタンス P は，以下の影響をもたらす（Levine ら 1993 年）．

1）血管拡張と血管透過性の亢進
2）白血球の凝集
3）好中球とマクロファージの食作用の活性化
4）炎症性仲介物質の産生と放出の亢進（たとえば，リ

ソゾーム酵素，エイコサノイド）

5) **肥満細胞（マスト細胞）の脱顆粒化**とそれによるヒスタミンとその他の物質の放出

6) 関節細胞からの**プロスタグランディン E_2（PGE_2）**および**コラーゲナーゼ**の放出促進

7) 白血球からの**インターロイキン-1（IL-1），インターロイキン-6（IL-6），および腫瘍壊死因子（TNF）の放出誘発**（6.4 節参照）

神経原性炎症の発症には，いくつかのメカニズムが関与している．伝統的には，局所的末梢軸索反射が前景に立つとされていが，他の強力なメカニズムには，脊髄内のシナプス前抑制の関与がある（Windhorst 本書第 17 章参照）．シナプス前抑制は，通常，求心性抑制性発射活動の**一次求心性脱分極（PAD）**に関連する．そして，PAD は，逆行性に誘発された活動電位を求心性線維に引き起こす（**後根反射，DRRs**）．このことは異痛症の発症に次のように寄与する．機械受容器からのグループⅡ求心路が，低閾値脊髄ニューロンの賦活化に加えて，GABA 作動性介在ニューロンを介して，侵害受容性求心性線維に PAD を誘発するとしよう．一次痛覚過敏症と脊髄に対する強力な入力を産生するような損傷は，侵害受容性ニューロンの賦活化を引き起こすだけでなく，GABA 作動性介在ニューロンを長期持続的に感作する．こうなると触圧覚は，皮膚の損傷されていない場所を支配する侵害受容性求心神経において，PAD（一次求心性脱分極）だけでなく，損傷を受けていない部位の皮膚からの侵害受容求心性発射活動が DRRs（後根反射）の引き金となり得る．この非皮膚損傷箇所においては，サブスタンス P 等の放出によって，神経原性炎症が引き起こされるからである（Cervero と Laird 1996 年；Willis 1999 年）．

5 痛みの調節

侵害受容，すなわち痛みの知覚およびその結果は，多くの場合，ヒトにとって有用である．しかし，ある状況においては，好ましくない結果を生ずることもある．たとえば，動物の脚に生ずる痛みは，その動物に休息をもたらす．ところが一方で休息をとっている間における捕食動物による攻撃は，好ましくない結果となる．このような状況を防ぐために，動物は侵害受容を調節するように進化するようになる．身体の組織を損傷する危険性があったり，実際に損傷したりするような刺激は，通常，強力な痛み感覚を伴うが，深刻な脅威，興奮，怒り，運動，強い集中力，またその他のストレスの情況下においては，たとえ深刻な損傷であろうとも，痛みを生じないこともある．また反対に，反復する痛み状態や，慢性疼痛状況においては，痛みのおそれや予期が，その強度を亢進することもありうる．

「調節」とは，神経系により介在される行動的あるいは神経的変化のことであり，認知された痛みの**伝達・処理**系を制御する．「調節」は神経系の一部ではないが，侵害の部位，持続時間，強さなど，刺激の特徴を符号化することに主に関与する．痛み調節に関与するニューロン活動は，行動的に有意義な前後関係に基づく環境要因により，主に決定される．この要因には，現在遂行中の課題，覚醒，注意，動機，学習などがある（Fields 1992 年；Millan 2002 年参照）．ヒトには多くの痛み調節系があることが知られている．

5.1 ゲートコントロール（関門制御）

もし硬いものに頭をぶつけると，そのぶつけた場所の皮膚をさすって痛さをやわらげることだろう．この現象は，Melzack と Wall が 1965 年に提唱したいわゆる「ゲートコントロール説，関門制御説」により説明できよう．広範囲ダイナミックレンジに投射するニューロンが，グループⅣ求心性線維（侵害受容性情報を伝達）と大径求心性線維（触圧覚を伝達）の両グループの興奮性入力を受け取る．同時に一次性に抑制性入力を，二次性に興奮性入力を受ける抑制性介在ニューロンからの入力も受ける．大径求心性入力の付加的賦活化がないと，侵害受容器からの情報が，減弱せずに伝達される．ところが同時に大径求心性入力があると，抑制性介在ニューロンが興奮し，侵害受容器からの情報が投射ニューロンを興奮させるのを抑える．ゲートコントロール説の副産物として，大径求心性線維を電気刺激することにより，痛みをやわらげることができるのではないか，という考えが生まれた．この考えは，持続性疼痛を有する患者において，脊髄後索を刺激することにより実行され，特に神経損傷後や末梢血管疾患，さらには狭心症時における痛みの緩和に適用される（Linderoth と Meyerson 1995 年）．大径求心性線維を刺激する別の方法として，経皮的電気刺激（transcutaneous electrical stimulation：TENS）あるいは，電気鍼があげられる．低強度の TENS は，グループⅠ〜Ⅱ線維を賦活化し，知覚低下を引き起こし，さらに短期間持続性の無痛状態を生むことができるが，この現象は，ゲートコントロール説でよく説明できる．やや電気刺激の強度を上げて，少し痛い程度の痛さの TENS を行う

と，グループIII線維も賦活化でき，さらに長期の無痛状態が得られる．この場合，おそらくグループIII・IV線維のシナプスにおけるシナプス強度の長期増強が関与しているのではないかと考えられている（Sandkühler 2000年）．

5.2　びまん性侵害抑制制御

遷延性侵害刺激が，体表面のどこかに適用されると，別の場所における侵害刺激の影響は，抑制されると考えられている．この「拮抗刺激」ともいえる現象は，痛みを抑える各種療法，たとえば，**鍼，灸，マスタード膏薬，深部組織マッサージ**などの根拠をなすと考えられている（Fields 1997年）．

5.3　条件づけ鎮痛

齧歯類（マウス，ラットなど）において，逃げられなくした足への電気ショックを，光，音，あるいは環境的状況と組み合わせて与えるという条件づけをすると，強力な無痛を誘発することが知られている．この効果は，実際，たった1回の組み合わせ刺激により誘発され，内因性オピオイド連関を伴う，よく知られた痛み調節経路を含んだ神経回路が関与する（Fields 1997年）．ヒトにおいても同様な経路が，プラセボ誘発性鎮痛の現象に関与する．このプラセボ誘発性鎮痛とは，プラセボによる条件づけが，外形が同一の鎮痛薬を先行させることによって生ずる現象である（Laska と Sunshine 1973年）．プラセボ誘発性鎮痛は，ナロキソンによりブロックされる．ナロキソンは，内因性オピオイド誘発性痛み調節系とリンクしているからである（Levine ら 1978年；Benedetti 1996年；総説は，Benetti と Amanzio 1997年）．内因性鎮痛は，顕著な体性局在を示す（Benedetti ら 1999年）．

5.4　下行性痛み調節系

トップダウン式の特異的な侵害受容処理調節系が存在する．このトップダウン痛み調節は，終脳において開始され，脊髄，脳幹，間脳のレベルにおいて侵害受容処理に影響する．

ラットにおいては，痛み感受性を調節する大脳皮質領域は，吻側無顆粒島皮質である．この領域においては，GABAによる神経伝達の変化が，痛み閾値を上げたり下げたりすることができる．痛み閾値の上昇は鎮痛を，低下は痛覚過敏をまねくことになる（Jasmin ら 2003年）．覚醒サルにおいては，行動状態が侵害性の熱刺激に対する三叉神経視床細胞の反応を調節することが知られている（文献に関しては，Casey 1999年参照）．

侵害受容性後角ニューロンの抑制と促通，および侵害受容性反射は，部分的に重なった脳幹部分への刺激により惹起される（Fields 1992年；Mason 1999年，20001年；Lima と Almeida 2002年；Ren と Dubner 2002年）．以下の部分がその反射を経由する．
1）中脳水道周辺灰白質と隣接する楔状核
2）延髄吻側腹内側核（rostral ventromedial medulla, RVM）における橋延髄核である大縫線核（nucleus raphe magnus）と巨大細胞網様核（nucleus reticularis gigantocellularis）
3）青斑核（ノルアドレナリン性）
4）延髄背側網様核（促通性）

さらに延髄RVMにおけるサブシステムが，上記の効果に寄与する．

5.4.1　セロトニン作動性RVM細胞

延髄RVMにおけるセロトニン作動性細胞は，一時的な痛み調節に寄与するとは考えられていないが，持続的には，行動的あるいは社会的な状態において，おそらく容量依存性に痛み調節に寄与すると思われる．これは，セロトニン作動性ニューロンが，覚醒時に最大の活動を，REM睡眠時に最低の活動を示すという傾向があるという知見と一致している．このRVMセロトニン作動性細胞は，脊髄の体温調節機能や性機能にも寄与すると考えられている（Mason 1999年，2001年）．このRVMセロトニン作動性細胞は，痛み調節に役割を果たすというよりも，たとえば新奇な環境におけるストレス関連性鎮痛に特に重要であるという報告もある．多くのセロトニン作動性ニューロンはアミノ酸を放出する（文献に関しては，Cui ら 1999年参照）．

5.4.2　非セロトニン作動性RVM細胞

RVMには，一時的痛み調節性の影響に関する3種類の非セロトニン作動性ニューロンがある（Fields 1992年；Mason 1999年，2001年；Porreca ら 2002年）．すなわちON細胞，OFF細胞，中立細胞である．
1）**ON細胞**は，脊髄性侵害受容伝達を促通する．この細胞は，ラットにおいて侵害性の熱誘導性尾回避反射の直前に賦活化される．体表面の侵害性熱刺激に

対して興奮する．中脳水道周辺灰白質（PAG）の賦活化，およびオピオイドにより抑制され，さらに覚醒時に活発となる．

2）**OFF 細胞**は，脊髄性侵害受容伝達を抑制する．この細胞はラットにおいて侵害性熱誘導性尾回避反射の直前に発射活動を一時的に休止する．PAG の賦活化，およびオピオイドにより興奮する．さらに徐波睡眠時に活発となる．

3）**中立細胞**は，侵害性熱刺激やオピオイドには影響されないが，その他の侵害刺激（たとえば機械的侵害刺激）や異なる強さの刺激に対しては反応して実際的には ON 細胞あるいは OFF 細胞になり得る．

最近になって，ON 細胞と OFF 細胞という非セロトニン作動性ニューロンが，痛み誘発性回避ではなく，刺激誘発性覚醒および警戒態勢を調節しているのではないかということが議論された（Mason 2001 年）．

これらの下行制御系の薬理は非常に複雑で，多様なモノアミン（ノルアドレナリン，セロトニン），ペプチド（たとえば，サブスタンス P，エンケファリン，これらは一部ではモノアミンと共通に放出される），および数個所のレベルで作用するオピオイドが関与するとされている（Dickenson 1997 年；Millan 2002 年）．たとえば，中脳水道周辺灰白質（PAG）の賦活化により誘発される抗侵害受容には，脊髄後根において放出される多くの異なる神経伝達物質，神経調節物質，たとえばノルアドレナリン，セロトニン，そして，グルタミン酸，アスパラギン酸，グリシン，GABA などのアミノ酸が関与する（Cui ら 1999 年）．これらの影響の一部には，脊髄後角における侵害受容性終末のシナプス前抑制や，マイクロオピオイド，α_2 アドレナリン作動性，そしておそらくその他の受容体の関与があると考えられている（Budai と Fields 1998 年）．

5.5　内因性抗侵害受容

下行性の抗侵害受容系は，脳幹に起源をもつが，広汎な入力を，たとえば体性感覚皮質，視床下部，扁桃体などから受ける（Fields 1992 年；Helmstetter ら 1998 年）．下行性の抑制作用は，以下のような環境刺激により賦活化される（Sandkühler 1996 年）．

1）**ストレス**，たとえば戦場のような場所でのストレス
2）**運動**，たとえば長距離走
3）**性的行動**
4）**鍼**

炎症に伴い，持続性の侵害受容性入力は，まず短期持続性の促通を誘発するが，次第に長期持続性侵害受容入力の抑制にとって替わられる．早期促通は，侵害防御性回避を増強すると考えられるが，後期抑制は，傷ついた身体を休めて，治癒と回復を促進するためと思われる（Ren と Dubner 2002 年）．

内因性の抗侵害受容系の中には，**概日リズム（サーカディアンリズム）** を呈する系もある．たとえば，侵害受容性閾値の変動は，感情状態と相関する．最強の鎮痛剤である**オピオイド**は，部分的にその効果を内因性抗侵害受容系の賦活化を通じて発揮する（Sandkühler 1996 年）．

下行性抑制は，脊髄シナプスの長期増強の誘導を抑制し，このようにして疼痛過敏性や他の慢性疼痛から患者を保護すると考えられている（Sandkühler 2000 年）．

5.6　痛覚過敏性と慢性痛に対する脊髄より上位機構（脊髄上機構）の関与

さらに最近になって，促通性調節系についての証拠が集まってきた．このことは，すでに，注意要因が侵害刺激への反応を増強するという事実から示唆されていたものであった．ヒトにおいては，侵害熱刺激に対する反応遅延時間が，被験者が差し迫った刺激の告知をあらかじめ受けていたときには短くなるし，また，覚醒した霊長類においては，そのような反応遅延時間の短縮が，広範囲ダイナミックレンジ後角ニューロンの発射活動の増加と相関していることが示された．また，後角ニューロンの反応もなすべき課題に依存していること，これは，部分的には中枢性調節が興奮性であることを意味していると考えられる（Fields 1992 年）．

これまでの知見をまとめると，脊髄より上位の影響は，有意に痛み状態と痛覚過敏性の進行と維持に寄与していると思われる（Lima と Almeida 2002 年）．脊髄における情報処理は一次性ではなく，二次性の痛覚過敏を防いでいる．同様に，延髄の吻側腹内側核（RVM）を賦活化しないことで，知覚過敏と中枢性感作を弱めている．延髄の NMDA（N-メチル-D-アスパラギン酸）受容体の抑制，または NO（一酸化窒素）の産生が，体性および内臓性の知覚過敏を弱めている（Urban と Gebhart 1999 年）．さらにセロトニンにより，後角ニューロン上への感覚求心性の，いわゆる「**サイレント・シナプス**」の正体が明らかとなった．そのようなシナプスは，正常のシナプス後性静止電位時には作動しないが，持続性痛み状態

においては，作動するようになる性質を有する（Liと Zhuo 1998 年）．したがって，末梢性損傷および持続性の侵害受容性入力により，おそらく，脊髄-橋-脊髄メカニズムが，中枢性感作と二次性痛覚過敏性および異痛症（アロディニア）あるいは慢性疼痛状態の発症に寄与することになると考えられる．実際，慢性疼痛状態は，おそらく，吻側腹内側核（RVM）からの脊髄侵害受容性入力の下行性促通に依存する．この吻側腹内側核（RVM）の促通された状態は，持続性求心性入力により維持されると思われる（Urban と Gebhart 1999 年；Porreca ら 2002 年）．

興味ある最近の進展は，脳と免疫系の間の相互作用に関する発見である．したがって，末梢性有痛性炎症による免疫系から脳への経路（以下参照）の賦活化は，脳幹を通じた神経性ルートを介した「**痛覚過敏性**」と「**異痛症（アロディニア）**」を増強すると考えられる．

痛み増強メカニズムは，中枢神経系において，「**末梢損傷なしの痛み**」の発生に関与すると考えられている．確かに，期待し注意していれば，正常被験者は侵害刺激がなくても痛みを経験することができる．したがって，慢性疼痛を理解するためには，痛み感覚の強度の増強あるいは減弱において，心理的要因が最も重要な役割を果たしていることを知る必要がある（Fields 1997 年）．

6 ストレス，痛み，および対抗戦略

痛みは非常に強力なストレッサーである．そして反対にストレスは痛み知覚に強力な影響を及ぼす．ストレスと痛みの相互作用は大変複雑といえる．

6.1 痛み知覚におけるストレス誘発性変化

通常は痛みを生ずるはずなのに，ストレス状況下では痛みが知覚されなかった逸話が，歴史的に非常に多く伝わっている．これを**ストレス誘発性鎮痛**という．有名な例として，David Livingstone が，ライオンに襲われたときの物語がある．詳細は Jessell と Kelly（1991 年）に記載されている．Livingstone はライオンに肩をかみつかれ，激しく揺さ振られた．何が起こっているかはよく自覚していたのであるが，ショックのため茫然自失し，夢見心地であったため，痛みも恐怖感も感じなかったという．このようなストレス誘発性鎮痛は，戦闘時に負傷した兵士やスポーツ競技会で怪我をした選手がよく体験することで知られている．

6.2 中脳水道周辺灰白質とストレス反応

中脳水道周辺灰白質（periaqueductal gray matter：PAG）は下行性痛み調節に重要であるほかに，さらに多くの機能に関与している．たとえば，恐怖や不安，発声，脊椎前彎，心循環調節などの機能と関係している（Behbehani 1995 年）．したがって，**中脳水道周辺灰白質は，「ストレッサーに対する異なる性質の反応を統御する戦略的な地位にあるのではないか」**と思われる（Keay と Bandler 2001 年）．

哺乳類のストレッサーに対する反応は，そのストレッサーから逃れることができるかどうかに依存している．対決，闘争，逃避は，ストレッサーや脅威が，逃避可能である場合や，制御が可能であるとき（たとえば，自分に対する捕食動物とか，同種動物からの威嚇）に用いられる積極的な対抗戦略である．これらの戦略は，体運動性の亢進，覚醒状態の亢進，過剰反応性，血圧上昇，頻脈，末梢代謝需要に応じた血管床の変化に対する血液の再配分を有利な方向に導くための局所還流パターンの変化等の心循環系変化により特徴づけられる．対照的に，不可避的なストレッサー，たとえば，筋，関節，内臓など深部組織からの痛み，出血，度重なる社会的敗北などに対しては，消極的な対処策（慎重な保存あるいは撤退など）をとるものである．このような消極的対処策は，体運動活性の減少（静止，不動），警戒の低下，反応性の低下，血圧低下や徐脈などにより特徴づけられる．二次的な反応として，積極的な対処策を取った後に，怪我などの回復や治癒のために，消極的な対処策を取る期間がある（Keay と Bandler 2001 年）．

中脳水道周辺灰白質（PAG）は，積極的あるいは消極的な対抗措置を介する，縦断的に構成されたサブシステムを含有していることが判明している（Keay と Bandler 2001 年）．

1）**積極的対抗策**は，中脳水道周辺灰白質の**背外側索**あるいは**外側索**の賦活化に関連している．どんな特異的な対抗措置が発現されるかは，この中脳水道周辺灰白質の背外側索または外側索の内部における賦活化が，吻側（頭の方向）から尾側（尻の方向）のどの位置で起こるか，ということに依存する．動物実験において，この中脳水道周辺灰白質の背外側索あるいは外側索の**吻側**を刺激すると，動物がストレスや脅威に対峙した際に起こす反応である**対立的防御反応**を起こす．一方，**尾側**を刺激すると，刺激された動物は，ストレスに対して立ち向かわず，**回避・逃避**する．中脳水道周辺灰

白質の背外側索および外側索の賦活化によって,「高血圧」と「頻拍」も起こる.こうした動脈圧の上昇は,末梢血管抵抗の亢進が反映されているということである.このような反応に関連して,**短期間鎮痛**がある.この短期間というのは,**オピオイドを介さないことを意味する**(上記参照).この短期間鎮痛は,防御行動に介入すると思われる反射反応を抑制する.

2) **消極的対抗策**は,中脳水道周辺灰白質の**腹外側索**の賦活化と関連する.この賦活化により静止・無動,覚醒状態の低下と低活動性,低血圧と徐脈,および,**オピオイド介在性鎮痛**が起きる.オピオイド介在性鎮痛は,比較的長期間の経過をたどり,回復と治癒をうながすと考えられている(上記参照).

このように両者の機能は異なるため,これらの中脳水道周辺灰白質の索は,異なる組み合わせの上行性および下行性求心性線維の入力を受ける.上行性の入力には,脊髄性と延髄性が,下行性の入力には前頭前野皮質性,視床下部性がある.

興味あることに,闘争・逃走反応を仲介する外側索は,局所解剖学的に組織化された体性感覚性求心性入力を受ける.顔面または上肢の皮膚からは,選択的に吻側の外側索に入力するが,これにより動物の前半分に生じた脅威に対峙するために適切な対立的防御反応の引き金を引くことになる.一方,下半身の皮膚からの入力は,尾側の外側索へ優先的に投射し,背後から生じる脅威に適切への適切な防御反応としての回避・逃避行動を引き起こすことと考えられる(KeayとBandler 2001年).これらのデータをもとに,以下の仮説が提唱されている.

1) **中脳水道周辺灰白質の背外側索回路は,大脳皮質前頭前野**からの入力に依存して,「回避可能な」**心理的ストレッサー**への**積極的対処反応**の形成に関与する.
2) **中脳水道周辺灰白質の外側索回路**は,「回避可能な」**身体的ストレッサー**に優先的に反応して,積極的対抗措置反応の形成に関与する.
3) **中脳水道周辺灰白質の腹外側索回路**は,主に「不可避な」**身体的**(筋および内臓痛)または**心理的ストレッサー**に反応して,**消極的対処反応**の形成に関与する.

6.3 ストレスにおけるカテコールアミンと糖質コルチコイドの役割

ストレッサーは,行動,自律神経系,そして数種類のホルモンの分泌の変化の組み合わせによる複雑な反応をもたらす.ストレッサーにより,交感神経系と副腎髄質からのアドレナリン,ノルアドレナリンの分泌が増加し,小細胞ニューロンから視床下部-下垂体門脈に副腎皮質刺激ホルモン放出因子(CRF)とバゾプレシンが放出され,さらに下垂体から副腎皮質刺激ホルモン(ACTH)が分泌され,さらに副腎に糖質コルチコイドの分泌を促す.CRFは,ストレスに対する内分泌系,自律神経系,行動,免疫系反応の間の調整役として,重要な役割を果たす.CRFは,また,扁桃体,縫線核,海馬,青斑核において,神経伝達物質あるいは神経調節物質として,活躍する.

特に,身体的,心理的ストレッサーにより,以下の物質が分泌される(McEwenとSapolsky 1995年).

1) **カテコールアミン**:カテコールアミンは交感神経系と副腎髄質より分泌される.血圧を上昇させ,心拍数を増加し,脂質やブドウ糖などのエネルギー源を働かせる.カテコールアミンの最初の分泌により,カテコールアミン生成酵素を符号化している遺伝子発現が増加する(SabbanとKvetnansky 2001).
2) **糖質コルチコイド**(緩徐作用):糖質コルチコイドは副腎皮質より分泌される.視床下部-下垂体-副腎皮質系の長期間にわたる過活動により,糖尿病,血中脂質の上昇(それに伴うアテローム変性,循環器疾患),免疫反応性の低下(それに伴う感染症),さらには認知機能の障害(時間単位ではシナプス可塑性を調整することにより,また週単位では樹状突起構造を変えることによる)が生ずる.

ストレス曝露の範囲とレベルによって,これらの神経調節物質の正確な比はある程度異なるが,カテコールアミンと糖質コルチコイドのストレスによる賦活化は,決まったパターンを呈する(McEwenとSapolsky 1995年).

ストレス反応は,2つの要素を有すると考えられている.カテコールアミンの反応が第一波であり,糖質コルチコイドの反応が第二波である.カテコールアミンは分泌されると秒単位でシナプス後部に影響を及ぼす.これと対照的に糖質コルチコイドは,分レベルの潜時で分泌され,その効果は時間レベルで発現する.というのも糖質コルチコイドの発現には遺伝子発現を介した転写事象

が関与するからである．この時間経過の差は，「**短期対長期のストレッサー**」の非常に異なる結果を理解するうえで重要である（McEwen と Sapolsky 1995 年）．交感神経系は，身体を闘争・逃走反応に対して迅速に準備するといわれている．一方，視床下部―下垂体―副腎系（HPA axis）の緩徐で持続的な賦活化は，敗北反応と制御不能を表すとみなされている．急性ストレス反応は，関与する系の迅速な賦活化と非活性化により，環境ストレスに対する効率的で健康的な方法とみなされているのに対し，慢性ストレスは健康障害を引き起こすと考えられている（Sjøgaard ら 2000 年）．

6.3.1 認知機能に対するストレスの影響

ストレス関連性生理的反応は，ストレスの曝露集中度と曝露期間に応じて，認知と記憶に影響する（McEwen と Sapolsky 1995 年；McEwen 1999 年；DeQuervain ら 1998 年；Kim と Yoon 1998 年）．

1）カテコールアミン

急性感情的覚醒刺激は，記憶力形成を増強する．この効果は，「**交感神経系覚醒**」と関連しており，カテコールアミンの分泌を促すと考えられる．カテコールアミンが分泌されると，脳への酸素とグルコースの運搬が増加するが，カテコールアミンに過度に曝露されたり，生理的濃度を超えたグルコースに曝露されたりすると，記憶は混乱する．ストレス関連性のカテコールアミン分泌は，おそらく扁桃核の関与を伴い「**情動負荷記憶**」に影響する．

2）コルチコイド

副腎髄質ステロイドのストレスに関連した濃度上昇により，長期増強は抑制され，長期抑制は増強されるのに対して，たとえばステロイドの日内変動の上昇時に自然に生じる．低濃度のステロイド分泌は，長期増強を促進する．ストレスや糖質コルチコイドへの長期にわたる持続性の曝露により，まずは樹状突起の萎縮，続いて海馬におけるニューロン死が起き，これは不可逆的な海馬の機能不全につながる．この現象は，**慢性社会的ストレス**に曝されたときにも起きると考えられる．ストレスや糖質コルチコイドへの曝露により長期空間記憶の検索が障害される（DeQuervain ら 1998 年）．ところが一般的には，副腎皮質の機能は細分化されているという（DeKloet ら 1999 年）．副腎皮質ホルモンには，糖質（グルコ）コルチコイドと電解質（ミネラル）コルチコイドがあり，両者は通常，脳を有害事象から保護し，認知行動に必須であるとされている．両コルチコイドは状況に最も関連する適応行動を促進する作用を有すると考えられている．ただ，この2つの副腎皮質ホルモンの受容体を介した作用が，長期間にわたってバランスを失った場合，コルチコステロイドの認知に対する効果は，「適応」から「不適応」に方向転換をすると考えられる（DeKloet ら 1999 年）．

6.4　痛みを生じている間の脳-免疫系

傷害や病源の侵襲に伴う免疫系の活性化は，痛み受容において，末梢，中枢両者に多様な影響を生ずる．実際，脳と免疫系の間には複雑な双方向のコミュニケーションネットワークが存在する（Maier 2003 年）．

免疫系は，神経系，内分泌系，さらには免疫系のメディエーターをシグナルとして，脳との間のコミュニケーションを行う（Haas と Schauenstein 1997 年；Watkins と Maier 1999 年；Salzet ら 2000 年；また，Szelényi 2001 年；Maier 2003 年参照）．そのコミュニケーションのルートとして，緩徐血流ルートがあり，この血流に乗って免疫物質の候補とされている「**炎症促進性サイトカイン**」と称する物質が運搬される．それには**インターロイキン-1（IL-1），インターロイキン-6（IL-6）**，さらには**腫瘍壊死因子α（TNF-α）**などがある．これらの物質が発する感染・炎症警告に対して，脳は「**病態反応**」という非常にうまく仕組まれた反応をする．「病態反応」には，生理反応（発熱，血漿電解質構成の変化，白血球の複製亢進），行動反応（社会的な交流や探索活動の低下，性行動の低下，食物・水分摂取の低下），さらにはホルモン反応（視床下部-下垂体-副腎皮質系ホルモン，交感神経系ホルモンの分泌の増加）がある（Watkins と Maier 1999 年）．神経系の中で，「病態反応」を伝達する神経系の1つとしてに迷走神経がある．末梢において迷走神経はIL-1 により刺激されたパラガングリオン細胞により刺激される（Watkins と Maier 1999 年）．一方，IL-1 は，血液脳関門を妨害するプロスタグランディン E_2（PGE_2）の産生を促進し，この妨害により，脊髄の感受性亢進と「病態反応」はさらに増強される（Ek ら 2001 年；Samad ら 2001 年）．

このようにして免疫-脳経路の活性化は，**痛覚過敏性**と**アロディニア（異痛症）**を増強すると考えられている．この作用は，おそらく数段階を経ていると思われる．①炎症促進性サイトカインにより，大縫線核に至る求心性神経経路が興奮する．②大縫線核は脊髄後角までニューロンを伸ばし，そこで**サブスタンスP**や**グルタミン酸**な

どの神経伝達物質を放出する．③これらの神経伝達物質は，局所的なミクログリア細胞や星状膠細胞（アストロサイト）を賦活化し，興奮性アミノ酸，一酸化窒素（NO），プロスタグランディン群，IL-1，神経成長因子（NGF）を放出する．④このようにして，一度，脊髄中のミクログリアおよびアストロサイトがポジティブフィードバック性に活性化されると，両者が放出する興奮性物質により痛み状態は悪化し，痛覚過敏性やアロディニアを生ずることになる．この複雑な中枢性の神経免疫相互作用は，中枢性神経可塑性に関与する．この相互作用により，「病態反応」の中における痛覚過敏とアロディニアの役割は明確となり，病気になった場合に休養し，動きを中止することに役立つ．このようにして，免疫学的な変化に直面した状態のもとで，生存は保持されるわけである（WatkinsとMaier 1999年）．

7 結 論

- グループⅢ・Ⅳ筋侵害受容器求心性発射活動の強力で長期的な賦活化により，脊髄レベルにおける慢性疼痛可塑性変化がつぎつぎと起こる．
- 一般的にこのような変化は，侵害あるいは非侵害刺激に対するニューロン反応の知覚過敏性を生ずる（痛覚過敏性とアロディニア）．
- このような変化の底流には，幾重にも重なった形態学的から生化学的な変化が存在する．
- 脊髄における侵害情報の伝達と処理は，痛み情報の伝達を抑制したり，促進したりする痛み調節系により調節される．この調節系は侵害受容拮抗系と疼痛促進系から成る．
- 痛み調節系は，皮質や辺縁系などの高次脳レベルからの入力を受けるため，痛み受容は，心理的状態やストレスにより強く影響される．

文 献

Abbadie C, Lindia JA, Cumiskey AM, Peterson LB, Mudgett JS, Bayne EK, DeMartino JA, MacIntyre DE, Forrest MJ (2003) Impaired neuropathic pain responses in mice lacking the chemokine receptor CCR2. Proc Natl Acad Sci USA 1000：7947-7952

Baranauskas G, Nistri A (1998) Sensitization of pain pathways in the spinal cord：Cellular mechanisms. Progr Neurobiol 54：349-365

Barbe MF, McDonough BM, Erthal DM, Inman HT, Rice TL, Barr AE (2000) Substance P increases in spinal cord in response to peripheral inflammation induced by repetitive task. Soc Neurosci Abstr 26：1835（#682.9）

Behbehani MM (1995) Functional characteristics of the midbrain periaqueductal gray. Prog Brain Res 46：575-605

Benedetti F (1996) The opposite effects of the opiate antagonist naloxone and the cholecystokinin antagonist proglumide on placebo analgesia. Pain 64：535-543

Benedetti F, Amanzio M (1997) The neurobiology of placebo agalgesia：From endogenous opioids to cholecystokinin. Prog Neurobiol 51：109-125

Benedetti F, Arduino C, Amanzio M (1999) Somatotopic activation of opioid systems by target-directed expectations of analgesia. J Neurosci 19：3639-3648

Bennett DL, Koltzenburg M, Prietley JV, Shelton DL, McMahon SB (1998) Endogenous nerve growth factor regulates the sensitivity of nociceptors in the adult rat. Eur J Neurosci 10：1282-1291

Budai D, Fields HL (1998) Endogenous opioid peptides acting at mu-opioid receptors in the dorsal horn contribute to midbrain modulation of spinal nociceptive neurons. J Neurophysiol 79：677-687

Carrasco GA, Van de Kar LD (2003) Neuroendocrine pharmacology of stress. Eur J Pharmacol 463：235-272

Casey KL (1999) Forebrain mechanisms of nociception and pain：Analysis through imaging. Proc Natl Acad Sci USA 96：7668-7674

Cervero F, Laird JMA (1996) Mechanisms of touch-evoked pain (allodynia)：A new model. Pain 68：13-23

Coderre TJ, Katz J (1997) Peripheral and central hyperexcitability：Differential signs and symptoms in persistent pain. Beh Brain Sci 20：404-419

Coull JAM, Boudreau D, Bachand K, Prescott SA, Nault F, Sik A, De Koninck P, De Koninck Y (2003) Transsynaptic shift in anion gradient in spinal lamina I neurons as a mechanism of neuropathic pain. Nature 424：938-942

Cui M, Feng Y, McAdoo DJ, Willis WD (1999) Periaqueductal gray stimulation-induced inhibition of nociceptive dorsal horn neurons in rats is associated with the release of norepinephrine, serotonin, and amino acids. J Pharmacol Exp Therapeutics 289：868-876

De Kloet ER, Oitzl MS, Joels M (1999) Stress and cognition：Are corticosteroids good or bad guys? Trends Neurosci 22：422-426

DeQuervain DJ, Roozendaal B, McGaugh JL (1998) Stress and glucocorticoids impair retrieval of long term spatial memory. Nature 394：787-790

Devor M, Wall PD (1981) Effect of peripheral nerve injury on receptive fields of cells in the cat spinal cord. J Comp Neurol 199：277-291

Dickenson AH (1997) Plasticity：Implications for opioid and

other pharmacological interventions in specific pain states. Beh Brain Sci 20 : 392-403

Ek M, Engblom D, Saha S, Blomqvist A, Jakobsson PJ, Ericsson Dhalstrand A (2001) Inflammatory response : Pathway across the blood-brain barrier. Nature 410 : 430-431

Fields HL (1992) Is there a facilitating component to central pain modulation? APSJ 1 : 139-141

Fields HL (1997) Brain systems for sensory modulation : Understanding the neurobiology of the therapeutic process. Mind/Body Med 2 : 201-206

Fields HL, Rowbotham M, Baron R (1998) Postherpetic neuralgia : Irritable nociceptors and deafferentation. Neurobiol Disease 5 : 209-227

Genzen JR, McGhee DS (2003) Short-and long-term enhancement of excitatory transmission in the spinal cord dorsal horn by nicotinic acetylcholine receptors. Proc Natl Acad Sci USA 100 : 6807-6812

Haas HS, Schauenstein K (1997) Neuroimmunomodulation via limbic structures-the neuroanatomy of psychoimmunology. Prog Neurobiol 51 : 195-222

Helmstetter FJ, Tershner SA, Poore LH, Bellgowan PSF (1998) Antinociception following opioid stimulation of the basolateral amyglada is expressed through the periaqueductal gray and rostral ventromedial medulla. Brain Res 779 : 104-118

Hoheisel U, Mense S, Simons DG, Yu XM (1993) Appearance of new receptive fields in rat (DH) neurons following noxious stimulation of skeletal muscle : A model for referral of muscle pain? Neurosci Lett 153 : 9-12

Hunt SP, Mantyh PW (2001) The molecular dynamics of pain control. Nature Rev Neurosci 2 : 83-91

Ito S, Okuda-Ashitaka E, Minami T (2001) Central and peripheral roles of prostaglandins in pain and their interactions with novel neuropeptides nociceptin and nocistatin. Neurosci Res 41 : 299-332

Jänig W, Häbler H-J (2000) Sympathetic nervous sytem : Contribution to chronic pain. Progress Brai Res 129 : 451-468

Jasmin L, Rabkin SD, Granato A, Boudah A, Ohara PT (2003) Analgesia and hyperalgesia from GABA-mediated modulation of the cerebral cortex. Nature 424 : 316-320

Jessell TM, Kelly DD (1991) Pain and analgesia. In : Kandel ER, Schwartz JH, Jessell TM (Eds) Principles of neural science, pp385-399, Pretice-Hall Intn, London etc

Julius D, Basbaum AI (2001) Molecular mechanisms of Nociception. Nature 413 : 203-210

Keay KA, Bandler R (2001) Parallel circuits mediating distinct emotional coping reactions to different types of stress. Neurosci Biobehav Rev 25 : 669-678

Kim JJ, Yoon KS (1998) Stress : Metaplastic effects in the hippocampus. Trends Neurosci 21 : 505-509

King AE, Thompson SWN (1995) Brief and prolonged changes inspinal excitability following peripheral injury. Seminars Neurosci 7 : 233-243

Koerber HR, Brown PB (1995) Quantitative anlaysis of (DH) cell receptive fields following limited deafferentation. J Neurophysiol 74 : 2065-2076

Koltzenburg M (1995) The stability and plasticity of the encoding properties of peripheral nerve fibres and their relationship to provoked and ongoing pain. Semin Neurosci 7 : 199-210

Koltzenburg M (1997) The sympathetic nervous system and pain. In : Dickenson A, Besson JM (Eds) The pharmacology of pain, pp61-91, Springer-Verlag, Berlin Heidelberg, New York

Laska E, Sunshine A (1973) Anticipation of analgesia : Placebo effect. Headache 13 : 1-11

Levine JD, Fields HL, Basbaum AI (1993) Peptides and the primary afferent nociceptor. J Neurosci 13 : 2273-2286

Levine JD, Gordon NC, Fields HL (1978) The mechanism of placebo analgesia. Lancet 2 : 654-657

Lewin GR (1995) Neurotrophic factors and pain. Seminars Neurosci 7 : 227-232

Li P, Zhuo M (1998) Silent glutamatergic synapses and nociception in mammalian spinal cord. Nature 393 : 695-698

Lima D, Almeida A (2002) The medullary dorsal reticular nucleus as a pronociceptive centre of the pain control system. Prog Neurobiol 66 : 81-108

Lin Q, Wu J, Peng YB, Cui M, Willis WD (1999) Nitric oxide-mediated spinal disinhibition contributes to the sensitization of primate spinothalamic tract neurons. J Neurophysiol 81 : 1086-1094

Linderoth B, Meyerson BA (1995) Dorsal column stimulation : Modulation of somatosensory and autonomic function. Semin Neurosci 7 : 263-277

Maier SF (2003) Bi-directional immune-brain communication : Implications for understanding stress, pain, and cognition. Brain Behav Immun 17 : 69-85

Mannion RJ, Costigan M, Decosterd I, Amaya F, Ma Q-P, Holstege JC, Ji R-R, Acheson A, Lindsay RM, Wilkinson GA, Woolf CJ (1999) Neurotrophins : Peripherally and centrally acting modulators of tactile stimulus-induced inflammatory pain. Proc Natl Acad Sci USA 96 : 9385-9390

Mason P (1999) Central mechanisms of pain modulation. Curr Opin Neurobiol 9 : 436-441

Mason P (2001) Contributions of the medullary raphe and ventromedial reticular region to pain modulation and other homeostatic functions. Ann Rev Neurosci 24 : 737-777

McEwen BS (1999) Stress and hippocampal plasticity. Ann Rev Neurosci 22 : 105-122

McEwen BS, Sapolsky RM (1995) Stress and cognitive function. Curr Opin Neurobiol 5 : 205-216

McMahon SB, Wall PD (1984) Receptive fields of rat lamina 1

projection cells move to incorporate a nearby region of injury. Pain 19 : 235-247

Melzack R, Wall PD (1965) Pain mechanisms : A new theory. Science 150 : 971-979

Mendell LM (1994) Neurotrophic factors and the specification of neural function. The Neuroscientist Nov 1994 : 21-29

Mense S (1993) Nociception from skeletal muscle in relation to clinical muscle pain. Pain. 54 : 241-289

Millan MJ (2002) Descending control of pain. Prog Neurobiol 66 : 355-474

Milligan ED, Twining C, Chacur M, Biedenkapp J, O'Connor K, Poole S, Tracey K, Martin D, Maier SF, Watkins LR (2003) Spinal glia and proinflammatory cytokines mediate mirror-image neuropathic pain in rats. J Neurosci 23 : 1026-1040

Moore KA, Baba H, Woolf CJ (2000) Synaptic transmission and plasticity in the superficial dorsal horn. Prog Brain Res 129 : 63-80

Pezet S, Malcangio M, McMahon SB (2002) BDNF : A neuromodulator in nociceptive pathways? Brain Res Rev 40 : 240-249

Pitchford S, Levine JD (1991) Prostaglandins sensitize nociceptors in cell culture. Neurosci Lett 132 : 105-108

Porreca F, Ossipov MH, Gebhart GF (2002) Chronic pain and medullary descending facilitation. Trends Neurosci 25 : 319-325

Ren K, Dubner R (2002) Descending modulation in persistent pain : An update. Pain 100 : 1-6

Sabban EL, Kvetnansk R (2001) Stress-triggered activation of gene expression in catecholaminergic systems : Dynamics of transcriptional events. Trends Neurosci 24 : 91-98

Salzet M, Vieau D, Day R (2000) Crosstalk between nervous and immune systems through the animal kingdom : Focus on opioids. Trends Neurosci 23 : 550-555

Samad TA, Moore KA, Sapirstein A, Billet S, Allchome A, Poole S, Bonventre JV, Woolf CJ (2001) Interleukin-1 beta mediated induction of Cox-2 in the CNS contributes to inflammatory pain hypersensitivity. Nature 410 : 471-475

Sandkühler J (1996) The organization and function of endogenous antinociceptive systems. Prog Neurobiol 50 : 49-81

Sandkühler J (2000) Learning and memory in pain pathways. Pain 88 : 113-118

Sawynok J, Liu XJ (2003) Adenosine in the spinal cord and periphery : Release and regulation of pain. Prog Neurobiol 69 : 313-340

Schäfer M, Mousa SA, Stein C (1997) Corticotrophin-releasing factor in antinociception and inflammation. Eur J Pharmacol 323 : 1-10

Schaible H-G (1996) On the role of tachykinins and calcitonin gene-related peptide in the spinal mechanisms of nociception and in the induction and maintenance of inflammation-evoked hyperexcitability in spinal cord neurons (with special reference to nociception in joints). In : Kumazawa T, Kruger L, Mizumura K (Eds) The polymodal receptor-a gateway to pathological pain, pp423-441, Elsevier, Amsterdam, Lausanne, New York, Oxford, Shannon, Tokyo (Prog Brain Res 113)

Shu X-Q, Mendell LM (1999) Neurotrophins and hyperalgesia. Proc Natl Acad Sci USA 96 : 7693-7696

Sjøgaard G, Lundberg U, Kadefors R (2000) The role of muscle activity and mental load in the development of pain and degenerative processes at the muscle cell level during computer work. Eur J Appl Physiol 83 : 99-105

Stucky CL, Abrahams LG, Seybold VS (1998) Bradykinin increases the proportion of neonatal rat dorsal root ganglion neurons that respond to capsaicin and protons. Neurosci 84 : 1257-1265

Szelényl J (2001) Cytokines and the central nervous system. Brain Res Bull 54 : 329-338

Thompson SWN, Bennett DLH, Kerr BJ, Bradbury EJ, McMahon SB (1999) Brain-derived Neurotrophic factor is an endogenous modulator of nociceptive responses in the spinal cord. Proc Natl Acad Sci USA 96 : 7714-7718

Tsuda M, Shigemoto-Mogami Y, Koizumi S, Mizokoshi A, Kohsaka S, Salter MW, Inoue K (2003) $P2X_4$ receptors induced in spinal microglia gate tactile allodynia after nerve injury. Nature 424 : 778-783

Urban L, Thompson SWN, Dray A (1994) Modulation of spinal excitability : Co-operation between neurokinin and excitatory amino acid neurotransmitters. Trends Neurosci 17 : 432-438

Urban MO, Gebhart GF (1999) Supraspinal contributions to hyperalgesia. Proc Natl Acad Sci USA 96 : 7687-7692

Vrinten DH, Kalkman CJ, Adan RAH, Gispen WH (2001) Neuropathic pain : A possible role for the melanocortin system? Eur J Phamacol 429 : 61-69

Wall PD (1988) Recruitment of ineffective synapses after injury. In : Functional Recovery in Neurological Disease, Advancesin Neurology, Waxman SG (Ed), Vol. 47, pp387-400, Raven Press, New York

Watkins LR, Maier SF (1999) Implications of immune-to-brain communication for sickness and pain. Proc Natl Acad Sci USA 96 : 7710-7713

Watkins LR, Maier SF (2002) Beyond neurons : Evidence that immune and glial cells contribute to pathological pain states. Physiol Rev 82 : 981-1101

Wiesenfeld-Hallin Z, Aldskogius H, Grant G, Hao J-X, Hoekfelt T, Xu X-J (1997) Central inhibitory dysfunctions : Mechanisms and clinical implications. Beh Brain Sci 20 : 420-425

Willis WD (1996) Temperature perception and pain. In : Comprehensive human physiology, Greger R, Windhorst U (Eds) From cellular mechanisms to integration, Vol 1, pp677-696, Springer-Verlag, Berlin Heidelberg, New York

Willis WD (1999) Dorsal root potentials and dorsal root reflexes: A double-edged sword. Exp Brain Res 124: 395-421

Woolf CJ, Costigan M (1999) Transcriptional and posttranslational plasticity and the generation of inflammatory pain. Proc Natl Acad Sci USA 96: 7723-7730

Woolf CJ, Doubell TP (1994) The pathophysiology of chronic pain-induced sensitivity to low-threshold Ab-fibre inputs. Curr Opin Neurobiol 4: 525-534

Woolf CJ, Salter MW (2000) Neuronal plasticity: Increasing the gain in pain. Science 288: 1765-1768

Woolf CJ, Walters ET (1991) Common patterns of plasticity contributing to nociceptive sensitization in mammals and Aplysia. Trends Neurosci 14: 74-78

Zimmermann M (2001) Pathobiology of neuropathic pain. Eur J Pharmacol 429: 23-37

第 19 章
痛み関連性の大脳皮質活動変化と可塑性

Milos Ljubisavljevic

イェーヴレ大学　筋骨格系研究センター，ウメオ市，スウェーデン
医学研究所　神経生理学部門，ベルグラード市，セルビア

キーワード：筋肉痛，脳活動，脳可塑性，経頭蓋磁気刺激，痛みの神経画像化

要旨：伝統的に慢性作業関連性筋骨格系疼痛症候群の背後に潜む病態生理学的メカニズムを明らかにするための研究努力は，骨格筋そのものと，脊髄内回路における神経構造などの末梢器官にその焦点が絞られてきた．すなわち，骨格筋自身，脊髄内回路における神経構造などである．過去 10 年ほどに新しく開発された非侵襲性技術により，慢性疼痛状態に関連した脳機能の解析が可能となった．そのうち，経頭蓋磁気刺激は，主に長期持続性筋活動に関連した運動皮質の興奮性および抑制性過程における変化の研究に有用であるが，一方，PET（陽電子放出断層撮影）やfMRI（機能的磁気共鳴画像）などの各種の神経画像研究法により，長期間の慢性様状態のみならず，短期間の相動性の痛み状態が生じている間の，脳の異なる領域での活動変化が明らかになってきた．なかには，慢性筋痛状態の発生と固定化における脳の役割を直接吟味したものではない研究や，運動系と疼痛との相互作用メカニズムに関する研究ではないものもあるが，これらの研究により重要な知見が明らかに示されている．すなわち，第一に長期間持続性の，疲労性筋活動は，大脳皮質の興奮性における長期変化と関連があること．第二に，運動皮質の異なる部位は，疼痛刺激により異なる活動パターンを示し，さらには，これらの構造に対する慢性電気刺激は，疼痛減少に応用できる可能性があること．第三に，持続する臨床的慢性疼痛状態の場合には，従来から知られている，疼痛処理過程に関連する脳組織の活動には変化がないか，むしろ減少しており，活動が前頭前野や体性感覚野などの他の脳領域へ移動していることなどがわかってきた．しかし，そのような脳の機能的構成や活動の変化，すなわち皮質可塑性が，臨床的な慢性筋痛症候群において順応的，有益的または適応不良的で，むしろ悪化促進的な役割を果たしているかどうかということは，全く確定されていない．

1　はじめに

作業関連性慢性筋骨格系疼痛症候群（CMPS）は，広く認められ，様々な名称が付され，まちまちに治療法が試行されているが，いまだ十分な理解を得られていない症候群である．本症候群は，合理的な治療のための病態生理学や病因論から，原因や予防の問題まで，生物心理社会的なあらゆるレベルの関心を惹きつけている．これらの症候群に関連した筋痛は，皮膚や内臓の痛みとは異なることや，運動器系と相互関連があるなどの特徴がある．

作業関連性慢性筋骨格系疼痛症候群における筋痛と，それに関連した運動器系における変化との間の，メカニズムと相互作用を説明しようとする幾年にもわたる努力により，これらの種々のモデルは，2 つの神経生理学的モデルに集約されつつある．1 つは「**過活動モデルあるいは悪循環モデル**」と称し，Travell ら（1942 年）により推奨されたモデルである．もう 1 つは，「**痛み順応モデル**」といって，Lund ら（1991 年）により提唱されたモデルである（Bergenheim 本書第 13 章；Matre と Svensson 本書第 14 章；Windhorst 本書第 17 章を参照されたい）．同時に最近の研究は，深部筋の痛みの感覚エ

ネルギーの変換〔訳者注：痛み感覚が生体内では最終的に電気信号的に変換されること〕，感覚の伝達，中枢神経への投射の変化に重点をおいている．したがって末梢侵害受容器の変化（PassatoreとRoatta 本書第21章；Windhorst 本書第17章参照）や，脊髄回路の変化（Windhorst 本書第18章）に関する多くの研究が行われており，こうした研究は，持続的な侵害刺激が存在しないのに臨床的には明らかに認められる持続性疼痛の研究につながっていくであろう．この病態の背後に潜む変化は，通常「末梢および中枢の神経可塑性」に帰因するものとされている．

一方で，脳内でも同様のメカニズムが起こりうることは，ほとんど無視されてきた．その理由は2つあり，このために，より高度な研究が阻害されてきた．第一に，このメカニズムの研究には侵襲的な技術しかなく，人間には用いえなかったためである．第二に，哺乳類の大脳皮質は，環境の変化に応じた再構成や順応に対して，非常に限定された可能性しか有していないというドグマ（定説）によるものである．したがって，慢性痛状態における脳の処理過程の理解は，ほとんどが動物実験に基づくものである．脳可塑性研究が興味をもたれはじめたのは，つい最近になってからにすぎない．脳可塑性研究を推進する大きな力となったのは，多くの非侵襲的方法の開発であり，機能的磁気共鳴画像（fMRI）や陽電子放出断層撮影（ポジトロンCT，PET），経頭蓋磁気刺激（TMS）などによりヒトの脳可塑性研究が可能となった．

本章においては，筋痛症候群とそれに関連する状態について得られた，さまざまな脳領域における短期間あるいは長期間の変化に関して，最近の知見を概説する．とくにこれらの変化が持続性疼痛状態を生ずるような神経物質を産生しているかどうかについて，注目して考察する．さらに労働の中で長時間の筋活動が行われることに伴って生じる可能性のある大脳皮質の変化についても言及する．

2 身体的活動により生ずる大脳皮質の変化

最近の実験的研究によれば，末梢神経系に種々の操作を加えることによって，迅速可塑性変化が大脳運動皮質や感覚皮質に生ずることが報告されている．とくに，経頭蓋磁気刺激*を利用した研究により，種々のタイプの身体的活動により生ずる大脳皮質興奮性および抑制的回路に対する短期および長期的影響が報告されている．

2.1 随意的収縮

Ljubisavljevicらは，1996年に，母指外転筋の最大下等尺性随意収縮（最大随意収縮の60％）の実行中と実行後の経頭蓋磁気刺激に対する大脳皮質の変化について探索した．反応のパラメーターとして，経頭蓋磁気刺激による母指外転筋の「運動誘発電位」（motor evoked potential：MEP）の大きさおよび運動誘発電位に続いて起こる筋電図中の「サイレント・ピリオド」の長さを記録した〔訳者注：サイレント・ピリオドとは，運動開始直前にみられる筋電図が全く消失する（サイレント）期間をいう．下の原著注参照〕．運動誘発電位の大きさとサイレント・ピリオドの長さは，両者ともに筋収縮の最後まで（被験者が収縮力レベルを維持できなくなるまで）緩徐な低下を示したが，その後，両者とも再び増加した．収縮直後の休止期に誘発された運動誘発電位の振幅は収縮の前に得られた対照反応と比べると大きかったが，その後，回復期に誘発された運動誘発電位は，有意な差はなかった．経頭蓋磁気刺激に対する運動誘発電位とサイレント・ピリオドにおける反応の変化は，このようなタイプの持続的な筋活動中においては，随意収縮時にも継続中の背景筋電図とは異なる時間経過をたどるため，以下のような仮説を提唱した．すなわち，運動誘発電位とサイレント・ピリオドの反応変化は，運動皮質それ自体における変化よりも，むしろ運動皮質出力細胞（つまり運動野を効果

＊原著注　経頭蓋磁気刺激は，神経生理学的な手法で，ある特定の運動ニューロンプールに対する興奮性および抑制性効果の非侵襲的な探索法として，またヒトにおける求心的入力を中枢神経系に感覚運動統合する非侵襲的な探索法として用いられている．磁気刺激においては，短時間の高電流パルスを，特別にデザインしたコイルの中で発生させる．このコイルは頭皮上に配置され，易興奮性組織（運動皮質とその他脳組織）の近傍で電場と電流により磁場を発生させる．経頭蓋磁気刺激により2つの主な反応が誘発される．1つは運動誘発電位と称される興奮性反応であり，2つめは，サイレント・ピリオドとして視覚化される抑制性反応である．このサイレント・ピリオドは，標的筋の収縮を抑制する期間と考えられている．経頭蓋磁気刺激は，錐体ニューロンを経シナプス性に賦活化し，主に下行性皮質脊髄路に間接的な「I（indirect：間接的な）波」を誘発する．I波は，重なりあう皮質の興奮性の変化により影響され，したがって，経頭蓋磁気刺激により誘発された運動反応は，皮質回路の興奮性の変化に依存するということを示唆している．

的に駆動する大脳皮質領域)が先行するレベルにおいて，複雑な処理過程を反映すると仮定したのである．さらに，運動誘発電位の振幅の増加は，筋活動の数分後にまで存在するとされているが，それは皮質活動の残存変化を物語っていると考えられた．

2.2 運動

Brasil-Neto らは，1993 年，1994 年に運動前後における橈側手根屈筋からの運動誘発電位の変化について検討した．手関節の連続的な 1 Hz の屈曲・伸展の繰り返し運動を，数分間続けさせたところ，運動中には手関節屈曲のスムースな動きが次第に障害され，内転傾向になることや，テーブル上の対側の手が固定され，他の前腕筋群が共同運動することが観察された．運動直後に誘発した M 波や H 反射により，α 運動ニューロンの興奮性や末梢性の変化は認められないことが明らかにされたが，運動後の経頭蓋磁気刺激により誘発した運動誘発電位の平均振幅は，疲労前の値と比較して有意に低下することが判明した．経頭蓋磁気刺激は，皮質脊髄路ニューロンを主にシナプス経由で賦活化し(Day ら 1987 年；Amassian ら 1987 年)，皮質ニューロン間回路に作用するため，Brasil-Neto らは，これらの変化はおそらく皮質内メカニズムを介したものと結論づけている (Brasil-Neto ら 1994 年)．

同様の研究で，運動後の母指球筋における運動誘発電位の長期持続性変化が起こることが Zanette らにより 1995 年に報告されている．被験者が 1 分間，母指の迅速な外転と内転の反復性運動を繰り返すと，運動誘発電位の振幅が，運動前値より平均して約 55% 低下することが認められた．運動誘発電位の変化の時間的経過は，U 型のカーブを描き，筋活動の最中にも同様の変化が起こるとする筆者らの研究結果 (Ljubisavljevic ら 1996 年) と一致した．この変化は，運動後 2～3 分で急激な低下を示すことから始まり，約 10 分後に最大の低下に達し，35 分後にも低下したままであることが判明している．同時に標的筋への皮質出力のマップは，刺激個所において最大低下相で母指球筋の運動反応を誘発するのに 40% の低下を生ずると報告した．Zanette らは，このタイプの運動は，可逆性ではあるが長期持続性の皮質興奮の抑制を誘発し，この抑制はおそらく皮質内におけるシナプス前調節と関連しているのであろうと結論づけている．

結論として，これらの研究において記録された運動誘発電位における変化が，皮質内メカニズムにより仲介される**中枢性疲労**の尺度として解釈されるとしても，これらの変化が労働に関連した状況下でも起こりうると考えてもよいであろう．これらの短期持続性の再構成パターンが，労働関連障害における筋活動の調節に関して，どの程度まで順応不良を起こさせているか，そして筋肉痛を発生させ，持続させるという，現象の連鎖にどの程度まで関わっているか，ということを明らかにしなくてはならない．しかしながら，いったん痛みが生ずると，運動誘発電位の変化は，運動制御の機能的撹乱により，さらに痛みの発生を増強するとみなされている．

ヒトの体性感覚皮質と運動皮質の短期再構成は，数時間程度持続するが，それとは別に，長期持続性の，そしてより特異的なパターンが，示唆されている．

2.3 筋収縮のタイミング

異なる筋を同じタイミングで活性化しようとする試行は，大脳皮質の支配領域の変化を誘発する (Cohen ら 1995 年, 1996 年)．Cohen らは，2 つの筋を同期的，あるいは非同期的に賦活化する訓練を行うと，大脳皮質におけるこれらの筋の支配領域に変化を生ずるかどうかを検討した．皮質における賦活化された筋の運動支配領域マップは，頭と肩を非同期的に賦活化すように訓練された被験者よりも，同期的に賦活化するように訓練された被験者のほうが，よりオーバーラップする支配領域が多いようにシフトした．興味あることに，運動皮質のマップの変化は，訓練終了の数週間後にも持続した．これらの変化は，技能獲得の過程に伴う神経可塑性と関連していると解釈でき，有用な変化であると考えられる．しかし，同様の変化が，筋肉を動かす順序が外的な強制により決められている条件下でも起こり得るかどうか，たとえば産業労働現場で起きている筋肉の使い方でも起こり得るか，ということを検討してみるのも，興味深い．さらに，もしそのような条件下においても，皮質の運動支配領域マップに変化が生ずるのなら，そのような変化が，皮質機能変調を起こさせたり，その変調を維持させたりする運動協調パターンの一部であるかどうかを確定することが非常に重要となる．

2.4 反復刺激

Ziemann らは 1998 年に，異なる末梢条件に曝露された種々の筋群に対して，反復性経頭蓋磁気刺激が，それ自体，運動皮質性出力を調節するかどうかを検討した．

一過性の虚血性神経ブロックを前腕に施ししておいて，その同側あるいは対側の運動皮質に磁気刺激を加えた．興味あることに，虚血性神経ブロックの施行下では，経頭蓋磁気刺激により，対側あるいは同側における運動皮質の興奮性に異なる効果が生じた．すなわち，対側の運動誘発電位振幅は増加し，同側の運動誘発電位は減少した．皮質内抑制や皮質内促通に対しては，反対の効果を引き起こしていることも判明した．これらの結果は，変調された求心性入力を受けとる感覚運動皮質は，その可塑性が増加しているということを明瞭に示している．労働関連性筋肉痛の患者では，全身的な血行不良（Larsson 本書第 8 章；Passatore と Roatta 本書第 21 章参照．また，Vøllestad と Røe 本書第 9 章も参照）によって，末梢的には筋における血管新生が変化すると考えれば，大脳皮質レベルにおいても，ストレスなどの付随する影響により身体をさらに不安定化させることによって，類似の現象が起きると考えられる．同時にこれらの結果は，ヒトにおいて中枢神経可塑性を調節できる可能性を示した最初の報告であり，この報告により新たな治療戦略の可能性が開かれたわけである．

大脳皮質にそのような変化を生じさせるということがもたらす展望は，もし患者にとって神経可塑性が有益であればそれを促進させればよいし，望ましくないものであれば，抑制すればよいということになる．

上記の大脳皮質における変化，特に運動皮質における変化は，慢性疼痛性障害の全体像を示すものではないが，これらの変化は大脳皮質の機能構成が容易に変化し得るものであることを示している．

3 運動皮質活動の疼痛関連性変化

日常生活の経験からも，痛みは運動に影響することが知られている．痛みの運動制御に及ぼす影響は，典型的には運動遂行の能力が制限されたり低下したりするという形で，表在化する．実験的研究においては，その多くが痛みが脊髄回路に及ぼす影響について検討している．その中で，つい最近になって，運動系と疼痛系の間の相互作用が，脊髄よりも中枢側の脳領域に関連した，より複雑な過程を経ることが判明してきた．Tsubokawa ら は，1991 年に，難治性慢性疼痛に悩まされている患者において，運動皮質に対する慢性電気刺激により，その疼痛が軽減できることを報告した（Canavero と Bonicalzi 1995 年参照）．したがって，運動皮質活動が疼痛感覚を調整できるならば，侵害性入力が，反対に運動皮質興奮性に影響を及ぼす可能性も考えられる．以下では，侵害刺激の運動皮質興奮性に対する調節的影響について述べた研究を概説する．

3.1 機能的神経画像化研究

すでに述べたように，PET（ポジトロン・エミッション・トモグラフィー：陽電子放出断層撮影）や fMRI（機能的核磁気共鳴画像, functional MRI）などの神経画像化手法は，痛みの機能的神経解剖を研究する上で，非常に有用であることが明らかになっている．痛みが生じている際の局所脳血流量（rCBF）に変化が生じていることを測定している最近の研究によれば，運動機能に関連する領域が賦活化されていることが報告されている（総説に関しては，Peyron ら 2000 年参照）．痛み刺激に伴って，一次運動野（M1），補足運動野（supplementary motor area：SMA），レンズ核，尾状核，小脳における局所脳血流量は，変化を生ずることが報告された（Peyron ら 2000 年）．高張食塩水を，急速に左上腕三頭筋の筋肉内に注射することで誘発される痛みにより，対側の島と被殻が賦活化された（Korotkov ら 2002 年）．本研究による賦活化されたすべての領域は，以前の痛みによる神経画像研究において賦活化された領域と一致していたが，以前の報告に比較すると賦活化された領域の数がかなり少ないことが明らかとなった．その説明として，筋の痛みの性質が，心理生理的にみれば皮膚の痛みとは異なっており，筋の痛みのほうが大脳皮質で賦活化される領域が少ないことがあげられている．Casey ら（1996 年）は，侵害刺激の種類に応じて運動野には異なる血流量変化が引き起こされることを示した．さらに Svensson ら（1997 年）は，CO_2 レーザー照射により生じさせた相動的な皮膚痛と，筋肉内電気刺激により誘発した相動的筋肉痛が，異なる大脳皮質領域を賦活化することを示した．以上を総括すると，一次感覚運動野，レンズ核，対側の帯状前回などの，運動制御に関連する大脳領域が，筋への疼痛刺激のみにより賦活化されたことになる．

3.2 神経生理学的研究

PET や fMRI は，大脳皮質変化の静的状態における画像を提供するだけである．それとは異なり，神経生理学的手法を用いることによって，侵害受容と運動の相互作用の時間経過が，高い時間分解能をもって観察できる．最近になって，経頭蓋磁気刺激を用いて，痛み系と運動

系との相互作用を探索しようとする研究が，登場してきた．これらの研究は，痛み-運動皮質の相互作用を，健康な被験者を用いて実験的に誘発した痛みの状態で，観察したものであるということを認識しておかねばならない．しかし，これらの健康なボランティアで誘発された実験的痛みからも，慢性筋肉痛状態において，おそらく生じているであろうメカニズムやプロセスを明らかにするうえで重要な情報が得られることは，まちがいない．ここにその内容を概説しておこう．

これらの研究においては，痛み刺激は，相動性のものと，静的なものの2つに分けられる〔訳者注：相動的とは，時間によりその強さが変化するものをいう．一方の静的とは，持続的な同じ強さの痛みで，時間により変化しないものをいう〕．相動的な痛みは，強度の電気刺激を末梢の皮膚神経に与えることにより，または皮膚に対する CO_2 レーザー刺激により誘発した（Koflerら2001年；Valerianiら1999年；Valerianiら2001年）．静的な痛み刺激は，カプサイシンを局所あるいは皮内に適用するか，高張食塩水を筋内に注入することにより誘発した（Romanielloら2000年；Farinaら2001年；Le Peraら2001年）．これらの実験のデータにより，運動皮質の興奮性は，筋や皮膚に対する静的な持続性の痛みにより減少することが示された（Farinaら2001年；Le Peraら2001年）が，皮下痛によっては運動皮質系の活動は影響されなかった（Romanielloら2000年）．さらに，長期持続性の運動皮質興奮性に対する調節が，高張性食塩水を筋肉内に注射することにより誘発した筋肉痛により生じ，この調節は，刺激中のみならず，痛み刺激が終了した後も持続することが示された（Romanielloら2000）．

したがって，運動系と痛み系の相互作用には，大脳皮質領域が関連していることを示す確固たる証拠が存在すると結論づけられるが，最も注目すべき知見は，痛みはヒトの運動皮質を抑制することができるというものである．しかし，痛み-運動相互作用は，痛みの持続時間が静的なものであるか，相動的なものであるか，そして痛みの性質が深部の筋痛であるか，表在性の皮膚痛であるか，という痛みの特殊なパラメーターに依存して異なる性質と時間経過を示す．したがって，ここで提唱すべき重大な課題は，「痛みの多元的な側面のうちのどれが，運動皮質に最大の影響を及ぼすのか」ということと，「これらの変化のうち，どれが慢性痛を促進し，その持続に重要な役割を果たすのであろうか」ということである．

痛み-運動相互作用に関する研究は，ますます増加しているが，この根源的な現象の，さらに本質的な理解には，まだまだ道が遠く，多くの根本的な局面が詳しく研究されていないと言わざるを得ない．慢性筋痛症に罹患している患者の状態は，罹病期間の長さ，症状の強さ，発症の原因などが多様であるため，本症の病態生理学メカニズムのさらなる研究のためには，痛み-運動相互作用に関する深い知識が最も重要なものとなる．

4 慢性疼痛状態における大脳皮質変化

前述のように，慢性痛状態に関する脳研究は，早期にはかなりの困難を伴ったため，痛みの研究のうち臨床的に有用性のあるものは，非常に少なかった．端的にいえば，三叉神経痛の患者，除神経後疼痛，癌に伴う慢性激痛，内臓痛，その他の慢性痛状態に悩む患者における脳活動が検索されてきたのである．研究の数も少なく，検討した患者の臨床症状の間に大きな差があったにもかかわらず，画像研究からはかなり一貫した知見が浮かび上がってきた．最初は，臨床的に持続性慢性疼痛状態の場合には，「侵害受容」感覚に関連した大脳皮質の体性感覚領域，または視床の領域の活動は，変化がないか，むしろ低下していることが示された．さらに臨床的に痛みを訴える患者において最初に活性化されるのは，主に前帯状回と前頭前野の領域であり，中には辺縁系に活性化領域がみられる症例もあることが報告された．最近の痛みに関連した高度な神経画像研究についての参考文献として，Apkarian（1995年），Derbyshire（1999年），Peyronら（2000年）による概説をお薦めする．

以下に，慢性疼痛疾患における大脳皮質構造のダイナミックな状態について記載した研究結果について述べる．

4.1 反射性交感神経性ジストロフィー

Apkarian（1995）の研究によれば，片側上肢の交感神経維持性疼痛（反射性交感神経性ジストロフィー（RSD））（Blair 本書第24章参照）の患者におけるfMRIを使用して，熱痛覚刺激あるいは機械的痛覚刺激を付加した際の大脳活性化についての研究を行ったところ，すべての被験者において，障害側の腕に与えた侵害性刺激により，反対側の体性感覚性皮質における皮質活性の大きな低下を生じたが，健常側に与えた侵害性刺激は反対側の体性感覚性皮質の活性化を誘発したという．しかしながら，疼痛がある側の交感神経活動を局所麻酔によりブロック

すると，慢性痛は有意に減少して，慢性疼痛側と反対側の頭頂部の皮質活性化が逆転した．すなわち，慢性疼痛側と反対側の頭頂部皮質活性化が増加して，健常側に刺激を与えたときと同様のパターンを示すようになったという．Apkarianらは同一の侵害刺激が，被験者の知覚状態に依存して，反対のパターンの体性感覚性皮質活性化を，誘発したと結論づけている．被験者の「感情状態」，または求心性入力が，痛み刺激の体性感覚性処理を制御するものと考えられる結論である．

4.2 慢性腰痛

大脳皮質一次感覚野における変化は，筋性あるいは変形性の慢性腰痛患者においても検索されている（Florら 1997年）．慢性腰痛患者の腰部あるいは示指の皮膚を電気刺激し，その対側大脳半球の磁場を記録し，健康対照と比較した研究によると，腰痛患者の痛みがある側の疼痛刺激により生じた早期磁場力は，健康被験者と比較して増加していた．興味深いことに早期磁場力の増加の程度は，慢性度と線形に相関した．一方，この慢性腰痛患者においては，一次体性感覚野における最大活性度は，さらに中央側にさらにシフトしていた．このデータは，慢性腰痛状態においては，大脳皮質反応性が強くなるという強力な証拠となり得る．慢性腰痛患者において，腰部に対応する大脳皮質領域が，さらに内側部にシフトしていたという知見は，大脳皮質の腰部に対応する領域が拡張し，近傍領域にも広がっていることを示唆している．Florらは，慢性に痛む筋に対応する大脳皮質領域が拡大していることが，持続性の痛みを助長し，維持させると結論づけている．

4.3 線維筋痛症

体性感覚野はさておき，運動野は慢性筋痛症候群の患者において機能異常を示すということが，経頭蓋磁気刺激を使用した最近の研究により強調されている（Salernoら 2000年）．Salernoらは，単一あるいは連続2回磁気刺激を，線維筋痛症の患者に与え，その際における大脳皮質運動領域興奮性の変化を探究した．Salernoらは線維筋痛症の患者の圧痛の増加に，脊髄よりも上位の組織の異常な中枢性疼痛メカニズムの関与があるかどうかについて，着目した．本研究では，全体で13名の線維筋痛症の患者を検査しており，健康被験者に比較して，線維筋痛症の患者では，両側上下肢筋の運動閾値が低下し，サイレント・ピリオドの短縮が認められた．連続2回経頭蓋磁気刺激を用いて，通常は条件刺激により誘発される促通現象を欠き，反応における抑制性成分の遅延が認められた．まとめると，これらの変化は，興奮性および抑制性大脳皮質メカニズムと関連した運動誘発パラメーターの有意な障害を示していると考えられる．Salernoらは，線維筋痛症の患者では，中枢性疼痛メカニズムが，明らかに異常であると結論づけている．しかしながら，本研究からは，観察された変化が，運動野そのものの機能異常に関わりがあるのか，それとも運動野に影響を与えている，脊髄より中枢側の組織，たとえば大脳基底核，負荷小脳，第一および第二補足運動野における変化を反映しているのか，については明確な結論を引き出せるとはいえない．

4.4 顎関節症

Cruccuら（1997年）の研究は，有痛性の顎関節症の患者において，中枢性咀嚼伝導路の興奮性について検索したものである．この顎関節症は，慢性疼痛疾患の中で最もよくみられるものの一つである（Fricton 1994年）．両側性および片側性に顎関節に痛みを有する患者において，経頭蓋磁気刺激により，検査を行った．咬筋において，経頭蓋磁気刺激による運動誘発電位の，潜時および振幅は正常で，二連刺激法により誘発したサイレント・ピリオドの回復も，正常であった．本法は咀嚼システム（大脳皮質ニューロンから下位運動ニューロンまで至るすべての経路）全体を検索するものであるし，さらに顎関節症の患者における反応は促通を欠いていたため，Cruccuらは中枢性過活動が，咀嚼機能異常と痛みの主な原因である可能性はないと考えた．しかし，本研究において使用された経頭蓋磁気刺激は，最大刺激強度のみであり，この刺激は主に大脳運動皮質細胞を直接刺激することが示されているため（Dayら 1987年），他の皮質，特に抑制性回路における，他のより微細な変化は，おそらくマスクされてしまうだろうと思われる．

5 結論

異なるテクニックを利用したこれらの研究において，一致した結果は得られなかったにもかかわらず，異なる大脳皮質構造の賦活化と大脳皮質可塑性の動的特性，およびそれが慢性疼痛処理過程において果たす役割の概略が浮かび上がってきた．

神経画像解析と電気生理的手法により測定され，慢性疼痛の持続と関連し，運動機能の変化に伴って出現する，この一連の脳組織と脳活動の役割とは何であろうか．大脳皮質の可塑性は，通常は生体にとって有益なものであるというのが直観的に下される仮説であるが，慢性疼痛状態についても同じことが言えるかどうかは不明瞭である．この場合には可塑性は，機能的代償作用という面からみれば順応不良現象であり，慢性疼痛現象を起こして維持する役割をしているのではないかと疑われる．

しかし，最近の動物実験やヒトにおける実験における知見から，浮かびあがってくる結論がいくつかある．痛みの知覚は，脊髄のメカニズムにより生じ，部分的に維持されることが推測されている（Windhorst 本書第18章参照）が，慢性痛状態が固定化されるためには，脊髄より中枢側の構造も重要な役割を果たす可能性があるということである．

もう一つの重要な結論は，最近の慢性痛モデルの大多数は，臨床的な痛み状態を反映しているものではない，ということである．それは臨床的な痛み状態の多くが，視床活動の低下と，それに伴う大脳皮質体性感覚野の種々の変化と関連していると考えられるためである．

慢性痛状態における大脳皮質の感覚運動野，運動関連性領域，そして他の皮質領域の機能異常における所見は，これらの領域が，慢性痛の維持そして筋活動の機能異常に関与する可能性を示唆している（van Dieënら 本書第6章参照）．しかし，筋痛症が高次脳機能により生じた異常筋活動の結果であるのか，あるいはどの程度まで高次構造による異常筋活動が筋痛症に寄与しているのか，ということは，今後の解決が待たれる．

痛みは，異なる脳領域に局在して「痛みのニューロマトリックス」という構造を作り上げている，多くの神経要素間の相互作用の結果生ずる．これらの相互作用は，予測，学習，知覚などにより変更される．痛み関連の情報処理は，電気生理学的現象により特徴づけられる．この特徴づけは，学問的研究のためだけではなく，様々な治療法の立案の評価のためにも重要である．さらに，電気生理学的現象により，慢性痛の有力な増悪因子の1つとしての，または，慢性痛の1つの結果としての，脳における機能的可塑性の研究が発展している．したがって，将来の重大な課題の一つは，ヒトという有機体が，もっと正確に言えばヒトの脳が，痛みに対していかに反応するのか，その際に関与するさまざまな過程が，どこで，いつ，機能異常となるのか，ということを，明確に理解する必要があるということである．大脳皮質解析の新しい方法が，これらの過程の理解と慢性疼痛疾患の治療に大いに寄与することが期待される．

謝　辞

セルビア科学技術開発省（補助金番号1737）が，本研究の一部を補助した．本章の原稿をご高閲いただいたUwe Windhorst 博士に感謝します．

文　献

Amassian VE, Stewart M, Quirk GJ, Rosenthal JL（1987）Physiological basis of motor effects of a transient stimulus to cerebral cortex. Neurosurgery 1：74-93

Apkarian AV（1995）Functional imaging of pain：New insights regarding the role of the cerebral cortex in human pain perception. Seminars in the Neurosciences 7：279-293

Brasil-Neto JP, Cohen LG, Hallett M（1994）Central fatigue as revealed by postexercise decrement of motor evoked potentials. Muscle Nerve 7：713-719

Brasil-Neto JP, Pascual-Leone A, Valls-Sole J, Cammarota A, Cohen LG, Hallett M（1993）Postexercise depression of motor evoked potentials：A measure of central nervous system fatigue. Exp Brain Res 1：181-184

Canavero S, Bonicalzi V（1999）Cortical stimulation for central pain. J Neurosurg 83：1117

Casey KL, Minoshima S, Morrow TJ, Koeppe RA（1996）Comparison of human cerebral activation pattern during cutaneous warmth, heat pain, and deep cold pain. J Neurophysiol 76：571-581

Cohen LG, Gerloff C, Faiz L, Uenishi N, Hallett M（1996）Directional modulation of motor cortex plasticity induced by synchronicity of motor outputs in humans. Soc Neurosci Abstr 22：1452

Cohen LG, Gerloff C, Ikoma K, Hallett M（1995）Platicity of motor cortex elicited by training of synchronous movements of hand and shoulder. Soc Neurosci Abstr 21：517

Cruccu G, Frisardi G, Pauletti G, Romaniello A, Manfredi M（1997）Excitability of the central masticatory pathways in patients with painful temporomandibular disorders. Pain 3：447-454

Day BL, Thompson PD, Dick JP, Nakashima K, Marsden CD（1987）Different sites of action of electrical and magnetic stimulation of the human brain. Neurosci Lett 1：101-106

Derbyshire SW（1999）Meta-analysis of thirty-four independent samples studied using PET reveals a significantly attenuated central response to noxious stimulation in clinical pain patients. Curr Rev Pain 3：265-280

Farina S, Valeriani M, Rosso T, Aglioti S, Tamburin S, Fiaschi A, Tianazzi M（2001）Transient inhibition of the human motor cortex by capsaicin-induced pain. A study with transcranial magnetic stimulation. Neurosci Lett 314：97-101

Flor H, Braun C, Elbert T, Birbaumer N (1997) Extensive reorganization of primary somatosensory cortex in chronic back pain patients. Neurosci Lett 1：5-8

Fricton JR (1994) Myofascial pain. Bailieres Clin Rheumatol 4：857-880

Herman M (1942) Pain and disability of the shoulder and arm. JAMA 120：417-422

Korotkov A, Ljubiasavljevic M, Thunberg J, Kataeva G, Roudas M, Pakhomov S, Radovanovic S, Lyskov E, Medvedev S, Johansson H (2002) Changes in human regional cerebral blood flow following hypertonic saline induced experimental muscle pain：A positron emission tomography study. Neurosci Lett 335：119-123

Kofler M, Fuhr P, Leis AA, Glocker FX, Kronenberg MF, Wissel J, Stetkarova I (2001) Modulation of upper extremity motor evoked potentials by cutaneous afferents in humans. Clin Neurophysiol 112：1053-1063

Le Pera D, Graven-Nielsen T, Valeriani M, Oliviero A, Di Lazzaro V, Tonali PA, Arendt-Nielsen L (2001) Inhibition of motor system excitability at cortical and spinal level by tonic muscle pain. Clin Neurophysiol 112：1633-1641

Ljubisavljevic M, Milanovic S, Radovanovic S, Vukcevic I, Kostic V, Anastasijevic R (1996) Central changes in muscle fatigue during sustained submaximal isometric voluntary contraction as revealed by transcranial magnetic stimulation. Electroencephalogr Clin Neurophysiol 4：281-288

Lund JP, Donga R, Widmer CG, Stohler CS (1991) The pain-adaptation model：A discussion of the relationship between chronic musculoskeletal pain and motor activity. Can J Physiol Pharmacol 5：683-694

Peyron R, Laurent B, Garcia-Lerrea L (2000) Functional imaging of brain responses to pain. A review and meta-analysis (2000). Neurophysiol Clin 30：263-288

Romaniello A, Cruccu G, McMillan AS, Arendt-Nielsen L, Svensson P (2000) Effect of experimental pain from trigeminal muscle and skin on motor cortex excitability in humans. Brain Res 882：120-127

Salerno A, Thomas E, Olive P, Blotman F, Picot MC, Georgesco M (2000) Motor cortical dysfunction disclosed by single and double magnetic stimulation in patients with fibromyalgia. Clin Neurophysiol 6：994-1001

Svensson P, Minoshima S, Beydoun A, Morrow TJ, Casey KL, Travell JG, Rinzler SJ (1997) Cerebral processing of acute skin and muscle pain in humans. J Neurophysiol 78：450-460

Tsubokawa T, Katayama Y, Yamamoto T, Hirayama T, Koyama S (1991) Chronic motor cortex stimulation for the treatment of central pain. Acta Neurochir Suppl 52：137-139

Valeriani M, Restuccia D, Di Lazzaro V, Oliviero A, Profice P, Le Pera D, Saturno E, Tonali P (1999) Inhibition of the human primary motor area by painful heat stimulation of the skin. Clin Neurophysiol 110：1475-1480

Valeriani M, Restuccia D, Di Lazzaro V, Oliviero A, Le Pera D, Profice P, Saturno E, Tonari P (2001) Inhibition of biceps brachii muscle motor area by painful heat stimulation of the skin. Exp Brain Res 139：168-172

Zanette G, Bonato C, Polo A, Tinazzi M, Manganotti P, Fiaschi A (1995) Long-lasting depression of motor-evoked potentials to transcranial magnetic stimulation following exercise. Exp Brain Res 107：80-86

Ziemann U, Hallett M, Cohen LG (1998) Mechanisms of deafferentation-induced plasticity in human motor cortex. J Neurosci 17：7000-7007

第 20 章
作業関連性筋痛症発症における筋交感神経活動の役割

間野忠明（Tadaaki Mano）

公立学校共済組合東海中央病院，各務原市，岐阜県，日本
現 岐阜医療科学大学学長

キーワード：マイクロニューログラフィー，筋交感神経活動，筋疲労，筋虚血，化学・代謝受容器感作，筋肉痛，悪循環

要旨：作業関連性筋痛症発症における交感神経出力の果たす役割についての知見を概説する．骨格筋支配の交感神経活動は，筋交感神経活動（muscle sympathetic nerve activity：MSNA）とよばれ，ヒトの筋神経からマイクロニューログラフィーのテクニックを用いて記録できる．筋交感神経活動は，骨格筋内の血管収縮を制御することにより，全身血圧を調節する重要な役割を果たす．筋交感神経活動は精神的・身体的ストレッサーに反応する．そのストレッサーには，重力，環境温，運動などがある．筋交感神経活動は筋疲労感覚を伴う身体運動により，著しく増強される．この筋疲労感覚は筋の化学・代謝受容器からのグループⅢ・Ⅳ筋求心性発射活動の入力を通じて中枢に伝達される．動物実験により，交感神経は，骨格筋内の血管運動を制御するのみならず，錘外筋および錘内筋，筋内の感覚受容器の感受性をも調節すると考えられている．筋内の感覚受容器には，機械受容器，侵害受容器，および化学・代謝受容器がある．筋交感神経の過剰な賦活化は，筋収縮を促通し，同時に筋虚血による筋化学・代謝受容器の感作を引き起こし，最終的には，筋肉痛を引き起こす．この現象自体も筋交感神経活動を賦活化する．したがって，筋交感神経の賦活化，筋収縮，筋疲労，筋肉痛の悪循環が作動し，作業関連性筋痛症と深く関連する．筋交感神経活動は，この悪循環の中で，きわめて重要な役割を演ずる．

1 はじめに

骨格筋支配の交感神経，筋交感神経は，主に血管平滑筋に分布し，末梢血管抵抗を制御することにより，全身血圧を調節する．筋交感神経はまた，錘内筋線維と錘外筋線維を支配し，筋代謝と筋緊張の制御にも関与している．さらに，機械受容器および侵害受容器の感受性をも調節している（Passattore と Roatta 本書第 21 章参照）．筋交感神経活動は，ヒトの末梢神経からマイクロニューログラフィーのテクニックを用いて，直接記録可能である．本章ではヒトの末梢神経中の筋交感神経活動について概説し，特に作業関連性筋痛症と関連する精神的，身体的ストレッサーに対する反応を重点的に記載することにする．環境ストレスに対する筋交感神経活動の反応に関する詳細な記述は，Mano（1990 年，1994 年 a，b，1998 年，1999 年）の総説を参照されたい．

2 マイクロニューログラフィーによる筋交感神経活動の記録

筋交感神経活動は，末梢神経から，マイクロニューログラフィーを用いて記録する（Hagbarth と Vallbo 1968 年；Vallbo ら 1979 年）．ヒトにおいて，マイクロニューログラフィーによる神経記録を行う場合には，軸直径 100〜200μm，先端直径約 1μm，1kHz におけるインピー

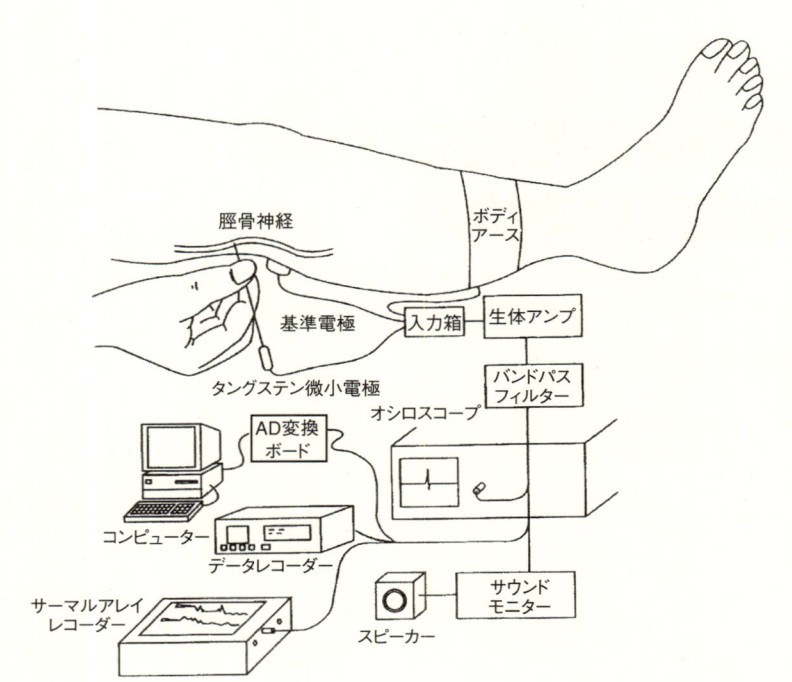

図1 マイクロニューログラフィーによる筋交感神経活動のヒトの末梢神経からの記録

ダンス1〜5 MΩのタングステン微小電極を用いる．この金属微小電極を経皮・用手的に刺入し，皮下組織を通して，末梢神経中の筋神経束に刺入する．下肢では，脛骨神経または腓骨神経を，上肢では橈骨神経または正中神経を記録に用いることが多い．神経活動を高インピーダンス入力生体アンプとバンドパスフィルター（500〜5,000 Hz）を通し，神経内記録電極と基準電極（表面電極あるいは針電極で，記録電極の近傍に配置する）との電圧差として，記録する．プリアンプの出力は，陰極線オシロスコープあるいはデジタルオシロスコープによりモニターし，ペンレコーダーあるいはサーマルアレイレコーダーなどに描出する．神経活動のサウンドモニターは，筋電図や他の雑音との鑑別に重要である．神経活動は，アナログあるいはデジタルデータレコーダーに他の活動パラメーターとともに記録し，後のコンピューター解析に供する（**図1**）．

筋交感神経活動の同定は，次の発射活動の性質をもとに行う．①筋神経束から記録される心拍同期性の自発性で律動性の遠心性（中枢から末梢に向かう）バースト発射（束になった複数の神経線維の発射）活動であること，②呼吸性の調節を受けること，③全身血圧を下降させるような手法により増加，上昇させるような手法により減少すること，④胸腔内圧を上昇させるような手法，たとえばバルサルバ法などにより，賦活化されること，の4つの同定基準である．

3 筋交感神経活動の自発性発射活動の性質

筋交感神経活動の性質の1つに，心拍に同期する律動性自発性発射活動であることがあげられる．筋交感神経活動の心拍同期性は，圧受容器からの求心性活動を伝達する舌咽神経や迷走神経を，局所麻酔薬による神経ブロックで遮断すると，消失することが知られている（FagiusとWallin 1985年）．さらに，筋交感神経活動の発射活動は，心電図のR波からほとんど一定の潜時をもって記録される（R波は心電図のなかでの最大の振幅を有する波で，心室の脱分極を反映するとされる）．以上の所見により，筋交感神経活動の心拍同期性，律動性，バースト発射活動は，心拍に関連する動脈圧受容器からの求心性入力に依存し，圧受容器の負荷減弱により促進，負荷により抑制されると考えられている．したがって，心電図R波からバーストまでの潜時である1.1〜1.5秒は，ヒトにおける圧受容器潜時に近似すると報告されている（FagiusとWallin 1980年）．

心拍同期性のほかに，筋交感神経活動には呼吸性の変動あるいは呼吸に同調する血圧変化に依存する変動を有するという性質がある（Eckbergら 1985年）．さらに緩徐な血圧の「第三級」変動にも同調することも明らかとなっている．この第三級変動には，Mayer波と呼ばれる約10秒周期の律動も含まれる．筋交感神経活動と血圧の同時記録を行うと，筋交感神経活動は血圧が下降する

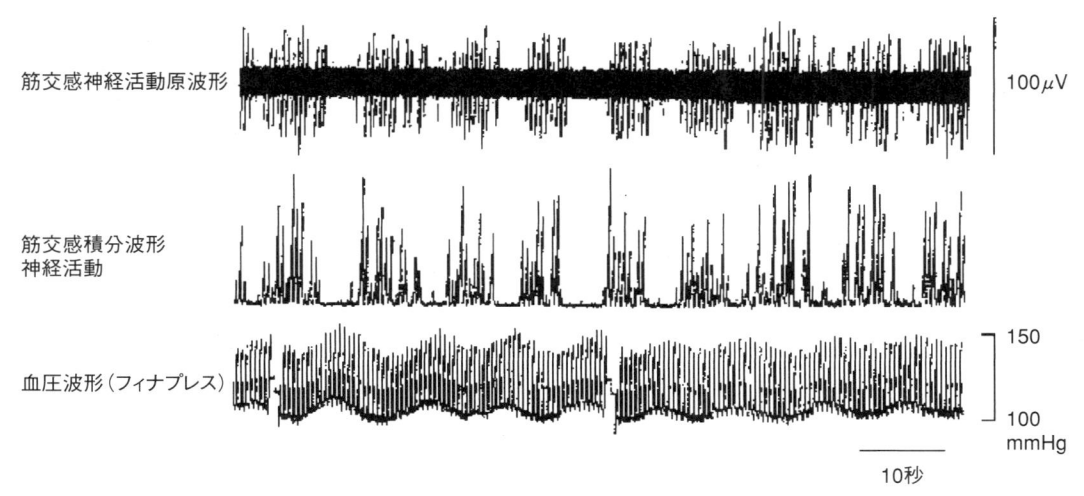

図2 脛骨神経から記録した筋交感神経活動（原波形と積分波形）とフィナプレスにより記録した血圧波形の同時記録

と増加し，血圧が上昇すると減少することが示されている（図2）．さらに筋交感神経活動の緩徐な変化として，1分前後の周期を有する変動があることが知られており，これは重力による体液移動に依存するものとされている（Inamuraら 1996年）．

4 精神的ストレスおよび意識の変化に対する筋交感神経活動の反応

暗算負荷により，下肢の腓骨神経から記録した筋交感神経活動は増加し，上肢の橈骨神経から記録した筋交感神経活動は，影響されなかったと報告されている（Andersonら 1987年）．この結果は，暗算により前腕の血流量は減少するが，下腿の血流量は変化しないという知見と関連すると思われる．最近の研究によれば，精神的ストレス負荷時における前腕の血管拡張は，筋交感神経活動の低下とβアドレナリン性血管拡張が重畳したものと考えられている（Halliwillら 1997年）．下肢からの筋交感神経活動は，単純な読字においては変化がみられないが，読字よりもわずかに遅れて耳に読字音を聴かせる「遅延聴覚フィードバック」を行わせると，おそらく強力な精神的ストレスによって，促進される（Matsukawaら 1995年）．

筋交感神経活動は，被験者の意識状態に左右される．たとえば，仰臥位における被験者の腓骨神経から記録される筋交感神経活動は，あくびにより一過性に抑制される（Askenasy JJとAskenasy N 1996年）．これは眠気状態に被験者があったためと考えられる．被験者が眠ると，筋交感神経活動は低下する．睡眠時における筋交感神経活動に関しては，いくつかのグループから系統的な研究が報告されている．ポリソムノグラムの1つとして筋交感神経活動を記録し，同時に脳波，眼球電図，頤筋電図，心電図，呼吸曲線，血圧を記録した研究によれば，仰臥位をとらせた被験者の，腓骨あるいは脛骨神経から記録した筋交感神経活動のバースト発射頻度は，non-REM睡眠深度の進行に伴い，有意に低下することが判明した（Hornyakら 1991年；Okadaら 1991年；Shimizuら 1992年；Somersら 1993年）．さらにREM睡眠時には，筋交感神経活動は覚醒状態と同様のレベルを示すか（Hornyakら 1991年；Okadaら 1991年；Shimizuら 1992年），あるいは覚醒状態より亢進すると報告された（Somersら 1993年）．一方，REM睡眠時における筋交感神経活動亢進は，相動性REM期のみにみられ，持続性REM期にはみられないという報告（Shimizuら 1992年）もある．これらの知見は，筋交感神経活動が精神的ストレスや意識状態の変化により影響され，脳からの下行性経路によって調整されることを意味する．

5 身体的ストレスに対する筋交感神経活動の反応

5.1 起立性ストレス

筋交感神経活動は，地球の重力に対して，体位変換を行うと，顕著に変化する．腓骨神経から記録した筋交感神経活動は，水平仰臥位から座位，座位から立位に体位

を変換すると，増加する（Burke ら 1977 年）．脛骨神経から記録した筋交感神経活動は，受動的にティルトベッドにより体位傾斜させ，立位にした場合にも，増加する（Iwase ら 1987 年，1991 年）．頭部を挙上させる体位傾斜（ヘッドアップティルト）では人体の頭部から足方向への重力入力（+Gz）を変化させることができる．+Gz の値は，ティルト角度を θ とすると $+Gz = \sin\theta$ で表されるため，水平仰臥位，すなわち $\theta = 0°$ ならば，0 であるが，被験者が立位をとると，$\theta = 90°$ となり，$+Gz = 1.0$ となる．+Gz の値と筋交感神経活動の 1 分間のバースト発射数（burst rate）との間には，有意な正の相関が成立し，一回拍出量と筋交感神経活動の burst rate との間には，有意な負の相関が認められる．この知見は，体位を仰臥位から立位へ変換すると，筋交感神経活動は +Gz 刺激に応じて反応することを示す．この状態では下肢への静脈貯留が促され，心臓への静脈還流が減少するため，一回拍出量が減少し，圧受容器への負荷が減弱する．このため起立性ストレスによる筋交感神経活動の促進は，圧受容器反射メカニズムに依存することになる．筋交感神経活動を，ダブルレコーディング法により，脛骨神経と腓骨神経から同時に記録すると，脛骨神経と腓骨神経は拮抗筋同士を支配するにもかかわらず，両者の筋交感神経活動はヘッドアップティルトに対して同様の反応を示した（Mano ら 1996 年）．

前庭系への刺激は，交感神経出力を変化させることが示されている．この影響は筋交感神経活動に対しても（Mano ら 1988 年；Cui ら 1997 年；Ray と Hume 1998 年；Shortt と Ray 1997 年），皮膚交感神経活動に対しても（Cui ら 1999 年）同様である．抗重力筋の機械受容器からの求心性入力は，筋交感神経活動を増加させることが示唆されている（Shamsuzzaman ら 1998 年）．これらの知見をもとに，圧受容器系だけでなく，前庭および体性感覚反射系も，交感神経の重力ストレスに対する反応に関連しているということを考える必要がある．

したがって，骨格筋支配の交感神経活動は，+Gz 刺激に対して，様々な反射系を介して反応し，地球の重力に拮抗して直立姿勢を保持する人体の，血圧恒常性を維持する上で重要な役割を果たす．この活動に異常が生ずると，起立耐性が低下する（Mano 2001 年；Mano と Iwase 2003 年）．

5.2 寒冷ストレス

交感神経系は，環境温度と局所温度の変化に反応して，身体温の恒常性を維持する．筋交感神経活動の環境温低下に対する反応に関しては，筋交感神経活動はふるえ反応の起こる前から増加することが判明している．このとき，低温手術に用いる 10℃ に保った箱の中において，筋交感神経活動の増加と同時に血圧の上昇が観察されている（Fagius と Kay 1991 年）．寒冷環境においては，末梢の冷受容器が筋交感神経活動の増加に関与することが示唆されている．すなわち，体温調節機構においても，筋交感神経活動が役割を演じていると思われる．寒冷環境における筋交感神経活動と寒冷ふるえとの関連においては，寒冷ふるえの発症前に筋交感神経活動は環境温 5℃ への曝露により増加し，拡張期血圧との間に正の相関を，核心温（深部温，鼓膜温）との間に負の相関を呈した（Sugiyama ら 1995 年）．Sugiyama らは筋交感神経活動の増加は，低温環境下においては，圧受容器反射によるものより，むしろ中枢性冷受容器からの入力に依存しているとしている．さらに，寒冷ふるえは筋交感神経活動の亢進している期間において生ずるが，いったん寒冷ふるえが生ずると筋交感神経活動を抑制するように働くことを認めている．この寒冷ふるえが筋交感神経活動を抑制するメカニズムには，少なくとも部分的には，骨格筋の律動的不随意性収縮が起こす筋ポンプとしての作用が関係し，この筋ポンプ作用が静脈還流を増加していると考えられる．筋交感神経活動と寒冷ふるえは，寒冷環境における熱産生維持に共同的に寄与すると思われる．

交感神経系は環境温度のみならず，ヒトの身体に及ぼす局所温冷刺激にも反応する．これまでに，ヒトの身体の一部を冷水に浸した場合の交感神経活動に及ぼす影響に関する研究がある．寒冷昇圧試験という片側の手関節までを 2 分間氷水に浸漬する試験があるが，この試験開始後，30 秒後から筋交感神経活動の有意な増加が観察される（Victor ら 1987 年；Fagius ら 1989 年）．この寒冷昇圧試験に対する筋交感神経活動の増加反応は，痛み感覚および動脈血圧の上昇と並行して起こる（Kregel ら 1992 年）．寒冷昇圧試験に対する筋交感神経活動の増加反応は，刺激を受ける組織の面積に依存すると考えられている．それは片側手の氷水浸漬より両側手の氷水浸漬のほうが，さらに大きい筋交感神経活動の増加と血圧上昇を誘発するからである（Seals 1990 年）．この寒冷昇圧試験は，血圧上昇を伴う強力な筋交感神経活動の賦活化手段として有力な方法である．2 分間の手部氷水浸漬のうち，前半の血圧上昇は主に心拍出量の増加によるものであるが，後半の血圧上昇は筋交感神経活動の促進によるものであることが判明している（Yamamoto ら 1992

年).寒冷昇圧試験における筋交感神経活動の増加反応は,痛み刺激に対する中枢司令によるものと考えられている.すなわち,冷水への浸漬がストレッサーとして作用し,これが体性交感神経性反射(PassatoreとRoatta 本書第21章参照)を引き起こすためと考えられ,この体性交感神経性反射は,冷水への浸漬部の侵害受容器からの求心性入力によるものと思われる.

5.3 運動ストレス

運動ストレスは筋交感神経活動を変化させる.非収縮筋支配の筋交感神経活動は,遠隔筋の収縮により亢進する.この筋交感神経活動の反応は,遠隔筋での収縮が動的あるいは律動的収縮の場合よりも静的(持続性)収縮時に,より強く出現する.静的収縮における筋交感神経活動の反応は,筋収縮の持続時間と共に筋張力の強さに依存する(Saitoら 1990年).さらに,Saitoらは,筋収縮時における「疲労」感覚に筋交感神経活動の反応の大きさが相関すると報告している(Saitoら 1989年).同様に,筋交感神経活動の反応の大きさは,収縮筋の筋電図の増加にも関連しているとする報告がある(SealsとEnoka 1989年).随意収縮時における筋交感神経活動の増加反応は,中枢司令には一部しか依存せず,主に収縮筋内の化学受容器(代謝受容器)からのグループⅢ・Ⅳ筋求心性発射活動に依存する反射により誘発されると考えられている(Markら 1985年;また,PassatoreとRoatta 本書第21章参照).随意筋収縮時において,筋内に蓄積した代謝物質は,化学・代謝受容器を刺激し,この求心性入力が筋交感神経活動を反射性に賦活化すると考えられている.運動誘発性の交感神経反応は,筋血流量を調節するだけでなく,筋代謝や筋緊張をも調節するうえで重要と思われる.このような交感神経の作用は,Orbeli(1923年)が示唆しているように筋疲労に対してなんらかの役割を果たしている可能性もある.

6 作業関連性筋痛症における筋交感神経活動の役割

上記のようなヒトにおけるマイクロニューログラフィーによる研究が示すように,骨格筋支配の交感神経活動は,強い精神的ストレス,起立性ストレス,寒冷ストレス,静的運動ストレスなどにより,顕著に亢進する.作業関連性筋痛症の発症は,このようなストレッサーとよく関連していることが知られている.

動物での形態学的研究によれば,筋交感神経は骨格筋を灌流する血管平滑筋だけでなく,錘外筋や錘内筋線維をも支配していることが知られている(BarkerとSaito 1981年).動物実験による生理学的研究によれば,筋支配の交感神経に対する刺激は,血管運動効果を通じて筋血流量を調節することにより,間接的な作用を骨格筋に及ぼすほか,筋代謝(Akaike 1981年;Shimazu 1992年,1996年,1998年)や筋張力(GrassiとPassatore 1988年;PassatoreとRoatta 本書第21章),筋紡錘求心性発射(Hunt 1960年;Eldredら 1960年;Passatoreら 1985年;Grassiら 1987年;Roattaら 2002年;Hellströmら 2002年)や伸張反射(Grassiら 1993年 a, b)を直接,調節することも明らかになっている.筋交感神経活動の賦活化による効果の一部としては,骨格筋における機械受容器および侵害受容器の感度の調節が重要視されている.筋紡錘の感受性は,紡錘運動性(γおよび

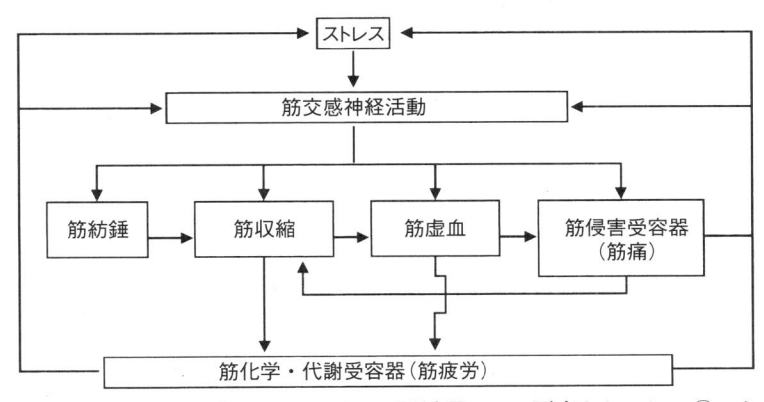

図3 作業関連性筋痛症発症に関わる悪循環.この要素としては,①ストレス誘発性筋交感神経活動の賦活化,②筋紡錘調節,③筋収縮,④筋虚血,⑤筋痛,⑥筋疲労感覚などが含まれる.

β遠心性）入力だけでなく，交感神経性入力によっても調節されている（PassatoreとRoatta 本書第21章参照）．強力な精神的あるいは身体的ストレスによる骨格筋支配の交感神経活動の過剰な賦活化は，筋紡錘や侵害受容器の感受性を変化させると思われる．

一方，骨格筋の化学受容器に対する刺激は，グループⅢ・Ⅳ筋求心性発射活動を通じて，反射性にγ運動ニューロンを賦活化し（Windhorst 本書第18章参照），筋紡錘活動を調節する（JohanssonとSojka 1991年；Johanssonら1993年，1999年；Djupsjöbacka 1994年；Djupsjöbackaら1994年，1995年a，b；Pederson 1997年）．筋化学・代謝受容器からのグループⅢ-Ⅳ筋求心性入力は，静的運動中の筋疲労感覚とともに，筋交感神経活動を促進する．筋交感神経活動の促進は骨格筋内の血管収縮を引き起こし，筋虚血により骨格筋内の化学・代謝受容器と侵害受容器を感作するほか，筋収縮と筋紡錘の感受性を調節する（PassatoreとRoatta 本書第21章参照）．筋交感神経活動はさらに筋侵害受容器の感受性調節にも直接的に働き，筋肉痛の発症に関与する（Roattaら本書第22章参照）．これらのことから作業関連性筋痛症の発症には，①作業関連性ストレスによる筋交感神経活動の賦活化，②筋血管収縮（筋虚血），③筋化学・代謝受容器の感作，④筋疲労，⑤筋交感神経活動の反射性促進，⑥筋侵害受容器の感作（筋肉痛），⑦筋紡錘運動神経発射の促進，⑧筋緊張亢進，などの要素を含む複雑な悪循環回路が関与すると思われる（**図3**）．筋交感神経活動の促進は，この悪循環の中核をなす交感神経-体性神経-骨格筋収縮反応の引き金となるものと考えられる．

7 結 論

ヒトの末梢神経からマイクロニューログラフィーを用いて記録することのできる骨格筋支配の交感神経活動（筋交感神経活動）は，作業関連性筋痛症発症の原因となり得る精神的ストレス，起立性（重力）ストレス，温度ストレス，運動ストレスによって著しく促進される．これらのストレスによる筋交感神経活動の著しい促進が，筋血管収縮（筋虚血），骨格筋内の化学・代謝受容器と侵害受容器の感作，筋疲労，筋肉痛，筋緊張亢進などの悪循環の中核をなす交感神経-体性神経-骨格筋収縮反応の引き金となり得ると思われる．

文 献

Akaike N (1981) Sodium pump in skeletal muscle: Central nervous system induced suppression by β-adrenoreceptors. Science 213: 1252-1254

Anderson EA, Wallin BG, Mark AL (1987) Dissociation of sympathetic nerve activity in arm and leg during mental stress. Hypertension 9 (Suppl Ⅲ): 114-119

Askenasy JJ, Askenasy N (1996) Inhibition of muscle sympathetic nerve activity during yawning. Clin Auton Res 6: 237-239

Barker D, Saito M (1981) Autonomic innervation of receptors and muscle fibres in cat skeletal muscle. Proc Roy Soc London B 212: 317-332

Burke D, Sundlöf G, Wallin BG (1977) Postural effects on muscle nerve sympathetic activity in man. J Physiol (London) 272: 399-414

Cui J, Mukai C, Iwase S, Sawasaki H, Kitazawa H, Mano T, Sugiyama Y, Wada W (1997) Response to vestibular stimulation of sympathetic outflow to muscle in humans. J Auton Nerv Syst 66: 154-162

Cui J, Iwase S, Mano T, Kitazawa H (1999) Responses of sympathetic outflow to skin during caloric stimulation in humans. Am J Physiol 276: R738-R744

Djupsjöbacka M (1994) Regulation of the γ-muscle-spindle system by chemosensitive muscle afferents and joint afferents. A conceivable mechanism behind onset and spread of muscle tension. Umeå University Medical Dissertation, New series No. 394, Umeå, Sweden

Djupsjöbacka M, Johansson H, Bergenheim M (1994) Influences on the gamma-muscle-spindle system from muscle afferents timulated by increased intramuscular concentrations of arachidonic acid. Brain Res 663: 293-302

Djupsjöbacka M, Johansson H, Bergenheim M, Sjölander P (1995a) Influences on the gamma-muscle-spindle system from contralateral muscle afferents stimulated by KCl and lactic acid. Neurosci Res 21: 301-309

Djupsjöbacka M, Johansson H, Bergenheim M, Wenngren BI (1995b) Influences on the gamma-muscle spindle system from muscle afferents stimulated by increased intramuscular concentrations of bradykinin and 5-HT. Neurosci Res 22: 325-333

Eckberg DL, Nerhed C, Wallin BG (1985): Respiratory modulation of muscle sympathetic and vagal cardiac outflow in man. J Physiol (London) 365: 181-196

Eldred E, Schnitzlein HN, Buchwald J (1960) Response of muscle spindle to stimulation of the sympathetic trunk. Exp Neurol 2: 13-25

Fagius J, Wallin BG, Sundlöf G, Nerhed C, Englesson S (1985) Sympathetic outflow in man after anaesthesia of the glossopharyngeal and vagus nerves. Brain 108: 423-438

Fagius J, Wallin BG (1980) Sympathetc reflex latencies and conduction velocities in normal man. J Neurol Sci 47 : 433-448

Fagius J, Karhuvaar S, Sundlöf (1989) The cold pressor test : Effects on sympathetic nerve activity in human muscle and-skin nerve fascicles. Acta Physiol Scand 137 : 325-334

Fagius J, Kay R (1991) Low ambient temperature increases baroreflex-governed sympathetic outflow in muscle vessels in humans. Acta Physiol Scand 142 : 201-209

Grassi C, Fillippi GM, Passatore M (1987) Tension development in lumbrical muscles and concomitant increase of activity in A alpha and A beta afferents during sympathetic stimulation in the cat. Brain Res 435 : 15-23

Grassi C, Passatore M (1988) Action of the sympathetic system on skeletal muscle. Ital J Neurol Sci 9 : 23-28

Grassi C, Deriu F, Artusio E, Passatore M (1993 a) Modulation of the jaw jerk reflex by the sympathetic nervous sytem. Arch Ital Biol 131 : 213-226

Grassi C, Deriu F, Passatore M (1993 b) Effect of sympathetic nervous system activation on the tonic vibration reflex in rabbit jaw closing muscles. J Physiol (London) 469 : 601-613

Hagbarth K, Vallbo ÅB (1968) Pulse and respiratory grouping of sympathetic impulses in human muscle nerves. Acta Physiol Scand 74 : 96-108

Halliwill JR, Lawler LA, Eickoff TJ, Dietz NM, Nauss LA, Jpyer MJ (1997) Forearm sympathetic withdrawal and vasodilation during mental stress in humans. J Physiol (London) 504 : 211-220

Hellström F (2002) Effects of sympathetic stimulation and bradykinin injections on neck muscle spindles. Possible mechanism behind chronic muscle pain. Umeå University Medical Dissertations, New Series No. 776, Umeå, Sweden

Hornyak M, Cejner M, Elam M, Wallin BG (1991) Sympathetic muscle nerve activity during sleep in man. Brain 114 : 1281-1295

Hunt CC (1960) The effect of sympathetic stimulation on mammalian muscle spindles. J Physiol (London) 151 : 332-341

Inamura K, Mano T, Iwase S, Amagishi Y, Inamura S (1996) One-minute wave in body fluid volume change enhanced by postural sway during upright standing. J Appl Physiol 81 : 459-469

Iwase S, Mano T, Saito M (1987) Effects of graded head-up tilting on muscle sympathetic activities in man. Physiologist 30 : S62-S63

Iwase S, Mano T, Watanabe Y, Saito M, Kobayashi F (1991) Age-related changes of sympathetic outflow to muscles in humans. J Gerontol 46 : M1-M5

Johansson H, Sojka P (1991) Pathophysiological mechanisms involved in genesis and spread of muscular tension in occupational muscle pain and in chronic musculoskeletal pain syndromes : A hypothesis. Medical Hypotheses 35 : 196-203

Johansson H, Djupsjöbacka M, Sjölander P (1993) Influences on the gamma-muscle spindle system from muscle afferents stimulation by KCl and lactic acid. Neurosci Res 16 : 49-57

Johansson H, Sjölander P, Djupsjöbacka M, Bergenheim M, Pedersen J (1999) Pathophysiological mechanisms behind work-related muscle pain syndromes. Am J Industrial Med, Suppl 1 : 104-106

Kregel KC, Seals DR, Callister R (1992) Sympathetic nervous system activity during skin cooling in humans : Relationship to stimulus intensity and pain sensation. J Physiol (London) 454 : 359-371

Mano T, Iwase S, Saito M, Koga K, Abe H, Inamura K, Matsukawa T, Hashiba M (1988) Somatosensory-vestibular-sympathetic interactions in man under weightlessness simulated by head-out water immersion. In : Hwang JC, Daunton JAG, Wilson VJ (Eds) Basic and applied aspects of vestibular function, pp193-203, Hong Kong University Press, Hong Kong

Mano T (1990) Sympathetic nerve mechanism of human adaptation to environment—Findings obtained by recent microneurographic studies. Environ Med 34 : 1-35

Mano T (1994a) Microneurographic analysis of sympathetic nerve response to environmental stress. In : Mallic BN, Singh R (Eds) Environment and Physiology, pp91-103, Narosi Publishing House, New Delhi

Mano T (1994b) Autonomic responses to environmental stimuli in human body. Nagoya J Med Sci 57 (Suppl) : 59-75

Mano T, Iwase S, Sugiyama Y (1996) Double recording technique of sympathetic nerve traffic in microneurography. In : Kimura J, Shibasaki H (Eds) Recent advances in clinical neurophysiology, pp416-419, Elsevier Science BV, Amsterdam

Mano T (1998) Microneurographic research on sympathetic nerve responses to environmental stimuli in humans. Jpn J Physiol 48 : 99-114

Mano T (1999) Muscular and cutaneous sympathetic nerve activity. In : Appenzeller O (Ed) The autonomic nervous system, Part I. Normal functions. Handbook of Clinical Neurology, Vol 74 (30), pp649-665, Elsevier Science BV, Amsterdam

Mano T (2001) Muscle sympathetic nerve activity in blood pressure control against gravitational stress. J Cardiovasc Pharmacol 38 (Suppl 1) : S7-S11

Mano T, Iwase S (2003) Sympathetic nerve activity in hypotension and orthostatic intolerance. Acta Physiol Scand 177 : 359-365

Mark AL, Victor RG, Nerhed C, Wallin BG (1985) Microneurographic studies of the mechanisms of sympathetic nerve responses to static exercise in humans. Circ Res 57 : 461-469

Matsukawa T, Sugiyama Y, Mano T (1995) Increased muscle sympathetic nerve activity during delayed auditory feedback in humans. Jpn J Physiol 45：905-911

Okada H, Iwase S, Mano T, Sugiyama Y, Watanabe Y (1991) Changes in muscle sympathetic nerve activity during sleep in humans. Neurology 41：1961-1966

Orbeli LA (1923) Die sympathische Innervation der Skeletmuskeln. Izv Petrog PF Lessgafta 6：187-197

Passatore M, Grassi C, Filippi GM (1985) Sympathetically-induced development of tension in jaw muscles：The possible contraction of intrafusal muscle fibers. Pflügers Arch 40：297-304

Pederson J (1997) Effects exerted by chemosensitive muscle afferents and muscle fatigue on the γ-muscle spindle system and on proprioception. Implications for the genesis and spread muscle tension and pain. Umeå University Medical Dissertations, New series No. 469, Umeå, Sweden

Ray CA, Hume KL (1998) Neck afferent and muscle sympathetic nerve activity in humans：Implication for the vestibulosympathetic reflex. J Appl Physiol 64：450-453

Roatta S, Windhorst U, Ljubisavljevic M, Johansson H, Passatore M (2002) Sympathetic modulation of muscle spindle afferent sensitivity to stretch in rabbit jaw closing muscles. J Physiol (London) 540：237-248

Saito M, Mano T, Iwase S (1989) Sympathetic nerve activity related to local fatigue sensation during static contraction. J Appl Physiol 67：980-984

Saito M, Mano T, Naito M (1990) Different responses in skin and muscle sympathetic nerve activity to static muscle contraction. J Appl Physiol 69：2085-2090

Seals DL, Enoka RM (1989) Sympathetic activation is associated with increase in EMG during fatiguing exercise. J Appl Physiol 66：88-95

Seals DL (1990) Sympathetic activation during cold pressor test：Influence of stimulus area. Clin Physiol 69：123-129

Shamsuzzaman ASM, Sugiyama Y, Kamiya A, Fu Q, Mano T (1998) Head-up suspension in humans：Effects on sympathetic vasomotor activity and cardiovascular responses. J Appl Physiol 84：1513-1519

Shimazu T (1992) The hypothalamus and neural feed-forward regulation of exercise metabolism. In：Sato Y, Poortmans J, Hashimoto I, Oshida Y (Eds) Integration of medical and sports sciences, pp20-32, Karger, Basel

Shimazu T (1996) Central nervous system regulation of energy expenditure in brown adipose tissue and skeletal muscles. In：Angel A, Anderson H, Bouchard C, Lau D, Leiter L, Mendelson R (Eds) Progress in obesity research/7th International Congress on Obesity, pp193-199, John Libbey & Company Ltd, London

Shimazu T (1998) Hypothalamic control of liver, muscle and adipose tissue metabolism. In：Häussinger D, Jungermann K (Eds) Liver and nervous sytem (Falk Symposium 103), pp118-133, Kluwer Academic Publishers, Lancaster

Shimizu T, Takahashi Y, Suzuki K, Kagawa S, Tashiro T, Takahashi K, Hishikawa Y (1992) Muscle nerve sympathetic activity durinjg sleep and its change with arousal response. J Sleep Res 1：178-185

Shortt TL, Ray CA (1997) Sympathetic and vascular responses to head-down neck flexion in humans. Am J Physiol 272：H1780-1784

Somers VK, Dyken ME, Mark AL, Abboud FM (1993) Sympathetic nerve activity during sleep in normal subjects. N Eng J Med 328：303-307

Sugiyama Y, Iwase S, Sugenoya J, Mano T (1995) Shivering and muscle sympathetic nerve activity in humans. In：Nagasaka T, Milton AS (Eds) Body temperature and metabolism, pp169-172, IPEC, Tokyo

Vallbo ÅB, Hagbarth K-E, Torebjörk HE, Wallin BG (1979) Somatosensory, proprioceptive, and sympathetic activity in human peripheral nerves. Physiol Rev 59：919-957

Victor RG, Leimbach WN, Seals DR, Wallin BG, Mark AL (1987) Effects of the cold pressor test on muscle sympathetic nerve activity in humans. Hypertension 9：428-436

Victor RG, Pyor SL, Secher NH, Mitchell JH (1989) Effects of partial neuromuscular blockade on sympathetic nerve responses to static exercise in humans. Circ Res 65：468-476

Yamamoto K, Iwase S, Mano T (1992) Responses of muscle sympathetic nerve activity and cardiac output to the cold pressor test. Jpn J Physiol 42：239-252

第 21 章
交感神経系と筋機能との相互作用，および交感神経系の運動制御への関与

Magda Passatore, Silvestro Roatta

トリノ大学　神経科学部門生理学，トリノ市，イタリア

キーワード：交感神経系，運動機能，運動制御，血管収縮，血管拡張，痛み調節，筋紡錘

要旨：作業関連性筋痛症を語る上では，植物神経系（自律神経系）と運動系との相互作用を考える必要がある．特に交感神経系と骨格筋との関係は，重要である．これには多くの理由がある．第一に，一般的に運動時には交感神経系のすべての活動が亢進する．さらに交感神経系はすべての心理的・心理社会的ストレスのもとでも亢進するが，このようなストレスは，各種労働環境のもとで，しばしば発生する．第二に，交感神経系は，筋機能にさまざまな方面から影響を及ぼす．よく知られた作用に，筋血流を介した影響があるが，これ以外にも筋線維の収縮力や，筋紡錘受容器から発射される固有感覚情報の調節が知られている．さらにある状況のもとでは，求心性神経線維の伝導性質にも変化を及ぼす可能性も指摘され，感覚情報をも調節することが明らかになってきた．そして，交感神経活動それ自身も，たとえば，筋活動の状況や，疲労，そして，骨格筋内で発生する痛み情報など，活動中の骨格筋中で「現在進行中の現象」に影響されている．

本章においては，①交感神経が筋レベルに及ぼす異なる作用を概説し，②運動機能が，反射性に交感神経系に及ぼす影響についての文献を紹介する．骨格筋痛を発症させ慢性化する，筋症状の病態生理学的メカニズムを中心に，筋機能の変化に関する考察を展開する．

1　はじめに

自律神経系は，交感神経系，副交感神経系，腸管神経系の3つの部分から構成される．1932年にCannonが自律神経系の概念を提唱したときには，自律神経系 autonomic nervous system は，内的恒常性を「自律的に（autonomously）」保持する，という性質から命名され，これは外的環境の変化に直面しても，内的環境を一定に保つということを意味する．ところが，この概念には，長年にわたる研究により，変化が生じている．現在では，自律神経系は，体性運動系との間に強力な相互作用を有し，恒常性というより「順応性」機能を果たすものと考えられるようになった．つまり自律神経は，求められる課題遂行あるいは，与えられた環境的，心理的，刺激的状況などのために変化する機能の要求に対して人体機能のパラメーターを統御する機能と解釈されるようになった．交感神経系と副交感神経系は，常時，相互に作用しあう．一般的に交感神経系は，命を脅かすような恐怖に対して人体機能を適応させ，調整する役割がある．一方，副交感神経系はその後に回復し，基本状態を維持する調整を行う．

臨床的，実験的研究により，交感神経系は，身体的・心理的ストレスのもとで賦活化されるが，骨格筋の運動機能とも，筋疲労と慢性筋痛症候群の原因となるメカニズムとも重要な関連があるとされている．交感神経系が運動機能に及ぼす作用の全体像は，交感神経系の末梢系だけでなく，自律神経系（交感神経系）を支配することで知られている中枢性のモノアミン系をも含む．そのよ

うな相互に関連した経路は，交感神経節前ニューロンだけでなく，実質的には中枢神経系の構造すべてに対して，複雑な自律神経ネットワークを形成し，投射される中枢神経系構造には，運動制御の巧緻性に関連した構造も含まれる．このようにして，行動的，自律的活動を調整することで，この構造は覚醒状態を制御するのである．しかしながら，これらの自律神経の中枢神経系内における非常に正確な形態学的知識にもかかわらず，多様な日常生活の状態の中で作用する中枢性自律神経ネットワークの完全な全体像を提供するだけの機能的データは，十分には得られていない．

本章においては，交感神経系の末梢遠心部分の活性化による運動機能に及ぼす影響に焦点を絞る．交感神経出力は，脳，特に視床下部，中脳，延髄からのニューロンに関連した階層構造システムの中に構成された多種多様の活動パターンにより制御されている．この交感神経出力は，神経支配される種々の標的器官や標的組織の機能に特化した経路によって，末梢に伝達される（このことに関する総説は，Jänig と Häbler 2000 年 a；Morrison 2001 年参照）．

交感神経系は，「闘争か逃走か」反応に対し，身体のあらゆる能力を迅速に動員することによる，いわゆる「防御反応」を支配することで知られている．交感神経系は適度の運動によってでも活性化する．動物実験（Maspers ら 1991 年）やヒトの実験（Mano 1999 年；間野 本書第 20 章）でのデータは，骨格筋に対する交感神経出力が，運動開始から終了まで，収縮力の強さに比例して，また，疲労感覚にも比例して，増加することを示している（Saito ら 1989 年；Seals と Enoka 1989 年；Seals と Victor 1991 年；Pawelczyk ら 1997 年）．同様の交感神経経路は，心理的ストレス状態のもとでも亢進する．したがって，心拍数は増加し，動脈血圧も上昇し，血流再配分が行われる．つまり，皮膚，筋，腎などへの血流量は低下する．そのような変化は，有効な運動機能を保障するために適した複雑な調整の一部として行われるのであって，運動活動が行われない場合には，不必要であり，むしろ有害ともいえるものである．

本章においては，交感神経系による情報伝達の特異な性質の概略を説明し，その後，交感神経系が特に骨格筋へ及ぼす作用について，総合的な解説をする．さらに，運動それ自体が反対に交感神経系に及ぼす影響について考察する．これは体性交感神経性反射と称されるものである．この体性交感神経性反射は，「悪循環」を開始する上で重要であり，この「悪循環」が筋の作業状況を悪化させることになる．最後に以上でみてきた交感神経の作用と役割の可能性を筋肉痛の発生との関連において幅広く検討する．

2 運動機能に対する交感神経系の作用

交感神経の活性化は，多種多様のメカニズムを通じて，骨格筋運動機能に変化をもたらす．交感神経は伝統的に植物機能と認識されてきた機能の変更により，運動機能を補助する．つまり，心循環器系や呼吸器系のパラメーターを，運動する骨格筋が要求する多くの需要に応じて変化させることになる．特に，交感神経の亢進は，骨格筋のレベルにおいて作用する多くの変化を制御する．たとえば，

1) 血管の変化
2) 筋収縮力の変化
3) 各種タイプの筋受容体，特に筋紡錘からの求心性情報の調節
4) グリコーゲン蓄積の移動のような，細胞レベルにおける代謝変化

などがあげられる．

以下では，交感神経-運動機能の相互作用にさらに関係すると思われる作用に関して，詳述する．

2.1 血管性変化（1）血管収縮

運動中の交感神経活動の活性化は，細動脈，前毛細血管，括約筋，細静脈に対する血管収縮性反応を通じて，全身性の血管収縮反応を生ずる．この血管収縮は，交感神経性支配の細動脈により血液供給を受ける臓器の血液量を減少させる．骨格筋は，この臓器の1つといえる（図1）．この作用の目的は，運動中の骨格筋における代謝物質誘発性の毛細血管拡張に対抗して，全身血圧を維持することにある．交感神経による血管収縮は，心臓や脳への十分な灌流圧を保証している．それは，心臓への交感神経支配は数が乏しく，脳への交感神経支配は作用が弱い上に，脳内では近位の大きい動脈の方がより作用を受けやすいことによる．**運動中の骨格筋**に対しては，やはり血液を保持するようなメカニズムが働き，血流はむしろ数倍に増加している．このメカニズムは，交感神経活動により生じた筋の血管収縮が，運動筋に生じた代謝性物質の局所性血管拡張作用が，主に一酸化窒素〔訳者注：血管内皮細胞で産生される血管弛緩因子〕によって行われることによって相殺され，最終的に無効化されること

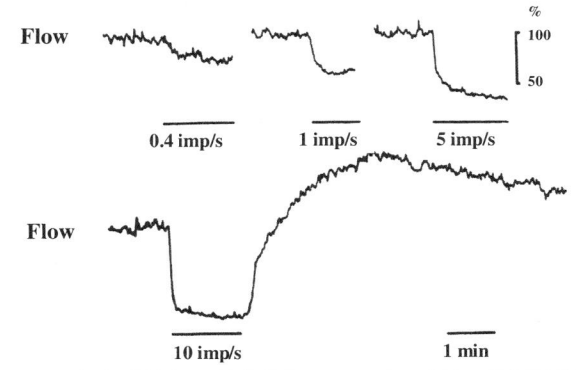

図1 頸部交感神経の刺激効果．ウサギの咬筋の弛緩状態において，レーザードプラー血流計により測定した微小血流量の変化を生理的範囲内でいろいろな頻度で電気刺激を行って観察した．交感神経刺激により誘発した虚血状態において蓄積した代謝物質が，刺激後の血流量増加を惹起している（反応性充血）．交感神経の低頻度刺激によっても，血流量が少量低下していることにも，注目いただきたい（Roattaら 1996年より改訂）．

による（Martinら 1986年；Ishibashiら 1997年；Bredt 1998年）．

筋血流の調節は，筋活動が血液灌流に依存しているため，重要である．そして血液灌流は，動脈血圧と筋血管の抵抗に依存しており，交感神経系に調節される一方で交感神経誘発性の血圧上昇により，疲労筋において筋血流量は増加するため，筋収縮力は増加する（Tschakovskyと Hughson 1999年；Wrightら 2000年），他方では，局所的交感神経誘発性血管収縮は，運動筋のパーフォーマンスに対して不利に影響することが明らかになった．Kardosらは2000年に，上肢交感神経切除術を施した患者において，術後4～7週で，前腕の運動機能の著しい向上を認めた．前腕の動的運動時に，運動筋において生体エネルギー的に重要な所見，すなわち，運動誘発性の筋酸性化が遅延すること，およびリン酸化クレアチニンとアデノシン二リン酸（ADP）の細胞内濃度の涸渇が有意に低下することを報告した．これは，酸化的代謝速度の低下を示唆するものである．

血管収縮と血管拡張のバランスが崩れると，それが極端な血管収縮であろうと，不十分な血管拡張であろうと，酸素運搬能と代謝物除去能の低下を生じ，これが慢性筋痛症候群発症の原因となる可能性がある．したがって，血管収縮と拡張のバランスに影響を及ぼす因子のうち，どれが問題を生じさせたかを知ることで，慢性筋痛症が発生する危険性のある労働環境や労働者に対して，それを予防するための人間工学的対策のプログラムや介入計画を導入する際に有用な情報を得ることができるだけでなく，どのような点を狙って治療を行うべきかという情報も得られる．

交感神経誘発性筋血管収縮は，2つの重要な意味をもっている．1つは筋機能に対して有利であり，もう1つは不利であると考えられる．筋機能に対して有利なほうは，交感神経誘発性筋血管収縮が，激しく運動する筋の保護的機能を有することである（Maspersら 1991年）．実際，運動自体，骨格筋の血管外間隙への著明な**経毛細血管性血漿喪失**を誘発するが，この血漿喪失は，主に2つの駆動力による．①1つは毛細血管圧の増加による正味の浸透力の上昇であり，重労働時には安静時と比較して12 mmHgの上昇が認められている．②もう1つは，運動誘発性高組織浸透圧に依存する浸透圧である．このような状況では，交感神経誘発性血管収縮が，毛細血管圧の運動誘発性増加を抑え，正味の経毛細血管性滲透による血管外への血漿流出を抑え，そして血漿量減少という危険な状態から，身体を防御している．

交感神経誘発性筋血管収縮の不利な点は，毛細血管血流量が減少することにある．すなわち，筋が虚血傾向に陥ることであり，これは活動筋への栄養供給を危うくし，代謝物の洗い流しが減少することになる．この毛細血管血流量の減少は，興奮収縮連関と筋力産生にかかわる過程のところどころに影響を及ぼすことになり，筋疲労と筋肉痛発症の不分離要因となり得る．このような状態は，活動筋においては，収縮依存性筋内圧の増加によりさらに悪化し，この筋内圧の上昇は，大血管や微小循環における血流量を激減することになると考えられている（Møllerら 1979年）．虚血状態は，フリーラジカルの産生を促し，毒性効果をもたらすことが知られている（SjøgaardとSøgaard 1998年）．この意味において，フリーラジカルを産生する過程は，しばしば細胞内における酸化・還元のバランスを酸化に傾ける（**酸化的ストレス**）ことは，述べておく価値がある．このフリーラジカルが多い状態は，線維素産生性サイトカイン遺伝子の過剰発現を誘発する．この線維素産生性サイトカインは，線維症の病態発現メカニズムにおける重要な分子となっており，同時にコラーゲンの転写と生成が増加していることを示している．最近の学説によれば，近年増加する慢性疾患の形成過程で，酸化的ストレスが重要な役割を果たしていると考えられており，身体各所の組織や器官で，「**線維性変性**」が進行し，多量の結合織が蓄積する病変の形成は，酸化的ストレスが原因であるとされる（PoliとParola 1997年）．特に，フリーラジカルの大量形成に

よる酸化的ストレスは,「**運動誘発性筋炎症および筋損傷**」の発症メカニズムに,大いに関与していると考えられている(Jenkins 2000 年).また,この酸化的ストレスは,「**慢性疲労症候群**」や「**慢性痛**」といった症状の発症に関連するともいわれている(Jackson 1999 年;Richards ら 2000 年).以上のメカニズムの一部が,筋疲労や僧帽筋線維筋痛症などの反復性筋痛症の発症に関与することも推測されている.まとめると,以上のメカニズムは,「**筋が慢性虚血状態に陥ると結合織が蓄積するという因果関係が果たして成立するのか**」という疑問に対する解答と考えるべきであろう.筋肉痛とよく関連して問題となる,血液供給不足が,交感神経の過剰興奮によるものなのか,あるいは代謝制御の異常によるものなのか,という問題は,いまだ結着がついていない(Larsson 本書第 8 章;Vøllestad と Røe 本書第 9 章参照).

第一の交感神経過剰興奮の可能性についてであるが,筋交感神経活動が原発性線維筋痛症において亢進しているであろうか,という疑問に,Elam らが否定的な報告をしている.ヒトにおける筋交感神経活動をマイクロニューログラフィーにより記録した研究で,線維筋痛症の患者と健康対照とを比較すると,ベースラインの安静時活動にも,把手運動に対する反応にも,両者に差はみられなかった(Elam ら 1992 年).

その代わりに,一酸化窒素(NO)により大きく介在される血管拡張が,欠損しているか,不十分である例ではどうなるかということが報告されている.極端な例であるが,**デュシェンヌ型筋ジストロフィー症**を考えてみると,突然変異体の mdx マウスという本症の動物実験モデルでは,ニューロンタイプの NO 合成酵素を符号化している遺伝子(ジストロフィンと NO 合成酵素である nNOS の複合体を形成し,筋小胞体に局在している)が欠損しており,その結果として筋小胞体内における NO 産生が極端に減少することが知られている.この mdx マウスにおいては,α アドレナリン作動性血管収縮が顕著に亢進しており,それに対抗する血管拡張作用が欠損している.NO 合成酵素は速筋に特に豊富に含まれているため,この作用は,速筋(タイプ II)線維の変性と関連していると考えられている(Kobzik ら 1994 年).ヒトのデュシェンヌ型筋ジストロフィーにおいても,速筋から先に変性する現象が認められている(Brenman ら 1995 年;Bredt 1998 年;Thomas ら 1998 年).

デュシェンヌ型筋ジストロフィー症のような極端な例でなくとも,微小循環の制御異常が筋痛症の原因であることが示唆されるデータの報告は,次第に集積している.

Larsson と共同研究者(Larsson ら 1998 年,1999 年;Larsson 本書第 8 章参照)は,慢性僧帽筋筋痛症(頸腕症候群)の患者において,微小循環を調査した.レーザードプラー法により評価した筋血流量は,痛みがより強い側で有意に低下していたし,筋緊張は軽度に亢進していた.作業関連性僧帽筋筋痛症の患者においては,毛細血管供給とタイプ I(遅筋,酸化的リン酸化の発達した筋)筋線維とタイプ IIa(速筋,非疲労性)筋線維の領域との間のバランスが崩れていた(Lindman ら 1991 年).

Thornell のグループ(Kadi ら 1998 年;Thornell ら本書第 7 章)は,作業関連性僧帽筋筋痛症の患者からの筋生検を行い,以下の 2 つの証拠を報告した.①ミトコンドリア・ミオパチーにみられる「ragged-red fibers(赤色ぼろ線維)」や「moth-eaten fibers(虫食い線維)」が存在すること,言い換えれば,動物実験において虚血させた筋における所見に類似する組織像が観察されること,②痛みが低いレベルでは,痛みスコアと,毛細血管対タイプ I とタイプ IIa の筋線維面積比とが相関すること,痛みスコアが最大となったタイプ I 筋線維では,毛細血管対筋線維面積比が最小になること(Zukowska と Lee 本書第 23 章参照)である.つまり,酸素供給と代謝物除去の障害が,筋痛症を誘発する最大の要因となる可能性を示唆するということである.要約すると微小循環の制御障害が,その病因を問わず,筋痛症の発症要因となっているということである.しかし,虚血が低強度作業中に存在し,このメカニズムにより慢性作業関連性筋痛症が発症するという証拠はまだない(Vøllestad と Røe 本書第 9 章;Larsson 本書第 8 章参照).

2.2 血管性変化(2)血管拡張

ここでは,骨格筋支配の交感神経性血管拡張線維について解説したい.血管に対しては,交感神経支配はほとんどが血管収縮性であるが,一方で,哺乳類の骨格筋における交感神経コリン作動性の血管拡張神経が 1930 年代より記載されている.この神経は,動物実験において詳細な研究がなされており,そのような血管拡張性作用は,アドレナリン作動性血管収縮作用を阻害すると出現する(Folkow ら 1948 年).その効果はアトロピンにより阻害され,NO 合成酵素阻害薬によっても抑制される.これはアセチルコリンが内皮からの NO 放出を誘発することを示している(Matsukawa ら 1993 年;Davisson ら 1994 年).これらの交感神経性血管拡張神経は,以下の性質を有する.

1) 実験動物において，皮質-視床下部-網様体-脊髄路を電気刺激すると選択的に賦活化される（たとえば，Lindgren と Uvnäs 1953 年；Abrahams ら 1964 年；Marshall 1995 年）．
2) 筋に対する栄養性血流量の増加はみられないが，メタ細動脈 meta-arteriole〔訳者注：細動脈から分岐する，より細く，しかも壁になお平滑筋がある血管で，毛細血管につながる〕の開放あるいは動静脈吻合の開放を認める（Renkin 1966 年）．
3) 圧受容器および化学受容器の求心性発射活動には影響を及ぼさず，したがって，体位変換時，運動時における血流量の反射性変化には，関与しない（Roddie ら 1957 年；Dean と Coote 1986 年）．
4) 運動時に生ずる筋血管拡張には，関与しない．むしろ，感情的ストレスにより惹起される中枢統御性警告および防御反応の一部に関与する（Donald ら 1970 年；Appenzeller と Oribe 1997 年）．
5) この血管拡張性作用の機能的意義が，再考され始めたのは，つい最近のことである．この血管拡張性作用は，運動誘発性に生じる代謝性信号が，血管の直径に実際に影響を与ぼし始める前の段階において，運動を開始した 5～10 秒後に生じる血流量の増加

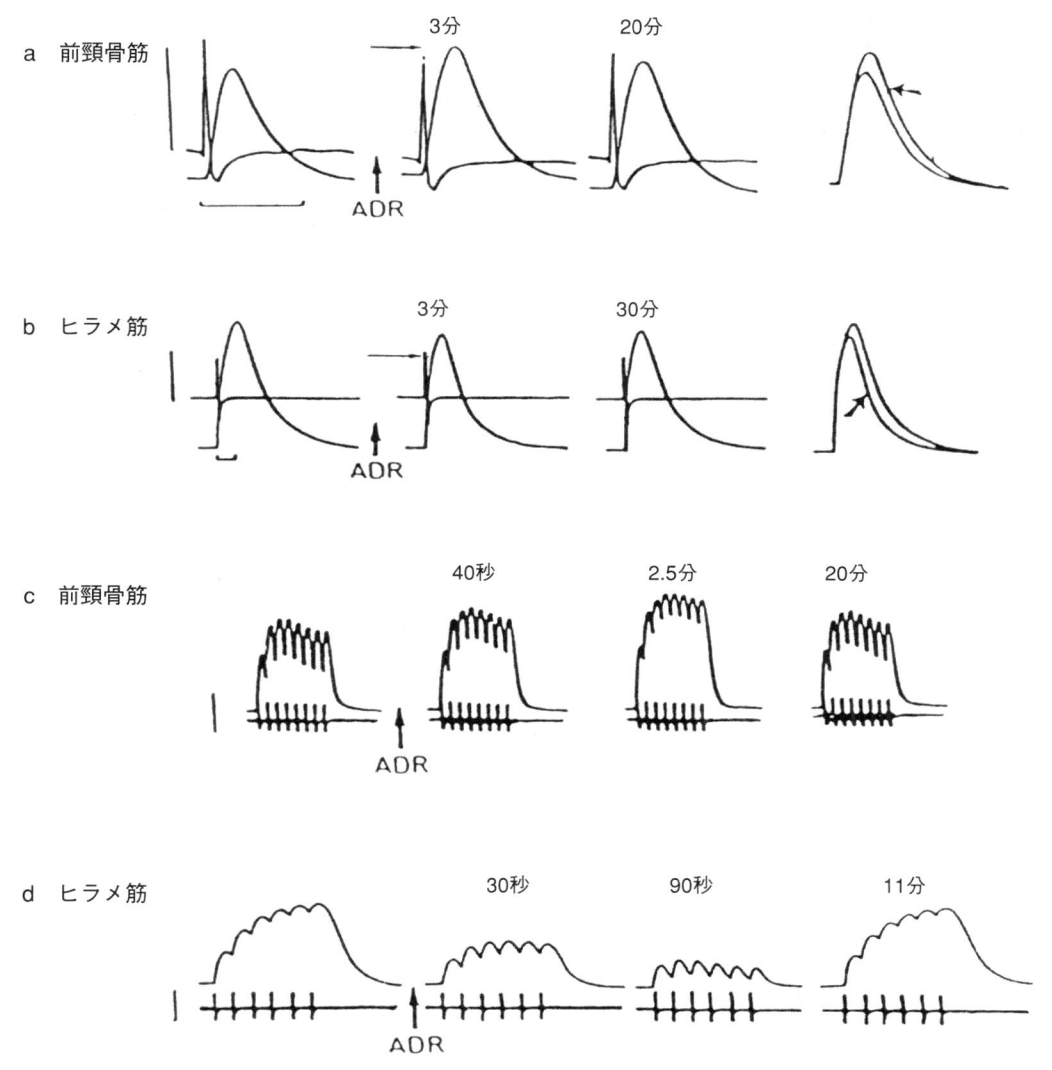

図 2　アドレナリン投与の影響．アドレナリンの速筋と遅筋の収縮力に及ぼす作用について，後肢筋である前脛骨筋（速筋）（a, c），ヒラメ筋（遅筋）（b, d）において観察している．最大単縮（a, b）と強直下性（subtetanic）収縮（c, d）が示されている．重ね描きされているトレースにおいては，アドレナリン投与後の反応を矢印で示してある．ADR はアドレナリン投与を示す．c および d の最後の図は，アドレナリン投与後，初期状態への回復過程を示す（Bowman 1981 年より，許可を得て掲載）．

に関与していると考えられる（Sheriffら 1993年；JoyneとProctor 1999年）．このメカニズムはフィードフォワード（予測制御 feedforward）と呼ばれ，運動ニューロンと交感神経ニューロンを平行して刺激し，筋代謝に必要な血管拡張を前もって準備するものである．

しかしながら，ヒトにおける神経性血管拡張の存在は，機能的データによってはその存在を証明できず，いまだに疑問であるし（総説と参考文献に関しては，JoynerとDietz 2003年参照），ヒトの骨格筋に対する交感神経性血管拡張線維の組織学的，解剖学的証拠も，いまだ得られていない（BolmeとFuxe 1970年）．したがって，前述の精神的ストレスや運動により生ずる，筋血管における神経性血管拡張結果については，最近になって疑問が生じ，別の解釈がなされている（JoynerとHalliwill 2000年）．特に，循環しているアドレナリンによる活性化で，β_2アドレナリン作動性受容体を介した血管拡張の例が報告されているが，おそらく一酸化窒素（NO）の関与があると思われる（Halliwillら 1997年；Lindqvistら 1996年；Reedら 2000年）．運動中のアセチルコリン介在性血管拡張を説明する別の血管拡張メカニズムとして，運動終板におけるアセチルコリン・スピルオーバーが挙げられている〔訳者注：スピルオーバーとは血管中への漏れ出しを指す〕（WelshとSegal 1997年）．このメカニズムには，さらに詳細な研究が必要とされようが，エレガントで有効な「**フィードフォワード血管拡張システム**」を代表するメカニズムとなり得る．それは，本メカニズムが，血管拡張と筋活動調和させたユニークな神経性駆動に基づいているからである．

2.3　筋線維収縮メカニズムに対する直接作用

四肢骨格筋に対するカテコールアミンの及ぼす作用に関しては，非常に多くの情報が文献として紹介されている（Bowman 1980年に記載されている文献を参照）．静注により投与されたアドレナリンや副腎髄質支配の交感神経刺激は，筋単収縮に影響を及ぼす．下肢筋において，遅筋と速筋では，逆の影響がみられる（**図2**）．四肢速筋においては，カテコールアミンの投与や，生理的限界またはそれ以上の頻度による交感神経の刺激は，最大収縮時における振幅の増加（10〜20％）および持続時間を増加（弛緩速度の減少による）させる．その結果，サブテタニック subtetanic な筋収縮〔訳者注：完全に維持されているのではなく，短い寛解のある緊張性筋痙縮〕では，筋萎縮の融合の程度や筋収縮力の増加が認められる．交感神経刺激は，三叉神経領域の筋において効果が高く，実際，四肢筋で観察される現象とは異なって，咬筋と二腹筋において，生理的範囲の頻度での交感刺激が有効であった．この作用は α アドレナリン作動性受容体を介したもので，おそらく神経ペプチドYの関与があると考えられている（Grassiら 1996年）（**図3**参照）．したがって，運動中やストレス下などでの交感神経活動亢進時には，速筋のパーフォーマンスは増加し，より低頻度の α 運動ニューロン発射によって同程度の力を出すことができるようになる（Orbeli 1923年；交感神経活動の抗疲労効果として提唱）．

遅筋に対しては，カテコールアミンは逆の効果を及ぼす．すなわち，遅筋においてはカテコールアミン投与時に単収縮の振幅と持続時間が減少し，したがって，サブテタニックな筋収縮時には，収縮力が減少する（**図2**）．激しいストレス時や恐怖時における背筋や下肢筋などの姿勢維持筋の筋力低下は，この遅筋のカテコールアミンによる筋力低下メカニズムによるものと思われる．同様の遅筋の筋力低下は，カテコールアミンの静注時や，褐色細胞腫の患者においても認められる．このような状態では，直立姿勢を維持するためには，α 運動ニューロンに対する中枢性指令は亢進するし，関与する抗重力筋は，より強い筋収縮を行わなければならなくなる．そのような効果は姿勢維持筋に限らないということは強調しておいてよい．実際，すべての筋は，筋により多少の差はあるが，遅筋線維をある程度含有しているからである．遅筋と速筋の混合性組成を有する骨格筋が関与するすべての運動動作には，真っ先に駆動され（小型運動単位：Hennemanのサイズ原理 size principle〔訳者注：運動ニューロンプール内には細胞の大きさに従った序列があり，小さい細胞から順に活動参加するという考え〕1957年），動作期間すべてにおいて賦活化を維持する運動単位がある．この運動単位は，当然，速筋に比較して，多くの作業量をこなさなければならず，これを「シンデレラ」線維とよぶ（Hägg 本書第10章参照）．したがって，交感神経の賦活化は，遅筋においては疲労を誘発するため，不利であると思われる．この意味では，慢性作業関連性筋痛症は，主に遅筋を使って，軽度の力で行う動作や筋収縮をさせた場合に発症すると考えられる．

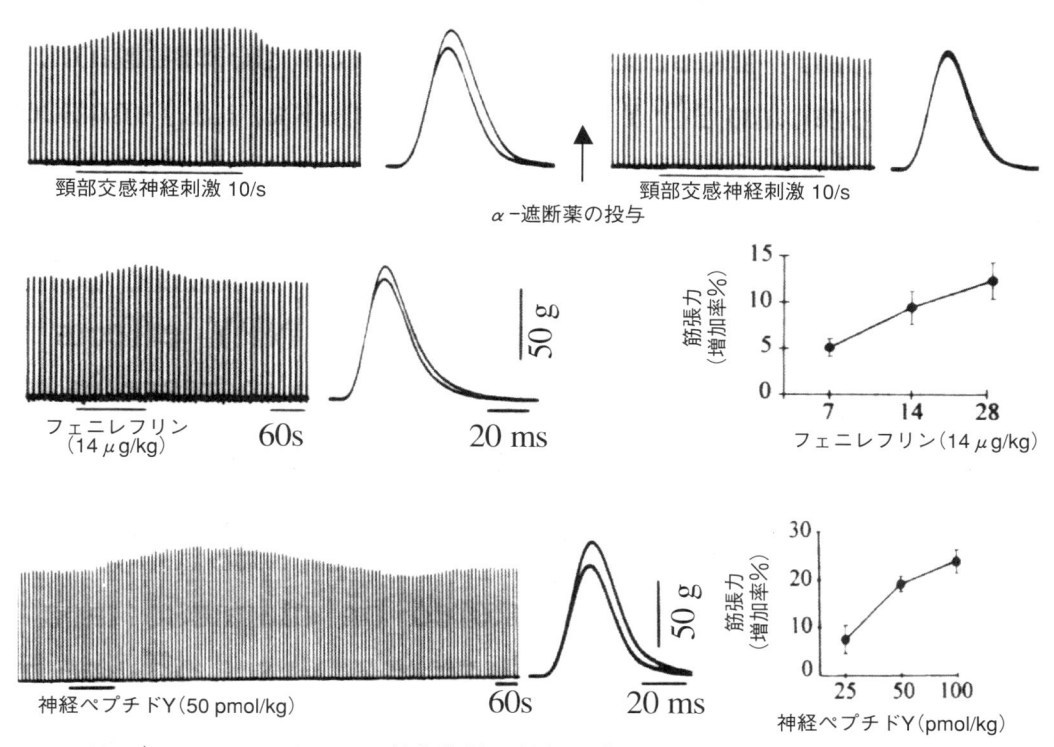

図3 フェニレフリン（Phe：ノルアドレナリン性作動薬）と神経ペプチドY投与時（NPY）における頸部交感神経刺激時（CSN）の骨格筋収縮増強効果．二腹筋の最大単収縮が，2つのタイムスケールで表してある．αアドレナリン受容体は，単収縮の振幅と持続時間を増加させる．これはα遮断剤の投与により著明な低下を示すことと，交感神経刺激とα₁刺激剤のフェニレフリン投与が類似した効果を表すことにより示される．神経ペプチドYの投与は，容量依存性に筋単収縮を増強させる．交感神経刺激（CSN）と薬剤投与（PheとNPY）は，下線により示してある（Grassiら 1996年より，許可を得て掲載）．

2.4 感覚受容器の交感神経性調節：筋紡錘求心性発射活動に対する作用

交感神経系には，多くの機械的および化学的受容器からの発射活動を調節する働きがある．その多くは，受容器自体への効果によるものである．このようにして，交感神経系は，機械的・化学的受容器を介した感覚情報を潜在的に調節し，結果的に反射作用を調節する役割を担う（Roattaら 本書第22章参照）．交感神経による筋機能の統御は，筋紡錘求心性発射活動を調節することによるものであり，この潜在的作用について考察する．

形態学的データに関しては，以下の報告がある．血管についての言及はなかったがRuffini（1898年）により100年前に示唆されている交感神経の筋紡錘に対する神経支配は，SantiniとIbata（1971年），BarkerとSaito（1981年）により証明された．Falk-Hillarpの手法を用いて，交感神経線維が筋紡錘内に入り，アドレナリン性終末が筋紡錘嚢内に自由終末を形成していることを示した．このアドレナリン性終末は，錘内筋線維をも「神経効果器への接続」として支配している．さらに最近の研究によれば，特異抗体を使用して，ノルアドレナリンの共伝達物質である神経ペプチドY（NPY）が，ヒトの虫様筋において，非常に多くの核袋および核鎖，両者の筋紡錘線維に存在することが証明された（Radovanovic DとThornell L-E，私信）．

四肢筋においては，筋紡錘の交感神経による賦活化の機能に関する報告は，これまでのところ相矛盾するものとなっている．すなわち，交感神経による筋紡錘の賦活化は，①交感神経による血管収縮による二次的なもの（Eldredら 1960年），②筋紡錘に対する直接的なもの（Franciniら 1978年；Hunt 1960年），または，③直接的だが，影響が少ないため機能的意義が十分認められないもの（Huntら 1982）と考えられている．

さらに，最近，筆者らのグループが，ウサギを用いて報告（Grassiら 1993年a, b, 1996年）し，Matsuoら（1995年）がラットを用いて確認した報告がある．すなわち，ウサギにおいて，頸部交感神経の末梢断端を刺激すると，顎挙上筋の活動が様々な大きさで一時的に増加した後，下顎反射と緊張性振動反射 tonic vibration reflex とが強力に抑制され，これらの影響は刺激している間だけでは

第 21 章　交感神経系と筋機能との相互作用，および交感神経系の運動制御への関与

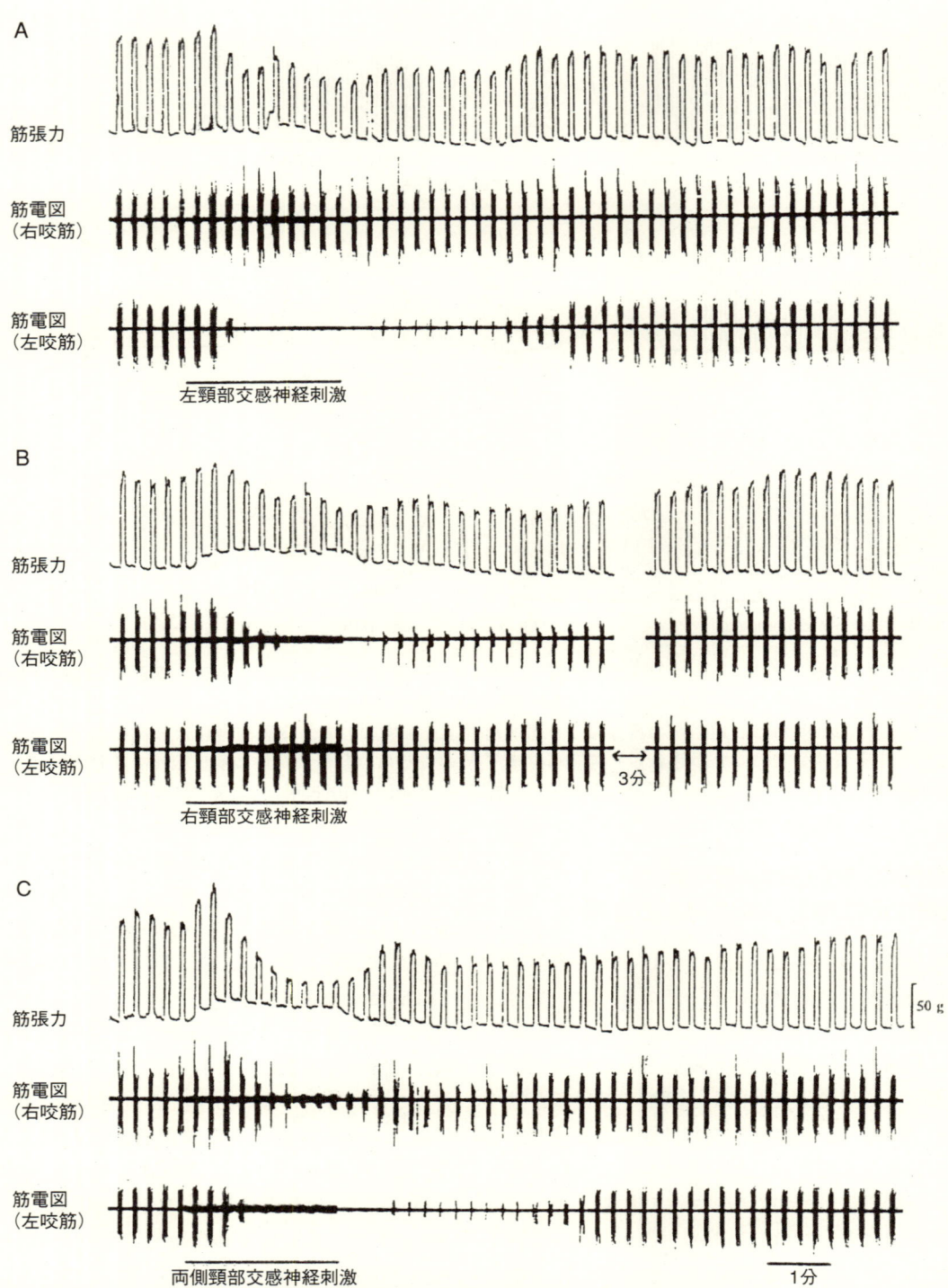

図4　ウサギ顎閉鎖筋における緊張振動反射に対する頸部交感神経刺激の影響．筋緊張増加と左右咬筋からの筋電図に対する抑制効果．10 Hz の頻度で，A：左，B：右，C：両側の頸部交感神経を刺激した際の変化．与えた振動刺激は，30 分間の下顎結合における peak-to-peak で 170 Hz, 5 秒間，15 秒おきに刺激．

なく，刺激中止後も続いた（図4）．この効果は，血管収縮に伴う二次的のものではなく，フェニレフリンによる α_1 アドレナリン性受容体を介したものである．おそらく神経ペプチド Y をも介したもので，筋紡錘への交感神経支配によるものであろうと考えられる．本作用は，上記反射が緊張度の増加，小型運動単位からの筋電活動，そ

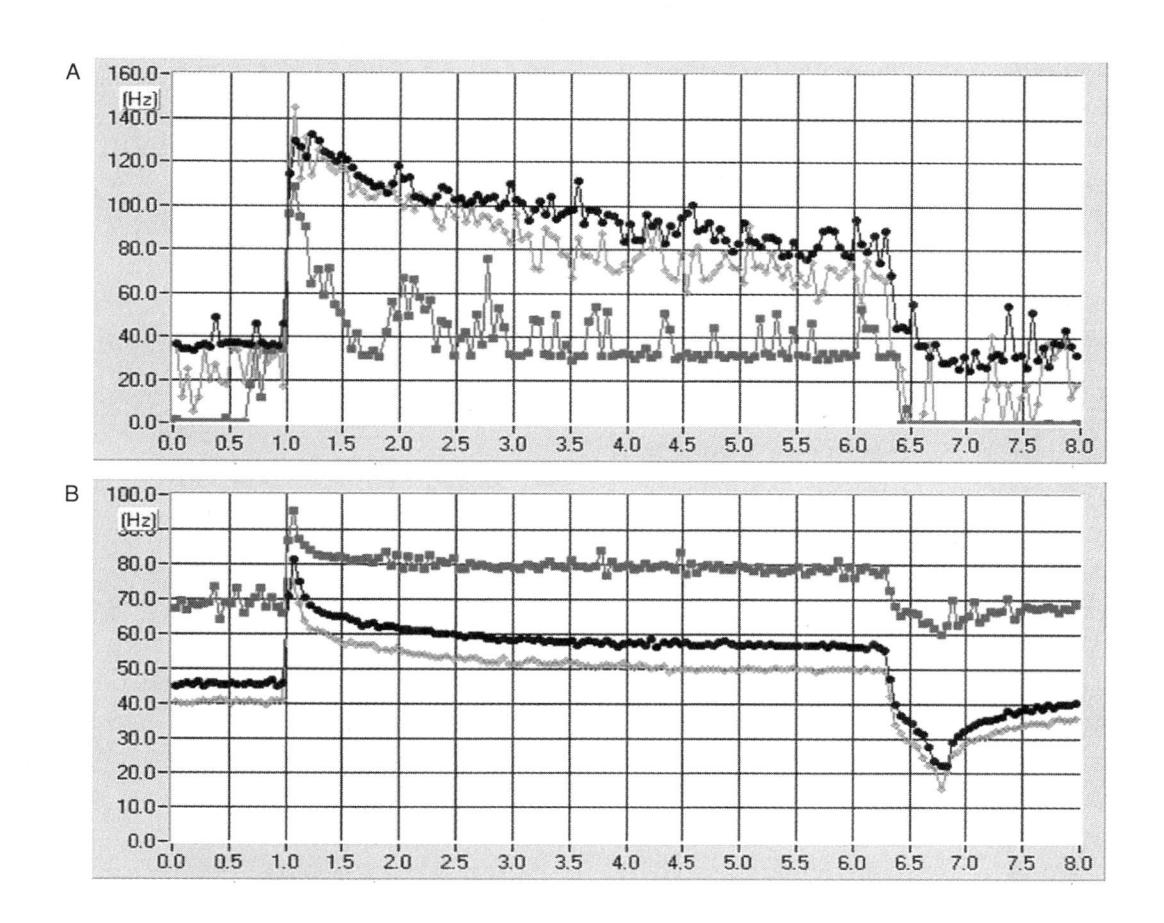

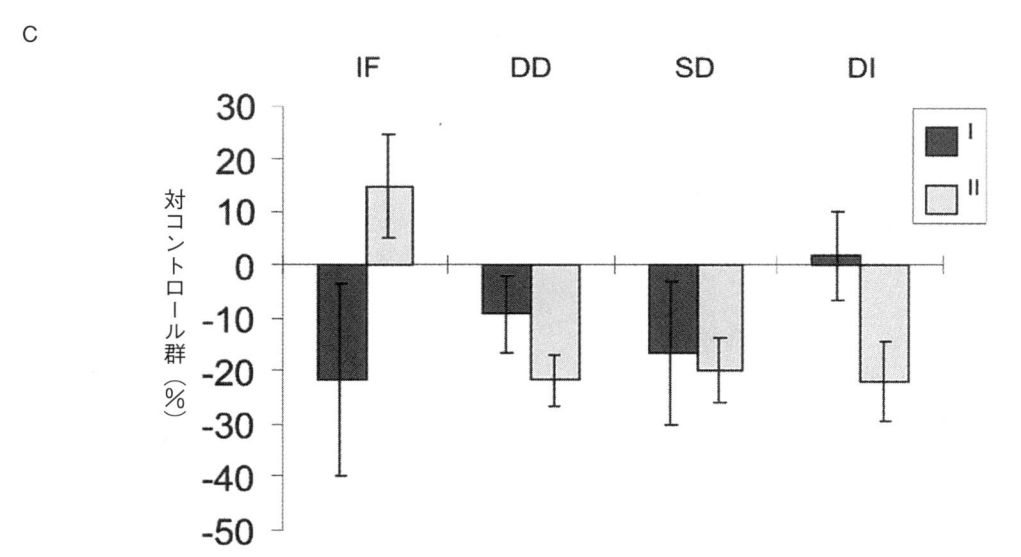

図5 頸部交感神経の末梢刺激により誘発した筋紡錘求心性発射活動の変化．各筋紡錘求心性発射活動の頸部交感神経刺激（10 Hz，90秒）前（○），中（□），後（◇）の台形状伸展・屈曲に対する反応の平均が，示してある．A：一次求心性，B：二次求心性，C：異なる指標に対する交感神経刺激の影響．台形状伸展・屈曲に対する平均筋紡錘求心性発射活動反応により推定した．IF：初期頻度，DD：動的変化，SD：静的変化，DI：動的指数（Taylorら1992年参照）．上下の棒は標準誤差を示す．

して，筋紡錘の一次終末および二次終末からの求心性線維発射活動の変化という観点から評価すると明らかである．テストした単一神経発射活動の多くにおいて，筋長変化に対する反応が，交感神経性刺激により減少した

（図5）．詳細は述べないが，グループⅠおよびグループⅡ求心性線維における静的および動的感受性が減少した（Passatoreら 1996年；Roatta 2002年）．このような影響は，静的状態における発射頻度（静止時発射活動）に重畳するもので，グループⅠとⅡでは，それぞれ異なるパターンを示す．ほとんどのグループⅠ求心性発射活動では，静止時発射が減少するが，グループⅡ求心性発射活動の大半は増加する．このグループⅠとⅡの差の原因に関しては，いまだ明らかでない．Johanssonらのグループ（Hellström 2002年）による予報的なデータでは，類似の作用がネコの僧帽筋と板状筋に局在する筋紡錘の交感神経性賦活化で認められている．

交感神経の刺激による筋紡錘求心性発射活動の反応潜時には，異なる発射単位において一般的にかなりの差があり，10秒から45秒の範囲にわたっている．これは，従来知られている伝達系とは別の系が作動していることを示唆している．おそらく，神経伝達物質の放出と受容体との拡散距離が長いか，細胞内伝達経路が緩徐であるか（Roattaら 本書第22章），あるいは神経伝達物質の洗い流しが緩徐であるか，というような伝達系の働きによるものであろう．しかし，その基礎をなすメカニズムは，いまだ判明していない．神経伝達物質は，主に①シナプス前のγ終板に，②錘内筋線維に直接的に，③グループⅠaおよびⅡ求心性線維の受容体終末に，④細胞内の受容体からのエンコーダー（符号化装置）などの異なる部位に，作用すると考えられている．上記①の可能性は，クラーレで非動化した動物でも，交感神経刺激により同様の反応がみられるため，否定できる．他の可能性は否定できず，異なる筋紡錘求心性発射活動における効果の，幅広いレンジでの時間経過や潜時を，説明する根拠になると思われる．

交感神経の影響は，通常，10Hzの定常刺激頻度で検査される．さらに，もっと低頻度の刺激（3-5Hz）に対しても反応する筋紡錘発射ユニットもあることが知られているが，影響はそれほど強くはなかった（Roattaら 2002年）．諸報告で採用されている刺激頻度の基準値は，間接的な推測によると，ネコにおける最強の交感神経賦活化を誘発するのと同等の8〜12Hzで（Folkowら 1952年；MellanderとJohansson 1968年；Kendrickら 1972年），頸部交感神経幹におけるユニット活動記録からの直接的な観察によると，麻酔ネコの安静時活動に対する最大の効果を誘発する刺激頻度は，2Hzであり（MannardとPolosa 1973年；JänigとSchmidt 1970年），麻酔ウサギにおける低酸素刺激に対する反応では，最大12Hzであったという（Dorwardら 1987年）．

したがって，筆者らのグループにおける結果により，筋紡錘求心性発射活動に対する交感神経性調節は，極端な覚醒状態に限ったことではないことが，示唆される．

3　運動機能の交感神経出力への影響：体性交感神経反射

運動中には，体性-自律神経相互作用，すなわち，交感神経活動が亢進している状態が，常に認められる（Goodwinら 1972年；McCloskey 1981年；Suzukiら 1999年；Mano 1999年）．この賦活化は，同時に体性運動と自律神経の経路を賦活化する，中枢神経からの下行性指令だけによるものでない*．同様の運動活動が，交感神経活動の変化を誘発することが可能である．これを体性交感神経反射という．

体性交感神経反射の経路についての研究（文献は，Satoら 1997参照）により，各種領域や各種器官への交感神経出力に及ぼす体性感覚入力が，きわめて選択的かつ繊細に，その効果を調節しているかということを理解するヒントを得ることができる．

体性求心性神経入力への刺激により，通常は全身性の交感神経反射が誘発され，その後，興奮後不応をしばしば伴う（Schaefer 1960年）．交感神経反射の求心路が有髄線維（グループⅡ，Ⅲ）であるか無髄線維（グループⅣ）であるかによって，交感神経反射は，それぞれ，A反射（BeachamとPerl 1964年a，b；Satoら 1965年；SatoとSchmidt 1966年，1971年；KoizumiとBrooks 1972年），C反射（Fedinaら 1966年；CooteとPerez-Gonzales 1970年；SchmidtとWeller 1970年）と名づけられている．交感神経反射を誘発するような体性求心性情報は，脊髄の後外側索を上行し，統合される．その統合性は，どの交感神経反射が誘発されるかによって，脊髄レベルにおいて統合されるか，あるいは脊髄よりも中

---

*原著注　このことを一番よく表している証拠としては，部分的にクラーレにより神経筋接合をブロックした状態で，掌握運動（ハンドグリップ）を行おうとする意志だけにより，統計的に有意な筋交感神経活動，血圧，心拍数の上昇をきたすことが知られている（SealsとVictor 1991年）．しかし，これらのパラメーターの増加は，心拍数を除き実際の運動時よりも少ない．したがって，心拍数の増加は，交感神経の賦活化というより，迷走神経活動の低下によるものと考えられている．この心拍数の増加は，アトロピンにより減弱するが，プロプラノロールでは変化しないからである．

枢レベルで統合されるかが決まる（Chungら1979年）．

したがって，同じ体性求心性情報が，異なる領域や器官への交感神経遠心性出力において異なる作用を及ぼしており，そのような作用が，局在性のものであったり，全身性のものであったりするという事実には，その情報伝達には大変多様な経路が関与しているという解剖学的な説明が可能である．この反射経路としては，長ループといわれる延髄や高次脳領域まで達している反射経路や，短ループといわれる脊髄体節性経路が考えられる．

運動時に観察される，異なる領域への交感神経出力とその時間経過の差違が，いつ，そして2つの可能性の高いメカニズムのどちらが，交感神経活動の賦活化を生じさせるのか，言い方を変えれば，この交感神経活動の賦活化が，中枢性指令によるものなのか，体性感覚入力の賦活化により生じた反射メカニズムによるものなのか，ということに関する示唆を与える．交感神経出力は，異なる機能，および異なる課題や状況に対して高度に分化したものである．たとえば，筋交感神経活動の増加は，動的筋収縮つまり等張性収縮よりも，静的筋収縮つまり等尺性収縮のほうが，より大きいし，運動の持続時間や強度に関係することが知られている（Saitoら1989年；SaitoとMano 1991年；SealsとVictor 1991年）．等尺性の掌握運動において，心拍数と血圧は掌握開始直後から上昇する．これは中枢性指令によるものと考えられる．一方，筋交感神経活動や，収縮筋である前腕の筋電図は，収縮開始後，最初の1分目と2分目には安静時よりも増加しないが，それよりも遅れて並行して増加する（SealsとVictor 1990年）．その増加は，時間経過に依存し，安静時値の200〜300％までにも達する（Saitoら1990年）．さらに，非運動肢における筋交感神経活動の賦活化は，作動腕の動脈遮断中に同様の運動を繰り返し行わせると，より大きく，運動をやめても，より長く持続する．このことは，代謝物質の蓄積により体性感覚入力が増加し，それによる反射性賦活化を促進させ，筋交感神経活動が亢進したものと思われる（Saitoら1990年；RayとMark 1993年）．対照的に皮膚に対する交感神経出力は，収縮の前半で亢進し，それ以上変化しないし，作動腕の阻血にも影響されず，中枢性指令に全面的に依存しており，化学的刺激の結果である反射性賦活化の関与はないことが示唆された．

等尺性運動に対する筋交感神経活動の反応は，**疲労**過程と関連している．筋交感神経活動と疲労感覚との間の密接な関係は，再現性が高く，活動筋である前腕筋の細胞酸性化の開始と一致する（SealsとVictor 1991年）．上記データをもとに，静的（等尺性）運動中，および最大下強度（最大酸素摂取量をマークしないで済む運動強度）か，それを上まわる強度の動的（等張性）運動中に起きる筋交感神経活動の賦活化は，収縮筋における加速化した解糖および細胞内酸性化と関連した特異な代謝事象とリンクしていると結論づけることができよう．したがって，代謝性に生じた反射（筋化学反射）は，筋交感神経活動の正常な賦活化に重要な役割を果たしている．カテコールアミン以外にもこれまでに，**オピオイド**（Satoら1986年；Adachiら1992年），**セロトニン，一酸化窒素（NO）**（Liら1995年）および**グルタミン酸**（NMDA受容体と非NMDA受容体の両方に作用する．Shenら1990年）が，体性交感神経性反射に関与することが示されている．

4　感覚運動機能に対する交感神経作用の可能性

同じ運動を，リラックスした状態で行うか，ストレス下で行うかを比較すると，他の中枢性影響が同じだとすれば，以下の変化が交感神経出力の増加による結果として生ずると思われるが，その変化のうち，あるものは筋肉痛の原因となりうる．

4.1　固有感覚に対する作用

最近の動物実験からのデータによれば，交感神経活動は筋の伸張感受性の低下や基礎発射活動に対する様々な影響の低下などを含め，筋紡錘求心路に強力な調節機能を及ぼしうることが実証されている（上記参照）．この現象は，異なる筋や，異なる種の動物において観察され，ウサギの顎挙上筋（Roattaら2002年），ラットの顎挙上筋（Matsuoら1995年），ネコの頚筋（Hellströmら2002年）などにみられるという．筋紡錘求心性発射活動に対する交感神経の作用は，頭部の筋に限ったことではないことは確実である．事実，同様の反応パターンがネコの後肢筋においても認められる（Eldred 1960年；Hunt 1960年；Huntら1982年）ことが，これまでの研究で示されている．一方，このような報告の中には，これらの現象を血管変化を介した二次的影響であると考えたものもある．

そのようなおもに抑制された交感神経活動により，ストレス状況下における固有感覚の異常が生ずると考えられ，固有感覚の異常が運動制御に対して重要な影響を及

ぼすことが可能性として考えられていた（以下参照）．しかしながら，最近になり，この仮説を実証しようとした2つの研究が，ヒトにおいては本仮説を実証できなかったことが報告された．2003年，MatreとKnardahlは，足関節における運動感知閾値が，寒冷昇圧試験（片側の足部を7℃の水に3.5分間浸ける）中，および経口グルコース摂取時には，有意に低下しないことを報告した．Macefieldらは，被験者に最大吸気および最大呼気時の息こらえを行わせ，血管運動交感神経出力を増加させた際における弛緩した足関節伸展筋からの筋紡錘求心性発射活動には，変化が認められないことを報告した（2003年）．

種差を考慮に入れなければならないこととはいえ，上記2つの実験で採用された刺激は，筋紡錘求心性発射活動や固有感覚に有意な変化を起こすには，弱すぎたか，持続時間が短すぎたか，あるいは不適切であったという可能性を，否定できない．交感神経系を賦活化するための方法（たとえばバルサルバ法など）の有効性は，通常は心血管系に対する影響を通じて評価されるが，異なる器官や組織に対する交感神経出力は，被験者の情動状態や周囲環境に対応して著しい差異があることを銘記しなければならない（JänigとHäbler 2000年a）．被験者に負荷する試験が，交感神経経路を通じて，筋紡錘を賦活化するかどうかは，現在においては知られていない．ヒトにおける研究でのさらなる問題点は，筋紡錘に対するγ駆動が，試験中に一定であり続けるかどうかを評価するのが困難であることにある．たとえば，Ribot-Ciscarらは，2000年に筋紡錘求心性線維の静止時発射活動と伸張反射の感度が共に，暗算とJendrassik法〔訳者注：手掌を胸の前で組み合わせ，両方から強く引っぱる方法〕を行わせた被験者において変化するという知見を得ている．両方の場合ともに，発射頻度の増加，発射変動の増加，および伸張反射の感度の変化を認めている．これらの変化は，γ駆動の変化が原因であると考えられた．

別の一連の研究では，筋疲労の状態における，固有感覚による制御の低下を実証している．この筋疲労時には，交感神経の賦活化を伴う．このような状態では，動物でもヒトでも，位置覚（Skinnerら1986年；SharpeとMiles 1993年）と動作覚の正確性（Pedersenら1998年，1999年；Carpenterら1998年；Taimelaら1999年）の明らかな低下が報告され，これは筋紡錘求心性情報の低下を示唆していると思われる．たとえば，最近のJohanssonらのグループのヒトにおける研究（Pedersenら1999年）によれば，局所性筋疲労を誘発後の，利き手の肩関節を異なる速度で回旋する際の，回転速度の識別にみられるような動作覚の正確性の低下が，認められるという（Djupsjöbacka 本書第15章参照）．たとえば，肩関節の回旋を全力で2分間行わせるというような，非常に疲れるような運動を実験の課題として行わせた場合や，筋疲労それ自体が反射的に誘発するような，ストレス過多状態における交感神経系の賦活化は，上記の考察のように，固有感覚求心性情報の減弱に貢献していたと考えられる．

4.2 めまい，眩暈

これらの障害は，前庭‐視覚情報と固有感覚情報との間の「感覚ミスマッチ」により生ずる（Reason 1978年；MagnussonとKarlberg 本書第16章）．言い換えれば，もし異なる2つ以上の感覚系から来る自己動作の求心性情報が一致しない場合，その結果生ずる「ミスマッチ」が空間方向感覚の障害とめまいをきたす．したがって，関連する感覚情報のどれかが障害されると，このような感覚ミスマッチを生ずる．言い換えれば，異なる感覚系からの動作に関する求心性情報に食い違いがあれば，その結果，生ずる「ミスマッチ」が空間認識に混乱を来し，めまいを発症することになる．したがって，感覚情報を阻害する動作なら何でもこの「感覚ミスマッチ」を引き起こす可能性がある．

交感神経活動の刺激により，筋長の変化に関する筋紡錘求心性情報は，抑制を受ける．この抑制は動物実験では，頸部と顎部の筋群において報告されているが，おそらく「感覚のミスマッチ」の一因であり，めまいと姿勢を生じさせることになり，しばしば頸部筋・筋膜性痛を伴う．

4.3 筋収縮力への直接作用

前述（2.3節）のとおり，交感神経系は筋収縮力に対して直接作用している．このような作用は，速筋線維に対して，より大きな力を出させたり，運動ニューロンにより低い発射頻度で同じ大きさの力を維持させたりすることを可能にするが，それは筋疲労時の筋力低下を補うのに役立つ．筋疲労時には，運動ニューロンプールの興奮性が低下し，その結果として発射頻度が低下する．これを交感神経の抗疲労作用という．

遅筋に対しては逆も真なりである．この場合は，疲労作用として働く．細径タイプⅠ筋線維の運動単位のパー

フォーマンスが低下すると，おそらくこのタイプI運動単位の発射頻度の増加，および他の運動単位の動員（リクルートメント）がもたらされる．これらの事象がさらに筋疲労を促進し，代謝物質の産生を亢進する．この代謝物質は，一方では，反射性に筋への交感神経活動の流出を促進すると考えられている．これらの反応により「**悪循環 vicious circle**」が生ずることになる．

4.4 反射性運動制御への作用

筋紡錘求心性発射活動からの情報は，多くの機能を有する．そのうちの大多数は，動作の至適制御を行うために利用される．すなわち，筋紡錘求心性情報は，実行中の動作の時々刻々と変化する反射性制御，筋トーヌス・姿勢制御・随意運動の，運動学習や運動計画などに利用される（たとえば Dietz 1992 年；Davidoff 1992 年；Masuda ら 1997 年参照）．

さらには，筋紡錘求心性情報は，筋疲労における，いわゆる「筋肉の知恵」"musclar wisdom"で重要な役割を果たすと考えられている（Marsden ら 1983 年；Bigland-Ritche と Woods 1984 年；Windhorst と Boorman 1996 年）〔訳者注：発射頻度の低下を「筋肉の知恵」と呼ぶ理由は，筋が疲労すると運動ニューロンの発射頻度が低下するが，これは中枢からの運動命令を，疲労した筋の変動する収縮能力に適合させ，機能を最適化しようとするためである〕．それに加えて，筋紡錘求心性情報は，体位や動作（運動感覚）の知覚に不可欠であり，運動制御の重要な情報である．したがって，筋紡錘に対する交感神経活動のどのような調節性作用でも，運動機能に対してかなりの影響を有すると考えられる．

4.4.1 筋長のフィードバック制御変化

反射のゲインは，さまざまなレベルで変化する．伸張反射のゲインは，筋紡錘のレベル，骨格筋運動ニューロンとシナプス入力のレベルで著明に変化する（Windhorst 本書第 17 章参照）．両方のレベルで，モノアミン性の影響は，そのようなゲインの変化に影響を及ぼす．筋紡錘のレベルでは，末梢性交感神経活動の影響を受け，運動ニューロンのレベルでは，脳幹から脊髄内を下行するノルアドレナリン作動性およびセロトニン作動性のニューロンに影響される．上記に詳細に述べられているように，交感神経系は筋紡錘の伸張感受性を低下させるように働き，ときに筋紡錘求心神経の発射頻度の低下をも伴う．これにより筋長の反射性制御の低下が生じ，

その結果，微細な動作の安定性と正確性に影響する．固有感覚性の筋長制御の大きな低下は，骨格筋収縮時における迅速動作のある相に生ずることが知られているが，これは身体における不安定性のリスクを減少させることを目的としていると解釈されている（Rack 1981 年）．

筋の伸張反射のゲインは，随意動作時において非常に大きな変動を示すことが知られている．その変動は筋のタイプと課題の難易性に依存しており，たとえば動作が迅速であるか緩徐なのか，動作が粗大なのか微細なのか，新しく行う動作なのか馴れた動作なのか，さらに，運動遂行の状況の違いにも依存する．この運動遂行の状況というのは，被験者に対する事前の説明，外的な妨害，注意力，および心理的要因などの要因が複雑にからみあって決められる．もし与えられる課題が，ストレスあるいは興奮状態で施行されるとしたら，引き続いて起こる動作は，一番最初の運動指令（もちろん，これらの状況でも変化しないという条件のもとであるが）と，交感神経出力の亢進により生ずる，固有感覚のフィードバック性制御の変化の組み合わせの結果として起こる．言い換えれば，与えられた課題と関連した反射調節範囲内においては，ノルアドレナリン作動性経路が，運動課題が遂行される感情的な内容に合うように，反射を調整すると考えられる．

進化の観点からこの問題を考察すると，交感神経出力の増加による興奮状態は，多くの場合，危険と密接な関連があり，したがって，迅速な運動反応である「闘争か逃走か」反応と密接な関連がある．強力な交感神経活動の賦活化は，反射ゲインを低下させると考えられ，したがって不安定性のリスクを減少させる．このリスクの減少は，正確性が最大の重要条件ではない迅速な動作には有益と考えられる．それどころか，そのような筋紡錘に対する交感神経の作用は，緩徐で精緻な動作における筋長の調節を抑制して，非能率的な筋の使用を招いてしまうおそれがある．このように，交感神経が興奮する際には，筋動作の正確性が低下するため，共同収縮（co-contraction〔訳者注：主動筋と拮抗筋の同時収縮〕など，正確性を向上させる別の方策が必要になる．この作業様式の基本は，与えられた運動課題の遂行に必要な複数の関節を固定するために，主動筋と拮抗筋を静的に同時に収縮させるというものである．この作業様式は，しばしば無意識に行われ，数時間にわたって保持される（たとえばコンピューター作業やクルマの運転時など）ため，エネルギー消費の観点からは，確かに無駄が多い．そして，もし長時間にわたる共同筋収縮が保持されると，筋痛症

の発症に結びつく（Gribble ら 2003 年）．

4.4.2 制御パラメーターの変化

Prochazka（1989 年）が指摘したように，感覚運動ゲインの変化は，運動系により使用される基本的な方針である．運動系は，多くのフィードバック系の相互作用により支配されており，筋長，筋力，筋の硬さ，その他，多くの制御パラメーターに同時に作用する．筋長の筋紡錘介在性制御におけるゲインを低下させるのは，異なる制御パラメーター中でのスイッチを入れかえたり，全体の系におけるこのような制御パラメーターの相対的な重みを変化させたりするための，1つの方法である．

4.4.3 筋の硬直性への影響

筋硬直に対しては，筋硬直を生ずる原因の差により，交感神経の影響は異なる．①受動的な筋硬結は，クラーレで非動化した筋に対する交感神経刺激をした際にみられるような筋緊張のわずかな増加に伴う，非常にわずかな硬直の増加を示すと考えられる（Passatore ら 1985 年；Grassi ら 1986 年）．②筋収縮の結果生ずる能動的な筋硬直は，筋線維出力の交感神経による調節により強力に影響される．③反射性筋硬直は，グループⅠおよびⅡの筋紡錘求心性線維により伝達される筋長変化の感受性低下の結果として生じる交感神経の作用により減少する．

4.4.4 運動パフォーマンスに対する影響

いろいろな特質と強度を有するストレッサーが負荷された場合の，各種運動パフォーマンス課題に及ぼす影響に関する研究も行われている．中には，低レベルあるいは高レベルの特性不安〔訳者注：性格的に不安になりやすいかどうかの特性〕を示す被験者から得られた結果を，比較している研究もある．特に高度の不安状態においては，それ自体が交感神経出力を増加させていることになる．これらの研究の結果によれば，一般的にストレス下においては，運動パフォーマンスに障害をきたすことが，指摘されている．その障害はストレッサーの強度が増加するにつれて増大するが，両者間の関係には，個人差が大きいという（Noteboom ら 2001 年）．同じ課題で，低レベルと高レベルの不安状態を比較することにより，高度の特性不安状態にある被験者〔訳者注：性格的に不安に陥りやすい被験者〕ほど，ストレスが低い状態においては，最良の，作業パフォーマンス結果を残していることが報告されている．一方，低い不安特性状態にある被験者〔訳者注：性格的に不安に陥りにくい被験者〕では，逆のことがいえるという（Weinberg と Regan 1978 年；DeMoja CA と DeMoja G 1986 年；Ferreira と Murray 1983 年；Neiss 1988 年；Sade ら 1990 年）．

上記の研究は，「至適な」レベルでの「中枢性覚醒」は，どのような運動パフォーマンスに対しても設定されることを示唆している．「集中力」や「やる気」のような中枢性メカニズムに加えて，交感神経経路の賦活化も，固有感覚情報の末梢性調節を通じて運動パフォーマンスに寄与していると考えられる．プログラム化された運動課題には，並交感神経節前ニューロンや運動筋を支配する運動ニューロンを並行して賦活化することが含まれているということを，銘記すべきである（Blair ら 本書第 2 章参照）．ストレス状態により，交感神経賦活化が付加されれば，どんな状況下においても，その影響も被験者の感情的性格に依存するか，また，ときには，増大することもある（Neiss 1988 年）ため，運動パフォーマンスの障害が起こり得ると思われる．

4.5 血流量に対する作用

複雑な反射のゲインは，また，グループⅢ・Ⅳ求心性発射活動によっても変化する．この求心性発射活動は筋の低酸素状態とその代謝産物によって賦活化される．こうした状態は運動筋における代謝物による血管拡張よりも強力な交感神経性血管収縮がもたらしたものである（2.1 節参照）．このような状態では，一定の代謝物や炎症物質の前駆物質が，蓄積され，化学感受性グループⅢ・Ⅳ筋求心神経を刺激する（Windhorst 本書第 17 章参照）．体性交感神経性反射により引き起こされる他のポジティブフィードバックループも，交感神経出力により増加するが，これも低酸素状態あるいは虚血状態を悪化させる．

5 結論

交感神経は，運動中だけでなく，恐怖，警戒，著明な不快，不安，欲求不満，痛みなどや，さらに，「身体的・心理的ストレス」というカテゴリーに含まれるすべての状態によっても，賦活化される．このような交感神経の賦活化は，「速く走ることができる」とか，「強く嚙むことができる」といったような個体を選択するという「進化」の結果，生じていると考えられる．つまり，生存に危機的な状態において，「闘争か逃走か」反応のための攻撃や防御に適するように，自身の身体能力を迅速に稼動

させるために循環器系や内分泌系を調節できる個体を作り上げたと思われる．今日では，ストレスの多い日常生活の中で，同様の機能的調節が行われている．しかし，今日では「社会的制約」により，「闘争か逃走か」反応のための身体運動の表出が抑制されている．こうして，行動が制限されることになり，これらの「機能的調節」は，座位中心の生活様式の中では不適切なものになってしまった．長期的にみれば，健康を障害し，ひいては，筋骨格系障害や心血管疾患を発生させる因子となっている．

もしそうであるなら，日常生活の中で運動習慣を取り入れ，運動を積極的に行うことは，結果的に身体にとって有益ということになる．さらに，有酸素的な運動訓練それ自体が，自律神経バランスの異常を是正することが報告されている．特に，交感神経活動を低下させ，副交感神経トーヌスを増加させる（これに関する総説と文献に関しては，Goldsmithら2000年参照）．このような理由によって，有酸素的な運動は，筋骨格系障害や心血管障害の発症率を低下させる治療法あるいは戦略として，利用できると考えられる．

謝　辞

本章執筆において，Silvestro Roattaに対して，財政的援助をいただいたUmeåの筋骨格研究センターのHåkan Johansson教授に深謝いたします．

文　献

Abrahams VC, Hilton SM, Zbrozyna AW (1964) The role of active muscle vasodilation in the alerting stage of the defence reaction. J Physiol (London) 171：189-202

Adachi T, Sato A, Sato Y, Schmidt RF (1992) Depending on the mode of application morphine enhances or depresses somatocardiac sympathetic A- and C-reflexes in anesthetized rats. Neurosci Res 15：281-288

Appenzeller O, Oribe E (1997) Autonomic anatomy, histology and neurotransmission. In：Appenzeller O, Oribe E (Eds) The Autonomic Nervous System. An introduction to Basic and Clinical Concepts, pp 1-64, Elsevier Science BV, Amsterdam

Barker D, Saito M (1981) Autonomic innervation of receptors and muscle fibers in cat skeletal muscle. Proc R Soc Lond B Sci 212：317-332

Beacham WS, Perl ER (1964a) Background and reflex discharge of sympathetic preganglionic neurons in the spinal cat. J Physiol (London) 172：400-416

Beacham WS, Perl ER (1964b) Characteristics of a spinal sympathetic reflex. J Physiol (London) 173：431-448

Bigland-Ritchie B, Woods JJ (1984) Changes in muscle contractile properties and neural control during human muscular fatigue. Muscle Nerve 7：691-699

Bolme P, Fuxe K (1970) Adrenergic and cholinergic nerve terminals in skeletal muscle vessels. Acta Physiol Scand 78：52-59

Bowman WC (1980) Effects of adrenergic activators and inhibitors on the skeletal muscles. In：Szekeres L (Eds) Handbook of Experimental Pharmacology, Vol 54：Adrenergic Activators and Inhibitors, Sect 2, pp47-128, Springer, Berlin Heidelberg New York

Bredt DS (1998) NO skeletal muscle derived relaxing factor in Duchenne muscular dystrophy. Proc Natl Acad Sci USA 95：14592-14593

Brenman JE, Chao DS, Xia H, Aldape K, Bredt DS (1995) Nitric oxide synthase complexed with dystrophin and absent from skeletal muscle sacrolemma in Duchenne muscular dystrophy. Cell 82：743-752

Cannon WB (1939) The Wisdom of the Body. Norton, New York

Carpenter JE, Blasier RB, Pellizzon GG (1998) The effect of muscle fatigue on shoulder joint position sense. Am J Sports Med 26：262-265

Chung JM, Webber CL Jr, Wurster RD (1979) Ascending spinal pathways for the somatosympathetic A and C reflexes. Am J Physiol 237：H342-H347

Coote JH, Perez-Gonzalez JF (1970) The response of some sympathetic neurons to volleys in various afferent nerves. J Physiol (London) 208：261-278

Davidoff RA (1992) Skeletal Muscle Tone and the Misunderstood Stretch Reflex. Neurology 42：951-963

Davisson RL, Johnson AK, Lewis SJ (1994) Nitrosyl factors mediate active neurogenic hindquarter vasodilation in the conscious rat. Hypertension 23：962-966

Dean C, Coote JH (1986) Discharge patterns in postganglionic neurons to skeletal muscle and kidney during activation of the hypothalamic and midbrain defence areas in the cat. Brain Res 377：271-278

DeMoja CA, DeMoja G (1986) State-trait anxiety and motocross performance. Percept Mot Skills 62：107-110

Dietz V (1992) Human neuronal control of automatic functional movements：Interactions between central programs and afferent input. Physiol Rev 72：33-68

Donald DE, Rowlands DJ, Ferguson DA (1970) Similarity of blood flow in the normal and the sympathectomized dog hind limb during graded exercise. Circ Res 26：185-199

Dorward PK, Burke SL, Janig W, Cassell J (1987) Reflex responses to baroreceptor, chemoreceptor and nociceptor inputs in single renal sympathetic neurons in the rabbit and the effects of anaesthesia on them. J Auton Nerv Syst 18：

39-54

Elam M, Johansson G, Wallin BG (1992) Do patients with primary fibromyalgia have and altered muscle sympathetic nerve activity? Pain 48：371-375

Eldred E, Schntzlein HN, Buchwald J (1960) Response of muscle spindles to stimulation of the sympathetic trunk. Exp Neurol 2：13-25

Fedina L, Katunskii AY, Khayutin VM, Mitsanyi A (1966) Responses of renal sympathetic nerves to stimulation of afferent A and C fibers of tibial and mesenterial nerves. Acta Physiol Acad Sci Hung 29：157-175

Ferreira R, Murray J (1983) Spielberger's state-trait anxiety inventory：Measuring anxiety with and without an audience during performance on a stabilometer. Percept Mot Skills 57：15-18

Folkow B (1952) Impulse frequency in sympathetic vasomotor fibres correlated to the release and elimination of the transmitter. Acta Physiol Scand 25：49-76, 1952

Folkow B, Haeger K, Uvnäs B (1948) Cholinergic vasodilator nerves in the sympathetic outflow to the muscles of the hind limbs of the cat. Acta Physiol Scand 15：401-411

Francini F, Peruzzi P, Staderini G (1978) Effects of sympathetic lumbar trunk stimulation on the myotatic reflex activity of the quadriceps muscle in decerebrate cat. Boll Soc Ital Biol Sper 54：1353-1356

Goldsmith RL, Bloomfield DM, Rosenwinkel ET (2000) Exercise and autonomic function. Coronary Artery Disease 11：129-135

Goodwin GM, McCloskey DI, Matthews PBC (1972) The contribution of muscle afferents to kinaesthesia shown by vibration-induced illusions of movement and by effects of paralysing joint afferents. Brain Res 95：705-748

Grassi C, Deriu F, Artudio E, Passatore M (1993a) Modulation of the jaw jerk reflex by the sympathetic nervous system. Arch Ital Biol 131：213-226

Grassi C, Deriu F, Passatore M (1993b) Effect of sympathetic nervous system activation on the tonic vibration reflex in rabbit jaw closing muscles. J Physiol (London) 469：601-613

Grassi C, Deriu F, Roatta S, Santarelli R, Azzena GB, Passatore M (1996) Sympathetic control of skeletal muscle function：Possible co-operation between noradrenaline and neuropeptide Y in rabbit jaw muscles. Neurosci Lett 212：204-208

Grassi C, Filippi GM, Passatore M (1986) Postsynaptic alpha 1- and alpha 2-adrenoceptors mediating the action of the sympathetic system on muscle spindles, in the rabbit. Pharmacol Res Commun 18：161-170

Gribble PL, Mullin LI, Cothros N, Mattar A (2003) A role for cocontraction on arm movement accuracy. J Neurophysiol 89：2396-2405

Halliwill JR, Lawler LA, Eickhoff TJ, Dietz NM, Nauss LA, Joyner MJ (1997) Forearm sympathetic withdrawal and vasodilatation during mental stress in humans. J Physiol (London) 504：211-220

Hellström F (2002) Effects of sympathetic stimulation and bradykinin injections on neck muscle spindles. Possible mechanisms behind chronic muscle pain. Umeå University Medical Dissertations, New Series No. 776, Umeå

Henneman E (1957) Relation between size of neurons and their susceptibility to discharge. Science 126：1345-1346

Hunt CC (1960) The effect of sympathetic stimulation on mammalian muscle spindles. J Physiol (London) 151：332-341

Hunt CC, Jami L, Laporte Y (1982) Effects of stimulating the lumbar sympathetic trunk on cat hindlimb muscle spindles. Arch Ital Biol 120：371-384

Ishibashi Y, Duncker DJ, Bache RJ (1997) Endogenous nitric oxide masks alpha 2-adrenergic coronary vasoconstriction during exercise in the ischemic heart. Circ Res 80：196-207

Jackson MJ (1999) Free radicals in skin and muscle：Damaging agents or signals for adaptation? Proc Nutr Soc 58：673-676

Jänig W, Häbler H-J (2000a) Specificity in the organization of the autonomic nervous system：A basis for precise neural regulation of homeostatic and protective body functions. Progress Brain Res 122：351-367

Jänig W, Häbler H-J (2000b) Sympathetic nervous system：Contribution to chronic pain. Progress Brain Res 129：451-468

Jänig W, Schmidt RF (1970) Single unit responses in the cervical sympathetic trunk upon somatic nerve stimulation. Pflugers Arch 314：199-216

Jenkins RR (2000) Exercise and oxidative stress methodology：A critique. Am J Clin Nutr 72 (2 Suppl)：670S-674S

Joyner MJ, Dietz NM (2003) Sympathetic vasodilatation in human muscle. Acta Physiol Scand 177：239-336

Joyner MJ, Halliwill JR (2000) Neurogenic vasodilation in human skeletal muscle：Possible role in contraction-induced hyperaemia. Acta Physiol Scand 168：481-488

Joyner MJ, Proctor DN (1999) Muscle blood flow during exercise：The limits of reductionism. Med Sci Sports Exerc 31：1036-1040

Kadi F, Hagg G, Hakansson R, Holmner S, Butler-Browne GS, Thornell LE (1998) Structural changes in male trapezius muscle with work-related myalgia. Acta Neuropathol (Berlin) 95：352-360

Kardos A, Taylor DJ, Thompson C, Styles P, Hands L, Collin J, Casadei B (2000) Sympathetic denervation of the upper limb improves forearm exercise performance and skeletal muscle bioenergetics. Circulation 101：2716-2720

Kendrick E, Oberg B, Wennergren G (1972) Vasoconstrictor fibre discharge to skeletal muscle, kidney, intestine and skin at varying levels of arterial baroreceptor activity in the cat. Acta Physiol Scand 85464-476.

Kobzik L, Reid MB, Bredt DS, Stamler JS (1994) Nitric oxide in skeletal muscle. Nature 372 : 546-548

Koizumi K, Brooks CM (1972) The integration of autonomic system reactions : A discussion of autonomic reflexes, their control and their association with somatic reactions. Ergebn Physiol 67 : 1-68

Koizumi K, Collin R, Kaufman A, Brooks CM (1970) Contribution of unmyelinated afferent excitation to sympathetic reflexes. Brain Res 20 : 99-106

Koizumi K, Sato A, Kaufman A, Brooks CM (1968) Studies of sympathetic neuron discharges modified by central and peripheral excitation. Brain Res 11 : 212-224

Larsson R, Cai H, Zhang BQ, Oberg PA, Larsson SE (1998) Visualization of chronic neck-shoulder pain : Impaired microcirculation in the upper trapezius muscle in chronic cervico-brachial pain. Occup Med (London) 48 : 189-194

Larsson R, Oberg PA, Larsson SE (1999) Changes of trapezius muscle blood flow and electromyography in chronic neck pain due to trapezius myalgia. Pain 79 : 45-50

Li WM, Sato A, Suzuki A (1995) The inhibitory role of nitric oxide (NO) in the somatocardiac sympathetic C-reflex in anesthetized rats. Nerosci Res 22 : 375-380

Lindgren P, Uvnäs B (1953) Activation of sympathetic vasodilator and vasoconstrictor neurons by electric stimulation in medulla of dog and cat. Circulat Res 1 : 479-485

Lindman R, Hagberg M, Angqvist KA, Soderlund K, Hultman E, Thornell LE (1991) Changes in muscle morphology in chronic trapezius myalgia. Scand J Work Environ Health 17 : 347-355

Lindqvist M, Davidsson S, Hjemdahl P, Melcher A (1996) Sustained forearm vasodilation in humans during mental stress is not nerogenically mediated. Acta Physiol Scand 158 : 7-14

Macefield VG, Sverrisdottir YB, Wallin BG (2003) Resting discharge of human muscle spindles is not modulated by increases in sympathetic drive. J Physiol (London) 551 : 1005-1011

Mannard A, Polosa C (1973) Analysis of background firing of single sympathetic preganglionic neurons of cat cervical nerve. J Neurophysiol 36 : 398-408

Mano T (1999) Muscular and cutaneous sympathetic nerve activity. In : Appenzeller O (Eds) Handbook of Clinical Neurology, Vol. 74 (30) : The Autonomic Nervous System. Part I. Normal Functions, pp 649-665, Elsevier, Amsterdam, Lausanne, New York, Oxford, Shannon, Tokyo

Marsden CD, Meadows JC, Merton PA (1983) "Muscular wisdom" that minimizes fatigue during prolonged effort in man : Peak rates of motoneuron discharge and slowing of discharge during fatigue. Adv Neurol 39 : 169-211

Marshall JM (1995) Skeletal muscle vasculature and systemic hypoxia. NIPS 10 : 274-280

Martin W, Furchgott RF, Villani GM, Jothianandan D (1986) Depression of contractile responses in rat aorta by spontaneously released endothelium-derived relaxing factor. J Pharmacol Exp Ther 237 : 529-538

Maspers M, Ekelund U, Bjornberg J, Mellander S (1991) Protective role of sympathetic nerve activity to exercising skeletal muscle in the regulation of capillary pressure and fluid filtration. Acta Physiol Scand 141 : 351-361

Masuda Y, Morimoto T, Hidaka O, Kato T, Matsuo R, Inoue T, Kobayashi M, Taylor A (1997) Modulation of jaw muscle spindle discharge during mastication in the rabbit. J Neurophysiol 77 : 2227-2231

Matre D, Knardahl S (2003) Sympathetic nerve activity does not reduce proprioceptive acuity in humans. Acta Physiol Scand 178 : 261-268

Matsukawa K, Shindo T, Shirai M, Ninomiya I (1993) Nitric oxide mediates cat hindlimb cholinergic vasodilation induced by stimulation of posterior hypothalamus. Jpn J Physiol 43 : 473-483

Matsuo R, Ikehara A, Nokubi T, Morimoto T (1995) Inhibitory effect of sympathetic stimulation on activities of masseter muscle spindles and the jaw jerk reflex in rats. J Physiol (London) 483 : 239-250

McCloskey DI (1981) Centrally-generated commands and cardiovascular control in man. Clin Exp Hypertens 3 : 369-378

Mellander S, Johansson B (1968) Control of resistance, exchange, and capacitance functions in the peripheral circulation. Pharmacol Rev 20 : 117-196

Møller E, Rasmussen OC, Bonde-Petersen F (1979) Mechanism of ischemic pain in human muscles of mastication : Intramuscular pressure, emg, force and blood flow of the temporal and masseter muscles during biting. In : Bonica JJ, Liebeskind JC, Albe-Fessard DG (Eds) Advances in Pain Research and Therapy, Vol 3, pp 271-281, Raven Press, New York

Morrison SF (2001) Differential control of sympathetic outflow. Am J Physiol Regul Integr Comp Physiol 281 : R683-698.

Neiss R (1988) Reconceptualizing arousal : Psychobiological states in motor performance. Psychol Bull 103 : 345-366

Nilsson BY (1972) Effects of sympathetic stimulation on mechanoreceptors of cat vibrissae. Acta Physiol Scand 85 : 390-397

Noteboom JT, Barnholt KR, Enoka RM (2001) Activation of the arousal response and impairment of performance increase with anxiety and stressor intensity. J Appl Physiol 91 : 2093-2101

Orbeli (1923) Die sympathische Innervation der Skelettmuskeln. Bull Inst Sci St Peterbourg (Inst Lesshaft) 6 : 187-197

Passatore M, Deriu F, Grassi C, Roatta S (1996) A comparative study of changes operated by sympathetic nervous system activation on spindle afferent discharge and on tonic vibration reflex in rabbit jaw muscles. J Auton Nerv Syst 57 :

163-167

Passatore M, Grassi C, Filippi GM (1985) Sympathetically-induced development of tension in jaw muscles : The possible contraction of intrafusal muscle fibers. Pflügers Arch 405 : 297-304

Pawelczyk JA, Pawelczyk RA, Warberg J, Mitchell JH, Secher NH (1997) Cardiovascular and catecholamine responses to static exercise in partially curarized humans. Acta Physiol Scand 160 : 23-28

Pedersen J, Ljubisavljevic M, Bergenheim M, Johansson H (1998) Alterations in information transmission in ensembles of primary muscle spindle afferents after muscle fatigue in heteronymous muscle. Neuroscience 84 : 953-959

Pedersen J, Lonn J, Hellstrom F, Djupsjobacka M, Johansson H (1999) Localized muscle fatigue decreases the acuity of the movement sense in the human shoulder. Med Sci Sports Exerc 31 : 1047-1052

Poli G, Parola M (1997) Oxidative damage and fibrogenesis. Free Radic Biol Med 22 : 287-305

Prochazka A (1989) Sensorimotor gain control : A basic strategy of motor systems? Prog Neurobiol 33 : 281-307

Rack PMH (1981) Limitations of somatosensory feedback in control of posture and movement. In : Brookhart JM, Mountcastle VB (Eds) Handbook of Physiology, Section 1 : The Nervous System, Vol II : Motor Control, pp 229-256, American Physiological Society, Bethesda, Maryland

Ray CA, Mark AL (1993) Augmentation of muscle sympathetic nerve activity during fatiguing isometric leg exercise. J Appl Physiol 75 : 228-232

Reason JT (1978) Motion sickness adaptation : A neural mismatch model. J R Soc Med 71 : 819-829

Reed AS, Tschakovsky ME, Minson CT, Halliwill JR, Torp KD, Nauss LA, Joyner MJ (2000) Skeletal muscle vasodilatation during sympathoexcitation is not neurally mediated in humans. J Physiol (London) 525 : 253-262

Renkin EM (1966) Marchetti Gm, Taccardi B (Eds) Coronary Circulation and Energetics of the Myocardium, pp 18-30, Karger, Basel

Ribot-Ciscar E, Rossi-Durand C, Roll JP (2000) Increased muscle spindle sensitivity to movement during reinforcement manoeuvres in relaxed human subjects. J Physiol (London) 523 : 271-282

Richards RS, Roberts TK, McGregor NR, Dunstan RH, Butt HL (2000) Blood parameters indicative of oxidative stress are associated with symptom expression in chronic fatigue syndrome. Redox Rep 5 : 35-41

Roatta S, Windhorst U, Ljubisavljevic M, Johansson H, Passatore M (2002) Sympathetic modulation of muscle spindle afferent sensitivity to stretch in rabbit jaw closing muscles. J Physiol (London) 540 : 237-248

Roddie IC, Shepherd JT, Whelan RF (1957) The vasomotor nerve supply to the skin and muscle of the human forearm. Clin Sci 16 : 67-74

Ruffini A (1898) On the minute anatomy of the neuromuscular spindle of the cat and on their physiological significance. J Physiol (London) 223 : 190-208

Sade S, Bar-Eli M, Bresler S, Tenenbaum G (1990) Anxiety, self-control and shooting performance. Percept Mot Skills 71 : 3-6

Saito M, Mano T (1991) Exercise mode affects muscle sympathetic nerve responsiveness. Jpn J Physiol 41 : 143-151

Saito M, Mano T, Iwase S (1989) Sympathetic nerve activity related to local fatigue sensation during static contraction. J Appl Physiol 67 : 980-984

Saito M, Mano T, Iwase S (1990) Changes in muscle sympathetic nerve activity and calf blood flow during static handgrip exercise. Eur J Appl Physiol Occup Physiol 60 : 277-281

Santini M, Ibata Y (1971) The fine structure of thin unmyelinated axons within muscle spindles. Brain Res 33 : 289-302

Sato A, Sato Y, Schmidt RF (1997) The impact of somatosensory input on autonomic functions. Rev Physiol Biochem Pharmacol 130 : 1-328

Sato A, Sato Y, Suzuki A, Swenson RS (1986) The effects of morphine administered intrathecally on the somatosympathetic reflex discharges in anesthetized cats. Neurosci Lett 71 : 345-350

Sato A, Schmidt RF (1966) Muscle and cutaneous afferents evoking sympathetic reflexes. Brain Res 2 : 399-401

Sato A, Schmidt RF (1971) Spinal and supraspinal components of the reflex discharges into lumbar and thoracic white rami. J Physiol (London) 212 : 839-850

Sato A, Tsushima N, Fujimori B (1965) Reflex potential of lumbnar sympathetic trunk with sciatic nerve stimulation in cats. Jpn J Physiol 15 : 532-539

Schaefer H (1960) Central control of cardiac function. Physiol Rev 40 (suppl 4) : 213-231

Schmidt RF, Weller E (1970) Reflex activity in the cervical and lumbar sympathetic trunk induced by unmyelinated somatic afferents. Brain Res 24 : 207-218

Schwartzman RJ, McLellan TL (1987) Reflex sympathetic dystrophy. A review. Arch Neurol 44 : 555-561

Seals DR, Enoka RM (1989) Sympathetic activation is associated with increases in EMG during fatiguing exercise. J Appl Physiol 66 : 88-95

Seals DR, Victor RF (1991) Regulation of muscle sympathetic nerve activity during exercise in humans. Exerc Sport Sci Rev 19 : 313-349

Sharpe MH, Miles TS (1993) Position sense at the elbow after fatiguing contractions. Exp Brain Res 94 : 179-182

Shen E, Mo N, Dun NJ (1990) APV-sensitive dorsal root afferent transmission to neonate rat sympathetic preganglionic neurons *in vitro*. J Neurophysiol 64 : 991-999

Sheriff DD, Rowell LB, Scher AM (1993) Is rapid rise in vascular conductance at onset of dynamic exercise due to muscle pump? Am J Physiol 265 : H1227-H1234

Sjøgaard G, Sjøgaard K (1998) Muscle injury in repetitive motion disorders. Clin Orthor 351 : 21-31

Skinner HB, Wyatt MP, Hodgdon JA, Conard DW, Barrack RL (1986) Effect of fatigue on joint position sense of the knee. J Orthop Res 4 : 112-118

Suzuki K, Totsuka M, Nakaji S, Yamada M, Kudoh S, Liu W, Sugawara K, Yamaya K, Sato K (1999) Endurance exercise causes interaction among stress hormones, cytokines, neutrophil dynamics, and muscle damage. J Appl Physiol 87 : 1360-1367

Taimela S, Kankaanpaa M, Luoto S (1999) The effect of lumbar fatigue on the ability to sense a change in lumbar position. A controlled study. Spine 24 : 1322-1327

Taylor A, Dubaba R, Rogers JF (1992) The classitication of offerents from bmuscle spindles of the Jaw-closiny muscles of the eat. J Physiol, 456 : 609-628

Thomas GD, Sander M, Lau KS, Huang PL, Stull JT, Victor RG (1998) Impaired metabolic modulation of alpha-adrenergic vasoconstriction in dystrophin-deficient skeletal muscle. Proc Natl Acad Sci USA 95 : 15090-15095

Tschakovsky ME, Hughson RL (1999) Ischemic muscle chemoreflex response elevates blood flow in nonischemic exercising human forearm muscle. Am J Physiol 277 : H635-H642

Weinberg R, Ragan J (1978) Motor performance under three levels of trait anxiety and stress. J Mot Behav 10 : 169-176

Welsh DG, Segal SS (1997) Coactivation of resistance vessels and muscle fibers with acetylcholine release from motor nerves. Am J Physiol 273 : H156-H163

Windhorst U, Boorman G (1995) Overview : Potential role of segmental motor circuitry in muscle fatigue. In : Gandevia SC, Enoka RM, McComas AJ, Stuart DG, Thomas CK (Eds) Fatigue. Neural and muscular mechanisms, pp 241-258, Plenum Press, New York, London

Windhorst U, Meyer-Lohmann J, Kirmayer D, Zochodne D (1997) Renshaw cell responses to intraarterial injection of muscle metabolites into cat calf muscles. Neurosci Res 27 : 235-247

Wright JR, McCloskey DI, Fitzpatrick RC (2000) Effects of systemic arterial blood pressure on the contractile force of a human hand muscles. J Appl Physiol 88 : 1390-1396

第22章
交感神経系による感覚制御と慢性痛への関与

Silvestro Roatta[1], Nebojsa Kalezic[2], Magda Passatore[1]

[1] トリノ大学　神経科学部門生理学，トリノ市，イタリア
[2] イェーヴレ大学　筋骨格系研究センター，ウメオ市，スウェーデン

キーワード：交感神経系，交感神経伝達様式，痛み調節，慢性痛，交感神経遮断，交感神経ブロック

要旨：交感神経系と交感神経様作用物質は，痛みの受容器を除く，多くの感覚受容体のレベルで直接および間接的に感覚系情報を調節することで知られている．慢性痛症候群に対する交感神経系の関与は，交感神経の支配が可塑的に変化すること，および病的状態を伴い，特徴づける周辺組織との関連も可塑的に変化することを前提としている．本章の目的は，交感神経系の2つの異なる形態が，生理的および病的な状態で作動することを明らかにすることにある．この問題を呈示するには，最初に「正常の」交感神経系が，いかに複雑に異なる器官を統御し，微妙に調整するかという構造的・機能的な多くの特性を描写することから始める．次に，病的な状態のみで出現・発症する特徴について，交感神経系と痛みの持続の関連についてのありうるメカニズムを，紹介し，考察する．交感神経作用を減弱させるいくつかの手技には，その効果はさまざまであるが，慢性筋骨格系疼痛症候群の痛みを減らす効果があることが報告されている．本症の発症と進展がどの「タイミング」にあるかということを常に考慮することが，最適な治療法を見つけ出す上で有用である．

1　はじめに

種々の原因による急性および慢性筋骨格系疼痛の状態は，さまざまな理由で交感神経系と関連している．疫学的見地からは，さまざまなタイプの筋痛症の発症は，身体的および心理社会的ストレスと関連している（PunnettとGold 本書3章参照）．交感神経系は，多くのポジティブフィードバックループの原因とされる．このポジティブフィードバックループにより，潜在的に労働状態や，活動筋の神経性統御が悪化すると考えられており，結局は痛み受容器が賦活化され，疼痛症候群の発症の原因となる（PassatoreとRoatta 本書第21章参照）．最後に，たとえば，体温調節不全や障害部位における発汗などの自律神経症状を呈する，慢性局所疼痛症候群のいくつかのタイプでは，交感神経ブロックにより痛みが軽減されるが，その消失した痛みはノルアドレナリンの局所注射により再発させることができる（Bonica 1979年；Nathan 1983年）．この症状は，**交感神経性依存性疼痛（sympathetically maintained pain：SMP）**として知られている（Blair 本書第24章参照）．

特筆すべきことは，交感神経活動の痛み受容器への影響は，ヒトが健康な状態にある限り無視できることが判明しているということである．交感神経支配の可塑的変化は，種々のタイプの慢性疼痛症候群として出現する多様な病的状態の中で生じており，これは交感神経系が痛みの維持に関与する前提となっている．本章の目的は，「異なる」交感神経系が，生理学的状況や病的状況のもとで，どのように作動しているかを明らかにすることにある．交感神経がどのように作動するかということは，急性および慢性疼痛モデルから得られる結果を比較するときに，覚えておいてほしい概念である．したがって，本章では交感神経系が2つの状況において，それぞれ異なる側面を有するということを示して問題を明らかにしたい．第一に，「正常の」交感神経系を性格づける基本的特

徴，および内因性の解剖学的および機能的複雑性の根底にある交感神経系の基本的特徴を説明することである．さらに，交感神経活動が，侵害受容器以外の感覚に及ぼす感覚調節について，簡単に触れることにする．第二に，交感神経支配の異常な形態学的変化が，慢性疼痛症候群において生ずることが示されているが，その概況について説明することである．これらの「正常からの逸脱」により，病態メカニズムの根拠が示されよう．どうやら病態生理学的状況，言い換えれば，交感神経性依存性疼痛（SMP）において，交感神経系が痛み受容に対して影響を及ぼすのは，このメカニズムを通じてのようである．最後に，交感神経遮断薬による交感神経性持続性疼痛の治療と，それに関連する心理学的側面について，所見を述べる．

2 交感神経系の特性に関する所見

交感神経系は，外部環境の変化や様々な感情や動機づけの状態に応じて，異なる器官や領域で非常に広域で明瞭な反応パターンを示す．交感神経系が緊急事態に対する不随意身体反応を支配していることは，19世紀より知られていたことであるが，6つの「基本的情動」時の異なる効果器における交感神経出力パターンの精緻な調節が判明してきたのは，つい最近のことである．ここでいう6つの「基本的情動」とは，怒り，怖れ，悲しみ，嫌悪，幸せ，驚き，を指す（総説と参考文献は，JänigとHäbler 2000年 a 参照）．このように精緻に調節され，調和を保っている交感神経の作用は，中枢神経回路の非常に複雑なネットワークを通じて形成され，最終的には交感神経節前ニューロンに作用することで成立している．したがって，異なる刺激は，非常に幅広いスペクトラムをもった自律神経反応を引き出していることがわかる（間野 本書第20章）．特異化した交感神経性指令や，逆に多様な交感神経性指令は，異なる器官や組織に送られる．この標的器官に対する複雑な制御は，以下に概説するような非常に高度な解剖学的，機能的な特性のおかげで達成されている．

2.1 傍シナプス性交通

体性運動系が神経筋接合部を骨格筋運動線維の作用として特異化しているのに対して，自律神経遠心系は，特異化したシナプス後性部位を有さない．むしろ交感神経伝達物質放出は，軸索終末の末端や高度に枝分かれした軸索終末に沿って，多数の場所に依存する交感神経節後線維の膨大部（軸索瘤，バリコシティー）から起こる．これらのバリコシティーは，神経伝達物質を含有し，その神経伝達物質は，放出場所より細胞外液を介して，かなり遠くにある標的細胞まで拡散する．標的細胞は，放出された神経伝達物質に特異的な受容体を有している．これを傍シナプス性交通というが，この伝達様式は，中枢神経系のモノアミンを放出する軸索末端に共通している性質であり，末梢自律神経系においても共通であると考えられている（MobleyとGreengard 1985年）．

2.2 神経節前ニューロンの神経伝達物質の多様性

節前ニューロンにおける化学的伝達物質のレパートリーは豊富である．節前ニューロンは，従来通りの神経伝達物質であるアセチルコリンの他に，多くの共局在性のペプチドを含んでいる．この共局在性ペプチドには，たとえば，エンケファリン，ソマトスタチン，ニューロテンシン，P物質（substance P：SP），血管活性腸管ペプチド（vasoactive intestinal peptide：VIP），コルチコトロピン放出因子（ホルモン）（CRF）などがある．これらの神経伝達物質の，異なる交感神経節前ニューロン群における，異なる分布により，交感神経作用の選択性が発現すると考えられる．

2.3 神経節後ニューロンにおける主神経伝達物質

節後ニューロンにおける主伝達物質であるノルアドレナリンの他に，神経ペプチドY（NPY）は，主要な共神経伝達物質で，カテコールアミンの作用を増幅することと，緩徐開始性および長期持続性の血管収縮反応をもたらすことにより，ストレス状態において重要な役割を果たすと考えられている（概説と文献については，Hökfelt 2000年参照）．慢性的には，神経ペプチドYは交感神経栄養因子，血管平滑筋細胞の有糸分裂促進物質，そして有力な血管新生因子としての役割を果たす（Zukowskaら 1998年；ZukowskaとLee 本書第23章）．アドレナリン性作用を変えることが示されている他の共神経伝達物質にATP（アデノシン三リン酸）がある．BurnstockはATPの放出がストレス状態において非常に重要であろうと推測した．それは，ATPには単一神経インパルスに反応して，興奮性接合部電位を発生させる能力があり，その結果，平滑筋に単収縮反応を起こさせる（Burnstock 1990年）からであり，これはノルアドレナリンが長期持

続性の緊張性収縮を生じさせることよりも重要であると考えた．

2.4 機能的構成

少なくとも血管運動ニューロンにおいては（交感神経節後ニューロンの 50％以上は血管運動ニューロンである），異なる共神経伝達物質を放出（免疫蛍光法により証明されている）する，節性ニューロン群の異なるグループは，また，異なる機能的経路を通ることが判明している．たとえば，これらの血管運動ニューロンは，血管床の異なる分節を支配し，異なる細胞容量と異なる樹状突起の分岐を有する（Furness ら 1989 年；Gibbins ら 2003 年）．

さらに節後ニューロンは神経活動あるいは電気生理学的性質の異なるパターンを示すと考えられる．それは異なるイオンチャネルの存在によるものである（Jänig と McLachlan 1992 年）．

2.5 シナプス後性特異性

節後ニューロンにおいては，ノルアドレナリンが主要神経伝達物質である．しかし異なる器官における多様的な作用は，神経支配の密度のみによって達成されるのではなく，シナプス後性受容体の種類に依存するものである．その受容体には，α や β，さらにはその多くのサブタイプが，1 つの器官に 1 つのタイプだけでなく数多くの種類の受容体が存在することにより，多様的な作用が達成されるのである．

2.6 拡散距離

傍シナプス性伝達の有効性は，もちろん拡散距離にも依存する．交感神経節後線維の膨大部（バリコシティー）から標的受容体までの距離は，非常に多くの多様性を有する．その距離は 0.12～19 μm である．たとえば，脳血管に対する交感神経支配は，他の体血管の神経支配に比較すると非常に乏しいが，これもその要因の 1 つとなる（Dodge ら 1994 年）．

2.7 発射頻度とパターン

交感神経作用は，ニューロンの発射頻度とパターンを調節することにより，微調整される．この調節により伝達物質の放出が複雑に行われる．血管床の中には，血管収縮が非常に低頻度のノルアドレナリンの放出により起こるものもあるが，高頻度のペプチド放出，特に神経ペプチド Y の放出により，起こるものが多い（Hökfelt 1991 年）．神経ペプチド Y は，ニューロン発射がバースト状に起こった場合に，優先的に放出される．

2.8 ホルモン様メカニズム

大事なことを 1 つ言い残したが，交感神経により誘発された副腎髄質からのカテコールアミンの放出は，血流に乗って十分な受容体を有する身体構造のどの部分にも運搬され，このカテコールアミンは，交感神経と平行してホルモン様メカニズムとしても作用する．

3　正常状態における感覚受容器の交感神経による調節

筋紡錘の場合において詳細に示されたように（Passatore と Roatta 本書第 21 章），交感神経系は，多くの機械的および化学的受容器からの発射活動を調節する．交感神経系は，受容器のレベルで作用し，これらの受容器を介した反射や他の作用だけでなく，潜在的に感覚情報を調節できる．この交感神経刺激とカテコールアミン投与が，非常に多くのタイプの受容器の発射パターンに及ぼす影響に関しては，莫大な電気生理学的研究が行われている．発射パターンは，安静時発射活動や興奮性（反応性）に関して研究されているが，その発射活動としては数種の動物において一次求心性発射活動が記録されている（文献は，Akoev 1981 年参照）．痛み受容器に関しては，正常状態のもとでは交感神経の賦活化は，侵害受容器ニューロンの発射活動に一定の影響を及ぼさないことが多くの研究により示されている．**表 1** に，これらの研究の成果をまとめた．

末梢受容器の求心性発射活動に対する交感神経性調節のメカニズムに関しては，いまだ定説がない．特に，交感神経性調節が，ノルアドレナリンの受容器に対する直接効果によるものか，交感神経性刺激によって同時に起こる血管収縮性効果や立毛筋の収縮による代謝的，機械的，あるいは温熱性変化の二次的な効果によるものか，という疑問が生ずる．以下の理由から，これらのメカニズムを明らかにすることは，単なる理論的な問題ではない，ということを強調したい．もし，受容器あるいは求心性線維に対して直接に交感神経作用があったとすれ

第22章 交感神経系による感覚制御と慢性痛への関与

表1 交感神経支配性受容体の電気刺激あるいはカテコールアミンの局所注射により得られたデータ．求心性発射は，記載した動物において一次求心性ニューロンにより記録したもの．
記録実験動物に記載した記号は，静止時活動より賦活化されたものや試験反応より促進されたもの（＋），抑制あるいは低下（－），二相性の反応（＋－または－＋），効果なし（0），筋紡錘に対する静的感受性（SS），筋紡錘に対する動的感受性（DS）．

受容器	実験動物	論文発表者と発表年
触圧，温熱受容器	＋カエル	Loewenstein 1956年
皮膚機械受容器	－カエル	Spray 1974年；Calof ら 1981年
剛毛受容器	－ネコ	Pierce と Roberts 1981年
タイプI速順応受容器（Meisner）	0 ヒト	Dotson ら 1990年
タイプI遅順応受容器	＋ヒト	Hallin と Wiessenfeldt-Hallin 1983年
タイプII遅順応受容器（Ruffini）	－ネコ	Pierce と Roberts 1981年
低域値機械受容器，無髄	＋ネコ	Roberts と Elardo 1985年 a
	＋ウサギ	Barasi と Lynn 1986年
歯周囲機械受容器	＋ウサギ	Passatore と Filippi 1983年
	－ネコ	Cash と Linden 1982年
パチニ小体	＋ウサギ	Loewenstein と Altamirano 1956年
		Schiff 1974年
	－または＋ネコ	Freeman と Rowe 1981年
	＋ヒト	Hallin と Wiesenfeldt-Hallin 1983年
ゴルジ腱器官	0 ネコ	Hunt 1960年
神経筋紡錘	＋－単標本	Calma と Kidd 1962年
	＋－ネコ	Eldred ら 1960年；Hunt 1960年
	＋－ネコ	Franchini ら 1978年
	＋－ウサギ	Passatore と Filippi 1983年
	0 ネコ	Hunt ら 1982年
	ウサギ顎筋（SS＋または－，DS－）	Passatore ら 1985年，1996年 Grassi ら 1986年，1993年 a, b，1996年
	－ラット	Matsuo ら 1995年
	ネコ僧帽筋（SS＋または－，DS－）	Thunberg ら 2000年
味覚受容器	＋カエル	Chernetski 1964年
嗅覚受容器	＋ウサギ	Tucker と Beidler 1956年
頸動脈圧受容器	＋イヌ（0 高圧受容器）	Koizumi と Sato 1969年 Bolter と Ledsome 1976年
頸動脈小体化学受容器	＋イヌ（血管性？）	Eyzaguirre と Fidone 1980年
痛み受容器		
歯髄受容器	＋または－ネコ	Edwall と Scott 1971年；Matthews 1976年
皮膚Aδ受容器	0 ネコ	Roberts と Elardo 1985年 b
	0 ウサギ	Barasi と Lynn 1986年
	0 ラット	Lang ら 1990年
皮膚C侵害受容器	＋ラット標本	Kieschke ら 1988年
	＋ラット	Mense 1986年
	0 ラット	Sanjue と Jun 1989年；Sato ら 1993年
	0 ヒト	Elam ら 1999年
	0 サル	Selig ら 1993年
	0 ウサギ	Shea と Perl 1985年；Sato と Perl 1991年；Bossut と Perl 1995年
	－ウサギ	Barasi と Lynn 1986年；Shyu ら 1989年
	＋ネコ	Roberts と Elardo 1985年 a
「誘発因子」施行後（神経障害，炎症）	＋ネコ	Roberts と Elardo 1985年 b；Roberts 1986年
	＋ウサギ（C線維）	Shyu ら 1990年；Sato と Perl 1991年
AδとC求心性線維	＋ヒト（交感神経維持性疼痛）	Livingstone 1944年；Walker と Nulsen 1948年；Wallin ら 1976年；Bonica 1979年, 1990年；Sanjue と Jun 1989年；Kolzenburg ら 1994年；Drummond 1995年；Torebjörk ら 1995年；Stanton-Hicks ら 1996年

ば，交感神経遠心性出力における変化は，特定のタイプの受容器によって伝達される求心性情報に影響を及ぼすであろう．もし，受容器への交感神経作用が同時に起こる血管収縮によって生ずる低酸素症や虚血による二次的なものであるとするならば，血流量変化を生じさせるどんな変化でも，受容器の発射活動動態に影響を及ぼすであろう．たとえば，低酸素症を是正することにより生ずる代謝的血管拡張は，受容器に対する交感神経作用を抑制するのである．正常状態においては，交感神経系による調節は多くの受容器で報告されているが，表1にあげられている研究の大多数は，受容器に対する交感神経の直接作用であり，虚血に伴う二次的なものではないことを明らかにしている．

4 慢性痛への交感神経活動の関与を裏づける有力なメカニズム

前述の通り，正常状態においては，交感神経出力は疼痛受容器終末に対して，重大な影響を及ぼさない．しかし，その影響は「病的状態」において，言い換えれば，何らかの「増悪因子」が仲介すると，たちまち顕著となる．この「増悪因子」には，軽度から重度の傷害が相当し，その例としては，損傷や圧迫に伴う末梢神経損傷，軟部組織外傷，炎症過程，さらには受容器がすでに過敏状態になっていること，などがあげられる（表1）．このような「病的状態」においては，通常は交感神経末端から放出されるノルアドレナリンや，副腎髄質から放出されるカテコールアミンによる刺激だけでなく，電気的な交感神経刺激が，多数の皮膚侵害受容器を興奮させ，さらに皮膚侵害受容器の，痛み刺激に対する反応性の亢進を生ずることにより，痛みが誘発されると考えられる．

交感神経系と求心性情報との間の相互作用を生ずる原因となる複雑なメカニズムは，一次求心性線維のレベルで作用を受けるが，末梢神経損傷および炎症という病態について，精力的に研究されている．その研究の主な目的は，侵害受容調節における交感神経出力の役割を明らかにすることにある．以下のメカニズムの仮説が提唱されている．

- **異なる線維タイプ間における非シナプス性ニューロン間交通**：傷害を受けた軸索細胞膜は，異常電気膜の特徴を生ずるようになり，正常絶縁状態を失ってしまう．そうなると，ニューロンは他の拡散性物質に一層接しやすくなる．この状態は，神経損傷後，数週間のうちに「エファプス伝達」という領域を生ずる．エファプス伝達とは，ニューロン間の電気的カップリング状態の1つのタイプで，1つのニューロンから他のニューロンに対して，直接に電流が移行してしまう状態である．この別の種類のニューロン間の電流の漏れは，軸索に沿った脱髄の領域だけでなく，神経腫でも報告されている（Shyuら 1990年；AmirとDevor 1992年）．この現象は，交感神経誘発性の一次性求心性線維の賦活化や，神経損傷後の異常知覚発症の部分的な原因となり得るものである．たとえば，痛み受容器や触圧覚受容器の反応性における変化が，異痛症（アロディニア）を生じたり，痛みを生じたりする．あるいは，ストレス状態でのもとでの痛みが増強することもあり，これは交感神経賦活化による痛みの増強効果を示唆している．

末梢神経の切断により，以下のことが起きる（図1A）．

- **後根神経節内の同側および対側血管運動性節後ノルアドレナリン作動性線維における側芽形成**：この側芽形成により，軸索切断を受けた一次感覚性ニューロンの神経細胞体周囲に籠様構造が形成される．これらのノルアドレナリン作動性ニューロンは，本来の正常状態では，後根神経節の血管のみを神経支配し，調節する．しかし，神経損傷後には，主にAβ群の感覚ニューロンと密接に接触するようになる（Mclachlanら 1993年；Michaelisら 1996年；Chungら 1997年）．この現象は，興味深いことに，機械的異痛症の発症の時間的経過と対応しており，C線維との接触もみられる（Chenら 1996年）．この後根神経節ニューロンへの交感神経性異常入力は，自発性および誘発性活動を増幅し，サイレントニューロンを駆動すると考えられており，これが後角への異所性集中入力を増強すると思われる（Millan 1999年）．

- **遠心性交感神経線維における軸索瘤（バリコシティー）の生成と，軸索切断された（神経腫レベルにおける）求心性ニューロンの原形質膜におけるαアドレナリン作動性受容体の発現**：現在，得られているデータに関しては，すべてではないが，ほとんどが，アドレナリン作動性α_1受容体よりもα_2受容体が主要な役割を果たしていることを，示している．

交感神経線維を含む部分的神経損傷に伴い，以下のことが起こることが知られている（図1B）．

- **部分的損傷神経内における無傷一次求心性線維の細胞膜上のα_2アドレナリン作動性受容体の代償的アップレギュレーション**：この交感神経支配の密度減少に伴う代償的アップレギュレーション〔訳者注：少ない神

第22章 交感神経系による感覚制御と慢性痛への関与

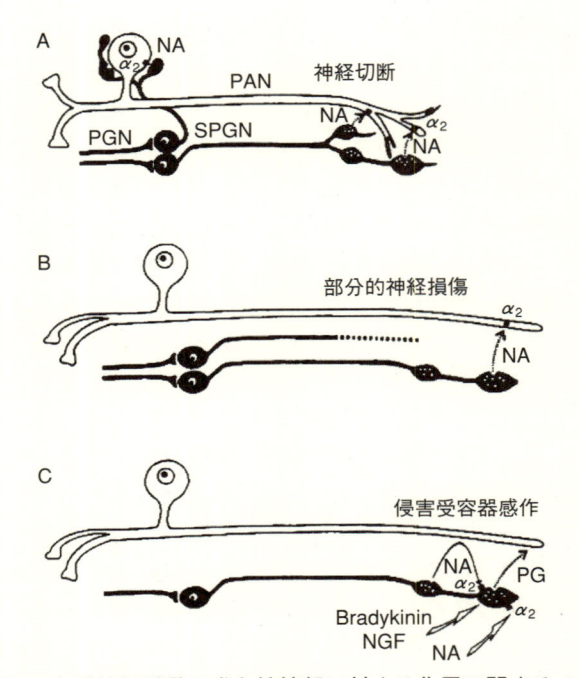

図1 交感神経活動の求心性情報に対する作用に関するメカニズムの可能性．NA：ノルアドレナリン，NGF：神経成長因子，PAN：一次求心性ニューロン，PG：プロスタグランジン，PGN：交感神経節前ニューロン，SPGN：交感神経節後ニューロン（Baronら 1999年より，許可を得て引用）．

経伝達物質の量でも同様の効果を生ずる現象〕により，交感神経刺激に対する感受性が増加する．そしてこのアップレギュレーションにより，交感神経刺激に対する一次求心性発射の興奮性と頻度が増加する（Shyuら 1989年 a, b，1990年；SatoとPerl 1991年）．

これらの交感神経と感覚神経の相互作用には，神経可塑性が基礎にあることが示唆されている（CowenとGavazzi 1998年；Millan 1999年）．その理由として，まず，交感神経切除により，交感神経と感覚神経の両求心性線維の表現型に異常成長パターンと変化の生ずることがあげられる．これらの変化には，非ニューロン性細胞におけるサブスタンスPとカルシトニン遺伝子関連性ペプチド（CGRP）および，おそらく神経成長因子（NGF）の関与が考えられている．さらに交感神経それ自体にも異常成長パターンと変化が，血管活性腸管ペプチド（VIP）の発現の増加により生ずるのではないかと推測されている．これらの作用の中には，側芽形成機能や交感神経線維の再生を促進する栄養供給機能を及ぼすものもあると考えられている．さらに，一次求心性線維の発現型の変化を誘発し，同時に侵害受容機能の増悪や異痛症（アロディニア）の発症の根底にある痛み感受性の増加過

程に寄与するものと思われる（Windhorst 本書第18章参照）．

また，組織炎症に伴って，次の現象が生ずると考えられている（図1C）．

● **組織炎症に伴う感作による正常一次求心性線維におけるノルアドレナリンに対する感受性の亢進**：Levineら（1986年）は，そのような感作が，感覚神経に対するノルアドレナリンの直接作用ではなく，交感神経末端のα_2アドレナリン作動性受容体から放出されたプロスタグランジンを介するものであることを示唆した．同様のメカニズムにより，組織の傷害や炎症で放出されるブラジキニンや神経成長因子により誘発された侵害受容器の感作が，生ずると考えられている．ついでにいえば，同様のメカニズムが関節腔への液体漏出の原因とされ，たとえ活動的ではなくても，無傷の節後交感神経性ニューロンの存在に依存すると報告されている（Miaoら 1996年）．

● **血流変化および血管透過性の調節による感覚求心性線維活動の間接的調節**：特に，交感神経誘発性血管収縮は，炎症性物質の洗い流しを減少させることにより痛みを増悪させる．

● **交感神経副腎系を通じた感覚求心性線維活動の間接的調節**：動物実験では，機械的疼痛過敏的行動が，交感神経副腎系を賦活化すると考えられている横隔膜下迷走神経切断により観察された．副腎髄質からの内分泌的信号は，緩徐に（数日から数週間作用することによって）機械的刺激に対して皮膚侵害受容器を感作することが示唆された（概説と文献には，Jänig ら 2000年 b 参照）．

まとめると，以上のメカニズムは侵害受容器と大径感覚神経線維の感作に寄与し，それは，神経損傷や炎症の後に起こるものと考えられる．これらの状態において，交感神経線維の刺激や血中へのカテコールアミンの放出により，感覚求心神経の自発的発射活動が増加し，試験的刺激に対する感覚求心性線維の反応は増加するか，あるいは変化すると考えられる．これらの作用により痛み，機械的刺激に対する痛覚過敏，さらには異痛症が起こる．同様に，交感神経依存性疼痛や交感神経性持続性疼痛状態に対して行われる化学的および外科的交感神経切除術により，多くの患者や動物実験における痛みや機械的異痛症を減弱し得る．しかし，すべての痛みが軽減されるわけではない．上記のようにまとめられる交感神経と求心性線維のカップリングは，病態的変化の一部を形成し

ているにすぎないといってもよいであろう．このカップリングには，それに続いたり，伴ったりする非常に多くの複雑で多種多様の侵害受容器より，発せられ，伝達され，処理されるメカニズムが存在する．そのメカニズムには，ニューロンの表現型の変化だけでなく，中枢神経および受容体の両レベルにおける感作も関与する（Windhorst 本書第 18 章参照）．

5 臨床データ所見と治療的アプローチ：交感神経節における麻酔ブロックの影響

上記でまとめられるメカニズムは，ほとんどが過去 20 年間の動物実験における慢性疼痛モデルでの所見・研究によるものである．しかしながら，慢性疼痛を治療するために，交感神経活動を低下させるという手法は，経験的に 20 世紀の初頭から用いられていた．多くの異なる複合性局所疼痛症候群（complex regionel pain syndrome：CRPS）において，交感神経依存性疼痛（SMP）症状が，認められることは，興味深い．CRPS には，反射性交感神経ジストロフィー（reflex sympathetic dystrophy），カウザルギー，ヘルペス後神経痛，癌性疼痛など，非常に多くの疾病が含まれる（Koltzenburg 1997 年；Baron ら 1999 年；Millan 1999 年）．しかしながら，交感神経依存性疼痛は，これらの症候群と比べて何ら同様の特徴はないし，必ずしもこれらの疾患と同じ基礎的なメカニズムの共通性があるわけでもない．さらに，交感神経依存性疼痛の症候は，痛みの経過のうち，すべての段階に存在するわけでもない．一般的に症状が交感神経依存性であるか，あるいは交感神経非依存性であるかの割合は，症候群や患者によって相対的にさまざまな比率で，共存する（Koltzenburg 1997 年）．

交感神経依存性疼痛の治療には，3 つの方法が用いられる．

1）**外科的あるいは高周波焼却による交感神経切除術**：この方法は，一番徹底した方法であるが，多くの副作用を伴う．たとえば，対応する神経支配領域の発汗が消失したり，別の領域の発汗が増加したりする．しかし，本法は麻酔薬による交感神経節ブロックでは一時的な疼痛軽減しか得られない症例では推奨されている（Price ら 1998 年；Rho ら 2002 年；Forouzanfar ら 2000 年；Singh ら 2003 年）．

2）**交感神経節の麻酔ブロック**：この方法は，8〜15 ml のリドカイン（キシロカイン）あるいはビブバカインなどの局所麻酔薬を交感神経節の近位部に注射し，浸潤麻酔する方法である．本法は診断的目的のみに用いられているわけではない．治療的効果は長期間に及ぶことが，多くの症例経験の報告で公表されている（文献に関しては，Baron ら 1999 年参照）が，比較対照研究（Price ら 1998 年）の報告はわずかしかない．

3）**ノルアドレナリン放出阻害剤の局所注射**：この方法は，グアネチジン，ブレチリウム，レセルピンなどのノルアドレナリン放出阻害薬を，静脈還流を阻止した上で，痛み領域に静注するものである．前述の方法と本法の大きな違いは，ブロックする領域が末梢領域にしか作用せず，一次感覚求心路との相互作用が予測される交感神経節レベルでの交感神経活動には，影響が及ばないことである．さらに，ブロックされるのは，ノルアドレナリンだけで，発汗刺激性の交感神経線維からのアセチルコリンの放出や各種ペプチドの放出は，ブロックされない．長期的には，交感神経節ブロック法に比較して，有効性が弱い（Baron ら 1999 年）．

以上の方法のうちで，交感神経節の局所麻酔ブロック法が，一番有効であると考えられている．最近の研究によれば，局所麻酔薬による適切な交感神経節ブロックにより，CRPS I（複合性局所疼痛症候群 I 型，以前は反射性交感神経性ジストロフィーとよばれていた）のみならず，CRPS II（複合性局所疼痛症候群 II 型，以前はカウザルギーとよばれていた）に罹患した患者において，痛みや異痛症（アロディニア）が軽減された患者もあることが認められている（Henriksson と Bengtson 1988 年；Wahren ら 1995 年；Torebjörk ら 1995 年）．しかしながら，この結果が本当に交感神経活動のブロックと関連したものか否かは，いまだに議論の余地がある（Jänig と Häbler 2000 年 b；Schürmann ら 2001 年）．その議論の原因として，下記のような交絡する要因があげられている．

①痛み軽減への過大な期待によるプラセボ効果の可能性がその一つで，次に②交感神経活動ブロックの有効範囲の評価が困難なことがある．その原因としては以下のような理由がある．1）患者は手術前には高いレベルのストレスと不安状態にあるが，術後にはそのレベルが低下する，2）不完全な交感神経ブロックが起こる可能性があり，そのため，たとえば，頭部領域における交感神経ブロックの徴候である Horner 症候群がみられても，それは星状神経節ブロックにより前腕への交感神経ブロックが成功したことの保証とはならない．ましてなおさら，節性交感神経ニューロンが異なる組織を神経支配

していることを前提にして考えれば，皮膚の交感神経ブロックの徴候があっても，それは必ずしも，その皮膚の下にある筋もブロックされているとは限らない（Gibbineら 2003 年）．③投与した局所麻酔薬の全身への拡散により，全身での神経興奮性が低下する可能性があり，そのため，感作された一次求心性線維の異所性活動が低下し，非交感神経遮断性の鎮痛効果と異痛症の低下が起きることが考えられる（Devor 2001 年）．④交感神経とは独立した痛み成分の存在により，偽陰性の反応が増加している可能性もある．

　Priceらは，1988 年に，局所麻酔薬による交感神経節ブロックと，同量の生理食塩水注入との鎮痛効果を二重盲検法で比較した．両群間では，開始直後の鎮痛効果には差がなく，最初の 30 分間にはプラセボ効果が関与していることが示された．しかしながら，麻酔薬（リドカイン）で治療された患者群だけが，数日間持続する痛み軽減を認めた．この鎮痛効果は，ブロック効果の期間よりもずっと長く続くと報告され，ただ単に直接有害な交感神経作用を除去した効果であるとは，説明できない．そのかわり，交感神経ブロックは，ポジティブフィードバックループを阻害するものと考えられ，このポジティブフィードバックループは，おそらく，侵害受容器と感作化された求心性感覚線維にも関与すると考えられる．この侵害受容器と感作化された求心性感覚線維は，交感神経線維と結合し，さらに，他の脊髄回路あるいは脊髄よりも上位の回路とも結合すると思われる（Jänig と Häbler 2000 年 b）．交感神経ブロックに伴う血流量の増加は，低酸素および虚血と疲労による痛み状態から生じた筋緊張の解消に寄与するようである（Henriksson と Bengtsson 1988 年）．

　悪循環を断ち切ることにより鎮痛効果が得られるという考えは，以下の諸報告からも支持されている．すなわち，①リドカインの代わりに，持続時間がより長い遮断薬であるピプバカインを使用することにより，痛み軽減をさらに長く維持させることができること（Prince ら 1988 年），②最大効果を上げるためには，2～3 週間の間に，数回の交感神経ブロックを行うことが，臨床経験から推奨されること（Rho ら 2002 年；DeMonte 2003 年），③複合性局所疼痛症候群においては，この交感神経ブロックという方法は，60％の患者において長期間疼痛軽減効果があると報告されていること（Baron ら 1999 年）などである．

6　心理学的観点

　慢性痛症候群においては，痛みの感覚レベルは，時間とともに変化し，また，情動状態にも依存することが知られている（Punnett と Gold 本書第 3 章；Lyskov 本書第 5 章）．痛みは患者が身体的および心理的ストレスに曝露されると増悪する．痛みそのものは，交感神経系を賦活化させるストレス状態を構成するため，交感神経賦活化が痛み状態の原因であるのか，結果であるのかは，いまだ議論が続いている．うつや不安などの，より深刻な気分障害が複合性局所疼痛症候群に随伴して出現する（Lynch 1992 年）が，痛みに対して心理的支援が必要になる患者が多いために，この疼痛症候群そのものが，精神疾患の心身症状であるかのような治療がなされている（Ochoa ら 1995 年）．実際，抗うつ薬は，複合性局所疼痛症候群の治療として用いられることがあり（Rho ら 2002 年），疼痛軽減に有効なことは，対照研究で明らかにされている（文献に関しては，Kingery 1997 年参照）．

　繰り返しになるが，論点は，前述した性格特性やストレス状態が痛みを発生させたり，発生させやすくなったりするのか（Puca ら 1989 年；Merikangas ら 1990 年；Ochoa 1992 年），あるいはこれらの性格特性やストレス状態は，慢性疼痛にさらされた結果なのか（Ellertsen ら 1987 年；Marchesi ら 1989 年；Pfaffenrath ら 1991 年）ということである．おそらく，症例ごとに程度は様々であるが，フィードバックループの中で原因と結果が絡みあって「**悪循環**」が形成されていると思われる．

　海馬などの中枢神経系構造もある程度，慢性痛発症に役割を果たすようである（Windhorst 本書第 18 章参照）．海馬は，異なる課題に対し，特に可塑性に富む組織であり，学習から，記憶，さらには自律神経系のコントロールや気分の調節などにも関与する．最近になって，海馬の可塑性は，ストレスにより調節されることが明らかになってきた．反復性のストレスにより，海馬の CA3 領域のニューロンの樹状突起が萎縮を起こし，一方，慢性ストレスにより歯状回の顆粒ニューロンの神経新生が抑制されることが明らかになってきた（McEwen 1999 年）．したがって，長期間，ストレス状態にあると，一般的に海馬に萎縮が生じ，たとえば不安やうつ状態などの気分障害に典型的にみられる．最近，脳内のセロトニンおよびノルアドレナリン濃度を増加させる抗うつ薬投与により，海馬における神経新生が促進されることが明らかになってきた（Santarelli ら 2003 年）．

　まとめると，ある人に持続性の痛み状態が続くと，長

期間にわたるストレス状態が惹起され,やがて不安および抑うつ障害に陥り,ストレスへの適応障害を起こすようになる(Geertzen ら 1994 年).この適応障害はストレスやうつ状態が増えると一層悪化するようになる.

7 結論

交感神経系は,以前に考えられていたよりも,さらに精巧で複雑なものである.慢性疼痛状態においては,内因性の可塑的な特徴により,また,隣接細胞の栄養や表現型に対する影響により,さらに図式は複雑なものとなってしまっている.これまでに,慢性疼痛の維持における交感神経系の役割に関して,さまざまなメカニズムの可能性が示唆されてきたが,正解を1つに絞ることはまだまだ難しいようである.したがって,その治療は,経験に基づいた治療法に頼らざるを得ない.慢性疼痛状態が時間とともに進展する神経系の変化の結果として生ずるものであるという認識だけでなく,筋骨格系疼痛に対する多くの専門家による総合的研究により,さらなる研究の発展が推進できると考えられる.今後の目標は,慢性筋痛症の予防と,本症に関与する多くの要因の進行過程における異なるタイミングに応じて,治療方法を選択する方策の開発であろう.

文献

Akoev GN (1981) Catecholamines, acetylcholine and excitability of mechanoreceptors. Prog Neurobiol 15 : 269-294

Amir R, Devor M (1992) Axonal cross-excitation in nerve-end neuromas : Comparison of A-and C-fibers. J Neurophysiol 68 : 1160-1166

Barasi S, Lynn B (1986) Effects of sympathetic stimulation on mechanoreceptive and nociceptive afferent units from the rabbit pinna. Brain Res 378 : 21-27

Baron R, Levine JD, Fields HL (1999) Causalgia and reflex sympathetic dystrophy : Does the sympathetic nervous system contribute to the generation of pain? Muscle Nerve 22 : 678-693

Bolter CP, Ledsome JR (1976) Effect of cervical sympathetic nerve stimulation on canine carotid sinus reflex. Am J Physiol 230 : 1026-1030

Bonica JJ (1979) Causalgia and other reflex sympathetic dystrophies. In : Bonica JJ Liebaskind JC, Albe-Fessard DG (Eds) Advances in Pain Research and Therapy, Vol 3, pp141-166, Raven Press, New York

Bonica JJ (1990) Causalgia and other reflex sympathetic dystrophies. In : Bonica JJ (Ed) The Management of Pain, 2nd Ed, pp220-243, Lea & Febiger, Philadelphia

Bossut DF, Perl ER (1995) Effects of nerve injury on sympathetic excitation of A delta mechanical nociceptors. J Neurophysiol 73 : 1721-1723

Burnstock G (1990) Local mechanisms of blood flow control by perivascular nerves and endothelium. J Hypertens. Suppl 8 : S95-106

Calma I, Kidd GL (1962) The effect of adrenaline on muscle spindles in cat. Arch Ital Biol 100 : 381-393

Calof AL, Jones RB, Roberts WJ (1981) Sympathetic modulation of mechanoreceptors sensitivity in frog skin. J Physiol (London) 310 : 481-499

Cash RM, Linden RWA (1982) Effects of sympathetic nerve stimulation on intra-oral mechanoreceptor activity in the cat. J Physiol (London) 329 : 451-463

Chen Y, Michaelis M, Jänig W, Devor M (1996) Adrenoreceptor subtype mediating sympathetic sensory coupling in injured sensory neurons. J Neurophysiol 76 : 3721-3730

Chernetski KE (1964) Sympathetic enhancement of peripheral sensory input in the frog. J Neurophysiol 27 : 493-515

Chung K, Lee BH, Yoon YW, Chung JM (1996) Sympathetic sprouting in the dorsal root ganglia of the injured peripheral nerve in a rat neuropathic pain model. J Comp Neurol 876 : 241-252

Chung K, Yoon YW, Chung JM (1997) Sprouting sympathetic fibers form synapitic varicosities in the dorsal root ganglion of the rat with neuropathic injury. Brain Res 751 : 275-280

Cowen T, Gavazzi I (1998) Plasticity in the adult and aging sympathetic neurons. Prog Neurobiol 154 : 249-288

DeMonte A, Buttazzoni M, Gori C, Vergendo G (2003) Efficacia del blocco del ganglio stellato nel trattamento della syndrome cronica da colpo difrusta. 25° Congresso Nazionale AISD, Venezia, May 8-10

Devor M (2001) Neuropathic pain : What do we do with all these theories? Acta Anaesth Scand 45 : 1121-1127

Dodge JT, Bevan RD, Bevan JA (1994) Comparison of density of sympathetic varicosities and their closeness to smooth muscle cells in rabbit middle cerebral and ear arteries and their branches. Circ Res 75 : 916-925

Dotson R, Ochoa J, Marchettini P, Cline M (1990) Sympathetic neural outflow directly recorded in patients with primary autonomic failure : Clinical observations, microneurography, and histopathology. Neurology 40 : 1079-1085

Drummond PD (1995) Noradrenaline increases hyperalgesia to heat in skin sensitized by capsaicin. Pain 60 : 301-315

Edwall L, Scott DJ (1971) Influence of changes in microcirculation on the excitability of the sensory unit in the tooth of the cat. Acta Physiol Scand 82 : 555-566

Elam M, Olausson B, Skarphedinsson JO, Wallin BG (1999) Does sympathetic nerve discharge affect the firing of polymodal C-fiber afferents in humans? Brain 122 : 2237-2244

Eldred E, Schntzlein HN, Buchwald J (1960) Response of muscle spindles to stimulation of the sympathetic trunk. Exp Neurol 2：13-25

Ellertsen B, Troland K, Klove H (1987) MMPI profiles in migraine before and after biofeedback treatment. Minnesota Multiphasic Personality Inventory. Cephalalgia 7：101-108

Eyzaguirre C, Fidone SJ (1980) Transduction mechanisms in carotid body：Glomus cells, putative neurotransmitters, and nerve endings. Am J Physiol 8：C135-C152

Forouzanfar T, van Kleef M, Weber WE (2000) Radiofrequency lesions of the stellate ganglion in chronic pain syndromes：Retrospective analysis of clinical efficacy in 86. Clin J Pain 16：164-168

Francini F, Peruzzi P, Staderni G (1978) Effects of sympathetic lumbar trunk stimulation on the myotatic reflex activity of the quadriceps muscle in decerebrate cat. Boll Soc Ital Bio Sper 54：1335-1356

Freeman B, Rowe M (1981) The effect of sympathetic nerve stimulation on responses of cutaneous pacinian corpuscles in the cat. Neurosci Lett 22：145-150

Furness JB, Morris JL, Gibbins IL, Costa M (1989) Chemical coding of neurons and plurichemical transmission. Ann Rev Pharmacol Toxicol 29：289-306

Geertzen JH, de Bruijin H, de Bruijin-Kofman AT, Arendzen JH (1994) Reflex sympathetic dystrophy：Early treatment and psychological aspects. Arch Phys Med Rehabil 75：442-446

Gibbins IL, Jobling P, Morris JL (2003) Functional organization of peripheral vasomotor pathways. Acta Physiol Scand 177：237-245

Grassi C, Deriu F, Artusio E, Passatore M (1993a) Modulation of the jaw jerk reflex by the sympathetic nervous system. Arch Ital Biol 131：213-226

Grassi C, Deriu F, Passatore M (1993b) Effect of sympathetic nervous system activation on the tonic vibration reflex in rabbit jaw closing muscles. J Physiol (London) 469：601-613

Grassi C, Deriu F, Roatta S, Santarelli R, Azzena GB, Passatore M (1996) Sympathetic control of skeletal muscle function：Possible co-operation between noradrenaline and neuropeptide Y in rabbit jaw muscles. Neurosci Lett 212：204-208

Grassi C, Filippi GM, Passatore M (1986) Postsynapitc alpha 1- and alpha 2-adrenoceptors mediatingthe action of the sympathetic system on muscle spindles, in the rabbit. Pharmacol Res Commun 18：161-170

Hallin RG, Wiesenfeld-Hallin Z (1983) Does sympathetic activity modify afferent inflow at the receptor level in man？ J Auton Nerv Syst 7：391-397

Henriksson KG, Bengtsson A (1988) Muscle pain with special reference to primary fibromyalgia (PF). In：Dubner R, Gebhart GF, Bond MR (Eds) Proceeding of the Vth World Congress on Pain. Elsevier Science Publishers BV

Hökfelt T (1991) Neuropeptides in perspective：The last ten years. Neuron 7：867-879

Hökfelt T, Broberger C, Xu ZQ, Sergeyev V, Ubink R, Diez M (2000) Neuropeptides—an overview. Neuropharmacology 39：1337-1356

Hunt CC (1960) The effect of sympathetic stimulation on mammalian muscle spindles. J Physiol (London) 151：332-341

Hunt CC, Jami L, Laporte Y (1982) Effects of stimulating the lumbar sympathetic trunk on cat hindlimb muscle spindles. Arch Ital Biol 120：371-384

Jänig W, Häbler H-J (2000a) Specificity in the organization of the autonomic nervous system：A basis for precise neural regulation of homeostatic and protective body function. Prog Brain Res 122：351-367

Jänig W, Häbler H-J (2000b) Sympathetic nervous system：Contribution to chronic pain. Prog Brain Res 129：451-468

Jänig W, Khasar SG, Levine JD, Miao FJP (2000) The role of vagal visceral afferents in the control of nociception. Prog Brain Res 122：271-285

Jänig W, McLachlan EM (1992) Characteristics of function-specific pathways in the sympathetic nervous system. Trends Neurosci 15：475-481

Kieschke J, Mense S, Prabhakar NR (1988) Influence of adrenaline and hypoxia on rat muscle receptors *in vitro*. Prog Brain Res 74：91-97

Kingery WS (1997) A critical review of controlled clinical trials for peripheral neuropathic pain and complex regional pain syndromes. Pain 73：123-139

Koizumi K, Sato A (1969) Influence of sympathetic innervation on carotid sinus baroreceptor activity. Am J Physiol 216：321-329

Koltzenburg M (1997) The sympathetic nervous system and pain. In：Dickenson A, Besson JM (Eds) The Pharmacology of Pain, pp61-91, Springer-Verlag, Berlin, Heidelberg, New York

Kolzenburg M, Torebjörk HE, Wahren LK (1994) Nociceptor modulated central plasticity causes mechanical hyperalgesia in chronic neuropathic and acute chemogenic pain. Brain 117：579-591

Lang PJ, Bradley MM, Cuthbert BN (1990) Emotion, attention, and the startle reflex. Psychol Rev 97：377-395

Levine JD, Taiwo YO, Collins SD, Tam JK (1986) Noradrenaline hyperalgesia is mediated through interaction with sympathetic postganglionic neurone terminals rather than activation of primary afferent nociceptors. Nature 323：158-160

Livingstone WK (1944) Pain Mechanisms：Physiologic interpretation of causalgia and its related states, Macmillan, New York

Loewenstein WR, Altamirano OR (1956) Enhancement of activity in a pacinian corpuscle by sympathomimetic agents. Nature 178：1292-1293

Lynch ME (1992) Psychological aspects of reflex sympathetic dystrophy : A review of the adult and paediatric Literature. Pain 49 : 337-347

Marchesi C, De Ferri A, Petrolini N, Govi A, Manzoni GC, Coiro V, De Risio C (1989) Prevalence of migraine and muscle tension headache in depressive disorders. J Affect Disord 16 : 33-36

Matsuo R, Ikehara A, Nokubi T, Morimoto T (1995) Inhibitory effect of sympathetic stimulation on activities of masseter muscle spindles and the jaw jerk reflex in rats. J Physiol (London) 483 : 239-250

Matthews B (1976) Effect of sympathetic stimulation on the response of intradental nerves to chemical stimulation of dentin. In : Bonica JJ, Liebeskind JC, Albe-Fessard DG (Eds) Advances in pain research and therapy, pp195-203, Raven Press, New York

McEwen BS (1999) Stress and hippocampal plasticity. Ann Rev Neurosci 22 : 105-122

McLachlan EM, Jänig W, Devor M, Michaelis M (1993) Peripheral nerve injury triggers noradrenergic sprouting within dorsal root ganglia. Nature 363 : 543-546

Mense S (1986) Slowly conducting afferent fibers from deep tissues : Neurobiological properties and central nervous actions. Prog Sens Physiol 6 : 139-219

Merikangas KR, Angst J, Isler H (1990) Migraine and psychopathology. Results of the Zurich cohort study of young adults. Arch Gen Psychiatry 47 : 849-853

Miao FG, Jänig W, Levine JD (1996) Role of sympathetic postganglionic neurons in synovial plasma extravasation induced by bradykinin. J Neurophysiol 75 : 715-724

Michaelis M, Devor M, Jänig W (1996) Sympathetic modulation of activity in rat dorsal root ganglion neurons changes over time following peripheral nerve injury. J Neurophysiol 76 : 753-763

Millan MJ (1999) The induction of pain : An integrative review. Prog Neurobiol 57 : 1-164

Mobley P, Greengard P (1985) Evidence for widespread effects of noradrenaline on axon terminals in the rat frontal cortex. Proc Natl Acad Sci USA 82 : 945-947

Nathan PW (1983) Pain and the sympathetic system. J Auton Nerv System 7 : 363-370

Nilsson BY (1972) Effects of sympathetic stimulation on mechanoreceptors of cat vibrissae. Acta Physiol Scand 85 : 390-397

Ochoa J (1992) Reflex sympathetic dystrophy : A disease of medical understanding. Clin J Pain 8 : 363-366

Ochoa JL, Verdugo RJ (1995) Reflex sympathetic dystrophy. A common clinical avenue for somatoform expression. Neurol Clin 13 : 351-363

Passatore M, Deriu F, Grassi C, Roatta S (1996) A comparative study of changes operated by sympathetic nervous system activation on spindle afferent discharge and on tonic vibration reflex in rabbit jaw muscles. J Auton Nerv Syst 57 : 163-167

Passatore M, Filippi GM (1983) Sympathetic modulation of periodontal mechanoreceptors. Arch Ital Biol 121 : 55-65

Passatore M, Grassi C, Filippi GM (1985) Sympathetically-induced development of tension in jaw muscles : The possible contraction of intrafusal muscle fibers. Pflügers Arch 405 : 297-304

Pfaffenrath V, Hummelsberger J, Pollmann W, Kaube H, Rath M (1991) MMPI personality profiles in patients with primary headache syndromes. Cephalalgia 11 : 263-268

Pierce JP, Roberts WJ (1981) Sympathetically induced changes in the responses of guard hair and type II receptors in the cat. J Physiol (London) 314 : 411-428

Price DD, Long S, Wilsey B, Rafii A (1998) Analysis of peak magnitude and duration of analgesia produced by local anesthetics injected into sympathetic ganglia of complex regional pain syndrome patients. Clin J Pain 14 : 216-226

Puca FM, Antonaci F, Genco S, Savarese MA, Piazzolla G, Prudenzano MP (1989) Psychologic factors in chronic headache : Assessment by means of the SCL-90-R inventory. Cephalalgia 9 : 33-51

Rho RH, Brewer RP, Lamer TJ, Wilson PR (2002) Complex regional pain syndrome. Mayo Clin Proc 77 : 174-180

Roberts W (1986) A hypothesis on the physiological basis for causalgia and related pains. Pain 42 : 297-311

Roberts WJ, Elardo SM (1985a) Sympathetic activation of unmyelinated mechanoreceptors in cat skin. Brain Res 339 : 123-125

Roberts WJ, Elardo SM (1985b) Sympathetic activation of A-delta nociceptors. Somatosens Res 3 : 33-44

Sanjue H, Jun Z (1989) Sympathetic facilitation of sustained discharges of polymodal nociceptors. Pain 38 : 85-90

Santarelli L, Saxe M, Gross C, Surget A, Battaglia F, Dulawa S, Weisstaub N, Lee J, Duman R, Arancio O, Belzung C, Hen R (2003) Requirement of hippocampal neurogenesis for the behavioural effects of antidepressants. Science 301 : 805-809

Sato J, Suzuki S, Iseki T, Kumazawa T (1993) Adrenergic excitation of cutaneous nociceptors in chronically inflamed rats. Neurosci Lett 164 : 225-228

Sato J, Perl ER (1991) Adrenergic excitation of cutaneous pain receptors induced by peripheral nerve injury. Science 251 : 1608-1610

Schiff JD (1974) Role of the sympathetic innervation of the pacinian corpuscle. J Gen Physiol 63 : 601-608

Schürmann M, Gradl G, Wizgal I, Tutic M, Moser C, Azad S, Beyer A (2001) Clinical and physiological evaluation of stellate ganglion blockade for complex regional pain syndrome Type I. Clin J Pain 17 : 94-100

Selig KD, Meyer RA, Campbell JN (1993) Noradrenaline excitation of cutaneous nociceptors two weeks after ligation of spinal nerve L7 in monkey. Soc Neurosci Abst 19：326

Shea VK, Perl ER (1985) Failure of sympathetic stimulation to affect responsiveness of rabbit polymodal nociceptors. J Neurophysiol 54：513-519

Shyu BC, Danielsen N, Andersson SA, Dahlin LB (1990) Effects of sympathetic stimulation of C-fiber response after peripheral nerve compression：An experimental study in the rabbit common peroneal nerve. Acta Physiol Scand 140：237-243

Shyu BC, Olausson B, Andersson SA (1989a) Sympathetic and noradrenaline effects on C-fiber transmission：Single-unit analysis. Acta Physiol Scand 137：85-91

Shyu BC, Olausson B, Huang KH, Wildderstrom E, Andersson SA (1989b) Effects of sympatheticstimulation on C-fiber responses in rabbit. Acta Physiol Scand 137：73-84

Singh B, Moodley J, Shaik AS, Robbs JV (2003) Sympathectomy for complex regional pain syndrome. J Vasc Surg 37：508-511

Spray DC (1974) Characteristics, specificity, and efferent control of frog cutaneous cold receptors. J Physiol (London) 237：15-38

Stanton-Hicks M, Ray PP, Racs GB (1996) Use of regional anesthetics for diagnosis of reflex sympathetic dystrophy and sympathetically-maintained pain：A critical evaluation. In：Jänig W, Stanton-Hicks M (Eds) Reflex sympathetic dystrophy：A reappraisal, pp217-237, IASP Press, Seatle

Thunberg J, Hellström F, Ljubisavljevic M, Roatta S, Johansson H, Passatore M (2000) The influence of cervical sympathetic nerve stimulation on muscle spindles in dorsal neck muscles in the cat. Millennium Congress of Federation of European Neuroscience Societies, Brighton UK, June 24-28, Abstr 40.02

Torebjörk E, Wahren L, Wallin G, Hallin R, Kolzenburg M (1995) Noradrenaline-evoked pain in neuralgia. Pain 63：11-20

Tucker D, Beidler LM (1956) Autonomic nervous system influences on olfactory receptors. Am J Physiol 187：637

Wahren LK, Gordh T Jr, Torebjörk E (1995) Effects of regional intravenous guanethidine in patients with neuralgia in the hand；A follow-up study over a decade. Pain 62：379-385

Walker AE, Nulsen F (1948) Electrical stimulation of the upper thoracic portion of the sympathetic chain in man. Arch Neurol Psych 59：559-560

Wallin BG, Torebjörk E, Hallin R (1976) Preliminary observations on the pathophysiology of hyperalgesia in the causalgic pain syndrome. In：Zotterman Y (Ed) Sensory Function of the Skin, pp489-502, Pergamon Press, Oxford, New York

Zukowska-Grojec Z, Karwatowska-Prokopczuk E, Fisher TA, Ji H (1998) Mechanism of vascular growth-promoting effects of neuropeptide Y：Role of its inducible receptors. Regul Pept 75-76：231-238

第23章
交感神経による骨格筋への長期間栄養的影響

Zofia Zukowska, Edward W. Lee

ジョージタウン大学 医療センター，生理学・生物物理学部門，ワシントン DC，米国

キーワード：交感神経，骨格筋，栄養，神経ペプチド Y (NPY)，血管新生，虚血，神経ペプチド Y 受容体，運動，ストレス

要旨：交感神経の骨格筋に対する影響は，一般的にノルアドレナリンとその血管収縮作用のみによるものと考えられている．ノルアドレナリンは，急激なストレスや運動時において，代謝誘発性血管拡張を制限する重要な役割を果たしている．一方，慢性的には反対の作用を有する神経伝達物質が賦活化されると考えられている．神経ペプチド Y は，交感神経性の神経伝達物質で，長期にわたるストレス状態において，ノルアドレナリンの放出と同時にまず放出される共神経伝達物質〔訳者注：co-neurotransmitter；主要な神経伝達物質と同時放出され，別の働きを有する伝達物質〕である．神経ペプチド Y は，最初に血管上に存在する Y1 受容体に作用し，ノルアドレナリンによる血管収縮作用を強め，骨格筋を虚血に導く．しかし，神経ペプチド Y は Y2 受容体にも作用し，組織虚血を代償するメカニズムとして血管新生を誘導する．虚血は Y2 受容体アップレギュレーションが起こり，Y2 受容体の賦活化により筋の血流量および筋の収縮力が回復する．このような神経ペプチド Y の作用は，おそらくラットの骨格筋において，血管新生による血流増加が，運動中の骨格筋だけでなく神経ペプチド Y の過発現によっても生ずることの根拠となる．したがって，長期にわたる反復性筋収縮による慢性交感神経賦活化の総合的な影響は，2 つの反対のメカニズムを刺激する．1 つは，ノルアドレナリンと神経ペプチド Y の Y1 受容体を介する血管収縮と，もう 1 つは神経ペプチド Y の Y2 受容体を介する血管新生である．したがって骨格筋に対する慢性交感神経賦活化の正味の影響は，放出されるノルアドレナリンと神経ペプチド Y の比と神経ペプチド Y 受容体のタイプに依存する．この仮説が証明されれば，作業関連性筋痛症に対する新しい療法の導入につながる可能性がある．それは Y1 受容体の拮抗剤を投与し，交感神経作用を，血管収縮ではなく，神経ペプチド Y の Y2 受容体による血管新生の方向にシフトさせるという試みである．

◆以下より本論

　交感神経の骨格筋に対する影響は，通常，間接的で，ノルアドレナリンによる血管収縮作用を介した影響であると考えられている．確かに，ストレスや身体運動のような急性状態では，特に強力で多くの筋容量が関与するような場合には，交感神経活動は亢進し，αアドレナリン作動性受容体の賦活化と血管収縮を誘発し，代謝誘発性の血管拡張を抑制する．本書の他章では，交感神経制御による急性効果を広範に論じており，骨格筋機能異常の発症に対する寄与を記載している（Blair ら 本書第 2 章；Passatore と Roatta 本書第 21 章；Roatta ら 本書第 22 章；Larsson 本書第 8 章；Vøllestad と Røe 本書第 9 章参照）．しかしながら，交感神経は，必ずしも一枚岩的で有害な様式でのみ作用するわけではない．そして，その含有する神経伝達物質は，1 つだけでなく，プリン類（Burnstcck 1986 年）や神経ペプチド Y（Hökfelt ら 2000 年）などの共神経伝達物質数種類ある．

　神経ペプチド Y は，36 個のアミノ酸で構成されるペプチドで，中枢神経系，副腎髄質，末梢交感神経系に非常に多く含まれている．これらの場所では，神経ペプチ

第23章 交感神経による骨格筋への長期間栄養的影響

ドYはノルアドレナリンと同時放出される．神経ペプチドYは，その生物活性において，最も多様的なペプチドである．脳では強力な抑制性神経伝達物質として，抗不安効果，低血圧，徐脈，低体温，さらには抗てんかん作用を有する（GrundemarとBloom 1997年）．それ以上に，摂食と肥満への強い刺激作用があることでもよく知られている（GrundemarとBloom 1997年）対照的に，末梢交感神経においては，神経ペプチドYは，刺激作用を有し，ノルアドレナリンと共同で，血管トーヌス，心，腎，腸管機能を制御する（ColmersとWahlestedt 1993年；Zukowska-GrojecとWahlestedt 1993年）．神経ペプチドYを介した血管収縮は主に抵抗血管である細径血管をその制御の対象とし，緩徐ではあるが持続時間の長い制御を特徴とし，長期間の血圧上昇を生ずる（Zukowska-GrojecとWahlestedt 1993年）．神経ペプチドYはノルアドレナリンの血管収縮作用を増強するが，逆に，ノルアドレナリンも神経ペプチドYの作用を増強する（Zukowska-GrojecとWahlestedt 1993年）神経ペプチドYは多くの種類の血管床に影響し，特に骨格筋の血管床に強い影響を及ぼすが，その伝達は5つある神経ペプチドY受容体のうち，血管に多量に存在する受容体であるY1受容体により仲介される．

神経ペプチドYは，ストレスや運動時に，交感神経末端と副腎髄質から放出される．もし賦活化が強力で持続時間が長期にわたると，その放出はさらに促進される．ヒトおよび動物では，血漿中の神経ペプチドYは，寒冷曝露，出血性ショック，トレッドミル運動，に反応して増加し，その増加は，特に低酸素状態との組み合わせで増強される（Pernowら1987年；Zukowska-GrojecとWahlestedt 1993年）．これらの循環血漿中の神経ペプチドYのストレス誘発性増加は，抵抗血管の収縮を生じ（Zukowska-Grojecら1996年），高血圧反応を生ずる（Zukowska-Grojec 1995年；Hanら1998年）が，これはY1受容体拮抗物質によりブロックされる．神経ペプチドYの放出も，Y1受容体により伝達される血管収縮もともに，神経ペプチドYの遺伝子発現がテストステロン介在性のアップレギュレーションのため，女性よりも男性に効果が大きい（Wocialら1995年；Zukowska-Grojec 1995年）．神経ペプチドY依存性の血管収縮は，また，血管をβアドレナリン作動物質に曝露しておくと，増強され得る（Zukowska-Grojecら1996年；Zukowska-Grojec 1997年）．したがって，急激なストレスにより交感神経活動が賦活化されると，神経ペプチドYはY1受容体を介して，血管収縮増加と骨格筋における持続性ストレ

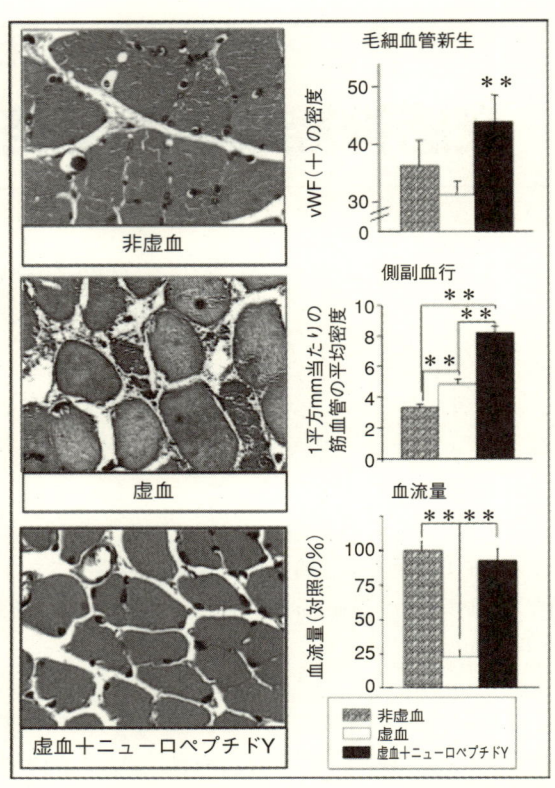

図1 虚血および神経ペプチドYによる毛細血管新生，側副血行および血流量の変化

ス誘発性の血流減少に対して，カテコールアミンと共同的に作用する．

しかしながら，交感神経活動と血漿中の神経ペプチドYレベルは，また，四肢虚血のような慢性状態でも増加することが知られている（Leeら2003年b）．ラットにおいて14日間の大腿動脈閉塞による虚血後には，神経ペプチドYの放出は，後肢において局所的に増加し，虚血した骨格筋に発現する神経ペプチドY受容体のタイプが変化する（Leeら2003年b）（図1）．虚血性組織における血管構造は，正常ではY1受容体が優勢であるのに加えて，ペプチダーゼであるジペプチジルペプチダーゼIV（DPPIV）と同様に，Y2受容体のアップレギュレーションを示すようになる．このペプチダーゼは，NPY1-36（36個のアミノ酸で構成）をより短い形であるNPY3-36（34個のアミノ酸で構成）に変換する（つまりNPY1とNPY2を切り離す）ことでY1受容体をY2受容体に変換する酵素で，Y1受容体に対する拮抗物質として作用する．このNPY3-36は，Y1との結合能を失うことで，Y1受容体に対する拮抗物質になりうるわけである（Mentlein 1999年）．Y2受容体のアップレギュレーショ

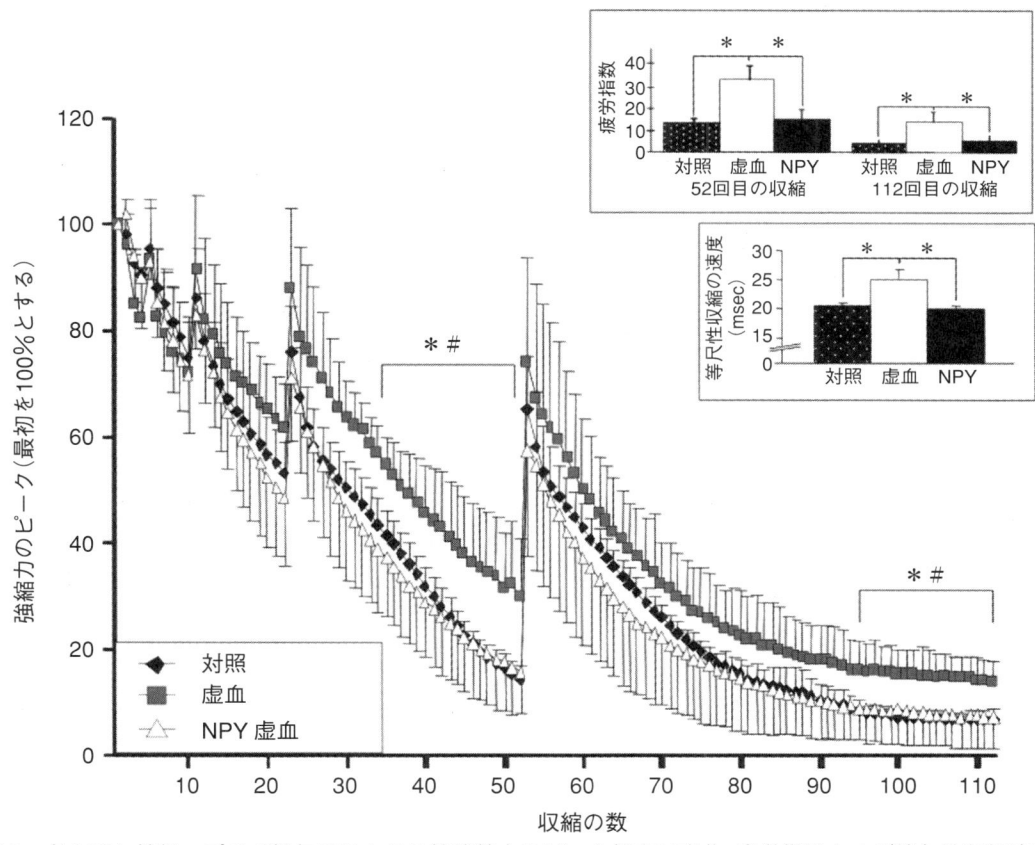

図2　虚血時と神経ペプチド投与時における筋強縮力のピーク値の％変化，疲労指数および等欠性収縮速度

ンおよび神経ペプチドYのY2受容体に選択的なコンフォーメーション（NPY3-36）への変換により，神経ペプチドYの生物活性のシフトを生じ，Y1受容体を介する血管収縮からY2受容体の賦活化を介する活性に移行する．このY2受容体を介する神経ペプチドYの活性は，血管収縮とは全く異なり，骨格筋にとって潜在的に有利となる．

Y2受容体は，神経ペプチドYの強力な血管新生活性を仲介する（Leeら2003年a）．ラットの肢虚血モデルにおいて，神経ペプチドYの局所投与は，低濃度であると，一方では軽度の血管収縮を引き起こすが，通常は，虚血肢において血流量を減少ではなく，増加させる．その程度は，反対側の非虚血肢の血流量に匹敵する（図1）この虚血肢における血流量の回復は，動脈や側副血行路の新生だけでなく，毛細血管新生を刺激するために起こる．これらの影響は，Y1受容体拮抗物質により処理した動物においても認められているためY1受容体を介したものではないことが知られている．また，これらの影響は，全身の血行力学的の変化とは関連しない（Leeら

2003年b）．この神経ペプチドYによる虚血肢の再血行効果は，Y2受容体拮抗物質やY2受容体ノックアウトマウス〔訳者注：遺伝子工学的に作られた，Y2受容体が欠失したマウス〕よって，著しく阻害されることが報告され（Leeら2003年a，b），Y2受容体の重要な役割が示唆されている．

最も重要なことは，神経ペプチドYを局所的に投与すると，血流量や血管密度だけでなく，虚血骨格筋の機能が改善することである（Leeら2003年b）．上記の動物モデルにおいて，骨格筋は虚血のため機能障害に陥るが，それは強直性収縮力の振幅低下と，収縮ピークに至るまでの時間延長（等尺性収縮速度）に最も顕著に表れている（図2）．これと対照的に，長期間にわたる強直性電気刺激に反応する虚血筋の易疲労性は，非虚血筋と比較すれば低下している．このような変化は，すでに報告されているが（Leeら2001年），この変化は，虚血に対して感受性の高い，解糖的速筋線維（ⅡB型筋線維）の選択的喪失と，その筋線維が酸化的速筋線維（ⅡA型筋線維）に転換することによるものであろうと考えられている

第23章 交感神経による骨格筋への長期間栄養的影響

(Lieberら1992年).神経ペプチドYは,虚血腓腹筋の最大強直性収縮力をほぼ正常化させ,収縮の等尺性速度および易疲労性を完全に回復させる(**図2**).

長期間の交感神経刺激により,単離した標本でなく生体中で,神経ペプチドYがどれくらいこの有用な血流再建効果を発揮するかは,現在のところ不明である.局所的交感神経遮断術は,アドレナリン作動性の血管収縮をブロックし,重度の上下肢虚血による疼痛を緩和する方法である(Alexander 1994年)が,この方法は一時的には有効であっても,長期的には有効でない.その理由として,神経ペプチドYによる血流再建効果が失われることが,この現象を説明できると思われる.交感神経刺激が,血管新生を誘発し,血流再建により血流量を増加させるか,または,血管トーヌスを高めて,血管収縮性虚血を引き起こし,血流量を減少させるかは,血管に発現する神経ペプチドYの受容体のタイプだけでなく,交感神経末端から放出される神経ペプチドYとノルアドレナリンの比にも依存すると考えられている.さらに,第三の共神経伝達物質であるATP,およびその代謝産物であるアデノシンも,また血管トーヌスおよび血管新生を制御することが示唆されている(Burnstock 2002年).したがって,虚血筋の構造と機能に対する交感神経賦活化の正味の影響は,これらの因子すべての複雑な相互作用の結果に依存すると思われる.

交感神経の神経効果器接合部におけるこのような複雑性の存在により,部分的には交感神経賦活化に対するパターン化された局所的反応を説明できよう.たとえば,異なるタイプの職業的ストレス,運動,訓練の様式は,ノルアドレナリン,神経ペプチドY,プリンの3つの神経伝達物質系に異なる形で影響すると思われる.種々の神経原性あるいはホルモン性の要因やストレスに対する副腎髄質の反応に関する明瞭な過程の研究がEidenのグループから報告されている(Fischer-Colbrieら1988年).低血糖により内臓神経を賦活化すると,神経ペプチドYのメッセンジャーRNAは著明に増加するが,その一方で,クロモグラニンAとB〔訳者注:chromogranin A, B;副腎髄質や傍神経節などに存在するクロム親和性細胞の顆粒中の可溶性蛋白〕のメッセンジャーRNAレベルは変化しないし,さらに,クロム親和性細胞〔訳者注:chromaffincell;交感神経前後ニューロンから分化した細胞で,細胞内アドレナリン,ノルアドレナリン,クロモグラニンAなど多数のクロム親和性顆粒を含む〕の膨大部〔訳者注:バリコシティー varicosity;自律神経筋後線維と効果器細胞間のシナプスを形成する数珠状の膨隆部〕の,他の構成要素も変化しない.一方,下垂体切除により,クロモグラニンAの発現は影響を受けるが,クロモグラニンBや神経ペプチドYの発現は影響されないことが知られている.したがって,異なるストレッサーに対して,副腎髄質の神経化学的内容物(カクテル)は,異なることになる.もし,慢性ストレス状態下において,交感神経の膨大部のみならず,副腎髄質が,異なる神経化学的カクテルを取得して含有しているなら,生体は別の生物活性を有することになり,その結果としての身体的影響が現れることになる.それらの中には有益なものもあるし,有益ではないものもあると考えられる.

交感神経活動に対する運動誘発性刺激は,正常の健康人の骨格筋と末梢血管疾患による循環障害を有する骨格筋とでは,異なる血行力学的な影響を及ぼすと考えられている(Rajagopalanら2003年).正常人の骨格筋においては,代償性血管拡張による影響のため,通常,運動筋の血流は減少しない.ところが,循環障害に陥った骨格筋においては,交感神経活動のため,血管は収縮し,虚血状態となる.運動とストレスに対する骨格筋の反応メカニズムは,確かに多要素的で,時間依存性であるが,循環障害がある場合には交感神経伝達物質の時間差をもった放出と,虚血筋における血管受容体の発現変化が,役割を演ずるようである.たとえば,作業関連性筋痛症における交感神経賦活化の有害な影響は,部分的には神経ペプチドYのY1受容体が,Y2受容体やβアドレナリン作動性受容体,アデノシン受容体よりも,強く賦活化されることに原因があると推測される.もし,このことが証明されれば,Y1受容体拮抗物質により,作業関連性筋痛症のような状態を治療できる可能性が生ずることになる.

慢性的な運動訓練もまた,骨格筋の血管構造新生化を増加させる可能性がある(Wagner 2001).運動や骨格筋を刺激することにより誘発される筋における血管新生については,大規模な研究(Hudllieka ら1992年;Haas 2002年;Hudlickaら2002年)が行われ,作業関連性筋痛症や傷害関連性筋痛症など,種々の原因によって生じる,血管や筋に由来する虚血筋の循環を改善させるための治療法として提唱されてもいる(Hiscockら2003年;Lloydら2003年).しかしながら,なぜ運動が血管新生を生ずるのかというメカニズムは,まだ明らかになっていない.運動と交感神経賦活化との密接な関連と,長期間にわたる激しい運動時における骨格筋からの優先的な神経ペプチドYの放出ということ,そしてこの長期間にわたる激しい運動が,血管新生を最も効率的に刺激する

と考えられること，運動の血管新生効果が，少なくとも部分的には，神経ペプチドYとそのY2受容体によるものであるということを提唱したい．この提唱を支持する所見は，最近のコンパートメント症候群の患者における筆者らの研究から得られている（当研究室からの未公開データ；Karlssonら2003年）．コンパートメント症候群は，筋の間違った使い方をしたときや，筋損傷時に生ずる疾患で，多くは下肢の筋，たとえば前頸骨筋に起骨格筋の筋膜に囲まれたコンパートメント（区画）に過剰な圧が加わり血流が進行性に低下し，もし早期に筋膜切開等の治療を行わないと筋虚血，果ては筋壊死にに至る疾患である(Hartsockら1998年)．罹患筋の生検により，筆者らは神経ペプチドYのY2受容体系がヒトの骨格筋血管に発現すること，そしてその発現がコンパートメント症候群の患者において著明に亢進していること，さらにその発現が毛細血管の密度と筋線維のサイズとの間に時間的な関連を有していることを，最近発見した（当研究室からの未公開データ：Karlssonら2003年）．骨格筋血管新生におけるY2受容体の役割が重要であることは，動物実験においても示唆されている．神経ペプチドY遺伝子（NPY-Tg）を過剰発現したラットでは，野生型のラットに比較して，著明に増加した血管密度と，骨格筋線維の肥大化が認められた（Leeら2003年b）．この表現型は，機能的で，骨格筋への血流を増加させるような作用をすると考えられる．なぜなら，NPY-Tgラットは血圧が低めであるが，これは，骨格筋血管床が拡張し，末梢血管抵抗がより低いことと一致しており，さらに，寿命も伸びていることが判明している．

したがって，交感神経賦活化の長期効果は，放出される神経伝達物質の型と比，そして生理学的および病態生理学的な変化が起きている骨格筋の血管に発現する受容体のサブタイプの観点から考察する必要があろう．もし，ストレスや筋傷害が主にアドレナリン作動性やプリン作動性，あるいは神経ペプチドY作動性でもY1受容体介在性の反応を引き起こすとすれば，そのような変化の結果は，まずは血管収縮，血流低下，筋虚血として表れるであろう．しかしながら，もし，運動訓練や慢性軽度電気刺激に伴って生ずる筋交感神経活動の増加は，神経ペプチドYのY2受容体系を介するアップレギュレーションとして優先的に出現し，最終的には，骨格筋における血管新生と血流増加となって表れると考えられる（図3）．将来の研究で，作業関連性筋痛症における慢性交感神経亢進が，悪影響の表れる血管収縮性作用から，有益的な血管新生作用に変更できるように操作できるとしたら，それは，おそらく，神経ペプチドYのY1受容体拮抗物質とY2受容体作動物質を組み合わせて投与することにより，なされるであろう．

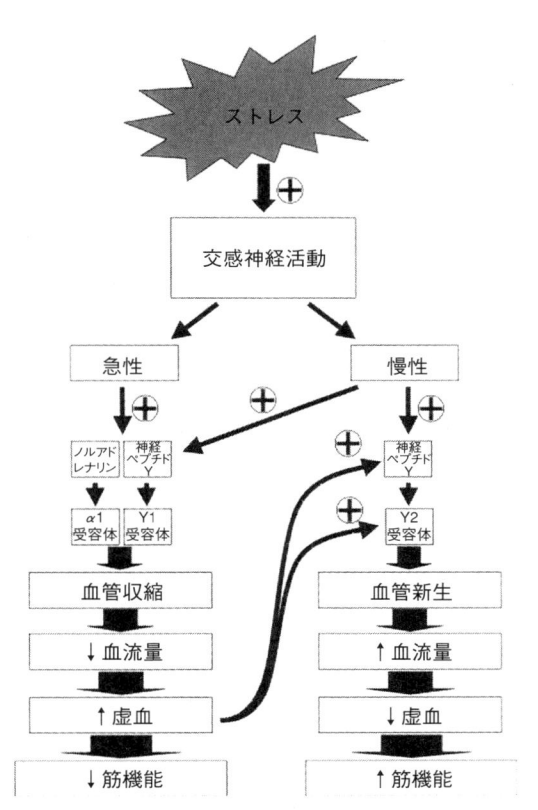

図3 急性および慢性の副交感神経活動の賦活化が骨格筋の血流量を機能に及ぼす影響

文献

Alexander JP (1994) Chemical lumbar sympathectomy in patients with severe lower limb ischaemia. Ulster Med J 63：137-143

Burnstock G (1986) Autonomic neuromuscular junctions：Current developments and future directions. J Anat 146：1-30

Burnstock G (2002) Purinergic signaling and vascular cell proliferation and death. Arterioscler Thromb Vasc Biol 22：364-373

Colmers WF, Wahlestedt C (1993) The Biology of neuropeptide Y and related peptides. In：Contemporatry Neuroscience, pp xvi, 564, Humana Press, Totowa, NJ

Fischer-Colbrie R, Iacangelo A, Eiden LE (1988) Neural and humoral factors separately regulate neuropeptide Y, enkephalin, and chromogranin A and B mRNA levels in rat adrenal medulla. Proc Natl Acad Sci USA 85：3240-3244

Grundemar L, Bloom SR (1997) Neuropeptide Y and drug

development, Academic Press Inc, San Diego, London
Haas TL (2002) Molecular control of capillary growth in skeletal muscle. Can J Appl Physiol 27 : 491-515
Han S, Chen X, Cox B, Yang CL, Wu YM, Naes L, Westfall T (1998) Role of neuropeptide Y in cold stress-induced hypertension. Peptides 19 : 351-358
Hartsock LA, O'Farell D, Seaber AV, Urbaniak JR (1998) Effect of increased compartment pressure on the microcirculation of skeletal muscle. Microsurgery, 18 : 67-71
Hiscock NJ, Fischer CP, Pilegaard H, Pedersen BK (2003) Vascular endothelial growth factor mRNA expression and a-v balance in response to prolonged submaximal exercise in humans. Am J Physiol Heart Circ Physiol 285 : H1759-1763
Hökfelt T, Broberger C, Xu ZQ, Sergeyev V, Ubink R, Diez M (2000) Neuropeptides—An overview. Neuropharmacology 39 : 1337-1356
Hudlicka O, Brown M, Egginton S (1992) Angiogenesis in skeletal and cardiac muscle. Physiol Rev 72 : 369-417
Hudlicka O, Milkiewicz M, Cotter MA, Brown MD (2002) Hypoxia and expression of VEGF-A protein in relation to capillary growth in electrically stimulated rat and rabbit skeletal muscles. Exp Physiol 87 : 373-381
Karlsson J, Thornell EL, Edmundsson D, Kitlinska J, Zukowska Z (2003) The neuropeptide Y system in compartment syndrome. In 2004, The 7th International Neuropeptide Y Meeting, Portugal
Lee EW, Grant DS, Movafagh S, Zukowska Z (2003a) Impaired angiogenesis in neuropeptide Y (NPY)-Y2 receptor knockout mice. Peptide 24 : 99-106
Lee EW, Michalkiewics M, Kitlinska J, Kalezic I, Switalska H, Yoo P, Sangkharat A, Ji H, Li L, Michalkiewics T, Ljubisavljevic M, Johansson H, Grant DS, Zukowska (2003b) Neuropeptide Y induces ischemic angiogenesis and restores function of ischemic skeletal muscles. J Clin Invest 111 : 1853-1862
Lee SL, Pevec WC, Carlsen RC (2001) Functional outcome of new blood vessel growth into ischemic skeletal muscle. J Vasc Surg 34 : 1096-1102
Lieber RL, Pedowitz RA, Friden J, Gershuni DH (1992) Decreased muscle speed, strength and fatigability following two hours of tourniquet-induced ischaemia. Scand J Plast Reconstr Surg Hand Surg 26 : 127-132
Lloyd PG, Prior BM, Yang HT, Terjung RL (2003) Angiogenic growth factor expression in rat skeletal muscle in response to exercise training. Am J Physiol Heart Circ Physiol 284 : H1668-1678
Mentlein R (1999) Dipeptidyl-peptidaseIV (CD26)-role in the inactivation of regulatory peptides. Regul Pept 85 : 9-24
Pernow J, Ohlen A, Hokfelt T, Nilsson O, Lundberg JM (1987) Neuropeptide Y : Presencein perivascular noradrenergic neurons and vasoconstrictor effects on skeletal muscle blood vessels in experimental animals and man. Regul Pept 19 : 313-324
Rajagopalan S, Mohler E, 3rd, Lederman RJ, Saucedo J, Mendelsohn FO, Olin J, Blebea J, Goldman C, Trachtenberg JD, Pressler M, Rasmussen H, Annex BH, Hirsch AT (2003) Regional Angiogenesis with Vascular Endothelial Growth Factor (VEGF) in peripheral arterial disease : Design of the RAVE trial. Am Heart J 145 : 1114-1118
Wagner PD (2001) Skeletal muscle angiogenesis. A possiblerole for hypoxia. Adv Exp Med Biol 502 : 21-38
Wocial B, Ignatowska-Switalska H, Pruszcyk P, Jedrusik P, Januszewicz A, Lapinski M, Januszewics W, Zukowska-Grojec Z (1995) Plasma neuropeptide Y and catecholamines in women and men with essential hypertension. Blood Press 4 : 143-147
Zukowska-Grojec Z (1995) Neuropeptide Y. A novel sympathetic stress hormone and more. Ann NY Acad Sci 771 : 219-233
Zukowska-Grojec Z (1995) Neuropeptide Y : Implications in vascular remodeling and novel therapeutics. Drug News Perspectives 10 : 587-595
Zukowska-Grojec Z, Dayao EK, Kawatowska-Prokopczuk E, Hauser GJ, Doods HN (1996) Stress-induced mesenteric vasoconstriction in rats is mediated by neuropeptide Y Y1 receptors. Am J Physiol 270 : H796-800
Zukowska-Grojec Z, Wahlestedt C (1993) Origin and actions of neuropeptide Y in the cardiovascular system. In : Colmers WF, Wahlestedt C (Eds) The Biology of Neuropeptide Y and Related Peptides, pp315-388, Human Press, Totowa, NJ

第 24 章
反射性交感神経性ジストロフィー
（複合性局所疼痛症候群）

Sidney Blair

ロヨラ大学　医療センター　整形外科学・リハビリテーション医学，メイウッド，シカゴ市，米国

キーワード：複合性局所疼痛症候群（complex regional painsynd rome：CRPS），反射性交感性神経性ジストロフィー（reflex sympathetic dyotrophy：RSD），交感神経機能異常，運動異常，筋膜痛（myotascial pain），炎症，神経ペプチド

要旨：複合性局所疼痛症候群の，徴候，症状，病態生理，治療について述べる．本症候群における筋筋膜疼痛症候群（myofascial pain syndrome）の重要性のみならず，運動異常の重要性に関しても述べる．筋筋膜疼痛症候群は本異常において認められる．

1　はじめに

　反射性交感神経性ジストロフィー（reflex sympathetic dystrophy：RSD）は，血管運動性変化や発汗変化だけでなく，疼痛，圧痛，腫脹，萎縮性皮膚変化という症状の組み合わせにより特徴づけられる（Kozin 1988 年）．この用語は Evans により提唱されたが，国際疼痛学会の分類委員会は，この用語，反射性交感神経性ジストロフィーが，適当ではないと考えた．Haddox が述べたように，なぜ交感神経系との関連を示唆するような「反射」という用語を使用するのか，なぜこの症候群において常に表れることもない特徴である「ジストロフィー」という用語を使用するのか，ということが問題となる（Mersky と Bogduk 1994 年）．

分　類：分類委員会により提唱された新しい用語は，「複合性局所疼痛症候群Ⅰ型（complex regional pain syndrome typeⅠ：CRPSⅠ）」である．これは，神経損傷を伴うタイプをⅡ型として，それと区別するために損傷を伴わないタイプをⅠ型としたわけである．

- 「**複合性**」とは，本症候群の多様性と動的な性質を意味する．
- 「**局所**」とは，症状の分布が限局性とは限らず広範にわたることをも意味する．
- 「**疼痛**」は，本症候群を代表する特徴であるが，その原因となる事象には比例していない．

交感神経性依存性疼痛（sympathetically maintained pain：SMP）：交感神経系が関連痛に関与するか，関与しないかが，はっきりしない．交感神経依存性疼痛とは，交感神経遠心性支配，あるいは循環性カテコールアミン，または神経化学作用により引き起こされる持続性の疼痛をいう（Mersky と Bogduk 1994 年）．交感神経性依存性疼痛は，複合性局所疼痛症候群Ⅰ型あるいはⅡ型以外のもとでも起こり得るもので，この2型に限定されない．

2　症　状

（Wilson 1990 年；Schwartzman と Malecki 1999 年；Wasner ら 2003 年）

　複合性局所疼痛症候群Ⅰ型においては，微小な損傷が発症に先行することもある．以下に診断基準を示す．

- **侵害性の起因事象**（たとえば，ちょっとしたケガ）がある．
- **疼痛**．単一の末梢神経支配領域を越えることもある．疼痛で,起因事象とは不釣り合いな自発性疼痛がある．

この疼痛は1肢以上に生じ，激しい，焼けるような，持続性あるいは間欠性の，活動により悪化する疼痛と説明される．異痛症（アロディニア，通常は非侵害性刺激に対する痛みの知覚）や，痛覚過敏（弱い痛み刺激を激しく痛がる）を伴うこともある．
- 腫脹．押すと凹むこともあり，そうでないこともある．局在性のこともあり，広範性に広がることもある．
- 血管運動活動の不安定性．冷えて青ざめた四肢か，暖かくて紅潮した四肢により特徴づけられる．多汗症が特徴的である．
- 皮膚病変．乾燥し落屑性の皮膚．多毛症や爪の変化を伴う．
- 関節の腫脹や圧痛．
- 骨粗鬆症による骨の斑状病変．
- 運動機能障害．運動制限と筋力低下により特徴づけられる（SchwartzmanとKerrigan 1990年）．
- 運動制御障害（Wenzelburgerら 2001年）．
- 運動開始困難，振戦，筋痙攣，局所ジストニーを認める．
- 他に原因が認められる疼痛や機能障害の場合には，本症の診断は除外される．

複合性局所疼痛症候群II型（CRPS II）は，重大な神経損傷の後に発症する．診断基準はI型と同様であるが，先行する明白な神経損傷があることがI型とは異なる．以下にさらに有効な診断手段を示す．
- 骨粗鬆症診断のためのX線写真．
- 三段相骨スキャン（動脈相，静脈相，3時間後の遅延スキャンの3つの相での像）．
- 交感神経ブロック．

最近の診断基準の有効性を判定する多施設研究においては，血管運動性症候（四肢の皮膚温と皮膚色の非対称性）を他の発汗機能異常（発汗変化）や浮腫を反映する症候と切り離して考えることが示唆されている．また，運動機能や栄養変化も診断基準に採り入れる必要があるという意見もある（Harden 1999年）．実際，2000年，GalerとHardenは，運動異常は軽視されているが，重要な症候であると指摘している．

2.1 筋筋膜疼痛症候群と複合性局所疼痛症候群

Imamuraら（1997年）とMeritt（2000年）は，筋筋膜疼痛症候群が複合性局所疼痛症候群に存在することの重要性と，トリガー・ポイントを治療する必要性を強調した．筋筋膜疼痛症候群は，局所性の疼痛症候群と定義され，筋膜にトリガー・ポイントを有することが特徴である（LongとKephart 1997年）．トリガー・ポイントとは，圧痛で識別される結節領域で，筋線維の緊張部位である（MenseとSimons 2001年）．

トリガー・ポイントの原因に関しては，非常に多くの仮説が提唱されている．それには，①機能異常に陥った神経筋終板，②機能異常に陥った筋紡錘，③障害筋を支配する神経のニューロパシーがある．

3 病態生理

以前は，複合性局所疼痛症候群の発症メカニズムとしては，「交感神経系」の機能異常（PassatoreとRoatta 本書第21章；Roattaら 本書第22章），および発症中の痛みの「悪循環」問題と，なぜ痛みが次第に拡大するのかという過程の説明に研究の焦点は絞られてきた．最近では，別の仮説が提唱されている．その1つは，複合性局所疼痛症候群は，「神経原性炎症」の一型ではないかという説である．この仮説は，末梢神経末端から放出される神経化学物質の役割について，それが血管収縮，血管浮腫，そして疼痛を引き起こすというものである．

上記の過程は，ともに侵害受容器の末梢性賦活化が引き起こされ，持続するためと考えられている．この末梢性に賦活化された侵害受容器は，次に「中枢性感作」を引き起こし，持続するものと思われる（Windhorst 本書第18章参照）．脊髄後角における広範囲ダイナミックレンジニューロンの長期間感作により，痛覚過敏や異痛症だけでなく，痛みの進展や慢性化が起こるものと考えられている（Wison 1990年；Koltzenburg 1997年；SchwartzmanとMalecki 1999年；Veldman 1999年；Wasnerら 2003年）．

3.1 交感神経系の関与

本書でRoattaら（第22章），あるいはWindhorst（第18章）が概説したように，侵害受容器を含むほとんどの一次求心性ニューロンは，末梢神経系における損傷後に，交感神経の刺激やカテコールアミンに対する過敏性を獲得する．そして，これが末梢神経障害性疼痛の患者における「交感神経依存性疼痛」の原因となっているものと思われる（Koltzenburg 1999年）．これには以下のメカニズムが関与していると考えられている．
- アドレナリン作動性α受容体：以下の3つの場所に

作用する可能性がある．
①再生中の侵害受容性求心性ニューロンの軸索先端．
②非傷害の無髄求心性ニューロンの受容体末端．
③後根神経節．

しかし，神経損傷後の交感神経依存性疼痛の患者においては，交感神経節後発射活動の亢進はみられず，正常か，低下している．さらに，交感神経細胞体と節後遠心性線維の萎縮が認められ，症状を呈している部位より戻ってくる静脈血におけるノルアドレナリン濃度は低下している．これは，複合性局所疼痛症候群患者にみられる侵害受容器反応の亢進と交感神経反射パターンの障害は，効果器構造における「**脱神経過敏**」として説明でき，この「**脱神経過敏**」は，交感神経活動の低下に対する過剰代償であることを示唆する所見と考えられる（Koltzenburg 1997 年）．

運動障害：Schwartzman と Malecki（1999 年）によれば，複合性局所疼痛症候群における運動障害は，以下の原因によるものである．

- 筋と錘内筋に対する**交感神経の影響**（Deuschl ら 1991 年；Schattschneider ら 2001 年）．
- 前角細胞に対する**タキキニンの影響**．
- **中枢性感作の運動機能に対する影響**．分節よりも中枢性と脊髄レベルとにおける感作と思われる．

3.2 炎症性過程の役割

1942 年に，Sudeck は CRPS/RSD（複合性局所疼痛症候群/反射性交感神経ジストロフィー）は，炎症性過程であると考えた．この仮説に対する証拠が，最近集められている（Veldman ら 1992 年）．

Van Oyen らは，1993 年，急性相におけるインジウム 111 でラベルした免疫グロブリン G の高分子が血管外遊走することが浮腫の原因であることを報告した．Jänig（1990 年）はこの病変の栄養変化とメカニズムについて論じ，「軸索反応」という用語をこれら小径血管の変化と生じた浮腫を説明するのに使用した．

骨格筋の組織病理学的研究において，Tilman ら（1990 年）は，以下のことを示した．

- 筋原線維の崩壊と Z 帯の不規則性．
- 筋細胞膜の気泡化．
- ミトコンドリアの膨脹と小胞形成．
- 基底内膜の膨隆．
- 内膜の二重膜化と空胞変性．
- 基底板の肥厚．

長期間の複合性局所疼痛症候群により四肢切断手術を受けた患者における組織病理学的研究において，Van der Laan らは以下のことを示した（1998 年）．

- タイプⅠ筋線維の減少とリポフスチン沈着物の増加．
- 骨格筋における毛細血管基底膜の肥厚．
- 細径 C 線維の軸索変性．

上記の仮説は，複合性局所疼痛症候群が，酸素由来のフリーラジカルあるいは神経ペプチドにより惹起されたきっかけとなる傷害の後における炎症過剰反応である，ということである．3.1 節に論じたように，交感神経系は，部分的には，交感神経性軸索瘤（膨大部，バリコシティー）からの非アドレナリン作動性で発痛性の炎症を引き起こしやすくする仲介物質の放出を介して，急性炎症反応の調整に関与すると考えられる（Kolzenburg 1997 年）．その炎症誘発性仲介物質には以下のものがある．

- プロスタグランディン（炎症性病変からの血漿漏出や病変の悪化へ導く）．
- インターロイキン-1B，6，または 8．
- 腫瘍壊死因子 α．
- 神経成長因子．

Kolzenburg（1999 年）は，炎症仲介物質による侵害受容器の感受性亢進の重要性と，その過程における神経成長因子の重要性を強調した．

3.3 酸素利用の低下

炎症過程の進行は，酸素利用の低下と関連していると思われる．

^{31}P NMR スペクトロスコピー研究により，Heerschap ら（1993 年）は，複合性局所疼痛症候群において酸素抽出が障害されていることを示した．この高エネルギーリン酸の障害は，低酸素あるいは酸素減少により引き起こされる．

Veldman（1999 年）は，細胞における低酸素状態ではあるが，静脈血においては高酸素飽和度であり，さらに血流量は増加している上に酸素供給は十分であることを示した．これは，動脈血から酸素抽出に障害をきたしているか，あるいはシャントが生じていることを意味している．この障害の原因は，動脈からミトコンドリアへの酸素拡散が障害されていることと考えられる．この拡散障害は，細径血管内膜の浮腫と基底膜の肥厚によりもたらされると推測されている．

無酸素ラジカル（酸素フリーラジカル）：この症候群の炎

症性疾患という概念により，本疾患の原因は，毒性酸素ラジカルの産生にあるという仮説が提唱され，酸素フリーラジカル捕促剤（スカベンジャー）による治療が提案された．

3.4 神経ペプチドの役割

複合性局所疼痛症候群の患者において神経ペプチドの増加を発見したBlairら（1998年），Birkleinら（2001年）により，炎症過程の意義が強調された．

4 治療

Wasnerら（2003年）は，痛みの管理，痛みと症状の改善，支援ケアとリハビリテーションという基本的原理を推奨している．また，多方面からの学際的アプローチを推奨している．

4.1 薬物治療

薬剤には以下のものがある（Wasnerら 2003年）．
- 交感神経遮断薬．
  - α遮断薬，β遮断薬
- 非交感神経遮断薬．
  - NMDA拮抗薬（興奮性伝達物質であるグルタミン酸受容体のうち N-メチル-D アスパラギン酸型受容体の拮抗薬）
    - ケタミン
    - デキストロモルファン
  - ナトリウム阻害薬
  - コルチコステロイド
  - NSAIDS（non-steroid anti-inflammatory drugs 非ステロイド性抗炎症薬）
  - 三環系抗うつ薬
  - オピオイド
  - フリーラディカル捕促剤（スカベンジャー）
    - マンニトール
    - DMSO（ジメチルスルホキシド）
  - カルシウムチャネル阻害薬
  - GABA拮抗薬（ガンマアミノ酪酸）
  - ギャバペンティン（グルタミン酸塩阻害剤）
  - カルシトニン

4.2 交感神経遮断

中には無効の患者もあるが，交感神経遮断は有効な治療法といえる．
- 傍脊椎交感神経節の周囲に局所麻酔薬を浸潤する．
- 局所麻酔薬の静脈内注射．

4.3 理学療法

- 温熱交代浴，マッサージ，スプリント．
- 痛くない程度の可動域運動．過激な療法は悪化をまねくからである．
- 経皮的電気刺激（transcutaneous electric stimulation：TENS）．
- バイオフィードバック療法．
- トリガー・ポイントへの注射．

5 疼痛機能異常症候群（複合性局所疼痛症候群タイプⅢとでもよぶべきもの）

この特筆すべき四肢疼痛例は，複合性局所疼痛症候群（CRPS）の分類に合致しないが，ここでとりあげるべきであろう（Stanton-Hicks 1998年）．Wilson（1990年）も，外科的手技の後に痛みが肢全体に広がる疾患群について論じた．知覚過敏性と異痛症に加えて，浮腫，皮膚色の変化，腫脹が特徴とされている．

Wilsonは，同様の症状が，反復運動過多損傷，局所性疼痛症候群，使いすぎ症候群において生ずることを述べている．進行性の痛み・圧痛，機能異常，浮腫，異常知覚，異痛症（アロディニア），レーノー病や複合性局所疼痛症候群のような自律神経障害に特徴がある．徴候や症状は，気づかれずに数カ月間進行し，交感神経ブロックにも反応しない．これは，交感神経の変化が一次性のものではなく，二次性のものであることを示す．

Littlejohn（1996年）は症状の特徴を，次のように記載した．
- 局所性痛覚過敏．
- 異痛症（アロディニア）．
- 異常錯感覚（知覚異常）．
- 活動，姿位，ストレス，または天候の変化により影響される痛み．
- 血管運動活動の低下．
- 皮膚描記症．
- 発汗異常．

- 脊椎周囲筋の緊張.
- 疲労.
- 感情的苦痛.

痛みは局所的に広がりうる．まとめると，本症の原因は，機械性，変性，または炎症性であり，これが高閾値侵害受容器を賦活化し，それによって末梢性あるいは中枢性に感作が生ずるためのものと思われる．

Cohenらは，1992年にこのような症例を難治性頸腕症候群という名称のもとに論じた．本症の患者は，自律神経機能障害に加えて，自発性の痛み，アロディニア（異痛症），痛覚過敏を訴えていた．本症の原因は，中枢神経レベルにおける感作と考えられ，二次性の痛覚過敏が推測された．

Amadio（1988年）とDobyns（1991年）は，疼痛機能異常症候群における3つの一次性成分と1つの二次性成分について論じた．
1）一次性成分は，
- 局所的トリガー.
- 心理社会的因子，たとえば，患者の性格など，しかし，損傷から二次的に生ずる社会的環境も関与する．
- 全身因子，たとえば，痛みを局所的な原因から悪化させるような全身状態．
2）二次性成分には，交感神経機能異常をあげた．

Linらは，1997年，109名の作業関連性筋骨格系障害の患者を検査し，筋膜疼痛症候群を94.5％に，複合性局所疼痛症候群を23.8％に認めた．皮膚温や皮膚色の異常，発汗異常などの交感神経系の障害は，患者の49％にみられた．

同じ診療科のImamuraらは，1997年に，特に複合性局所疼痛症候群の患者において，持続性の痛みと障害における筋・筋膜痛症候群の重要性を強調した．痛みの管理に関する別の論文で，Imamuraらは，反射性交感神経性ジストロフィー，failed back syndrome（腰椎手術後成績不良例），筋膜疼痛症候群などの疾患における痛み発症の重要な役割を強調し，トリガー・ポイントや圧痛点に対する鍼手技や局所麻酔のフォローアップを総合的集学的プログラムのもとで観察することを推奨している．

MacKinnonとNovackは，1994年，蓄積外傷性傷害の原因について論じた．蓄積外傷性傷害とは，たとえば手根管症候群，腱鞘炎，非特異的上肢疼痛症状，錯感覚，しびれ感，前腕や手の筋クランプや筋痛などの局所症状により特徴づけられる疾患である．頭痛だけでなく，頸部や肩甲部の痛みによる動作制限にも留意すべきであろう．

上記の症状はすべて異常姿位や異常運動により生ずるものと考えられており，それには以下の3つの影響がある．
①絞扼部位の圧力上昇．
②異常姿位によって筋が短縮された位置に保持され，使用されていること．
③異常姿位によって筋の中には十分に活用されず，衰弱化してしまっているものもあること．

Blairは1995年に疼痛機能異常症候群を他の疾患との関連を論じて，疼痛機能異常症候群だけでなく，局所疼痛症候群も同様に局所炎症過程によるものであると考察した．

メカニズム：末梢神経損傷がときに複合性局所疼痛症候群に進展するメカニズム，つまり，末梢から障害領域へ進展するメカニズムに関しては，いまだに研究中といった状況である．そのメカニズムには，RoatttaとPassatoreにより本書第22章で論じられたように交感神経賦活化によるグループC線維の膜特性の変化も考えられる．

6　予後と結果

多くの患者が疾患に対する適切な治療にもかかわらず，機能的，能力的な障害を有している．このことは，Zylukが2001年に行った最近の報告で強調されている．Zylukは，反射性交感神経性ジストロフィーの治療に成功したと考えられた患者の11カ月後のフォローアップを行い，天候の変化に関連する痛み，寒さに対する弱さ（冷え），爪と毛の成長変化，上肢の関節可動域の低下，使用後の手の腫脹を報告している．

Geertzenらは，年反射性交感神経性ジストロフィーの患者の5年半の追跡調査を行ったところ，いまだに特に寒冷曝露時の痛みを主訴とし，筋力低下，上肢の関節のこわばりなどを訴えていると，1998年に報告している．これらの症状は知覚される日常生活の活動と強く関連している．

文　献

Amadio PC (1988) Pain dysfunction syndromes. J Bone Joint Surg 70A：944-949

Birklein F, Schmelz M, Schifter S, Weber M (2001) The important role of neuropeptides in complex regional pain syn-

drome. Neurology 57：2179-2184
Blair SJ（1995）Cervicobrachial disorders in repetititve motion disorders of the upper extremity. In：Gordon SL, Blair SJ, Fine LJ（Eds）Repetitive motion disorders of the upper extremity, pp507-515, American Academy of Orthopedic Surgeons, Rosemont, IL
Blair SJ, Chinthagada M, Hoppenstehdt D, Kijowski R, Fareed J（1998）Role of neuropeptides in the pathogenesis of reflex sympathetic dystrophy. Acta Orthop Belg 64：448-451
Cohen ML, Arroyo JE, Champion GD, Browne CD（1992）In search of the pathogenesis of refractory cervicobrfachial disorder. Med J Australia 156：432-436
Deuschl G, Blumberg H, Luecking CH（1991）Tremor in reflex sympathetic dystrophy. Arch Neurol 48：1247-1252
Dobyns JH（1991）Pain dysfunction syndrome. In：Gelberman RH（Ed）Operative nerve repair and reconstruction, pp1489-1495, JB Lippincott, Philadelphia
Evans JA（1947）Reflex Sympathetic Dystrophy Report on 57 Cases. Ann Internal Med 26：417-426
Galer BS, Harden RN（2001）Motor abnormalities in CRPS, a neglected but key component. In：Harden RN, Baron R, Jänig W（Eds）Complex Regional Pain Syndrome, Vol 22, pp135-140, IASP Press, Seattle
Geertzen JHB, Dijkstra PU, Groothoof JW, Ten Duis NJ, Eisma WH（1998）Reflex sympathetic dystrophy of the upper extremity：A 5.5 year follow-up. Acta Orthop Scand（Supp 279）69：12-17
Harden RN（1999）Complex regional pain syndrome. Are the IASP diagnostic criteria valid and sufficiently comprehensive? Pain 83：211-219
Heerschap A, Den Hollander JA, Rennen H（1993）Metabolic changes in reflex sympathetic dystrophy：A31/PNMR spectroscopy study. Muscle Nerve 16：367-373
Imamura ST, Lin TY, Teixeira MJ, Fischer DA, Azze RJ, Rogano LA, Mattar RJ Jr（1997）The importance of myofascial pain syndrome in reflex sympathetic dystrophy（or complex regional pain syndrome）. In：Fischer AA（Ed）Physical medicine and Rehabilitation Clinics of North America 8, pp207-210, Saunders, Philadelphia
Jänig W（1990）The sympathetic nervous system pain. In：Stanton-Hicks M（Ed）Pain and the Sympathetic Nervous System, pp17-89, Kluwer, Boston
Koltzenburg M（1997）The sympathetic nervous system and pain. In：Dickenson A, Besson JM（Eds）The Pharmacology of Pain, pp61-91, Springer-Verlag, Berlin, Heidelberg, New York
Kolzenburg M（1999）The changing sensitivity in the life of the nociceptors. Pain Suppl 6：S93-102
Kozin F（1988）Reflex Sympathetic Dystrophy Syndrome Primer on Rheumatic Diseases, 9th Ed, Schumacher HR（Ed）, Arthritis Foundation, Atlanta

Lin TY, Teixeira MJ Fischer AA, Barboza HFG, Imamura ST, Matthr R, Azze RI（1997）Work related musculoskeletal disorder. In：Fischer AA（Ed）Physical Medicine and Rehabilitation Clinics of North Amerca 8, pp113-117, Saunders, Philadelphia
Littlejohn GO（1996）Clinical update on other pain syndromes. J Musculoskel Pain 4：163-179
Long SP, Kephart W（1997）Myofascial pain syndrome. In：Ashburn MA, Rice LJ（Eds）The management of pain, pp299-321, Churchill Livingston, New York
Mackinnon SE, Novack CB（1994）Clinical commentary：Pathogenesis of cumulative trauma disorder. J Hand Surg 19A：873-883
Mense S, Simons DG（2001）Muscular Pain, Lippincott, Williams Wilkins, Philadelphia
Merritt W（2000）Reflex sympathetic dystrophy. In：Achaeuer BM（Ed）Plastic Surgery, Indications, Operations and Outcomes, Russell RC（Ed）Vol 4, pp2337-2381
Mersky H, Bogduk N（1994）Classification of Chronic Pain, 2nd Ed, IASP Press, Seattle
Schattschneider J, Wenzelburger R, Deuschl G, Baron R（2001）Kinematic analysis of the upper extremity in CRPS. In：Harden RN, Baron R, Jänig W（Eds）Complex Regional Pain Syndrome, Vol 22, pp119-128, IASP Press, Seattle
Schwartzman RJ, Kerrigan J（1990）The movement disorder of reflex sympathetic dystrophy. Neurology 40：57-61
Schwartzman RJ, Malecki J（1999）Post-injury neuropathic pain syndromes. Med Clin North Am 83：598-626
Stanton-Hicks M（1998）Complex regional pain syndrome. A new name for reflex sympathetic dystrophy. In：Aronoff GM（Ed）Evaluation and Treatment of Chronic Pain, 3rd Ed, pp191-199, Willams and Wilkins, Baltimore
Tilman PBJ, Stadhouders AM, Jap PH, Goris RJA（1990）Histopathologic findings in skeletal muscle tissue of patients suffereing from reflex sympathetic dystrophy. Micron Microscopica Acta 21：271-272
Van der Laan L, Ter Laak HJ, Gabrehs-Festen A, Gabriels F, Gorn Rja（1998）Complex regional pain syndrome Type I（RSD）. Neurology 51：20-25
Van Oyen WJK, Arntz IE, Claessens AMJ（1993）Reflex sympathetic dystrophy：An excessive inflammatory response? Pain 55：151-157
Veldman HJM, Reynen HM, Arntz IE, Goris RJA（1992）Signs and symptoms of reflex sympathetic dystrophy. Prospective Study 829 Patients. Lancet 342：1012-1016
Veldman PHJM（1999）Inflammatory aspects of RSD. Refresher Course Syllabus International Association for the Study of Pain, Vienna
Wasner G, Schattschneider J, Binder A, Baron R（2003）Complex regional pain syndrome diagnostic. Mechanisms, CNS involvement and therapy. Spinal Cord 41：61-75

Wenzelburger R, Schattschneider J, Wasner G, Raethjen R, Stolze H, Deuschele G, Baron R (2001) Grip force coordination in CRPS. In : Harden RH, Baron R, Jänig W (Eds) Complex regional pain syndrome, Vol 22 : 129-143. IASP Press, Seatle

Wilson PR (1990) Sympathetically maintained pain. Diagnosis, measurement and efficacy of treatment. In : Stanton-Hicks M (Ed) Pain and the Sympathetic Nervous System, pp91-123, Kluwer Academic Pub, Boston

Zyluk A (2001) The sequela of reflex sympathetic dystrophy. J Hand Surg (British and European) 26B : 2 : 151-154

終 章
慢性作業関連性筋痛症の統合モデル：ブリュッセルモデル

Håkan Johansson*, Lars Arendt-Nilsson, Mikael Bergenheim, Sidney Blair, Jaap van Dieën, Mats Djupsjöbacka, Nils Fallentin, Judith E. Gold, Göran M. Hägg, Nebojsa Kalezic, Sven-Erik Larsson, Milos Ljubisavljevic, Eugene Lyskov, 間野忠明（Tadaaki Mano）, Måns Magnusson, Magda Passatore, Fatima Pedrosa-Domellöf, Laura Punnett, Silvestro Roatta, Lars-Erik Thornell, Uwe Windhorst, Zofia Zukowska

　終章として，本章はこれまでに本書でなされてきた議論を，慢性作業関連性筋痛症（chronic work-related myalgia, CWRM）の発症原因の多様的病態生理学的メカニズムの統合的モデルとしてまとめた．この提唱の根拠としては，第1章に記載したとおりである．一番重要な原理は，これまでに慢性作業関連性筋痛症の原因として提唱されてきたメカニズムは，多様的で個人差が大きいという確信である．そのメカニズムは互に排他的ではなく，相互作用的に補いあうもので，この疾患形成過程において異なる時間差をもって作用するものであると考えられる．したがって，これらのメカニズムの原因のそれぞれの要素は競合的ではなく，相互補完的であるため，ここにそれらを総合的に加味した統合モデルというべきものを提案した．本モデルは作業仮説として押し進められるべきもので，実験的研究のガイドラインを提供するものである．

　本統合的モデルは，その名称を「慢性作業関連性筋痛症（chronic work-related myalgia：CWRM）」とする．一般的に，この用語は，よく用いられる用語である「非特異的作業関連性筋骨格系障害」と同義語である．ここに述べられているメカニズムの仮説は，その他の障害状態と同様に重要である．この障害状態とは，たとえば線維筋痛症，複合性局所疼痛症候群などを指す．しかしながら，この仮説は，そのような障害や症候群の発症メカニズムをすべて説明するものではない．

　本モデルを説明する上において，詳細はこれまでの章を参照されたい．

1 モデルの基本的特徴

　これから論ずることになる統合的モデルは，以下の過程と特徴に基づくものである（図1）．

＊訳者注　1998年9月，スウェーデン国立労働生活研究所に筋骨格系研究センターが設置された．筋骨格系障害の病態生理学の基礎的研究から，予防，治療，リハビリテーションを統合する研究機関として，スウェーデンを含む15か国，110名の研究者からなるネットワークで，140の研究プロジェクトが開始された．
本書の「はじめに」にもあるように，2000年2月，同センターのHåkan Johansson教授の提唱により，筋骨格系障害研究の現在の到達点を研究するための国際ワークショップがベルギーのブリュッセルで開かれた．本書は同会議の到達点のまとめであり，本章で紹介する統合モデル名には開催地名が冠された．同会議では，今後，新しい研究成果の評価，検討のために，同様の会議を3年ごとに開催する方針が立てられた．
＊原著注　本章の執筆者名は，本会議の発案者でもあり，本書の主編著者でもあるHåkan Johanssonを筆頭に掲げ，他の執筆者はアルファベット順とした．

終　章　慢性作業関連性筋痛症の統合モデル：ブリュッセルモデル

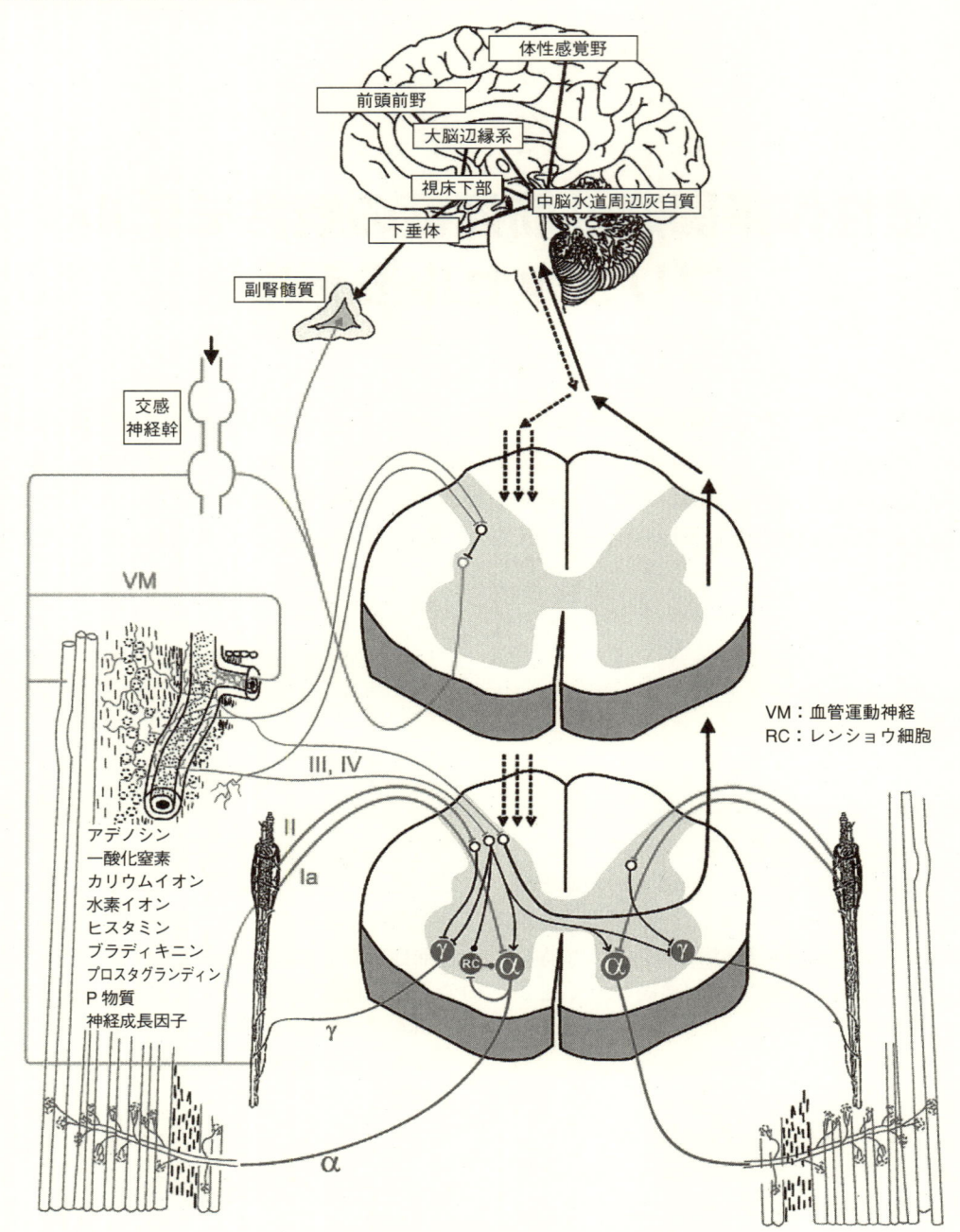

図1 本章において提唱されているモデルの簡単な図式．骨格筋線維（下左と下右）は，α運動ニューロン（α）により支配されている．α運動ニューロンの細胞体は，脊髄灰白質の前角（下の横断面），あるいは脳幹の脳神経核（図には示されていない）に存在する．長期間あるいは強い活動の間，または，その他の状態（たとえば炎症など）においては，骨格筋内の筋線維間隙に多種の化学物質（下左に示されているような）の濃度が増加し，化学感受性グループⅢ・Ⅳ求心性神経線維の興奮と調節を行う．この求心路の中枢側末端は脊髄後角（中央の中，下の横断面）にあり，この興奮は多彩な影響を中枢神経系に及ぼす．第一に，脊髄両側のγ運動ニューロンに連絡し，その興奮を引き起こし，筋紡錘（図内ではMSと記載）の興奮や調節を生ずる．筋紡錘からのグループⅠaおよびⅡ求心性線維は，運動ニューロンと介在ニューロンに影響し，特にグループⅠa求心性線維は単シナプス性に同側の共同筋を支配するα運動ニューロンにシナプス結合し，グループⅡ線維は介在ニューロンを中継してγ運動ニューロン（下の横断面）を興奮させる．α運動ニューロンは，レンショウ細胞による反回抑制を受け，グループⅢ・Ⅳ線維による抑制も受ける（下の横断面，左側）．第二に，グループⅢ・Ⅳ線維は，介在ニューロンを介して，脊髄灰白質外側核（中の横断面，左側）にある節前交感神経ニューロンを興奮させる．この興奮は，副腎髄質を賦活化し，アドレナリン／ノルアドレナリンの放出を促す．同時に交感神経節での交感神経節後ニューロンをも賦活化し，血管の収縮，筋線維の収縮性，筋紡錘の反応性に変化を及ぼす（左）．第三に，グループⅢ・Ⅳ筋求心性線維により興奮した後角ニューロンの軸索は，脊髄白質を上行し（右への矢印線），中枢神経の高次構造へ連絡し，脳幹，皮質下構造，大脳皮質に広範な影響を及ぼす．脳幹（上の脳断面）においては，中脳水道周辺灰白質（periaqueductal gray：PAG）が，脊髄の侵害受容過程に対して，下行性制御（矢印線）を行う．中脳水道周辺灰白質は，体性感覚皮質，辺縁系，視床下部，下垂体（上の脳縦断面）と連絡する．辺縁系，視床下部，下垂体は，ストレス反応にも関与し，下垂体は副腎皮質刺激ホルモン（ACTH）を放出する．ACTHにより，副腎皮質はコルチゾールを放出する（左）．詳細は，本文を参照のこと．

1.1 病態生理学的メカニズムの多様性

疫学的調査により，心理社会学的要因と身体的労働関連性要因は，両者ともに慢性作業関連性筋痛症を起こすことが，明らかになっている．慢性作業関連性筋痛症が発症する周囲環境要因を同定することが，その発症原因や病態生理を明らかにするためには必要であろう（Blairら 本書第2章；Punnett と Gold 本書第3章参照）．周囲環境の綿密な調査を行えば，なぜ高い平均筋力レベルや高頻度および長期間の骨格筋活動が，筋損傷や筋肉痛を生ずるかということは比較的簡単に理解できよう．これと対照的に，「なぜ」そして「いかに」慢性作業関連性筋痛症が，長期間，比較的低筋力レベルで持続し反復する筋活動と，強く関連しているか，という疑問に答えることは難しい．ここで，疫学的には発症メカニズムの可能性について示唆することはできようが，それを確定するための基礎的研究は必要であろう．逆に，発症メカニズムに関する病態生理学的メカニズムに関する知識が，発症の予防，治療，および有効なリハビリテーションのためには不可欠であろう．

1.2 相互作用のネットワーク

慢性労働関連性筋痛症は，多様な個別のメカニズムの結果である．そのメカニズムは，多重ループを介して広範に相互作用するため，実際，簡略化のため表した図1にはすべての経路を描いているわけではない．このことは，疾患過程の原因がただ1つだけである必要性がないことを示唆している．実際，閉鎖フィードバックループのどこが主要原因であるかということを，ピンポイントで指摘することは至難の業である．とはいえ，この図のポジティブフィードバックループの中に，化学受容器，侵害受容器に関与するループが強調されることは間違いない．この化学・侵害受容器は，きわめて重要な役割を果たす．特に，関連するグループⅢ・Ⅳ求心性発射活動は，次に，数カ所のレベルで固有感覚と運動制御に影響し，さらに，作業パフォーマンスを悪化させると思われる．

1.3 タイミング

相互作用メカニズムのネットワークは，決して静的ではなく，動的である（図1では再現できないが）．疾患の過程は，正常か生理学的状態からスタートし，慢性痛という病理学的状態にシフトするものである．数個のループが，この移行を開始し，維持する．このループがポジティブフィードバックループだとすれば，「悪循環」へ発展し，おそらく筋の形態，ニューロン感受性，およびニューロン結合パターンの慢性変化により，助長される．したがって，タイミングは重要である．このような段階のどの場合においても，特異なメカニズムが役割を演ずるが，かといって，必ず必要というわけでもない．たとえば，反射性交感神経性ジストロフィーにおいて，運動機能障害が慢性段階の後期において起きることがあるが，これは大脳皮質の変化によるものであろうという証拠がある（Ribbersら 2002年）．この異なるメカニズムの間の相互作用というタイミングについてはあまり多くは知られていないが，これについての適切な示唆のなされることが期待される．現在のデータベースにおける1つの問題点は，多くの実験的データとメカニズムの示唆が，急性実験に基づくものであるため，慢性の状態に対して無条件に適用できないことにある．

2 発症機序の可能性を示唆する危険要因

2.1 遺伝的素因

遺伝的素因は個人の痛みに対する感受性を決定する役割を果たすと考えられるが，身体的および社会心理的要因をも含む環境要因とも密接な相互作用を示す（Blairら 本書第2章と以下を参照）．遺伝的要因が慢性作業関連性筋痛症への罹患傾向を決定するかどうかに関しては，ほとんどわかっていないが，この可能性は十分に，探索すべき問題である．痛みに対する感受性に非常に大きな個人差があることは，一部には遺伝にその原因が示唆されている．遺伝子型は，基本的な侵害受容感受性を仲介するうえで，また神経損傷後の神経因性疼痛発症の生じやすさの傾向を決定する上で，さらに脊髄や脳幹により痛みの情報の処理を調整する上で，そして鎮痛薬への感受性を決定するうえで，重要と考えられている．齧歯類モデルにおいては，痛みに関連する遺伝子が同定され始めている．現在までに，特異的に痛み状態と関連する単独のヒトにおける遺伝子変異例は，ほんのわずかしか知られていない．慢性作業関連性筋痛症は多因子疾患であり，その背景にあるメカニズムは，複雑であることを忘れてはならない．痛みのメカニズムは，その病態生理のおそらくほんの少しの部分を形成するにすぎない．

したがって，遺伝的に決定された痛み感受性は，きわめて重要な誘発因子というわけではなさそうである．また，環境要因も，身体的・社会心理的・文化的要因と並んで，痛みの耐性と感受性に重要な影響を及ぼす．たとえば，ラットにおいては，社会心理学的行動パラメーターが，遺伝的誘因よりも痛み行動のよりよい予測因子であることが示されている．

他のタイプの遺伝子因子として，さらに興味深いことに，ストレスに対する強い反応が素因としてあげられる．文献にも神経ペプチドYの遺伝子多型がそのような要因ではないかという指摘がある．交感神経系は，慢性労働関連性筋痛症の発症におけるメカニズムの重要な部分に，強力な影響を及ぼすと考えられているため，遺伝的にストレスに対して強く反応する素因は，病態発症の重要な因子になりうるであろう．

2.2　身体的危険要因

慢性作業関連性筋痛症の発症に関与する身体的な危険要因（リスクファクター）は以下のものである．
- 同じような動作のくりかえしは，その動作に及ぼす力のレベルがたとえ低かろうとも重要である．
- 筋収縮の間に弛緩が欠損していること．
- 低強度で正確性の高い筋収縮を要求されていること．正確性の安定化のためには，近位筋における共同筋と拮抗筋の共同収縮が，要求される．
- 不自然な姿勢．
- 動作の自由度を減弱するような生体力学的な制約と，課題関連性運動単位の駆動パターン．
- 時間の制約，高い作業速度．
上記の影響に関しては，3節を参照されたい．

2.3　心理社会的要因

慢性作業関連性筋痛症発症に関与する身体的な危険因子（リスクファクター）に加えて心理社会的要因は，その発症をさらに加速する．心理社会的要因は，感情的な心理状態となることを意味し，そのため労働者の精神的健康に影響する．嫌悪感情（たとえば窮屈な管理への反発）は，「心理社会的ストレッサー」として作用し，そしてこれは，高度の覚醒，不安，不穏，うつ，疲労により特徴づけられる慢性ストレスをまねく．心理社会的ストレッサーは，現代社会のライフスタイルにおいて不適切な自律神経反応を生ずる．ヒトは，「速く走る」ことや「強くかむ」ことを十分に具備している個体という方向へ進化した．そしてこの「ストレッサー」に対する最適の「闘争か，逃走か」反応を生みだしているのである．そのような反応は，強力な運動活動を支えるのに適切な自律神経調節，たとえば，心拍数の増加や血圧の上昇を伴う．今日では，社会的制約のため，心理社会的ストレッサーが，直接的な運動反応を起こさせる機会はめったにない．そこで「刷り込まれた」自律神経反応は，不適切となり，それが長期間持続すると，潜在的に有害となる．ストレスを受けた人々は，過度の，あるいは不適切な，食事，喫煙，飲酒という悪習慣に陥ることになる．このような生理学的（以下参照），行動学的反応の多くは，疾患，就労不能，さらには早死までに陥ることもある（Blair ら 本書第2章；Kalezic ら 本書第4章参照）．

2.4　心理社会的ストレスと筋骨格系症状の関連

この関連は，多彩な形をとり，おそらく，急性と慢性では異なると考えられている（Blair ら 本書第2章；Kalezic ら 本書第4章；Punnett と Gold 本書第3章参照）．

- 心理社会的関連

情緒反応は，労働者の疾患への対処能力を障害し，日常生活や労働条件を悪化させる可能性がある．

- 心理生理学的関連

長期間持続する悪条件は，エネルギーの稼動と同化作用の抑制を引き起こし，器質性障害（病理組織学的変化）を生ずる．さらに，痛み耐性に変化が生じ，それは従業員が適切に作業に従事したり，労働条件を変化させることを妨害してしまう．

- 運動と交感神経との関連

多彩な形式での心理的ストレスと認知要求により，筋活動は亢進すると考えられている．弱くても反復性で長期間持続性する筋活動は，筋疲労を生ずる．持続する筋活動の後の回復が不十分であると，筋疲労は筋機能不全をまねく．たとえば，筋クランプや筋変性などであり，それによる筋肉痛が引き起こされる．慢性ストレスは，神経内分泌系と自律神経系の機能変化と関連し，さらには心血管系機能，運動機能，認知機能，感情機能にも影響を及ぼす（以下参照）．

慢性作業関連性筋痛症はとりわけ，多彩なストレスのもとで発症する．この両者の強い関連性は，毛細血管の動脈側にある抵抗血管と筋紡錘に，交感神経が強い影響を及ぼしていることに原因があるのではないかと考え

られている（以下参照）．したがって，交感神経系は，筋紡錘系からの情報を「遮断」し，同時に筋紡錘への血流量も減弱させてしまう能力を有する．筋紡錘は，筋の動作と位置の情報を中枢に伝え，それにより協調運動をスムーズに進ませるため，交感神経系の興奮により効率的な運動制御の機能が強く障害されてしまう．したがって，物理的なストレス（たとえば寒冷ストレス）は，認知的，情動的ストレスと同様に，運動機能障害を引き起こす．この意味において，化学感受性のグループⅢ・Ⅳ筋求心神経が，直接的に交感神経系に投射しているということと，痛みそれ自体が強いストレッサーになり得るということは銘記すべきである．したがって，静的あるいは反復作業により蓄積する筋内の炎症物質は，多彩なストレッサーに対する感受性を亢進させると考えられる．ここに，ストレスが静的あるいは単調な作業に対する感受性を亢進させ，その逆も真なり，という強力な「悪循環」が引き起こされることになる．この「悪循環」は，筋が長期間持続する単調で低強度の作業に曝露された場合に，より強く働くようである．なぜかというと，このような作業下では，代謝物が少しずつ蓄積するため，代謝物による血管拡張が生じて血流が増加するということが，引き起こされないためではないかと考えられている．

3 病態生理学的メカニズムのネットワーク

慢性労働関連性筋痛症の発症に関与する個々のメカニズムは，多くのリンクを通じて相互作用し，いくつかの悪循環を含むネットワークとして統合される．しかしながら，ここでは，このような複雑な経路をたどることをせず，最短直線経路をたどって説明することにする．そのため，障害部位のメカニズムを，骨格筋の過程から開始することとし，次に神経系を通じて，認知・情動のレベルまで，高めてゆくことにする．

3.1 筋代謝の障害

長時間にわたる静的・反復性作業の，中〜長期間効果は，「**タイプⅠ筋線維の肥大（肥厚）**」として表れる．そして，この筋線維の肥大により相対的に毛細血管の血液供給の低下を招く．血液供給が低下すると，筋線維と毛細血管との間の栄養物やガスの拡散が障害され，これは筋におけるエネルギー代謝に悪影響を及ぼす（Thornellら 本書第7章）．この現象は筋痛症の患者において認められる「**筋微小循環の低下**」との間で相互に悪影響を及ぼす（Larsson 本書第8章）．骨格筋への血流供給は，主に2つの競合するメカニズムにより制御されており（PassatoreとRoatta 本書第21章），長期間の影響は，血管新生の範囲に依存する（ZukowskaとLee，本書第23章）．

- 血管収縮：中枢神経系に生ずる「交感神経指令」は，**細動脈における血管収縮**を引き起こす（以下参照）．この中枢性交感神経指令は，予定の運動の型と強さに依存し，「ストレス」下において同じ運動を行うと，より強められる．
- 血管拡張：活動筋線維により放出される**代謝産物**の局所作用により，**血管拡張**が起こる．この血管拡張は筋収縮のタイプと範囲に依存する．

長期間持続性のストレスの多い作業中，筋活動のレベルが非常に低く，十分な血管拡張性代謝物質が産生されない場合には，ストレス調節系の活動は，血管収縮と血管拡張という2つの対立するメカニズムの間で，筋肉内の血管を「過度」に収縮させる方向でバランスをとろうとする．血管収縮は，血管収縮により筋の微小循環は障害され，その結果として，栄養や酸素の供給，炎症性物質や二酸化炭素の洗い流しも障害される．これにより，短期間では筋内化学状況に，長期間では筋構造に変化をまねく．筋内化学状況の変化は，化学的あるいは侵害受容的グループⅢ・Ⅳ筋求心神経の自由終末を刺激する（図1）．この自由終末は，痛み感覚を引き起こすだけでなく，多種類の効果を固有感覚，運動制御，交感神経系に及ぼす（以下参照）．

3.2 運動単位活性化パターンの異常

骨格筋内の化学状況の変化と筋線維形態の構造的変化は，他の機能異常により促進される．この機能異常を，「**筋線維の過負荷作業**」と称し，この過負荷状態にある筋線維を「**シンデレラ筋線維**」という．このシンデレラ筋線維は，大量の作業をこなしていることになり（Blairら 本書第2章参照），早期に駆動される運動単位に属するものである．このシンデレラ筋線維が属する運動単位は，低筋力での収縮中にも持続して活性化されている（Fallentin 本書第11章；Hägg 本書第10章）．通常は，保護メカニズムとして，運動単位は「交代して」働くのであるが，慢性作業関連性筋痛症になりやすい傾向のもとでは，特に，筋紡錘システムが，「骨格筋内調整」に不可欠であるのに，長期持続性，単調性，低強度作業中に

終　章　慢性作業関連性筋痛症の統合モデル：ブリュッセルモデル

は，筋紡錘システムの正確性が失われてしまうため，そのようなメカニズムが働かなくなる．動作遂行に対する空間的および時間的制約，たとえば，固定したペースでの労働や，一定の決まった動作でしなければならない作業を行うと，痛み発症時における保護的順応を抑えて，痛み発症が優先してしまう（Graven-Nielsen ら 本書第12章）．このような制約により，中枢神経がどの運動単位を選択して駆動するかという自由度は制限を受ける．したがって，骨格筋がさらに過負荷を受け，炎症性物質がさらに産生されるリスクは高くなり，要求される正確性が高くなればなるほど，動作はさらに制約を受けることになる（van Dieën ら 本書第6章）．最後に，もし運動協調が，グループⅢ・Ⅳ筋求心路（以下参照）により全体的に障害されると，運動単位交代を調整する中枢メカニズムは，崩壊すると考えられ，これが，また，シンデレラ筋線維の過負荷につながる（Fallentin 本書第11章；Hägg 本書第10章）．シンデレラ筋線維の過負荷が起こると，本線維は進行性・慢性的に疲労し，最終的には機能的・構造的な障害に陥り，筋内化学的変化を伴う**筋内炎症**が認められるようになる（Blair ら 本書第2章参照）．したがって，シンデレラ筋線維の過負荷により，中期的には筋の化学変化が生じ，長期的には骨格筋の構造変化に発展する．この化学変化はグループⅢ・Ⅳ筋求心神経を賦活化し，この賦活化は，筋紡錘の正確性と運動協調の障害を引き起こす．さらには，シンデレラ筋線維のより強い過負荷を引き起こすことになる．このようなグループが「悪循環」の過程を形成することになる．

3.3　骨格筋からの感覚情報の変容

静的・反復性の作業により，数種の感覚受容器は賦活化する．この受容器は，収縮筋内で機械的，化学的，熱，侵害性など多種の刺激に対して感受性を有する．この賦活化のパターンは，時間とともに変化する．最初は機械感受性受容器が賦活化され，この時期であると痛みは生ぜず，慢性作業関連性筋痛症が引き起こされるとは考えられない．ところが，時間とともに筋収縮が反復すると，筋内における数種の過程が進行し，別の段階に入り，中枢神経系に送られる筋感覚に変化が起こる．この変化は，感覚および運動機能を統御する中枢神経系において，以下に記載する各種のメカニズムに影響を及ぼす機械受容性，化学受容性，および侵害受容性の筋受容器は，数種の異なるメカニズムを通じて賦活化されることが知られている（Blair ら 本書第2章；Vøllestad と Røe 本書第9章参照）．

1）静的・反復性の筋収縮は，「**炎症物質**」の筋線維間の間隙への放出を促す．その間隙に筋受容器が局在するからである．このような炎症物質の放出は，高強度の筋収縮時に起こるのであるが，静的あるいは反復性の低強度で長時間行う動作時にも生ずる（この時には代謝物質の蓄積率が少ないため，血流量は増加しない）．炎症物質は化学感受性のグループⅢ・Ⅳ筋求心神経を刺激するが，炎症物質の中には，化学的刺激，侵害性刺激の他に，機械的刺激にも反応するように作動するものもある．

2）機械感受性，化学感受性，および侵害受容性の筋受容器の反応は，「**交感神経末端からの神経伝達物質**」によっても，変化すると考えられている．どのような運動中でも，交感神経系は賦活化され，ノルアドレナリン，神経ペプチドY，プリンなどの，カテコールアミンを，骨格筋などの末梢組織内へ放出する．ノルアドレナリンは，感覚受容器に対して多くの効果を発揮し，直接，グループⅢ・Ⅳ筋求心性線維の化学・侵害，受容器の受容体を賦活化する（Passatore と Roatta 本書第21章）．重要なことは，ノルアドレナリンは，炎症物質を筋組織内に放出させる機能を有することであり，この放出により，化学受容性筋求心路の賦活化は強化され，さらに侵害受容性求心性発射を通じて，交感神経系とたとえばγ筋紡錘系やレンショウ系などの種々の脊髄介在ニューロン系に投射する（Windhorst 本書第17章参照）．

3）弱い力での筋収縮中，筋線維は低頻度で反復性に収縮するが，単縮の連続と筋線維長の振動を引き起こす（強度の筋収縮に比較してである．強度の筋収縮においては，筋線維の収縮は「複数の筋収縮の融合」状態にある）．隣接する筋線維の振動は，通常，同期せず，したがって，たがいにばらばらに動くので，筋線維の間に「**剪断力**」が生じてしまう（Vøllestad と Røe 本書第9章）．最初は，これらの剪断力は，機械感受性のある受容器のみを賦活化し，侵害受容器は賦活化しない．しかしながら，もし，弱い筋収縮が長期間持続すると，侵害受容器が上記1）および2）に列挙されている要因により「感作化」される（末梢感作化），つまり，機械的刺激に対して反応するようになり，痛み感覚として知覚されるようになる（Windhorst 本書第18章参照）．

4）グループⅢ・Ⅳ筋求心性発射活動の賦活化は，中枢神経系のメカニズムに影響を及ぼす．ここで影響を

受ける中枢神経系には，知覚，情動，神経内分泌系と自律神経系により身体機能の制御を行う系，さらに，筋賦活化と協調を行う系がある（Blairら 本書第2章参照）．

3.4 筋求心性発射活動の変化による運動制御の異常

グループⅢ・Ⅳ筋求心性線維の賦活化により，正常な筋制御と協調は中枢神経系の各種レベルで阻害される．この阻害はしばしば多くのメカニズムによって引き起こされ，「悪循環」につながるポジティブフィードバック回路を確立するようになる（Blairら 本書第2章参照）．

1）グループⅢ・Ⅳ筋求心線維の賦活化は，筋紡錘運動ニューロン（γ運動ニューロン）に対する反射作用を通じて，筋紡錘からの感覚神経線維により伝達される情報を変化させる（図1下）．これらの筋紡錘活動の変化により，運動制御と協調運動に関与する脊髄反射は変化し（Bergenheim 本書第13章；MatreとSvensson 本書第14章；Blairら 本書第2章参照），その影響を広範に及ぼす．**最初の「悪循環」**は，次のように活性化されると考えられている（図1）．

- 局所性炎症物質の濃度増加→化学感受性筋求心神経の活動増加→γ運動ニューロン活動の増加→筋紡錘求心性発射活動の総和により伝達される情報量の低下（時にα運動ニューロン活動の同時増加）→固有感覚の正確性喪失と筋内および筋間の協調性の非効率化（運動制御の機能障害）→炎症物質の濃度増加（時に反射性筋硬直）．

という「悪循環」である．**2つめの「悪循環」**は，筋紡錘グループⅡ求心路により確立している経路で，この経路はグループⅠa線維と対照的に，静的および動的γ運動ニューロンに強い影響を及ぼす（図1下）．

- 筋紡錘グループⅡ求心性発射活動の亢進（第1の悪循環の結果）→γ運動ニューロンの活動亢進→筋紡錘の活動亢進．

の経路である．二次筋紡錘求心路は，筋紡錘の体部を互いに連結し，ニューロンネットワークを末梢で形成している．したがって，二次筋紡錘系により介在されている影響は，広範に広がっている．その広がりは，両側性に同名筋，異名筋（それぞれ支配している筋紡錘を含む骨格筋と同じ筋と別の筋）にわたり，その結果，一次筋（最初に障害を受ける筋）から二次筋（障害が広がった筋）への「慢性作業関連性筋痛症の広がり」の原因を作っているのではないかと思われている．この広がりは，一次的に障害を受ける筋に対する影響よりも，部分的には，化学感受性求心路から他の骨格筋を支配するγ運動ニューロンへの投射にも原因があると考えられている．**第3および第4の悪循環**は，以下のような，体性-交感神経系反射によるものと考えられている（図1中）．

- 化学受容性（グループⅢ-Ⅳ）筋求心性発射活動の亢進→交感神経節前線維の活動亢進→筋紡錘活動の変化と血管収縮の亢進→運動制御の障害とシンデレラ症候群の悪化（上記参照；PassatoreとRoatta 本書第21章）．

2）グループⅢ・Ⅳ線維の賦活化により脊髄内の種々のニューロン回路の作動は変化し，これが運動制御と協調運動の障害に寄与すると考えられている（Windhorst 本書第17章）．たとえば，この賦活化により，筋紡錘グループⅠa求心性発射活動の**シナプス前抑制**が増加し，これにより，交感神経線維が筋紡錘に影響を及ぼすのと同様に，固有感覚性入力の効率が減弱する（上記参照）．この効果は運動出力の正確性を低下させると考えられている．第2に，グループⅢ・Ⅳ線維の賦活化により，ゴルジ腱器官からのグループⅠb線維による標的運動ニューロンに対する抑制は低下する．つまり，これらの運動ニューロンへの脱抑制を行い，入力抵抗と興奮性入力に対する反応を増加させるわけである．この影響は，筋からの力フィードバックを障害すると思われる．同様に，レンショウ細胞を介した反回抑制が，グループⅢ・Ⅳ線維の賦活化により減弱する（図1下）．この反回抑制の減弱は，ネガティブフィードバック側枝におけるゲインを低下させ，他の入力に対する運動ニューロンの反応を増加させる．この変化は，また，筋活動の繊細な調節を阻害する．言い換えれば，筋力は高まるが，その結果として，筋力制御の正確性が失われるということを意味する．これは，協調性の効率低下作用を，さらに悪化させると思われる．

3）化学感受性筋求心路の賦活化は，また，動的反復性動作中の「筋協調性」を変化させると考えられる．この筋協調性の変化は，動作を作りだす筋活動の低下とその動作に拮抗する筋活動の増加（Graven-Nielsenら 本書第12章）により，特徴づけられる．この筋協調性の変化は，保護的順応によるものと思われるが，それにもかかわらず，もし反復性作業課題が行われるとすれば，より持続的な筋賦活化が生ずることになる．このような状況において，疫学的介入調査により，慢性作業関連性筋痛症の発症のリスクファクターとして，筋の作動筋と拮抗筋の共同収縮の亢進，および運動制御の不良が証拠としてあげられることは重要である．

4）化学感受性筋求心性活動（グループⅢ・Ⅳ）の賦活化により，筋紡錘求心性発射活動により伝達される情報が，変化する（上記参照）．このことは，動作感覚や位置感覚（固有感覚）と「**高次中枢神経系レベルにおける筋協調**」を考える上で非常に重要である．この筋紡錘求心性発射活動の変調は，したがって，運動正確性と運動制御の障害を招く（Bergenheim 本書第13章；Djupsjöbacka 本書第15章）．この運動の正確性と制御の障害は，たとえば作動筋と拮抗筋の同時収縮を増加させるような作業上の好ましくない手技（Dieënら 本書第6章参照）や不十分な筋活動の休止期間をはじめとする，バランス障害，見当識障害，たちくらみ，眩暈を引き起こす（MagnussonとKarlberg 本書第16章）．実際，中枢神経系は，低下した正確性を，作動筋と拮抗筋の同時収縮によって補償しようとする．相互作用トルクが発生するような多関節動作の関与する作業課題や外部物体の取扱いに関与する作業などの課題の制御には，固有感覚情報が不可欠であるため，この中枢神経の働きの効果は大きい（Djupsjöbacka 本書第15章）．不正確性を減少させ，遠位肢の位置を安定させるために，中枢神経系は，近位筋を同時収縮させることにより，近位関節を硬直させようとする．これらすべての動作は，**シンデレラ症候群**を増悪させる（上記参照）．これは一層のグループⅢ・Ⅳ筋求心性発射活動とさらなる運動協調異常を引き起こし（**悪循環**），筋痛を生ずる（上記参照）．運動協調障害と不安定性を制御しようとする努力により，ストレスを生じ，それはかえって交感神経系を賦活化する．この賦活化は侵害受容器の感受性を高め（痛みと協調運動異常を強め），筋紡錘からの固有感覚入力を変化させ，おそらく協調運動障害を増強する．

3.5 侵害受容性ニューロンの感作化

もし痛み状態が持続すると，痛み刺激に対する感受性は増加する．この「**感作化**」には，痛みを介在する末梢の神経終末と，中枢神経系内における痛み伝達経路の両方が関与すると考えられている（Windhorst 本書第18章）．そのような感作化メカニズムは，痛みが持続する「**悪循環**」に発展する可能性がある．慢性痛は，大脳皮質の可塑性と関係している（Ljubisavljevic 本書第19章）．最近のPET（ポジトロン・エミッション・トモグラフィー，陽電子放射断層写真）による研究によれば，長期に持続する痛みにより，重要な大脳皮質領域の再構成を生じ，痛みの識別に関与すると考えられている（Thunbergら 未発表データ）．

3.6 侵害受容情報伝達の強調

侵害受容性情報と痛み感覚の伝達を調整する中枢神経系サブシステムがある（Windhorst 本書第18章）．**内因性抗侵害受容系**は，ストレス（たとえば戦場など），運動（長距離走など），性行動，鍼のような環境刺激により賦活化されうる．しかし，重要なことなのだが，「**脊髄の中の侵害受容処理過程を促進するような脊髄より上位のシステム**」も存在する．「中脳水道周辺灰白質」（periaqueductal gray：PAG）（図1参照）におけるニューロンは，グループⅢ・Ⅳ侵害受容性求心性からの入力を受けるのであるが，下行性投射を脊髄後角に送る．その際，侵害受容性入力に対する反応性を強化する．慢性状況のもとでは，このループは痛み状態を保つ，「**悪循環**」に発展する．

3.7 ストレス調節障害

骨格筋からの筋化学・侵害受容器求心路の賦活化は，**ストレスを制御するシステムを興奮させる**（Lyskov 本書第5章；Kalezicら 本書第4章；PassatoreとRoatta 本書第21章）．この興奮は，「悪循環」を形成するようである．なぜなら，ストレス制御系の賦活化にの過程の中で身体に悪影響のある因子を増強するからである．

a）ストレス制御系の活動亢進により，筋紡錘からの情報は変化すると考えられる（PassatoreとRoatta 本書第21章）．したがって，ストレスにより，筋長の変化情報を伝達する一次筋紡錘求心路の感受性は低下する．多重フィードバックシステムにより支配さ

れているシステムでは，ストレス曝露時における交感神経活動が，骨格筋からの固有感覚情報を減弱させる．その減弱により，他の器官，すなわち関節，皮膚，痛み受容体からの求心性情報が強くなり，最終的に運動制御に障害が生ずる．この意味で，筋紡錘はγ運動ニューロンを通じて，皮膚や関節からの情報も受け取り統合する，ということは強調されてよい．したがって，筋紡錘からの情報が「遮断される」ことは，骨格筋からの情報以上のものを失うことになる．

b) 長期間持続するストレス（たとえば，化学感受性筋求心性発射活動の連続刺激により生ずるストレス）は，慢性的に身体全体に影響を及ぼすような結果を生ずる．その結果とは，たとえば心血管系，神経内分泌系，および脳（記憶障害等，本書概観の第2章参照）に対する型通りの交感神経性効果を結集したものと考えられている．たとえば，反射性交感神経性ジストロフィー（Blair 本書第24章）は，慢性作業関連性筋痛症の異型と思われる（Lyskov 本書第5章）．

4 結論

以上に提唱したモデルは，非常に複雑である．神経筋系の異なるレベルで幾重ものメカニズムが網羅されており，多くの複雑な経路により相互作用を及ぼしている．ときにこれらの相互作用は，ポジティブフィードバックループという形をとり，これらのポジティブフィードバックループは，悪循環として作用し，ループ間の因果関係を強化すると考えられる．さらに，これら多くのループは互いに結合しているため，それぞれが互いの作用を強化し合う．確かに，この中には「悪循環」の核となる（化学感受性）グループIII・IV筋求心性発射の賦活化が存在し，それを他のループが補完する．これらのループは，痛みを急性のものから慢性痛に変換するのに役立つ．この変換は，おそらく，主に末梢や中枢における感作化などの可塑的過程によるものであろうと考えられている．上述した悪循環が正確にいつ開始され，全面的に活動化するかは，よくわかっていないし，このメカニズムの複雑なこともあって，個人差は非常に大きいと考えられている．このタイミングの観点に関しては，今後の研究が期待される．

これらのネットワーク内における相互作用の影響は，広範に広がっており，末梢の神経筋系だけでなく，患者の性格，情動・認知機能，さらには心理社会的相互作用にまで及ぶ．これらの過程の詳細を解明し，これらの悪影響を断つためには，さらなる研究が必要となる．

文 献

Armstrong TJ, Buckle PW, Fine LJ, Hagberg M, Jonsson B, Kilbom Å, Kuorinka I, Silverstein BA, Sjøgaard G, Viikari-Juntura E (1993) A conceptual model for work-related neck and upper-limb musculoskeletal disorders. Scand J Work Environ Health 19：73-84

Ribbers GM, Mulder T, Geurts AC, den Otter RA (2002) Reflex sympathetic dystropy of the left hand and motor impairments of the unaffected right hand：Impaired central motor processing? Arch Phys Med Rehabil 83：81-85

執筆者一覧

Lars Arendt-Nielsen

Center for Sensory-Motor Interaction
Laboratory for Experimental Pain Research
Aalborg University
Aalborg
Denmark
E-mail：LAN@smi.auc.dk

Mikael Bergenheim

Central Hospital
Karlstad
Sweden
and
Centre for Musculoskeletal Research
University of Gävle
P. O. Box 7629
S-907 12 Umeå
Sweden
E-mail：mbe@hig.se

Sidney Blair

Department of Orthopaedic Surgery and
Rehabilitation
Loyola University Medical Center
Maywood
Chicago
Illinois
USA
E-mail：FGLAIR1763@aol.com

Mats Djupsjöbacka

Centre for Musculoskeletal Research
University of Gävle
Box 7629
S-907 12 Umea
Sweden
E-mail：mda@hig.se

Nils Fallentin

National Institute of Occupational Health
Copenhagen
Denmark
E-mail：nf@ami.dk

Judith E. Gold

Department of Work Environment
University of Massachusetts Lowell
USA
E-mail：Judith_Gold@uml.edu

Thomas Graven-Nielsen

Center for Sensory-Motor Interaction
Laboratory for Experimental Pain Research
Aalborg University
Aalborg
Denmark
E-mail：tgn@miba.auc.dk

Göran M. Hägg

Ergonomics group
Department for Work and Health
National Institute for Working Life
SE-113 91 Stockholm
Sweden
E-mail：goran.hagg@arbetslivsinstitutet.se

Veerle Hermans

PREVENT vzw
Institute for Occupational Safety and Health
Brussels
Belgium
and
Faculty of Psychology and Education
Vrije Universiteit Brussels
Brussels
Belgium
E-mail：v.hermans@prevent.be

Håkan Johansson

Centre for Musculoskeletal Research
University of Gävle
P. O. Box 7629
S-907 12 Umeå
Sweden

Fawzi Kadi

Department of Physical Education and Health
Örebro University
701 82 Örebro
Sweden

Nebojsa Kalezic

Centre for Musculoskeletal Research
University of Gävle
P. O. Box 7629
S-907 12 Umeå
Sweden
E-mail：Nebojsa. Kalezic@hig.se

Mikael Karlberg

Department of Otorhinolaryngology
University of Lund
S-221 85 Lund
Sweden

Sven-Erik Larsson

Department of Orthopaedic Surgery
University Hospital
S-581 85 Linköping
Sweden

Edward W. Lee

Department of Physiology & Biophysics
Georgetown University Medical Center
Washington DC 20007
USA
E-mail : leeew@georgetown.edu

Rolf Lindman

Department of Integrative Medical Biology
Section of Anatomy
Umeå University
and
Centre for Musculoskeletal Research
University of Gävle
P. O. Box 7629
S-907 12 Umeå
Sweden

Milos Ljubisavljevic

Department of Neurophysiology
Institute for Medical Research
Dr Subotica 4
P. O. BOX 102
11129 Belgrade
Serbia
E-mail : milos@imi.bg.ac.yu

Eugene Lyskov

Centre for Musculoskeletal Research
University of Gävle
P. O. Box 7629
S-907 12 Umeå
Sweden
E-mail : Eugene.Lyskov@hig.se

Måns Magnusson

Department of Otorhinolaryngology
University of Lund
S-221 85 Lund
Sweden
E-mail : mans. magnusson@onh.lu.se

Tadaaki Mano

Tokai Central Hospital
4-6-2, Sohara-Higashijima-cho
Kakamigahara, Gifu 504-8601
Japan
[Present Affiliation]
Gifu University of Medical Science
795-1 Nagamine, Ichihiraga,
Seki, Gifu 501-389
Japan
E-mail : mano@u-gifu-ms.ac.jp ; tadaaki.mano@nifty.com

Dagfinn Matre

Department of Physiology
National Institute of Occupational Health
Oslo
Norway
E-mail : Dagfinn.Matre@stami.no

Magda Passatore

Department of Neuroscience-Physiology
University of Torino Medical School
C. so Raffaello 30
10125 Torino
Italy
E-mail : magda.passatore@unito.it

Fatima Pedrosa-Domellöf

Department of Integrative Medical Biology
Section of Anatomy
Umeå University
and
Centre for Musculoskeletal Research
University of Gävle
P. O. Box 7629
S-907 12 Umeå
Sweden
E-mail : fatima.pedrosa-domellof@anatomy.umu.se

Laura Punnett

Department of Work Environment
University of Massachusetts Lowell
USA
E-mail : Laura_Punnett@uml.edu

Silvestro Roatta

Department of Neuroscience-Physiology
University of Torino Medical School
C. so Raffaello 30
10125 Torino
Italy
E-mail : silvestro.roatta@unito.it

Cecilie Røe

Department of Physiology
National Institute of Occupational Health
Oslo
Norway
E-mail：Cecillie.Roe@stami.no

Peter Svensson

Department of Clinical Oral Physiology
Aarhus University
Aarhus
Denmark
E-mail：psvensson@odont.au.dk

Lars-Eric Thornell

Department of Integrative Medical Biology
Section of Anatomy
Umeå University
and
Centre for Musculoskeletal Research
University of Gävle
P. O. Box 7629
S-907 12 Umeå
Sweden
E-mail：lars-eric.thornell@anatomy.umu.se

Jaap H. van Dieën

Institute for Fundamental and Clinical Human Movement Sciences
Faculty of Human Movement Sciences
Vrije Universiteit Amsterdam
Amsterdam
The Netherlands
E-mail：j_h_van_dieen@fbw.vu.nl

Bart Visser

Institute for Fundamental and Clinical Human Movement Sciences
Faculty of Human Movement Sciences
Vrije Universiteit Amsterdam
Amsterdam
The Netherlands

Nina K. Vøllestad

Section for Health Science
University of Oslo
P. O. Box 1153 Blindern
NO-0316 Oslo
Norway
E-mail：nina.vollestad@helsefag.uio.no

Uwe Windhorst

Centre for Musculoskeletal Research
University of Gävle
P. O. Box 7629
S-907 12 Umeå
Sweden
E-mail：uwt@hig.se
and
Zentrum Physiologie und Pathophysiologie
Universität Göttingen
Humboldtallee 23
D-37073 Göttingen
Germany
E-mail：siggi.uwe@t-online.de

Zofia Zukowska

Department of Physiology and Biophysics
Georgetown University Medical Center
Washington DC 20007
USA
E-mail：zzukow01@georgetown.edu

Minori Nakata ［日本語訳書のみ執筆］

［Contributor for Only Japanese Edition］
Departmennt of Social and
Environmental Medicine（Hygiene）
and
Department of Rehabilitation Medicine
Kanazawa Medical University
Uchinada, Ishikawa
Japan
E-mail：m-nakata@kanazawa-med.ac.jp

索　引

ア　行

悪循環　239, 254
　　慢性作業関連性筋痛症の統合モデル　279, 280
悪循環仮説　117
「悪循環」説
　　筋緊張と筋疼痛の間　129
悪循環モデル
　　筋クランプ　190
　　筋痙縮　190
　　屈筋反射　190
アクチン　93
アスピリン
　　プロスタグランディン　195
アセチルコリン　115
アセチルコリン・スピルオーバー　232
アセチルサリチル酸
　　末梢性痛覚消失剤　196
アップレギュレーション
　　神経成長因子　195
アデノシン三リン酸
　　感作物質　194
アデノシン
　　末梢性痛覚消失剤　195
アドレナリン　115
アラキドン酸
　　アセチルサリチル酸　196
　　長期増強　197
　　プロスタグランディン　195
アロディニア　194
　　脳—免疫系の活性化　205
安静時筋電図活動　138
怒り
　　基本的情動　248
閾値下帯
　　脊髄ニューロン受容野　198
異所性発射活動
　　神経障害痛における感作　196
痛み—運動相互作用
　　大脳皮質領域　215
痛みとストレス，器質的反応
　　緊急反応　17
痛みとストレス，職場における　15
　　心理社会的ストレス　17
　　精神的・心理社会的要因　16
　　生物物理学的要因　15
痛みによる筋パーフォーマンスの変化　117
痛みの調節　200
一次求心性脱分極　200
一次性疼痛過敏症　194

異痛症　194
　　脊髄上機構　203
131P NMR スペクトロスコピー　267
一酸化窒素
　　長期増強　197
遺伝的素因
　　慢性作業関連性筋痛症の統合モデル　275
インターロイキン-1
　　感作物質　194
インターロイキン-1 のトリペプチド
　　末梢性痛覚消失剤　195
運動機能
　　交感神経系の作用　228
運動協調　167
運動系と痛み系の相互作用
　　大脳皮質領域　215
運動制御の攪乱　168
運動単位
　　概念　93
　　切り替え　83
　　速易疲労性　93
　　速中間性　93
　　速難疲労性　93
　　脱動員　83
　　遅性　93
運動単位活性化パターンの異常
　　慢性作業関連性筋痛症の統合モデル　277
運動単位動員
　　疲労誘発変化　130
　　不十分な/不適切な　130
運動単位の交替　24
運動単位の序列動員　122
　　サイズ原理　122
運動単位の動員　83
　　リクルートメント　239
運動単位の動員順序　82
運動単位の分離技術，筋電図による　123
運動単位のローテーション動員　123, 128
運動ニューロン出力の反射性抑制
　　細径筋求心性活動による　130
　　代謝産物による　130
運動ニューロンへの影響
　　セロトニン作動性ニューロン　239
　　ノルアドレナリン作動性ニューロン　239
運動パーフォーマンスに対する影響
　　交感神経系の作用　240
運動皮質活動
　　疼痛感覚調整　214
　　疼痛関連性変化　214
運動皮質活動の疼痛関連性変化

fMRI 214
PET 214
機能的核磁気共鳴画像 214
機能的神経画像化研究 214
神経生理学的研究 214
陽電子放出断層撮影 214
運動皮質興奮性に対する調節
　大脳皮質領域 215
運動誘発性刺激
　交感神経活動 262
運動誘発電位
　経頭蓋磁気刺激 212
炎症過剰反応
　炎症誘発性仲介物質 267
　複合性局所疼痛症候群 267
炎症スープ
　感作物質 194
炎症性疼痛 193
炎症促進性サイトカイン
　インターロイキン-1 205
　インターロイキン-6 205
　腫瘍壊死因子α（TNF-α）205
炎症物質 113
　アラキドン酸 169
　セロトニン 169
　ブラディキニン 169
　慢性作業関連性筋痛症の統合モデル 278
炎症誘発性仲介物質
　インターロイキン 267
　腫瘍壊死因子α（TNF-α）267
　神経成長因子（NGF）267
　プロスタグランディン 267
遠心性筋収縮 136
遠心性収縮 114
延髄背側網様核
　下行性痛み調節系 201
延髄吻側腹外側野 61
延髄吻側腹内側核
　下行性痛み調節系 201
恐れ
　基本的情動 248
驚き
　基本的情動 248
オピオイド
　非セロトニン作動性吻側腹内側細胞 202
　末梢性痛覚消失剤 195

カ　行

介在ニューロン
　神経回路を介した調節 181
　髄節レベルにおける作用 181
外傷性筋痛症 106
概日リズム
　内因性抗侵害受容系 202
回避・逃避反応
　中脳水道周辺灰白質外側索の尾側 203
回路図の再構成

中枢神経系過敏の潜在的メカニズム 198
カウザルギー 253
化学受容器感受性筋求心性情報 169
下顎反射 233
顎関節症
　大脳皮質領域 216
　中枢性咀嚼伝導路の興奮性 216
拡散距離
　交感神経系の特性 249
下行性痛み調節系
　痛みの調節 201
課題関連性機械的制約 82
課題関連性生体力学的制約 82
課題切り替え 83
カテコールアミン 115
　交感神経系覚醒 205
　情動負荷記憶 205
　ストレス対抗 204
悲しみ
　基本的情動 248
カプサイシン
　化学感受性グループⅢ・Ⅳ筋求心性線維 187
カラナゲン
　カラナゲン誘発性筋炎 185
カリウム 113
カリウムイオン 169
カルシウム 113, 114
カルシトニン遺伝子関連ペプチド
　グループⅣ線維からの放出 197
ガルバニック刺激 176
ガルバニック前庭刺激 176
感覚運動機能
　交感神経系の作用 237
間隔尺度 68
感覚受容器の交感神経性調節
　交感神経系の特性 249
感覚ミスマッチ
　うつ 176
　悪心・嘔気 176
　交感神経系の作用 177
　交感神経系賦活化 177
　パニック障害 176
環境適応不全症
　作業関連性筋痛症との関連 77
　さまざまなストレス要因 77
　ストレス反応変容 78
　定義 74
間質内カリウムイオン濃度 130
癌性疼痛 253
癌性慢性疼痛
　大脳皮質領域 215
関節モーメント 83
関門制御説
　痛みの調節 200
拮抗筋 85, 86
拮抗制御 201
機能的交感神経遮断 132

機能的構成
　　交感神経系の特性　249
機能的磁気共鳴画像　212
灸
　　拮抗制御　201
球形嚢　176
休止シナプスの活性化
　　中枢神経系過敏の潜在的メカニズム　198
求心性筋収縮　136
共局在性ペプチド
　　交感神経節前ニューロンの伝達物質　248
共神経伝達物質
　　血管運動ニューロンの神経伝達物質　249
共同収縮　239
虚血
　　インターロイキン-1α　168
　　炎症物質　168
　　神経ペプチドY受容体の変化　259
　　マクロファージ　168
筋
　　顕微鏡学的解剖　91
　　肉眼的解剖　91
筋運動
　　正確性　86
筋運動ノイズ　85
筋化学受容器反射　132
筋化学受容器賦活化　168
筋活動
　　交替現象　83
　　トルク　84
　　反応力　84
筋求心性神経の同時記録　169
筋求心性線維
　　III群　86
　　IV群　86
筋求心性発射活動の変化による運動制御の異常
　　慢性作業関連性筋痛症の統合モデル　279
筋共同活動　86
筋筋膜疼痛症候群　266
筋区画　84
筋原線維　92
　　A帯　92
　　I帯　92
　　M帯　92
　　Z帯　92
　　サルコメア　92
筋原線維性ATPase活性　93, 95
筋交感神経活動　63, 115, 131
　　意識状態　221
　　運動ストレス　223
　　寒冷昇圧試験　222
　　寒冷ストレス　222
　　寒冷ふるえ　222
　　起立性ストレス　221
　　筋ポンプ作用　222
　　血圧変動　220
　　呼吸性変動　220

心拍同期性　220
睡眠時の変化　221
精神的ストレス　221
前庭性刺激　222
体温調節機構　222
筋交感神経活動の増加
　　筋化学反射　237
　　静的筋収縮　237
　　代謝物質の蓄積による体性感覚入力　237
　　中枢性指令　237
　　等尺性収縮　237
　　等張性収縮　237
　　動的筋収縮　237
　　疲労過程　237
筋交感神経活動の賦活化
　　代謝受容器　223
筋硬直　163, 169
筋骨格系障害
　　疫学の概観　49
　　障害部位　51
　　診断上のジレンマ　53
　　心理社会的要因　50
　　性差　50
筋固有感覚　86
筋作業
　　交感神経活動　114
筋持久力トレーニング　100
筋収縮メカニズムに対する直接作用
　　交感神経系の作用　232
筋収縮力への直接作用　238
筋侵害受容器の末梢性感作　141
筋侵害受容器賦活化　168
筋侵害性求心性発射活動
　　α運動ニューロン興奮性　161
　　シナプス前Ia抑制　161
筋線維
　　細胞内カルシウムイオンのホメオスターシスの喪失　127
筋線維組成の遺伝的決定　97
筋線維タイプの変換
　　リハビリテーションによる　97
筋線維の過負荷作業
　　慢性作業関連性筋痛症の統合モデル　277
緊張性振動反射　233
筋長のフィードバック制御変化
　　交感神経系の作用　239
筋痛症
　　協調トレーニング　172
　　共同筋収縮の保持　239
　　筋トレーニング　172
　　コーディネーショントレーニング　172
　　持続力トレーニング　172
　　身体的ストレス　247
　　心理社会的ストレス　247
　　タイプI筋線維　172
　　微小循環の制御異常　230
　　病因　86
　　慢性僧坊筋筋痛症　230

予防　86
筋痛症の経路　24
筋電図活動のとぎれ　124
筋電図ギャップ　172
　　運動単位のローテーション動員　124
　　心因性筋活動　124
　　シンデレラ運動単位　124
　　定義　124
　　表面筋電図の短期間収縮ピーク　124
筋電図のクロストーク
　　定義　138
筋内圧　115
　　虚血　115
筋肉痛
　　形態学的特徴　97
　　神経生理学的メカニズム　140
　　静的筋活動　139
　　動的筋活動　139
筋肉痛患者
　　収縮持続時間　139
筋肉痛と運動制御
　　相互作用　135
筋肉の知恵
　　概念　128
　　筋疲労　239
筋の機能的分画化　24
筋の硬直性への影響
　　交感神経系の作用　240
筋のこり　163, 169
筋の伸張反射ゲイン　239
筋疲労　86
　　虚血　170
　　筋化学受容器賦活化　170
　　筋交感神経活動　223
　　固有感覚情報の質低下　170
　　固有感覚正確性低下　170
筋疲労の固有感覚に及ぼす影響
　　至適運動パフォーマンス　152
　　動物実験　152
　　ヒトを対象とする研究　152
筋への疼痛刺激による賦活化
　　一次感覚運動野　214
　　帯状前回　214
　　レンズ核　214
筋紡錘　94
　　一次求心性線維　96
　　外嚢　94
　　核鎖線維　95, 96
　　核袋線維　95, 96
　　錘内線維　95
　　内嚢　94
　　二次求心性線維　96
　　嚢液　94
　　分布　94
　　平均筋紡錘密度　94
　　密度　94
　　1型核袋線維　95

　　2型核袋線維　95
　　Ia線維　96
　　II線維　96
筋紡錘活動の調節
　　化学受容器　224
　　グループIII・IV筋求心性発射活動　224
筋紡錘求心性情報　169
　　交感神経系の作用　239
　　フィードバック制御　169
　　リキャリブレーション　169
筋紡錘求心性情報の低下
　　筋疲労時の固有感覚制御の低下　238
筋紡錘求心性線維
　　一次筋紡錘求心性線維　168
　　二次筋紡錘求心性線維　168
筋紡錘求心性入力の質低下
　　運動制御の正確性低下　171
筋紡錘求心性発火活動の増加
　　疲労時　130
筋紡錘求心性発射活動
　　血管運動交感神経出力の増加　238
　　交感神経活動神経性調節　233
筋紡錘に対する作用
　　紡錘反射　185
筋紡錘の感受性
　　交感神経性支配　150
　　交感神経性調節　223
筋紡錘の機能と感受性　150
筋紡錘の交感神経による賦活化
　　四肢筋　233
筋紡錘の個性概念　96
筋モーメント　82
筋力トレーニングとタイプIIA筋線維の増加　100
区画化　84
屈筋反射
　　化学感受性グループIII・IV筋求心性線維　185
グリア由来神経因子
　　神経成長因子　195
グリコーゲン　113
グループIa筋紡錘求心性発射活動　186
グループII筋紡錘求心性発射活動　186
グループIII・IV求心性活動　131
グループIII・IV求心性線維　168
グループIII・IV求心性ニューロン
　　介在ニューロンからの作用　181
グループIV筋求心性線維
　　乳酸・炎症物質による賦活化　180
グルタミン酸
　　痛覚過敏性とアロディニアの増強　205
クロム親和性細胞　262
クロモグラニンA, B　262
経頭蓋磁気刺激　212
経皮的電気刺激　199
　　痛みの調節　200
頸部交感神経刺激
　　顎挙上筋　233
ゲイン

開ループゲイン　182
　　フィードバックゲイン　182
　　フィードフォワードゲイン　182
ゲートコントロール説
　　痛みの調節　200
血液供給，骨格筋への　96
血管拡張
　　交感神経系の作用　230
血管収縮
　　交感神経系の作用　228
血流量に対する作用
　　交感神経系の作用　240
眩暈
　　固有感覚情報とのミスマッチ　238
嫌悪
　　基本的情動　248
嫌気的エネルギー産生　113
後角ニューロンの迅速反応　197
交感神経依存性疼痛　34, 37, 115, 253, 265
交感神経過剰興奮　230
交感神経系　34, 227
　　痛み受容器　36
　　痛み調節の交感神経性メカニズム仮説　36
　　運動制御　131
　　感覚受容器　35
　　筋線維収縮メカニズム　35
　　筋紡錘発射活動　35
　　血圧制御　131
　　血管収縮　34
　　複合性局所疼痛症候群　36
交感神経系の関与
　　脱神経過敏　266
　　複合性局所疼痛症候群　266
交感神経系の作用
　　運動中の骨格筋血流　228
　　筋血流の調節　229
　　経毛細血管性血漿喪失　229
　　血管収縮と血管拡張のバランス　229
　　交感神経誘発性筋血管収縮　229
交感神経コリン作動性血管拡張神経　230
交感神経刺激
　　三叉神経領域筋に対する　232
　　交感神経性依存性疼痛　247
　　交感神経切除術　253
　　交感神経節ブロック　253
　　治療　253
　　ノルアドレナリン放出阻害剤　253
交感神経性血管拡張神経　230
交感神経節線維軸索瘤
　　交感神経伝達物質放出　248
交感神経節線維膨大部
　　交感神経伝達物質放出　248
交感神経切除
　　カルシトニン遺伝子関連性ペプチド（CGRP）　252
　　血管活性腸管ペプチド（VIP）　252
　　サブスタンスP　252
交感神経節ブロック

CRPS I　253
CRPS II　253
　　アロディニア　253
　　交絡要因　253
交感神経の抗疲労作用　239
交感神経末端からの神経伝達物質
　　慢性作業関連性筋痛症の統合モデル　278
交感神経誘発性筋紡錘感受性低下　132
好気的エネルギー産生　112
後根反射　200
後根反射の亢進
　　中枢神経系過敏の潜在的メカニズム　199
高次中枢神経系レベルにおける筋協調
　　慢性作業関連性筋痛症の統合モデル　280
抗侵害受容系
　　慢性作業関連性筋痛症の統合モデル　280
構造的再構成
　　中枢神経系過敏の潜在的メカニズム　197
好中球遊走ペプタイド
　　感作物質　195
高張食塩水筋注
　　侵害受容性筋求心性神経活動　137
　　非侵害受容性筋求心性神経活動　137
広範囲ダイナミックレンジニューロン　199
　　痛みの調節　200
　　長期間感作　266
興奮性アミノ酸　197
コーディネーショントレーニング　100
国際感情的ディジタル化音声　64
国際情動的画像システム　64
国際疼痛学会　14
孤束核　61
骨格筋からの感覚情報の変容
　　慢性作業関連性筋痛症の統合モデル　278
固有感覚　167
　　正確性　86
　　定義　169
固有感覚障害
　　交感神経系賦活化　177
固有感覚情報の測定
　　運動制御テスト　170
　　固有感覚テスト　170
　　マイクロニューログラフィー　170
固有感覚に対する作用
　　交感神経系の作用　237
固有感覚のフィードバック性制御　239
コルチコイド
　　慢性社会的のストレス　205
コルチコトロピン放出ホルモン
　　末梢性痛覚消失剤　195
コンパートメント症候群　263

サ 行

細径筋求心性神経線維　168
サイズ原理　23, 82, 97, 127, 232
サイレント・ピリオド
　　顎関節症　216

経頭蓋磁気刺激　212
　　線維筋痛症　216
サイレントシナプス　202
サイレントニューロン　251
作業関連性筋骨格系障害
　　交感神経系の関与　14
　　今日的課題　4
　　スウェーデンの例　1
　　世界統計　1
　　定義　11
　　同義語　7
　　日本の例　2, 3, 4
　　範疇　11
　　病態生理学的メカニズム　12
　　歴史的展望　12, 13, 14
作業関連性筋骨格系疼痛症　112
作業関連性筋痛症
　　悪循環回路　224
　　運動制御機能の障害　151
　　ragged-red fibers　123
　　介在ニューロンの脊髄レベルにおけるメカニズム　181
　　筋交感神経活動　223
　　筋電図ギャップの欠損　124
　　固有感覚の低下　151
　　持続的静的筋負荷　122
　　平衡機能の低下　151
　　ミトコンドリア障害　123
　　予防措置の優先順位　128
　　予防のガイドライン　128
　　予防のための人間工学的プログラム　128
作業関連性筋痛症の危険因子
　　筋収縮の強さ　81
　　持続的筋収縮　81
作業関連性筋痛症の神経生理学的メカニズム
　　固有受容感覚と平衡機能　149
作業関連性僧坊筋筋痛症
　　虚血　230
　　タイプⅠ筋線維　230
　　タイプⅡa筋線維　230
作業関連性慢性筋骨格系疼痛症候群　211
作業誘発性疼痛
　　筋賦活化　117
　　代謝的反応　118
　　慢性痛を有さない　116
　　慢性痛を有する　116
サクシニルデヒドロゲナーゼ　98
作動筋と拮抗筋の同時収縮　172
サブスタンスP
　　化学感受性グループⅢ・Ⅳ筋求心性線維　187
　　感作物質　194
　　グループⅣ線維からの放出　197
　　痛覚過敏性とアロディニアの増強　205
サブスタンスPの放出
　　末梢性局所侵害刺激　199
サブテタニック筋収縮　232
作用点
　　静的特性における　183

酸化的ストレス
　　運動誘発性筋炎症　230
　　運動誘発性筋損傷　230
　　線維素産生製サイトカイン　229
　　線維素変性　229
　　フリーラジカル　229
　　慢性痛　230
　　慢性疲労症候群　230
三叉神経脊髄路核　180
三叉神経痛
　　大脳皮質領域　215
三叉神経領域筋に対する交感神経刺激
　　神経ペプチドY　232
三シナプス性フィードバック　183
　　化学感受性グループⅢ・Ⅳ筋求心性線維　183
幸せ
　　基本的情動　248
姿位
　　安定性　84
　　位置制御　84
視覚性アナログスケール　161
シクロオキシゲナーゼ
　　アセチルサリチル酸　196
　　プロスタグランディン　195
姿勢制御　167
　　感覚性フィードバック　175
　　機械感覚受容器　175
　　頸部セグメントからの固有感覚情報　176
　　頸部と姿勢バランスの相互作用　176
　　固有感覚　175
　　視覚受容器　175
　　前庭系　175
　　前庭反射と頸部反射の間の相互作用　175
　　体幹部分に対する頭部の相対的位置　175
姿勢反射障害
　　筋膜痛　176
　　椎間板ヘルニア　176
持続性単一運動単位活動　123
持続性低レベル作業　113
持続的筋収縮　112
シック・ビル症候群　76
実験的筋肉痛
　　痛み関連性反射制御　161
　　運動単位発火頻度低下　139
　　筋電図活動の変化　138
　　筋電図記録　139
　　後過分極　161
　　高張食塩水筋注　156
　　自然動作中のH反射　160
　　自然動作中の伸張反射　160
　　シナプス後Ⅰa抑制　161
　　伸張反射　155, 158
　　伸張反射の減弱　159
　　伸張反射の亢進　159
　　伸張反射の調節に性差　159
　　中枢神経系変化の定量　138
　　反回性抑制　161

歩行サイクルにおける伸張反射に及ぼす影響　160
　　H反射　155, 157
　　H反射の抑制　158
　　α運動ニューロン興奮性　162
　　γ-筋紡錘系　162
　　γ-筋紡錘系の痛み誘発性変化　162
　　Ib二シナプス性抑制　161
実験的筋肉痛がH反射と伸張反射に及ぼす影響
　　神経生理学的メカニズム　161
実験的ストレッサー
　　演説準備　63
　　下半身陰圧負荷　64
　　寒冷昇圧試験　64
　　高張食塩水筋注　64
　　情動的ストレッサー　64
　　身体的ストレッサー　64
　　ストループ色単語課題　63
　　ストレス負荷の組合せ　64
　　相乗作用　65
　　炭酸ガスレーザー　64
　　遅延聴覚性フィードバック　63
　　調節呼吸　64
　　認知的ストレッサー　63
　　ヘッドアップティルト　64
　　Valsalva法　64
実験的疼痛研究
　　外因性実験手法　137
　　虚血　136
　　筋内電気刺激　137
　　高張食塩水筋注　137
　　内因性実験手法　136
　　発痛物質の筋肉内注射　137
　　マイクロニューログラフィー　137
シナプス後性感受性の変化
　　中枢神経系過敏の潜在的メカニズム　199
シナプス後性特異性
　　交感神経系の特性　249
シナプス前抑制　183
　　介在ニューロン　187
　　化学感受性グループⅢ・Ⅳ筋求心性線維　183
シナプス前抑制，シナプス後抑制の低下
　　中枢神経系過敏の潜在的メカニズム　199
シナプス有効性使用依存性変化　197
自由度　82
主動筋　85, 86
順序尺度　68
傷害　179
消極的対抗策
　　中脳水道周辺灰白質腹外側索　204
条件付け鎮痛
　　痛みの調節　201
除神経後疼痛
　　大脳皮質領域　215
除脳ネコ　186
自律神経系
　　順応性機能　227
自律神経の賦活化

　　中枢神経性下行指令　236
心因性慢性頸部痛　107
侵害刺激情報
　　姿勢に及ぼす影響　179
侵害受容器　179
　　グループⅢ・Ⅳ求心性線維　179
　　Aδ線維　179
　　C線維　179
侵害受容器記憶　196
侵害受容器の交感神経活動神経性調節　196
侵害受容情報伝達
　　慢性作業関連性筋痛症の統合モデル　280
侵害受容処理過程促進性脊髄上システム
　　慢性作業関連性筋痛症の統合モデル　280
侵害受容性疼痛　193
侵害受容性ニューロンの感作化
　　慢性作業関連性筋痛症の統合モデル　280
侵害抑制情報の脊髄内伝達抑止の低下
　　中枢神経系過敏の潜在的メカニズム　199
神経運動ノイズ説　85
神経可塑性
　　交感神経と感覚神経の相互作用　251
　　過敏性と中枢性感作　32
　　神経成長因子　32
　　大脳皮質の可塑性　32
　　長期増強と長期抑制　32
　　慢性痛の　31
神経警告情報　179
神経原性炎症　141
神経原性疼痛　193
神経障害痛における感作　196
神経情報信号
　　エラー　181
　　誤差　181
　　雑音　182
　　静的入出力特性　181
　　ネガティブフィードバックシステム　182
　　ノイズ　182
　　フィードフォワードシステム　181
　　負帰還系　182
神経性制御のシグナル　86
神経性制御のノイズ　86
神経成長因子
　　感作物質　195
　　中枢神経系過敏の潜在的メカニズム　198
神経生理学的モデル
　　悪循環モデル　211
　　痛み順応モデル　211
　　過活動モデル　211
神経節後ニューロン主神経伝達物質　248
　　アデノシン三リン酸　248
　　神経ペプチドY　248
　　ノルアドレナリン　248
　　ATP　248
神経節前ニューロン伝達物質の多様性
　　交感神経系の特性　248
神経ペプチドY　96, 233

Y1 受容体　259
　　Y2 受容体　259
　　交感神経伝達物質　259
身体的危険要因
　慢性作業関連性筋痛症の統合モデル　276
伸張性筋収縮　114, 123
伸張反射
　概念　157
シンデレラ運動単位　127
シンデレラ仮説　23, 121
　運動単位の序列動員　122
　概念　127
　筋電図ギャップ　124
　「筋肉の知恵」の無視　128
　支持実験　128
　シンデレラ運動単位　122
　チトクローム C オキシダーゼ　128
　低閾値運動単位　122
　低閾値運動単位の持続的賦活化　128
　定義　122
　動物実験　128
　背景　121
　問題点　128
　ragged-red fibers　122, 128
シンデレラ筋線維　23, 232
　慢性作業関連性筋痛症の統合モデル　277
シンデレラ症候群
　慢性作業関連性筋痛症の統合モデル　280
シンデレラ動員パターン　128, 130
　精神的ストレス　132
シンデレラモデルの利点　124
深部筋痛
　感覚エネルギー変換　212
　感覚伝達　212
　中枢神経性投射　212
深部組織マッサージ
　拮抗制御　201
心理学的観点　254
心理社会的ストレス
　慢性作業関連性筋痛症の統合モデル　276
心理社会的要因
　慢性作業関連性筋痛症の統合モデル　276
ストレス
　カテコールアミン　204
　定義　59
　糖質ステロイド　204
ストレス・プロフィール　68
ストレス関連性疾患
　多動症　67
　反応特異性　67
ストレス経路
　交感神経系軸　60
　視床下部—下垂体—副腎軸　60
　副交感神経系軸　61
ストレス研究
　血圧モニター　62
　心拍変動　62

　測定方法　62
　発汗　62
　マイクロニューログラフィー　62
ストレス状況下のおける固有感覚の異常
　交感神経系の作用　237
ストレス調節障害
　慢性作業関連性筋痛症の統合モデル　280
ストレスと疾病
　ウイルス感染　66
　記憶　66
　筋痛症　66
　消化性潰瘍　65
　心血管疾患　65
　糖尿病　66
　免疫　66
ストレス反応
　遺伝素因と環境要因　18
ストレス反応を仲介する器官　18
ストレスプロフィール　61
ストレス誘発性鎮痛　203
ストレッサー
　急性ストレッサー　61
　個人差　62
　受容制御　62
　慢性ストレッサー　61
スパイク後過分極　184
制御パラメーターの変化
　交感神経系の作用　240
正弦関数　182
星状膠細胞
　痛覚過敏性とアロディニアの増強　206
静的痛み刺激
　大脳皮質領域　215
静的γ運動ニューロン
　化学感受性グループⅢ・Ⅳ筋求心性線維　185
静的筋活動
　顎関節症　139
　線維筋痛症　139
　腰痛症　139
静的筋収縮　123
静的姿位　85
青斑核　61
　下行性痛み調節系　201
赤色ぼろ線維　99, 105
脊髄灰白質後角　180
脊髄上機構
　痛覚過敏性と慢性痛　202
脊髄内構造的再構成
　異痛症　198
脊髄ネコ　186
脊髄反射回路　183
積極的対抗策
　中脳水道周辺灰白質背外側索　203
セロトニン
　感作物質　195
セロトニン作動性吻側腹内側細胞
　下行性痛み調節系　201

線維筋痛症
　　交感神経活動の顕著な賦活化低下　118
　　好気的代謝能の変容　118
　　細胞外カリウム濃度　118
　　大脳皮質領域　216
　　乳酸産生　118
選択の機会　83
選択の問題，中枢神経系の　82
剪断力　115
　　振動力　115
　　低強度静的筋収縮　116
　　動的筋収縮　116
　　慢性作業関連性筋痛症の統合モデル　278
前庭誘発性姿勢反応　176
相互作用のネットワーク
　　慢性作業関連性筋痛症の統合モデル　275
相動的痛み刺激
　　大脳皮質領域　215
僧帽筋
　　形態学的特徴　97
　　性差　97
　　毛細血管供給　99
僧帽筋筋痛症
　　筋線維断面積　97
僧帽筋血流量の制御阻害　108
僧帽筋の微小循環　108
促進性調節系
　　痛みの調節　202
側板発芽
　　中枢神経系過敏の潜在的メカニズム　198
組織炎症
　　一次求心性線維感受性亢進　252
　　感覚求心性線維活動の間接的調節　252
速筋線維
　　交感神経系の作用　238
速筋に対するカテコールアミンの影響　232

タ 行

代謝向性受容体
　　興奮性アミノ酸　197
代謝物誘発性血管拡張　34
体性―交感神経性反射　34
体性交感神経性反射
　　一酸化窒素　237
　　オピオイド　237
　　グルタミン酸　237
体性交感神経反射
　　交感神経系の作用　236
　　セロトニン　237
体性自律神経相互作用　236
大脳皮質
　　痛みのニューロマトリックス　217
大脳皮質変化
　　運動による　213
　　筋収縮のタイミングによる　213
　　身体的活動による　212
　　随意的収縮による　212

　　反復刺激による　213
　　慢性疼痛状態　215
タイプI筋線維　93, 97, 105
タイプII筋線維　93
タイミング
　　慢性作業関連性筋痛症の統合モデル　275
対立的防御反応
　　中脳水道周辺灰白質外側索の吻側　203
タイロード液　151
タキキニン
　　グループIV線維からの放出　197
多発性化学物質過敏症　74
短期間鎮痛
　　オピオイド非介在性　204
短期対長期のストレッサー　205
単シナプス性伸張反射弓　183
　　化学感受性グループIII・IV筋求心性線維　183
短縮性筋収縮　123
短ループ反射　237
遅筋線維
　　交感神経系の作用　239
遅筋に対するカテコールアミンの影響　232
チトクローム C オキシダーゼ　99
チトクローム C オキシダーゼ陰性筋線維　172
チトクローム C オキシダーゼ欠損筋線維　99
遅発性筋痛症　136
中枢神経系可塑性　194, 196
中枢神経系感作
　　中枢神経系過敏の潜在的メカニズム　196
中枢性疲労　213
中枢性モノアミン作動性経路　61
中脳水道周辺灰白質
　　ストレス反応　203
　　慢性作業関連性筋痛症の統合モデル　280
中脳水道周辺灰白質と隣接する楔状核
　　下行性痛み調節系　201
中立細胞
　　非セロトニン作動性吻側腹内側細胞　202
長期間鎮痛
　　オピオイド介在性鎮痛　204
長期軽度作業
　　固有感覚正確性低下　171
長期持続性侵害受容入力抑制
　　痛みの調節　202
長期持続性慢性痛
　　脊髄反射機構　163
長期増強
　　中枢神経系過敏の潜在的メカニズム　197
長期抑制
　　中枢神経系過敏の潜在的メカニズム　197
調節　200
長ループ反射　237
治療的アプローチ
　　交感神経節ブロック　253
痛覚過敏性
　　脊髄上機構　203
　　脳―免疫系の活性化　205

使いすぎ症候群
　　手の筋肉の　98
低閾値運動単位　127
テトロドトキシン抵抗性ナトリウムチャネル
　　プロスタグランディン　195
テネイシン　95, 96
デュシェンヌ型筋ジストロフィー症　230
電解質移動　113
電解質コルチコイド
　　ストレスからの脳保護　205
電解質不均衡　113
電気鍼
　　痛みの調節　200
電磁波過敏症　75
伝達関数　182
同時活動，主動筋と拮抗筋の　86
糖質コルチコイド
　　ストレスからの脳保護　205
糖質ステロイド
　　ストレス対抗　204
等尺性筋収縮　123
「闘争か逃走か」反応　228
等張性筋収縮　123
等張性ランプ収縮　158
疼痛機能異常症候群
　　蓄積外傷性傷害　269
　　定義　268
　　特徴　268
　　メカニズム　269
　　予後と結果　269
疼痛機能異常症候群の治療
　　鍼手技　269
　　局所麻酔　269
疼痛順応モデル　140
動的感受性　182
動的γ運動ニューロン
　　化学感受性グループⅢ・Ⅳ筋求心性線維　185
動的筋活動
　　腰痛症　140
動的筋収縮　123
動的ゲイン　183
頭部の位置決め能力　167
トリガー・ポイント　266
トロポニン　93
トロポミオシン　93

ナ 行

内因性抗侵害受容
　　痛みの調節　202
内因性神経栄養因子
　　神経障害痛における感作　196
内臓痛
　　大脳皮質領域　215
内的恒常性　60
内転モーメント　83
ニコチンアミドアデニンジヌクレオチドデヒドロゲナーゼ（NADH）
　　98

二次性疼痛過敏症　194
　　長期増強　197
二シナプス性フィードバック　183
　　化学感受性グループⅢ・Ⅳ筋求心性線維　183
乳酸　169
入出力関係，静的な
　　閾値　181
　　感度　181
　　基礎頻度　181
　　ゲイン　181
　　バイアス　181
ニューロキノン
　　グループⅣ線維からの放出　197
ニューロキノンA
　　グループⅣ線維からの放出　197
ニューロトロフィン誘発性疼痛過敏症
　　神経成長因子　195
ニューロン間連絡パターン　184
ニューロン興奮性の亢進
　　中枢神経系過敏の潜在的メカニズム　197
認知機能
　　ストレス　205
ネガティブフィードバックシステム
　　外的阻害信号　182
　　出力信号　182
　　入力信号　182
ネットモーメント　83
脳―免疫系
　　痛み関連性　205
脳由来神経栄養因子
　　神経成長因子　195
　　中枢神経系過敏の潜在的メカニズム　198
ノルアドレナリン　115
　　交感神経伝達物質　259
ノルアドレナリン含有細胞群　61

ハ 行

発火帯
　　脊髄ニューロン受容野　198
発射頻度とパターン
　　交感神経系の特性　249
発症機序の可能性を示唆する危険要因
　　慢性作業関連性筋痛症の統合モデル　275
発痛作用
　　アラキドン酸　186
　　塩化カリウム　186
　　高張食塩水　186
　　セロトニン　186
　　乳酸　186
　　ブラディキニン　186
鍼
　　拮抗制御　201
バリコシティー
　　交感神経伝達物質放出　248
反回抑制　183, 187
　　化学感受性グループⅢ・Ⅳ筋求心性線維　183, 189
　　ゲイン　188

索　引

バイアス　188
反射ゲイン　239
反射性運動制御への作用
　　交感神経系の作用　239
反射性交感神経性ジストロフィー　14, 253, 265
　　大脳皮質活性の変化　215
反復運動　113
反復作業課題
　　運動制御攪乱の緩徐惹起　171
　　運動パーフォーマンスの緩徐攪乱　171
反復性運動過多損傷　54
反復性筋収縮　112
非セロトニン作動性吻側腹内側細胞
　　非セロトニン作動性吻側腹内側細胞　201
非線形関係
　　作業における姿勢負荷と頸肩部の組織に及ぼす影響　127
びまん性侵害抑制制御
　　痛みの調節　201
病態生理
　　神経原性炎症　266
　　中枢性感作　266
　　複合性局所疼痛症候群　266
病態生理学的メカニズムの多様性
　　慢性作業関連性筋痛症の統合モデル　275
病態生理学的メカニズムのネットワーク
　　慢性作業関連性筋痛症の統合モデル　277
病態反応
　　炎症促進性サイトカイン　205
疲労関連物質　86
フィードフォワード　232
フィルター除去，ノイズの　85
副交感神経系　227
複合性局所疼痛症候群　14, 253, 266
　　運動障害　267
　　炎症性過程の役割　267
　　酸素利用の低下　267
　　軸索反応　267
複合性局所疼痛症候群Ⅰ型　265
　　診断基準　265
複合性局所疼痛症候群Ⅱ型
　　診断手段　266
複合性局所疼痛症候群の治療　268
　　交感神経遮断　268
　　薬物治療　268
　　理学療法　268
複合性局所疼痛症候群の発症
　　酸素フリーラジカルスカベンジャー　268
　　神経ペプチドの役割　268
　　毒性酸素ラジカル　268
　　無酸素ラジカル　267
不適切な運動制御
　　運動単位のシンデレラ動員パターン　131
　　概念　131
　　筋紡錘求心性活動により伝達される情報正確性の低下　131
　　固有受容感覚の鋭敏性喪失　131
　　作業関連性筋痛症の原因　131
　　長時間の低レベル静的筋収縮　131

部分的神経損傷
　　α2アドレナリン作動性受容体の代償的アップレギュレーション　251
ブラディキニン　113
　　感作物質　194
プリン　262
プロスタグランディン　115
プロスタグランディンE2　205
　　アセチルサリチル酸　196
　　感作物質　195
プロトン
　　感作物質　194
ヘルペス後神経痛　253
方向感覚と筋の活性化・緊張に関する関連の仮説　177
歩行サイクル
　　初期立脚相　159
　　中期立脚相　159
　　遊脚相　159
ポジトロンエミッショントモグラフィー（PET）　64
ホメオスターシス　60
ホルモン様メカニズム
　　交感神経系の特性　249

マ　行

マイクロニューログラフィー　33, 115, 170
　　筋交感神経活動　219
　　タングステン微小電極　220
膜電位
　　化学感受性グループⅢ・Ⅳ筋求心性線維　184
マスタード膏薬
　　拮抗制御　201
末梢受容器の求心性発射活動
　　交感神経性調節　249
末梢神経障害　199
末梢神経切断
　　ノルアドレナリン作動性線維側芽形成　251
　　バリコシティーの生成　251
末梢性炎症　199
末梢性痛覚消失剤　195
末梢損傷なしの痛み
　　脊髄上機構　203
末梢入力の促通性中枢処理　141
マニピュランダム　171
慢性運動訓練
　　骨格筋血管構造新生化　262
慢性筋痛症
　　悪循環モデル　190
　　発症メカニズム　172
慢性筋痛症と筋緊張障害の病態生理学的モデル
　　Johansson-Sojkaモデル　151
慢性筋痛症のリスクファクター
　　運動制御の攪乱　171
慢性頸部痛，神経根症状を伴う　107
慢性頸部痛，精神的ストレスによる　108
慢性頸腕症候群　107
慢性肩頸部痛
　　立位バランス　167

慢性作業関連性筋痛症
　悪循環モデル　30
　痛み順応モデル　30
　疫学的研究　9
　介在ニューロン　28
　概念　73
　化学受容器　26
　関節からの求心性神経活動　33
　筋・皮膚求心性神経活動　32
　筋受容体の役割　25
　筋紡錘運動ニューロン　29
　原因　7
　骨格筋運動ニューロン　29
　固有感覚　32
　固有感覚障害　33
　実験的筋肉痛　31
　実験的研究　9
　侵害受容器　26
　身体的要因　73
　心理的要因　73
　生理学的メカニズム　8
　脊髄反射の役割　25
　同義語　7
　統合的概念　8
　統合モデル　273
　病態生理学的モデル　30
　ブリュッセルモデル　273
　ポリモーダル受容器　26
　予防　7
　JohanssonとSojkaの病態生理学的モデル　30
　α運動ニューロン　29
　γ運動ニューロン　29
慢性作業関連性筋痛症の感覚運動性メカニズム
　イオンの変化　22
　運動単位活動　23
　筋エネルギー供給源　22
　筋血流量低下　23
　血流低下　21
　血流量低下　21
　骨格筋　20
　骨格筋の構造的変化　21
慢性作業関連性筋痛症の統合モデル
　基本的特徴　273
　結論　281
慢性作業関連性疼痛症
　機械的メカニズム　115
　虚血　112
　筋侵害受容器　112
　交感神経の賦活化　112
　代謝メカニズム　112
　電解質バランスの乱れ　112
慢性ストレス
　痛み知覚　39
　健康に対する影響　38
　視床下部−下垂体−副腎軸　37
　自律神経系　37
　心理神経免疫学　40

　　認知機能に対する影響　38
慢性僧帽筋筋痛症　106
慢性痛
　交感神経活動の関与　251
　非シナプス性ニューロン間交通　251
慢性痛状態の固定化
　脊髄上構造　216
慢性痛発症
　海馬CA3領域ニューロン　254
　歯状回顆粒ニューロン　254
慢性疼痛　193
慢性疼痛疾患
　大脳皮質構造の動的状態　215
慢性熱感作
　神経障害痛における感作　196
慢性腰痛
　大脳皮質領域　216
ミオシン　93
ミオシン重鎖　93, 95
ミクログリア細胞
　痛覚過敏性とアロディニアの増強　206
ミッシングリンク
　心理社会的要因と病態生理の間の　9
ミトコンドリア　98
ミトコンドリア・ミオパチー　98
「虫食い」筋線維　98
鞭打ち関連性障害　106
名義尺度　68
迷走神経　61
メタ細動脈　231
めまい
　固有感覚情報とのミスマッチ　238
めまい症状
　頸部損傷と平衡障害　176
モーメント　82
　平衡　86
モノアミン
　非セロトニン作動性吻側腹内側細胞　202

ヤ・ラ・ワ行

腰痛研究の焦点
　運動制御システムの適正喪失　131
　不十分な脊椎安定性　131
腰痛症
　仙骨傾斜角度のマッチング能力　168
　体幹部回旋位置の検出閾値　167
　腰筋筋電図　140
陽電子放出断層撮影　212
抑制低下
　中枢神経系過敏の潜在的メカニズム　197
予測制御　232
リガンド
　神経成長因子　195
リキャリブレーション　171
　定義　169
リポジショニング　171
リポジショニングエラー　171

臨床的疼痛　193
臨床的疼痛状態
　　視床活動の低下　217
　　大脳皮質体性感覚野の種々の変化　217
レーザードプラー血流計　99, 105
レンショウ細胞　183, 187
　　化学感受性グループⅢ・Ⅳ筋求心性線維　189
ロイコトリエンB4
　　感作物質　194
湾岸戦争退役軍人病　76

欧文

A型性格　65
A反射
　　交感神経反射　236
A-δ線維　168
AMPA受容体
　　興奮性アミノ酸　197
BDNF
　　神経成長因子　195
CGRP
　　グループⅣ線維からの放出　197
CRH
　　末梢性痛覚消失剤　195
C線維　168
C反射
　　交感神経反射　236
H反射
　　概念　156
　　Ⅰa求心性線維の評価　157
Jendrassik法　238
Johansson, Håkan　4
Johansson-Sojka仮説
　　「感覚ミスマッチ」　153
　　ブラディキニン感受性筋求心性線維活動　152
Johansson-Sojkaモデル
　　悪循環モデル　155
　　閾値　151
　　概念　129, 151
　　筋紡錘求心性発射活動　151
　　三段階進行　151
　　正フィードバックループ　151

動物実験　151
　　ブラディキニン　151
　　慢性筋骨格系疼痛症候群の病態生理学的モデル　155
L-アスコルビン酸
　　化学感受性グループⅢ・Ⅳ筋求心性線維　186, 187
Livingstone　203
Mayer波
　　第三級変動　220
moth-eaten fibers　230
NGF
　　神経成長因子　195
NMDA受容体
　　興奮性アミノ酸　197
noxe　179
OFF細胞
　　非セロトニン作動性吻側腹内側細胞　202
ON細胞
　　非セロトニン作動性吻側腹内側細胞　201
P物質
　　感作物質　194
ragged-red fibers　99, 105, 230
TENS
　　痛みの調節　200
α運動ニューロン，屈筋支配の
　　化学感受性グループⅢ・Ⅳ筋求心性線維　184
α運動ニューロン後過分極
　　化学感受性グループⅢ・Ⅳ筋求心性線維　189
　　ゲイン　189
　　バイアス　189
α運動ニューロン平均発射頻度
　　化学感受性グループⅢ・Ⅳ筋求心性線維　184
γ運動ニューロン
　　化学受容器感受性グループⅢ・Ⅳ求心性発射活動　150
　　静的γ運動ニューロン　168
　　動的γ運動ニューロン　168
γ運動ニューロンへの作用
　　化学感受性グループⅢ・Ⅳ筋求心性線維　185
γ-筋紡錘系　168
γループ　185
Ⅰ型運動単位　82
Ⅰb抑制性介在ニューロン
　　化学感受性グループⅢ・Ⅳ筋求心性線維　186

《監訳者》

間野忠明 Tadaaki MANO

1962 年　名古屋大学医学部医学科卒業
現　在　岐阜医療科学大学学長，名古屋大学名誉教授，
　　　　公立学校共済組合東海中央病院名誉院長
著訳書　『ロバートソン自律神経学』（監訳），エルゼビア・
　　　　ジャパン，2007 年。『自律神経機能検査』第 4 版
　　　　（分担執筆），文光堂，2007 年ほか

《訳　者》

岩瀬　敏 Satoshi IWASE

1980 年　名古屋大学医学部医学科卒業
現　在　愛知医科大学医学部生理学第 2 講座教授
訳　書　『コスタンゾ明解生理学』第 3 版（分担翻訳），エ
　　　　ルゼビア・ジャパン，2007 年。『ヘインズ神経科学』
　　　　（編集，分担翻訳），エルゼビア・ジャパン，2008
　　　　年ほか

中田　実 Minori NAKATA

1979 年　鹿児島大学医学部医学科卒業
現　在　金沢医科大学医学部衛生学講師，リハビリテーショ
　　　　ン医学科講師（併任）
著訳書　『科学論文の書き方』（監訳），労働科学研究所，2001
　　　　年。『交通安全と健康』（分担執筆），杏林書院，
　　　　1998 年ほか

○翻訳協力

小林章雄 Fumio KOBAYASHI

1976 年　名古屋大学医学部医学科卒業
現　在　愛知医科大学医学部衛生学講座教授
訳　書　『自殺予防学』（監訳），学会出版センター，2006 年。
　　　　『ストレス百科事典』（分担翻訳），丸善，2009 年ほか

ストレスと筋疼痛障害

2010 年 3 月 10 日　初版第 1 刷発行

定価はカバーに表示しています

監訳者　間　野　忠　明

訳　者　岩　瀬　　　敏
　　　　中　田　　　実

発行者　石　井　三　記

発行所　財団法人 名古屋大学出版会

〒464-0814　名古屋市千種区不老町 1 名古屋大学構内
電話(052)781-5027/FAX(052)781-0697

© Tadaaki MANO, et al., 2010　　　　Printed in Japan
印刷・製本　(株)クイックス　　　　ISBN978-4-8158-0632-3
乱丁・落丁はお取替えいたします。

Ⓡ〈日本複写権センター委託出版物〉
本書の全部または一部を無断で複写複製（コピー）することは，著作権法
上の例外を除き，禁じられています。本書からの複写を希望される場合は，
必ず事前に日本複写権センター(03-3401-2382)の許諾を受けてください。

見松健太郎他著 **やさしい肩こり・腰痛・シビレの話**［第二版］ A5判・198頁・本体2,200円	多くの人が抱え，症状も様々な肩こり・腰痛・手足のシビレ．本書は，短い診察時間では話せない，病気の原因や治療の方法，手術の内容を，専門医がイラストや写真をふんだんに使って分かりやすく解説する．治療の最新情報や診察現場での新発見を増補し，より詳しくなった，患者のための一冊．
長谷川幸治著 **新・よくわかる股関節の病気** ―手術をすすめられた人のために― A5判・234頁・本体2,200円	手術をすべきかどうか，その手術は本当に必要か，また効果があるのか，いつ手術すればよいのか，手術前や退院後にすべきことは何か，など――股関節が悪いと言われた患者と家族が知りたい疑問に答え，よりよい治療を選択できるよう，やさしく解説．好評の『よくわかる股関節の病気』の最新版．
岩田 久監修　長谷川幸治他著 **よくわかる膝関節の病気・ケガ** A5判・142頁・本体1,800円	膝の関節は，病気やケガでもっとも影響を受けやすい．特にスポーツによる外傷や障害は，膝が一番多い．また高齢化にともない，変形性膝関節症の患者が飛躍的に増加している．こういった現状をふまえ，スポーツ障害・外傷，老化にともなう変形性の関節症などの病態や予防方法をイラストでわかりやすく解説．
岩田 久他編 **整形外科医のノウハウ・ポイント** B5判・288頁・本体4,500円	インフォームドコンセントが重視される中，患者との対応の仕方など医療の基本的な所で問題が多い．そのために，テキストに記載されることは少ないが医療の現場で重視されだした医師としての人間性や基礎的な所見の取り方，研究の方法などを整形外科の新人医師のためにまとめた．
島本佳寿夫編 **基礎からの臨床医学** ―放射線診療に携わる人のために― B5判・256頁・本体3,800円	臨床現場で必要な事項について，初歩から最先端の話題までもれなく取り上げ平易に解説した本テキストは，放射線技師はじめコ・メディカルの基礎教育・国家試験対策に最適である．各種疾患についてはCT，MRIなど最新の画像所見を多数収録し，画像を通じて理解できるよう配慮した．
井口昭久編 **これからの老年学**［第二版］ ―サイエンスから介護まで― B5判・354頁・本体3,800円	老化のメカニズムに始まり，疾病，医療，看護，介護，福祉まで，高齢者に関わる問題をトータルに，きめ細かく解説する．介護保険等，近年の制度変更の詳しい内容も盛り込み，医学生・看護学生だけでなく，ケアマネジャーなどの介護福祉関連の職業を志す人も対象とした最良の入門書．

ストレスと筋疼痛障害

名古屋大学出版会

推薦のことば（菊地臣一）
期待された翻訳の出版を喜ぶ（車谷典男）
就労者の筋骨格系障害に対する深い理解を提供する書物（小野雄一郎）
過労性障害と作業関連性筋痛症（中村蓼吾）

推薦のことば

　近年，作業関連性筋骨格系障害（work-related musculoskeletal disorders：WRMSD）の個人，組織，そして社会に対する甚大な影響とコストの増加は，もはや無視できなくなっている．北米や欧州では，国家プロジェクトとしてその対策が急がれているのが現状である．

　その WRMSD の診療では，腰痛の研究を契機として，疼痛の病態の捉え方が劇的に変化してきている．腰痛を例にとれば，従来の「脊椎の障害」から「生物・心理・社会的疼痛症候群」へ，「形態学的異常」から「形態・機能障害」へという流れである．また，椎間板の「外傷」が疼痛の原因とする考え方にも疑問が呈されてきている．それと同時に，疼痛の増悪や遷延化には，従来われわれが認識している以上に早期から，心理・社会的因子が深く関与していることも明らかになった．

　この新たな概念では，目で捉えられる障害のみならず，目に見えない機能障害にも注意を払うことの重要性を提示している．WRMSD でも例外ではない．このような考え方に従えば，治療は多面的・集学的アプローチが必須となる．

　本書は，世界の第一線の研究者を結集した筋骨格系障害研究センターが，筋骨格系障害の発生メカニズムから，治療・予防・リハビリテーションについて，基礎研究から応用研究にわたって達成した現時点における到達点を集大成したものである．本書では，新たな病態・認識の視点から，WRMSD は多種多様な心理的・社会的ストレスが関わっているということが EBM や実験的研究を基にして提示されている．

　このように新たな概念に則して精緻にまとめられた WRMSD に関する本は，私の知る限り，世界で最初である．その中で用いられている「障害」という言葉には，疲労を含む機能障害を含んでいる．われわれが繁用している画像検査では捉えられない因子も障害発生に深く関与していることが明確に提示されている．この本の最大の特色は，筋組織に焦点を当てていることである．従来，医療提供側は単純 X 線写真や CT によって骨組織には関心をもって診療していた．しかし，MRI の導入により，今までみることのできなかった筋組織が見えるようになり，ようやく筋組織にも関心がもたれるようになってきた．また，自律神経の関与を強調していることも特筆できる点である．疼痛の伝達経路や疼痛の発現に交感神経が関与していることが最近になって立証されてきたことを考えると，その先見性が光る．今まで，WRMSD の筋肉や自律神経については，診療上，闇の部分であったことは否めない．そういう時代背景を考えると，この本は，この分野の研究や診療において，マイルストーンとなるであろう．

　本書がきっかけとなってわが国でも，WRMSD における筋肉の関与に対する理解が進み，WRMSD の予防や治療が大きく発展することが期待できる．その結果，国民の作業環境や作業者の QOL の大幅な改善が得られるであろう．

福島県立医科大学 理事長 兼 学長

菊 地 臣 一

期待された翻訳の出版を喜ぶ

　本書の主題である chronic myalgia（慢性の筋肉痛）は，産業保健領域で現在に至るまで重要な課題であり続けている頸肩腕障害と職業性腰痛の中核症状であり，かつ病態の解明が急がれている症状でもある．

　話は 1960 年前後にさかのぼる．高度経済成長を目指すわが国に，キーパンチャーが新しい職業として登場した．0 から 9 までの数字といくつかの英文字が縦長に配列されたキーボードを使って，コンピューターへの入力情報を連続した細長いテープに穿孔（パンチ）する作業である．穿孔という文字面からも想像できるごとく，当時のキータッチは電動式ながら実に重かったという．しかも，ひたすらキーを打ち続ける作業であり，1 日 10 万タッチを超える者も少なくはなかった．こうした労働者の中から，使用頻度の高い手指を中心に腱鞘炎が多発し，社会問題にまでなった．技術革新下の新しい職業病として注目を集めたキーパンチャー病である．

　以来，多くの職種で上肢系の障害についての研究が急速に進められた．その結果，時を経ずして，キーパンチなどのような反復作業だけではなく，上肢を上げた状態で行う作業や，頸や肩の動きが少なく姿勢が拘束された状態で行う作業，そして上肢の特定部位に負担のかかる作業でも，それぞれ症状発現部位などに特徴はあるものの，手指のみならず前腕・上腕・肩甲帯・頸部・後頭部に，こり・だるさ・痛み・しびれ，筋硬結・筋圧痛，運動痛・運動制限が発生する疾患が，新たに頸肩腕障害という名の職業性疾患として広く認識されるに至った．

　労働現場で多発する腰痛についても同じように研究が進み，作業態様を要因とする腰痛を職業性腰痛と称することも提案された．最近では，頸肩腕障害などとあわせて，作業関連性（work-related）運動器障害あるいは作業関連性筋骨格系障害と呼ばれる．

　この分野でのわが国の研究は世界に先駆けたものであった．とりわけ作業態様との関連性の確認や病像の確立には特筆すべきものがある．産業保健領域の先人たちの多大な貢献による．しかし残念ながら，学際的な研究に乏しかったことが，わが国における発症機序や病態生理についての研究の歩みを遅いものにした．たとえば，本書の主題である「軽い負荷の繰り返しが，なぜ慢性的な筋肉痛を引き起こすのか」が，依然として解明されないままでいる．こうした研究の遅れが，頸肩腕障害や腰痛の患者が訴える「痛み」についての認識を，専門家の間ですら，不十分なものとしてきた嫌いがある．

　その意味で，作業関連性運動器障害の中核症状である chronic myalgia について先導的な知見を総括した本書は，わが国の関係者に待ち望まれていた画期をなす論文集である．いくつかの章を拾い読みするだけでも十分楽しいし，興味もわき，理解も進む．章を追って読めばなおさらである．終章のブリュッセルモデルは特に素晴らしい．

　こうした価値をもつ専門書が学識豊富な研究者によって日本語に訳され，多くの人の目に留まりやすくなったことは，わが国の研究に大きな刺激を与えることになろう．

　それにしても，この大作をよくごくわずかな人たちだけで翻訳できたものと驚かざるを得ない．私も乏しいながら監訳と分担訳の経験がある．白紙から書き始める原著論文などと違って，訳しさえすればいいから簡単ではないかと思いがちであるが，そんな甘いものではない．血のにじむような，と言ってしまえば，語学にも堪能な先生方に失礼になるだろうが，実に根気の要る大変な作業である．原書の高い科学的貢献度を見抜く洞察力と，それを翻訳出版することの社会的意義についての揺るぎない信念がなければ，達成不可能な作業である．

　本翻訳が，産業保健スタッフのみならず広く関係者に活用され，版を重ねることを期待したい．

奈良県立医科大学 地域健康医学 教授

車 谷 典 男

就労者の筋骨格系障害に対する深い理解を提供する書物

　本書のテーマである慢性作業関連性筋痛症は，職場における作業関連性の筋骨格系障害，とりわけ非特異的な頸肩腕障害・腰痛症を主たる健康障害として包含している．

　わが国の職場では1950年代末の「キーパンチャー病」を端緒として，頸肩腕障害への対策が重要な課題のひとつとなり，今日に至っている．頸肩腕障害を有する者の多くは身体的な痛みとともに職場と医師の無理解にも苦しんできた．その主たる背景のひとつは病態が不明なことであった．1970年初頭に日本産業衛生学会頸肩腕症候群委員会は，それまで混沌としていた本障害に対して頸肩腕障害の名称のもとに定義と病像分類を定めた．一方，1980年代以降海外においても同様の健康障害が社会問題化し，作業に関連して筋骨格系障害が生じるとの共通認識が世界的に形成されるに至った．今日，職場の腰痛をも含めて，このような障害は作業関連性の筋骨格系障害として包括されるようになった．2006年末，日本産業衛生学会頸肩腕障害研究会は，頸肩腕障害を上肢系作業関連性の筋骨格系障害に該当するものとして新たな定義を提唱した．そして，職場で問題となる筋骨格系障害は，特定の限定された部位に生じる独立した臨床疾患である「特異的な障害」よりも「非特異的な障害」が主体であると考え，その病像についても提唱した．

　本書が注目される理由は，このような非特異的な作業関連性の筋骨格系障害の病態に関して多分野の最新の研究成果を提示し，多様な諸器官の病態をネットワークとして統合する病態モデルを提起したことにある．長年，生物学的基盤に立った病態の解明は大きな課題であり，突破の困難な壁であった．しかし，今日に至り非特異的な作業関連性の筋骨格系障害の病態に関する諸研究がようやく生物学的基盤に立った成果を実らせはじめた．本書はこれらの成果を一冊に網羅し体系化した書物であり，時宜を得た画期的なものであると同時に本研究分野の今後の重要な礎石となるものである．慢性的筋痛の病態生理学分野の先端的研究者の編著による本書は，筋，末梢神経，脊髄，大脳，自律神経系等を含む多様な病態のネットワークに関する統合的で深い理解を読者にもたらすに違いない．

　私は，1994年3月に本書の中心的編著者であるJohansson教授のウメオの研究所を訪問し，教授と本書の共同編著者であるDjupsjöbacka氏から実験の概要を教えて頂く機会を得た．被験動物1体あたり2日間をかける長時間の精緻な実験の取り組みに驚嘆させられた．その後も学会や研究会で時々Johansson教授にはお会いしたが，教授の精力的な研究の姿勢と着実な成果にはいつも感心させられた．本書の出版から間もなく教授が他界されたことは本研究分野にとって大きな損失である．しかし，本書を貴重な遺産として病態研究は必ずや今後大きく進展していくに違いない．

　最後に，本書が関係者の多大な努力の成果として翻訳出版に至ったことに心より感謝したい．また，本書が臨床医を含む多くの読者を得て作業関連性の筋骨格系障害の病態に関する理解が広まることを期待し，さらには筋骨格系障害の病態研究に取り組むわが国の研究者層が広がることを願ってやまない．

藤田保健衛生大学 医学部長 兼 公衆衛生学教授

小 野 雄 一 郎

（日本産業衛生学会頸肩腕障害研究会世話人）

過労性障害と作業関連性筋痛症

　運動器の過労性障害は，下肢に比べ，上肢に発生することが多い．職業の労働負担により発生するだけでなく，スポーツ競技や楽器演奏にもよくあり，プロとして活躍している選手や演奏者に高頻度に発生する．これら過労性障害のうち，個々の運動器固有の疾患についての知見は多く，病態を理解しやすい．野球肩，野球肘，テニス肘，腱鞘炎，疲労骨折などの治療についても多くの経験が積み重ねられてきた．

　一方，局所的障害に中枢神経系や交感神経系が関与した過労性障害については，先人の努力にも関わらず，病態が不明瞭で治療も容易でない．ピアニストやゴルフ選手に見られる focal dystonia（局所性に筋緊張が強くなる）では，罹患した手指の屈伸が合目的に行えず，演奏や競技を続けられなくなる．ピアニスト兼指揮者の Leon Fleisher が 1965 年発病し，種々の治療を受けて，40 年後にようやく不十分ながら回復し，両手でピアノ演奏を再開したのが近年の話題になった．脳皮質の活動異常が関与していることが知られ，各種の治療が行われているが，効果的なことが少ない．

　作業関連性筋痛症（作業性頸肩腕症候群）については，1960 年代より日本で世界に先駆けて検討が行われたが，欧米での認知は遅れ，1980 年代以降である．オーストラリアのテレコムで 1983 年より上肢の筋痛症の発生が急激に増加し，1985 年にピークとなった．幸いその後，鎮静化した．この流行的発生と沈静化にはいろいろ議論がある．すべてではないにしろ，医療側が十分な作業関連性筋痛症の知識がなく，愁訴を基に診断しがちであったことが一因と考える．医療側が正しい理解をしていることが重要であることを教える事例であった．

　アメリカ手の外科学会では本著の著者の一人でもある Sidney Blair 先生，Morton Kasdan 先生らが啓蒙活動を繰り広げてきたが，1994 年の集計では過労性障害がアメリカ合衆国で最も頻度が高く，多額の費用を要する職業性疾患である．また，筋痛を主訴とする疾患群で，中枢神経系，交感神経系の関与がいちばん強いのが作業関連性筋痛症であろう．

　本書には，近年脚光を浴びている過労性筋痛症の基礎科学の，欧米と日本での研究の到達点がまとめられ，大変嬉しく思う．疼痛，過労性障害，筋痛症の基礎科学に携わる研究者，臨床家に必読の書である．著者は，スウェーデンのイェーヴレ大学筋骨格系研究センター故 Håkan Johansson 先生をはじめ，上に述べたアメリカのロヨラ大学整形外科 Sidney Blair 先生ら，いずれもこの方面のトップの研究者である．過労性筋痛症についての過去の知見を集大成するとともに，その発症機序についての神経系，作業負担，微細血行，精神面などの最新の研究成果を詳述し，この方面の研究に欠かせない書であるとともに，診療に当たる医師が，予防方法や治療方法を選択するに役立つ書である．

中日病院 手の外科センター センター長

中 村 蓼 吾